COURS

DE

MATIÈRE MÉDICALE.

A PARIS, DE L'IMPRIMERIE DE LEBÉGUE,

RUE DES RATS, Nº 14, PRÈS LA PLACE MAUBERT.

COURS

DE

MATIÈRE MÉDICALE,

Par M^r. L. HANIN,

DOCTEUR EN MÉDECINE DE LA FACULTÉ DE PARIS.

Tout médecin qui ne saura pas ce que chaque chose est par rapport à l'homme, ne pourra ni en connaître les effets, ni s'en servir à propos.
HIPPOCRATE, *Traité de l'ancienne médecine.*

TOME SECOND.

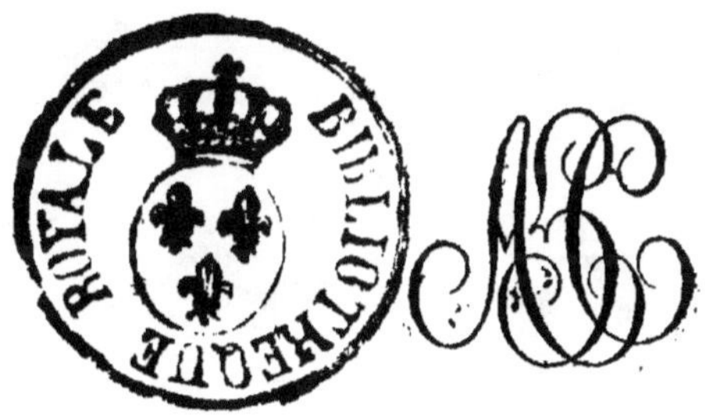

A PARIS,

Chez CROULLEBOIS, Libraire, rue des Mathurins, n°. 17.

....

1820.

COURS

DE

MATIÈRE MÉDICALE.

~~~~~~

ANTISCORBUTIQUES *.

———

LES antiscorbutiques sont employés en médecine pour combattre une maladie affreuse qui, suivant l'expression de POUPART, *rend l'homme vivant la proie de la putréfaction* **. Avant de parler des propriétés générales de ces médicamens, je vais entrer dans quelques détails sur la nature et les symptômes du scorbut, maladie dont l'histoire se rallie à celle de la médication des antiscorbutiques.

Le scorbut a trois périodes distinctes, qui sont très-bien indiquées dans la Nosographie de M. le professeur

---

* Synonym. — *Antiscorbutica.*

** Mémoires de l'Académie des Sciences, pour l'année 1699.
~~~~~~

PINEL. Rien de plus déplorable que la deuxième et troisième périodes ; peau molle, bouffie, terne, livide, d'une couleur bleue ou verdâtre ; relâchement des capillaires sanguins, hémorrhagies passives de toutes les membranes, de tous les viscères parenchymateux ; pétéchies, échymoses, ulcères fongueux et sordides, lassitude universelle, éloignement de tout genre de travail ; débilité, prostration, adynamie ; fétidité de l'haleine, de la salive et des sueurs ; langueurs des digestions et de toutes les fonctions organiques ; diarrhée colliquative ou constipation opiniâtre, oppression extrême, syncope, tous les symptômes de l'hypocondrie ; dilatation des anciennes cicatrices, dissolution du cal des fractures, carie des os *.

Le scorbut est plus fréquent dans les pays du Nord que dans ceux du Midi, plus l'hiver que l'été, plus sur mer que sur terre, plus au sein des villes qu'au milieu des campagnes ; l'influence des saisons sur l'intensité de cette maladie et sur le nombre des scorbutiques, est telle dans notre climat, que ce nombre y augmente graduellement de novembre en avril, et diminue aussi graduellement d'avril en novembre : ce nombre augmente beaucoup pendant les hivers froids et humides, le scorbut acquiert souvent alors une extrême gravité.

Les médecins ignorent quelle est la nature du scorbut. MILMAN reconnaît la plus grande analogie entre

---

* L'histoire du Voyage de l'amiral Anson, dans la mer du Sud, contient la description du scorbut porté au plus haut degré d'intensité. Les Voyages du capitaine Cook contiennent des détails très-intéressans en très-circonstanciés des moyens employés par ce célèbre navigateur, pour préserver son équipage de cette maladie désastreuse.

cette maladie et la fièvre adynamique *; Méad la considère comme étant l'effet d'une décomposition putride ; M. Kéraudren comme une affection atonique du système vasculaire **; Rollo comme une désorganisation de l'économie animale ; mais ces étiologies ou ces causes morbifiques du scorbut ne s'accordent nullement avec un état d'irritation et même d'inflammation, qui se manifeste assez constamment chez les sujets jeunes et vigoureux, lors des premiers symptômes de cette maladie. M. le professeur Pinel a successivement placé le scorbut dans les maladies lymphatiques de la peau, dans les hémorrhagies passives, et enfin dans les lésions organiques générales.

C'est presque toujours avec des signes de faiblesse et d'altérations profondes dans les diverses fonctions des organes, que se manifeste le scorbut ; les causes de cette maladie tendent aussi d'une manière directe à l'affaiblissement des organes, telles que la privation d'alimens, ou l'usage d'alimens malsains ; un séjour prolongé dans des lieux froids et humides, où l'air n'est point renouvellé ; l'usage des vêtemens qui ne suffisent pas contre cette température ; la débilité organique jointe à l'inaction, à la tristesse, au découragement ; la suppression de quelqu'évacuation naturelle ; une convalescence pénible, etc.

On dut opposer à cette maladie dès qu'elle parut, des moyens thérapeutiques d'une nature propre à la combattre ou à la prévenir ; on fit dès-lors usage des substances végétales les plus actives, et des substances minérales douées d'une grande énergie, ainsi Huxam,

----

* Recherches sur le scorbut et la fièvre putride.

** Réflexions sur le scorbut. Paris, 1803.

Méad , Pringle Lind * recommandent les végétaux
crucifères, les sucs de végétaux acides , le vinaigre , et
les boissons fermentées et chargées d'acide carbonique ,
(le cidre , la bière). Bentekoe , un des plus anciens
auteurs hollandais qui ait écrit sur le scorbut, recommande l'alkali volatil. Boerrhave , l'esprit de sel ou
l'acide muriatique; Glaubert, très-habile chimiste , ré-
commande également les acides minéraux **. D'autres
médecins prescrivent les liqueurs alkooliques, les esprits les plus ardens, les boissons toniques et stimulantes , les préparations antimoniales, mercurielles et
chalybées.

Ceux de ces remèdes , choisis dans la famille si naturelle et si nombreuse des crucifères, conviennent
surtout dans le traitement du scorbut , mais ces végétaux regardés comme spécifiques, ne le sont que relativement aux circonstances qui font triompher leurs
vertus toniques et stimulantes.

La forme des fleurs de la famille des crucifères, le
nombre constant et la longueur différente de leurs étamines, la disposition de leurs fruits, la consistance
presque toujours herbacée de leurs tiges, leur saveur,
leur odeur, etc., sont pour ces végétaux autant de caractères distincts et dont plusieurs leur appartiennent
exclusivement. La saveur des crucifères est âcre, amère***
et pénétrante ; on ne peut la comparer à rien. C'est

---

* Le Traité sur le scorbut, du docteur Lind, est plein d'érudition et d'une saine critique.

** *Consolatio navigantium.*

*** Les plantes antiscorbutiques ont cette ressemblance avec les
amères, quelles produisent la même sensation, la même action
toniques, et jaunissent en se desséchant.

pourquoi on la désigne sous le nom de *saveur anti-scorbutique*. Leur odeur est vive comme celle de l'ammoniaque.

Les crucifères contiennent une huile essentielle-volatile, très-âcre, ordinairement plus concentrée dans les semences et les racines que dans toute autre organe. On trouve dans les racines et dans les feuilles, surtout quand la culture a développé ces organes, une assez grande proportion de fécule amylacée, impregnée d'un suc amer et sucré. L'azote existe dans ces végétaux, ce gaz semble s'y former surtout lorsqu'ils s'altèrent, qu'ils fermentent et se putréfient ; c'est à cette altération qu'est dû le développement de l'ammoniaque , et l'odeur animale qu'alors ils exhalent. Quelques chimistes ont cru reconnaître la présence du soufre dans ces végétaux.

La médication des antiscorbutiques est accompagnée de signes très-évidens, en général cette médication est prompte, intense, mais elle a peu de durée. Ces médicamens font naître sur les organes du goût et de l'odorat une sensation vive, et une excitation qui provoque la sécrétion de la membrane muqueuse de la bouche et des forces nazales , et même quelquefois la sécrétion des larmes : introduits dans l'estomac, ces médicamens portent sur cet organe leur impression stimulante, y développent une chaleur particulière, augmentent l'appétit et favorisent la digestion ; mais quand on administre ces médicamens très-divisés , et étendus dans l'eau tiède, ils provoquent très-promptement le vomissement, ou la purgation, aussi en fait-on usage dans quelques circonstances, pour favoriser l'action de l'ipécacuanha ou de l'émétique.

C'est un grand bienfait pour l'homme que les ali-mens tirés de la famille des crucifères , ils sont d'un inapréciable avantage pour l'économie domestique. Ces substances, telles que les choux, les choux-fleurs, les raves, les navets, le crambé ou chou-marin, contiennent un mucilage abondant et une matière sucrée, mêlés à un suc âcre et irritant; elles conservent toujours, malgré les modifications et les changemens qu'apportent dans leur saveur et leur odeur, la culture, la fermentation et la cuisson, la faculté d'engendrer des vents dans l'estomac et les intestins, d'infecter l'haleine et toutes les matières ou humeurs excrémentielles, et d'être pour un certain nombre de personnes d'une digestion difficile.

Les molécules actives des crucifères antiscorbutiques passent dans la circulation, et portent sur tous les organes leur impression stimulante; elles augmentent d'une manière notable la digestion, la circulation, la diaphorèse, la diurèse et la chaleur vitale; elles stimulent vivement les organes génitaux * et communiquent leur odeur à toutes les humeurs des sécrétions, à la manière des alliacées, auxquelles les crucifères ressemblent beaucoup par leur odeur **, leur saveur, leur composition chimique et leur mode d'action. Appliquées sur la peau, les crucifères rubéfient cet organe, et y font naître des ampoules, plus promptement que les cantharides, et dont la guérison se fait attendre bien plus long-temps En général l'action de ces substances ne dure pas, et ne se prolonge pas au-delà des six premières heures après leur application.

---

* Voyez les Aphrodisiaques.

** Quelques espèces de crucifères ont l'odeur de l'ail, telles que l'*erysimum alliaria*, L.; le *thlaspi alliaceum*, L ; le *peltaria alliacea*, L.; etc.

La nature a répandu avec profusion les végétaux antiscorbutiques dans les climats où règne fréquemment le scorbut; il croît à peine cent plantes différentes sur les plages désertes et glacées du Groënland, de l'Islande, du Spitzberg, de la Nouvelle-Zemble, etc. Et la plupart sont des crucifères; le cochléaria surtout y croît en abondance; ces plantes sont créées pour ces climats, elles y végétent et s'y propagent malgré l'abaissement presque constant de la température; elles y conservent toute leur force médicamenteuse, que dissiperait une température plus élevée. Un matelot réduit par le scorbut à l'état le plus déplorable, fut abandonné sur les plages désertes du Groënland. Ce malheureux, entièrement privé de l'usage de ses jambes, se traîna sur la terre, et *brouta* les plantes antiscorbutiques qui abondaient autour de lui. Peu-à-peu, quoique privé de toute autre nourriture, il reprit des forces, se rétablit bientôt, et trouva même le moyen de revenir dans sa patrie. (BACHSTROM, *Observationes circà scorbutum*).

On administre les antiscorbutiques en substance, on exprime le suc de ces végétaux frais, (sucs antiscorbutiques), et c'est la meilleure manière d'administrer ces médicamens. On en prépare des infusum aqueux et vineux, (vin antiscorbutique)*, des teintures, des extraits, des sirops, des eaux distillées. Les principes odorans ou volatiles de ces plantes se mélangent très-

---

* Ces sucs sont administrés sans épuration, sans clarification, sans autre préparation préalable. On emploie les sucs antiscorbutiques ou crucifères, acides, astringens, doux, sucrés, etc.; ceux de cresson, de cochléaria, de bécabunga, de citron, d'oseille, de cerfeuil, de pourpier, de tiges vertes de graminées, du bled, du anaïs, etc.

bien à ces différens menstrues; on mâche les racines
et les feuilles, comme stimulans et sialagogues, on
mange ces feuilles fraîches en salade; quelques crucifères
sont des assaisonnemens fort recherchés, tels que le
cresson de fontaine et le cresson alénois, la capucine,
les jeunes pousses de moutarde, la moutarde elle-
même, que l'on aromatise de tant de façons et qui semble en augmentant l'appétit, relever la saveur des mets*.
On doit, quand on administre ces médicamens stimulans, avoir égard au sexe, à l'âge, à la constitution,
et se méfier dans quelques circonstances, de leur impression vivement stimulante. On doit préférer ces végétaux à l'état frais, car presque tous leurs principes se
perdent par la dessication; ces principes très-volatiles
se dissipent aussi par l'impression d'une forte chaleur,
et il serait bien plus avantageux de faire leurs infusions
à froid et à vase clos, que d'employer la décoction **.
Ils perdent peu par la distillation, ils imprègnent l'alkool d'un principe très-vivement stimulant, (esprit
ardent) qui se conserve long-temps sans altération. Les
eaux distillées de ces substances s'altèrent promptement; les extraits conservent à peine quelque vertu.

Indépendamment des crucifères, beaucoup d'autres
médicamens sont employés dans le traitement du scorbut, les uns ressemblent beaucoup aux crucifères pour
la saveur et l'odeur, tels que le bécabunga, la capucine, la paquerette (*bellis*); d'autres sont acides, les
oseilles, les oxallis, l'orange, le citron, le limon, la
grenade; d'autres amers, excitans, astringens, toni-

---

* Moutarde de *mustum ardens*, sauce brûlante.

** Leur principe excitant se dissipe très-promptement quand on
découpe, que l'on contuse leurs feuilles, ou que l'on racle leurs
racines.

ques , etc. ; le quinquina, la gentiane, les quassias, l'é-
corce de Winter , les bourgeons de sapin, l'eau de
goudron. Et n'est-on pas conduit suivant les circonstances , à l'emploi des moyens thérapeutiques les plus
variés ; tantôt pour arrêter une hémorrhagie qui jette
dans l'épuisement, on recourre aux boissons astringentes , aux applications stiptiques, au decoctum d'é-
corce de chêne, à l'acide sulfurique, à l'alun; tantôt on remédie à l'oppression de poitrine si fréquente dans la seconde et troisième périodes du scorbut ,
par des préparations scillitiques ; à la dyssenterie scor-
butique , par l'ipécacuanha ; à la diarrhée et à l'inna-
pétence, par la rhubarbe , etc ; aux symptômes d'irritation ou d'inflammation , qui dans les sujets jeunes et
vigoureux se montrent fréquemment au commencement du scorbut, par les remèdes adoucissans , les
bains, la saignée. N'est-il pas encore nécessaire de
réunir à tous ces moyens de la médecine, tous les secours de l'hygiène, la respiration d'un air pur, l'usage
des vêtemens chauds, des alimens sains, des viandes
et des légumes frais, mucilagineux, sucrés, ou un peu
excitans, comme sont les alliacés ; les boissons toniques
ou acidulées , l'exercice modéré et augmenté graduellement, l'usage des bains tièdes, chauds et aromatiques,
des frictions sèches et excitantes ; l'éloignement de tout
objet fâcheux, de toute espèce d'inquiétude et de cha-
grin ; et n'a-t-on pas mille preuves de l'efficacité de ces
moyens , leur influence dans le traitement du scorbut
n'a-t-elle pas souvent rendu superflus tous les moyens
pharmaceutiques? Quelques médecins, après avoir considéré cette réunion d'agens si différens , employés pour
la guérison du scorbut, ont nié l'existence des antiscorbutiques, autant vaudrait nier l'existence des fébri-

fuges, toutes les fois que le quinquina ne guérit pas la fièvre; c'est que dans toutes les maladies il faut moins faire attention au remède qu'aux moyens de guérison, le remède est seul, n'a qu'une manière d'agir uniforme; les moyens sont multipliés, divers, et sont empruntés à toutes les classes.

On administre encore les antiscorbutiques dans un grand nombre de maladies accompagnées de faiblesse; ils agissent alors comme stimulans. Ces médicamens sont comme les amers, très-utiles dans l'atonie des voies intestinales, du système lymphatique, et dans presque toutes les circonstances où ces derniers médicamens sont recommandés. On les emploie dans le traitement de l'atonie des glandes intestinales et en général dans celui des organes digestifs et urinaires, dans les catarrhes des intestins, de la vessie et du poumon, dans la phtisie tuberculeuse, et purulente, etc. Les plus grands navigateurs ont su remédier au scorbut qui attaquait leur équipage, en faisant usage de tous les moyens que je viens d'indiquer, en donnant pour nourriture des farineux frais, des fruits acidules, des légumes secs ou légèrement fermentés, (*la saür kraut.*), en donnant pour boisson diverses espèces de bières aromatiques, et particulièrement celle que l'on prépare pour les longues navigations, et qui porte nom de spruce ou sapinette; en proscrivant strictement et surtout aux malades, les viandes salées ou gâtées, les alimens huileux, l'eau corrompue, etc. Enfin en mettant à terre les malades désespérés : ceux-ci retrouvent souvent en peu de jours de nouvelles forces, et donnent bientôt tous les signes de convalescence *.

---

* Il est presqu'incroyable en combien peu de temps les malades,

La dose des médicamens antiscorbutiques n'est pas rigoureuse, ces substances sont la plupart des alimens ou des assaisonnemens dont on peut abuser sans danger; leur vertu échauffante n'est à craindre que pour les personnes trop sanguines, trop replettes ou trop irritables. Le suc des plantes antiscorbutiques se donne par onces, de 2 à 6 par jour, seul ou dans un véhicule; on choisit surtout le petit-lait. Le vin antiscorbutique, que l'on devrait toujours préparer avec l'alkool, chargé de ces substances, se donne par cuillerées ou par onces, une ou plusieurs fois en vingt-quatre heures; les teintures (alkools, esprits ardens) par gouttes, de 20 à 60 et par gros, dans un véhicule amer ou tonique, également en vingt-quatre heures.

On associe aux antiscorbutiques les médicamens toniques amers, ou les excitans des classes précédentes, soit pour en augmenter l'action, soit pour la soutenir.

---

même quoique *mourans*, commencent, lorsqu'on les fait aborder, à ressentir les salutaires effets de la terre; car, quoique l'amiral Anson ait perdu 21 hommes en deux jours, avant son arrivée à l'île de Tinian, il ne lui en mourut que 10 durant les deux mois de séjour qu'il y fit; car la terre était si saine et si contraire à la malignité et aux mauvaises qualités de l'air et de la mer, que les malades en se couchant seulement par terre, commencèrent aussitôt à se rétablir. (*Voyage de l'amiral Anson.*)

ANTISCORBUTIQUES.

* VÉGÉTAUX CRUCIFÈRES.

Cochléaria, grand raifort.
— officinal.
Cresson passerage (*lepidium*).
— alénois.
Sisymbre cresson des fontaines.
— des chirurgiens.
Moutarde noire.
— blanche.
Vélar (*erisymum*).
Roquette.
Dentaires.
Cardamine des prés.
— amère.

VÉGÉTAUX NON CRUCIFÈRES.

Capucine.
Véronique bécabunga.
Paquerette.
Oseilles.
Oxallides.
Fruits acides, Oranges, Citrons, etc.
Amers végétaux, Chicorée sauvage, Pissenlit, etc.
Alliacées.
Excitans aromatiques.
Bourgeons de sapin.
Sommités de houblon.
Tiges vertes et sucs frais des tiges du froment, du maïs et d'autres
    graminées sucrées.

PRODUITS DE L'ART.

Vin.
Bière.
Vinaigre.

** MINÉRAUX ET CORPS INORGANIQUES.

Acides sulfurique, nitrique, muriatique, etc.
Eau, Bains, Eaux minérales toniques et acidules.

GRAND RAIFORT. — Grand Passerage. — Cochléaria de Bretagne.—Grand Cochléaria.—Cran ou Cranson.— Moutarde des Allemands. — Mérédis (*Maris radix*). — *Cochlearia armoracia.* L., fam. nat. des Crucifères.

Plante herbacée vivace, à racines pivotantes, longues de dix à quinze pouces, cylindriques, souvent tortueuses, irrégulières et tuberculeuses, de diverses grosseurs, recouvertes d'un épiderme jaunâtre et d'une écorce épaisse ; présentant à l'intérieur un tissu fibreux d'une couleur blanche. Les tiges du grand raifort s'élèvent à deux ou trois pieds, elles sont cylindriques et rameuses, terminées par des grappes longues et grêles de fleurs blanches, petites et nombreuses. Les feuilles radicales sont grandes, ovales, oblongues, crenelées, glabres, supportées par de longs pétioles verticaux. Les feuilles de la tige sont petites, lancéolées, sessiles et quelquefois pinnatifides.

Le grand raifort est cultivé dans tous les jardins pour l'usage économique et médicinal ; il aime les endroits humides et sablonneux ; sa culture est très-multipliée aux environs de Paris. Cette plante est originaire des pays maritimes de l'ouest de la France, de la Normandie, de la Bretagne (l'ancienne Armorique).

Toutes les parties de cette plante ont une saveur amère, piquante et fortement antiscorbutique ; cette propriété est surtout remarquable dans les racines. Ce principe très-volatile cause le larmoiement par son impression sur les yeux, à la manière des alliacées. La pulpe appliquée sur la peau la rubéfie et y fait naître des ampoules. Son impression sur la bouche est vive, chaude, et provoque une abondante sécrétion de salive; cette action stimulante est aussi très-marquée sur l'estomac et les intestins dont cette substance excite la contractilité et favorise la puissance digestive. On a l'habitude dans toutes les parties de l'Allemagne de se servir de la pulpe rapée de cette racine mêlée avec un peu de vinaigre pour assaisonnement. Comme aucune plante de cette famille ne réunit à un plus haut degré des vertus actives et stimulantes, on l'emploie de préférence dans les prescriptions médicinales et dans les préparations pharmaceutiques ; on la recommande comme un médicament de la plus grande énergie, dans le scorbut, dans les affections lymphatiques et scrophuleuses, et dans quelques autres maladies accompagnées de faiblesse. Le grand raifort a été aussi recommandé comme incisif et expectorant, dans le traitement des catarrhes chroniques du poumon. Les pharmaciens employent le raifort pour la préparation du vin, de l'alkool et du sirop antiscorbutiques *.

On a quelquefois prescrit le suc de grand raifort à la dose d'une once dans du petit-lait ; à cette dose il est quelquefois émétique et purgatif, on le prescrit avec avantage sous cette forme dans l'anasarque et dans quelques cas d'hydropisie atonique.

COCHLÉARIA. — Herbe aux cuillers. — Cranson. — *Cochléaria officinalis*. L., fam. nat. des Crucifères.

La forme des feuilles de cette petite crucifère lui a fait donner le nom qu'elle porte : elles sont concaves,

---

* J'ai l'habitude de faire dicter aux élèves qui suivent mes cours, les formules officinales qui se rapportent à chacune des classes de médicamens. Cette méthode m'a paru très-avantageuse.

arrondies, vertes, glabres, luisantes, épaisses, supportées par de longs pétioles, presque tous radicaux. Il s'élève du centre, une tige de huit à douze pouces, anguleuse, rameuse et un peu rougeâtre. Les fleurs sont en bouquets à l'extrémité des ramilles ; elles sont blanches et sans odeur. La saveur de toute la plante est vive et pénétrante, antiscorbutique et fort amère.

Le cochléaria fleurit au printemps ; il aime les lieux ombragés ; il est indigène dans les pays maritimes de la France, et cultivé dans les jardins. J'ai trouvé cette plante en Suisse, aux environs de Bâle.

Le cochléaria est, comme le grand raifort, un antiscorbutique très-actif et très-sapide, mais dont le principe stimulant est très-fugace, et se conserve difficilement : il est répandu également dans toutes les parties de cette plante. On mâche les feuilles du cochléaria pour raffermir et fortifier les gencives : distillées avec de l'alkool, elles lui donnent une odeur extrémement vive et pénétrante; ce qui l'a fait appeler *esprit ardent :* c'est un bon stimulant. On prépare avec la pulpe de ces feuilles et du sucre, une conserve qui se garde assez bien d'une année à l'autre. Le suc de cochléaria se donne, mêlé au petit-lait ou à tout autre véhicule.

CRESSON PASSERAGE. — *Lepidium latifolium.* L., fam. nat. des Crucifères.

Plante herbacée, vivace, haute de deux à trois pieds, glabre, un peu glauque, ramifiée, à feuilles lancéolées, dentées, supportées par de courts pétioles, à fleurs disposées en panicules foliacés, petites et blanches : odeur peu sensible : saveur crucifère.

Cette plante, qui appartient à la Flore française, est très-vivement stimulante, et un des meilleurs antiscorbutiques après le cochléaria : on l'emploie dans les mêmes circonstances, et aux mêmes doses ; ses racines et ses feuilles sont également actives. On trouve le passerage dans presque tous les jardins potagers.

CRESSON ALÉNOIS. — Cresson cultivé. — Cresson nasitor. — *Nasturtium hortense.* — *Lepidium sativum.* L. — *Thlaspi sativum.* DESF., fam. nat. des Crucifères.

Plante herbacée, annuelle, simple, rameuse, d'un vert glauque, à feuilles inférieures pinnatifides, les supérieures simples ; fleurs en grappes terminales ; saveur amère, antiscorbutique, plus agréable que celle d'aucune autre plante de cette famille. — Originaire des provinces maritimes, cultivée dans tous les jardins.

La saveur du cresson alénois le fait rechercher comme un des assaisonnemens les plus agréables : on le mange fréquemment en salade au printemps ; on prend son suc comme celui du cochléaria.

CRESSON DE FONTAINE. — Cresson d'eau. — *Sisymbrium Nasturtium.* L., fam. nat. des Crucifères.

Plante herbacée, vivace, tige d'un à deux pieds, à demi-courbée, feuilles ailées, d'un vert foncé, quelquefois un peu violet, folioles des feuilles inférieures arrondies, celles des feuilles supérieures oblongues ; fleurs blanches disposées en corymbes ; fruits siliqueux un peu arqués ; saveur amère, assez agréable. Cette plante croît dans les ruisseaux ; elle préfère les eaux courantes ou limpides.

La saveur agréable du cresson de fontaine, l'opinion que l'on a de ses hautes vertus, l'ont fait rechercher dans tous les temps comme assaisonnement ou comme un médicament salutaire. Le cresson a été utilement recommandé dans les maladies scorbutiques ou scrophuleuses ; dans les maladies lymphatiques, accompagnées d'empâtement des glandes et des viscères, de l'atonie des voies digestives, de boufissure et de leucophlegmatie. Ses semences prises en émulsion, excitent beaucoup la diurèse. On mange ses feuilles en salade ; on amortit leur âcreté en les exposant quelques minutes à la chaleur, ou en les arrosant de graisse bouillante et de vinaigre. Le suc de ces feuilles est âcre et amer ; il provoque des nausées et des vomissemens ; mais on adoucit son action stimulante, en le coupant avec du lait, liqueur qui est sans contredit le meilleur véhicule des sucs antiscorbutiques. On a beaucoup vanté le cresson de fontaine dans quelques affections graves du poumon, dans la phthisie scrophuleuse, accompagnée de crachement purulent, dans l'hémoptysie, etc.; mais cette plante est rarement utile dans des affections si constamment au-dessus de tout pouvoir des médicamens ; elle est toujours nuisible, quand il y a en même temps un état d'excitation et de phlogose. Mais dans les catarrhes chroniques du poumon, le cresson favorise beaucoup l'expectoration. Les vertus réfrigérantes que l'on a attribuées au cresson, n'ont jamais appartenu à aucune espèce de crucifères, ni même à celles qui croissent dans les lieux les plus froids. Rien n'échauffe, rien ne stimule, rien n'excite les organes génitaux comme le cresson de fontaine.

Sɪsʏᴍʙʀᴇ ᴅᴇs ᴄʜɪʀᴜʀɢɪᴇɴs. — Sisymbre sagesse. — Thalictron des boutiques. — *Sophia chirurgorum.* —*Sisymbrium Sophia.* **L.**, fam. nat. des Crucifères.

Plante herbacée, annuelle, tige haute d'un à deux pieds, pubescente; feuilles pinnatifides, très-finement et très-élégamment découpées; fleurs terminales, petites, jaunes, pâles; siliques grêles. — Commune sur tous les vieux murs.

Cette crucifère est légèrement astringente : c'est à cette qualité qu'elle doit sa réputation, connue depuis bien des siècles, de favoriser la cicatrisation des plaies, d'être vulnéraire et détersive, et cette propriété n'est point illusoire. On l'emploie avec avantage dans le traitement des plaies et des ulcères atoniques; en poudre, en fomentation ou en cataplasme. On a quelquefois prescrit cette plante avec succès dans le traitement des diarrhées opiniâtres.

Mᴏᴜᴛᴀʀᴅᴇ-ɴᴏɪʀᴇ. — Sénévé noir.—*Sinapis nigra.* **L.**, fam. nat. des Crucifères.

Plante herbacée, annuelle, à tiges droites, rameuses, d'un à deux pieds, à feuilles pinnatifides, scabres, à folioles des feuilles inférieures labiées, les supérieures lancéolées; fleurs jaunes, siliques anguleuses, appliquées contre la tige; graines petites, globuleuses, noires, d'une saveur très-piquante; saveur de la plante, agréable. Plante commune dans les champs cultivés.

Mᴏᴜᴛᴀʀᴅᴇ ʙʟᴀɴᴄʜᴇ. — Sénévé blanc.—*Sinapis alba.* **L.**, fam. nat. des Crucifères.

Plante herbacée, annuelle, à tiges d'un à deux pieds, un peu hispide; toutes les feuilles pinnatifides, scabres ; **fleurs** en grappes, grandes, jaunes ; siliques courtes, gibbeuses, arrondies ; graines globuleuses, blanches, jaunâtres, un peu plus grosses que celles de la moutarde noire. Elle croît dans les mêmes lieux.

Les feuilles des moutardes jeunes et tendres, et surtout celles de la moutarde noire, que l'on cultive dans quelques provinces, ont une saveur piquante très-agréable : j'en ai mangé souvent en salade avec autant de plaisir que le cresson. Les graines de toutes les espèces d'Europe, et très-probablement de toutes les espèces étrangères, sont vivement stimulantes : mâchées, elles provoquent une abondante salivation ; introduites dans l'estomac à petites doses, elles excitent l'appétit ; à plus forte dose, elles occasionnent des nausées et le vomissement. Dans l'intestin, elles deviennent purgatives ; sur la peau, rubéfiantes et vésicantes. Ces différentes médications proviennent d'une seule et unique propriété. La moutarde, placée ainsi parmi les médicamens sialagogues, émétiques, purgatifs, rubéfians, etc., n'est point un médicament à plusieurs vertus, mais dont la vertu se manifeste par des médications différentes, relativement aux tissus et aux organes. (*Voyez* les émétiques et les rubéfians.)

Toute l'Europe a adopté l'usage de la moutarde, condiment précieux, stomachique excellent, soutien de l'estomac et de l'appétit, puissant digestif des mets les plus grossiers, qu'il fait trouver savoureux et appétissans. Quel bienfait pour les estomacs paresseux ! quelle ressource contre l'inappétence et la satiété ! quel préservatif contre les indigestions ! Est-il un assaisonnement comparable aux moutardes savoureuses et si agréablement parfumées de Mail et de Bordin ? en est-il qui puisse en tenir lieu et donner tant de jouissances, avec moins de danger et à si peu de frais?

Les graines de moutarde sont très-puissamment anti-scorbutiques. On en prépare un infusum vineux très-stimulant : elles entrent aussi dans la composition du vin antiscorbutique. Les graines noires sont plus âcres que les blanches. La moutarde sert à la préparation du topique appelé *sinapisme*, et dont je parlerai en traitant des rubéfians.

ERYSIMUM. — Vélar. — Tortelle. — Herbe au chantre. —*Erysimum officinale*. L. —*Sisymbrium officinale*. SCOPOLI, fam. nat. des Crucifères.

Plante herbacée, annuelle, à tiges rameuses, d'un pied à dix-huit pouces, tordues, à rameaux écartés ; feuilles roncinées, à folioles dentées, couvertes de poils durs; fleurs petites, jaunes, terminales ; siliques serrées contre les rameaux, terminées en pointe, hérissées. Cette plante, d'un aspect sauvage et désagréable, croît dans tous les terrains abandonnés.

La réputation du vélar est méritée; il possède une vertu excitante, antiscorbutique et astringente : cette double propriété le rend fort utile dans le traitement de l'atonie des organes qui servent à la respiration. On l'emploie particulièrement pour remédier à l'atonie du pharynx et de la membrane muqueuse qui tapisse les bronches ; dans les affections angineuses – chroniques, et contre l'enrouement. Ce médicament est encore utilement employé dans le traitement des ulcérations trachéales et laryngées.

On emploie le vélar en infusum. J'ai obtenu de

très-bons effets de l'infusum vineux , en gargarisme , contre les angines muqueuses. Le sirop d'érysimum est très-composé : je préfère celui que l'on fait avec le suc de la plante et le miel , comme le recommande KLEIN. On le prescrit dans les affections chroniques des poumons.

On rencontre fréquemment au printemps , une autre espèce de vélar , appelé vulgairement herbe de Sainte-Barbe (*erysimum Barbarea.* L.) dont la saveur est très-vive , et qui jouit de vertus éminemment stimulantes. Le vélar doit faire partie des plantes antiscorbutiques. J'en ai vu préparer en Allemagne des cataplasmes résolutifs. On prépare en France des cataplasmes semblables avec les feuilles et les fleurs du giroflier jaune ou leucoïum (*Cheiranthus cheiri.* L.) , plante qui croît au printemps sur tous les vieux murs , et dont la fleur, d'un jaune d'or , répand une agréable odeur de violette.

SISYMBRE ROQUETTE. — Roquette cultivée. — *Brassica eruca.* L., fam. nat. des Crucifères.

Cette crucifère , originaire du midi de l'Europe , est cultivée dans les jardins comme assaisonnement , à cause de sa saveur agréable , qui approche un peu de celle du cresson alénois. Elle est remarquable par ses fleurs sinuées , très-glabres , tendres et charnues ; par ses fleurs grandes , bleuâtres ou jaunâtres , rayées de noir.

La roquette est antiscorbutique : les anciens lui ont attribué des vertus diurétiques et aphrodisiaques.

DENTAIRE. — *Dentaria pentaphyllos et heptaphyllos.*, fam. nat. des Crucifères.

La dentaire est une plante herbacée , vivace, à tiges annuelles , hautes d'un pied , simples , arrondies , glabres, supportant quatre à cinq feuilles pétiolées, à trois ou cinq folioles digitées, (D. *pentaphyllos*), à cinq ou sept folioles ailées, (D. *pinnata ou heptaphyllos*) ovales, oblongues, glabres et dentées ; à fleurs terminales, disposées en corymbes, grandes, bleues ou blanches ; la racine de cette plante est charnue, tuberculeuse, dentée, (*radix dentata*). Toute la plante est d'une saveur antiscorbutique, très-amère ; elle croît sur les Alpes peu élevées du Dauphiné, de la Suisse, sur les Vosges et le Jura.

Les dentaires ont des propriétés fort actives, et doivent tenir une place parmi le grand nombre de végétaux antiscorbutiques. Leur amertume ressemble beaucoup à celle du bécabunga ; j'ai fait usage de ces plantes contre le scorbut, dont je fus atteint en voyageant dans les Alpes.

CARDAMINE. — Cresson des prés. — Cresson élégant. —*Cardamine pretensis.* L. , fam. nat. des Crucifères.

Plante herbacée, vivace, à tige droite, haute d'un pied ; à feuilles inférieures ailées, à folioles arrondies, les supérieures lancéolées linéaires ; fleurs disposées en corymbe, grandes, violettes et fort agréables ; toute la plante est glabre et un peu glauque : elle fleurit au printemps dans les prairies humides, ses feuilles ressemblent beaucoup à celles du cresson des fontaines, elles en ont aussi un peu la saveur. La cardamine des prés est stimulante et antiscorbutique. La cardamine amère, (*C. amara* L.) a une saveur plus amère et plus piquante, on la rencontre dans les mêmes lieux, mais plus communément dans les pâturages des montagnes. Ces plantes sont de très-bons succédanés du cresson.

CAPUCINE. — Cresson du Pérou. — *Tropæolum majus.* L., fam. nat. des Géraniées.

Plante herbacée, annuelle, tige longue, grimpante, volubile; feuilles peltées, d'un vert glauque, portées sur des longs pétioles; fleurs pédonculées, grandes, très-élégantes, composées d'un calice d'une seule pièce à cinq divisions terminées inférieurement par un éperon : de cinq pétales arrondis, ciliées à leur insertion au calice : de huit étamines et de deux pistils simples. Le fruit est composé de trois coques arrondies et sillonnées.

La capucine est originaire de l'Amérique méridionale, elle a une saveur agréable et vivement stimulante, mais extrêmement fugace; son action sur l'économie est trop passagère pour faire espérer quelque médication utile et quelqu'effet permanent, cependant cette plante doit être conservée dans la matière médicale, par la facilité avec laquelle les malades s'en accommodent. On la leur fait manger en salade, on leur fait mâcher les feuilles comme détersives et fortifiantes. Les graines concentrent plus de principes excitans ; on les fait entrer dans la composition du vin et de l'alkool antiscorbutiques ; on peut les confire comme les câpres, et les conserver ainsi très-long-temps.

VÉRONIQUE BÉCABUNGA. — *Veronica becabunga.* Fam. nat. des Pédiculaires.

Plante herbacée, vivace, à tiges couchées, de douze à dix-huit pouces, tendres, rondes ; à feuilles ovales, arrondies, dentées en scie, un peu charnues, luisantes; à fleurs en grappes, lâches, placées aux aisselles des feuilles, fleurs bleues. Cette plante croît dans les marais et les ruisseaux.

Le bécabunga a une saveur antiscorbutique et amère très-prononcée, on l'associe fréquemment aux plantes crucifères ; on prend son suc à la dose de plusieurs onces par jour. La véronique mouron d'eau, (*v. anagallis*), qui croît dans les mêmes lieux, a des vertus semblables.

PAQUERETTE. — Petite Marguerite. — *Bellis perennis.* L., fam. nat. des Corymbifères.

Plante herbacée, vivace, radiée, un peu velue, tige (*hampe*) uniflore de cinq à six pouces, feuilles ovales, obtuses, cunéiformes, crenelées, en rosettes ; fleurs terminales, rayons blancs ou rouges, disque jaune ; saveur amère, antiscorbutique ; commune dans toutes les prairies.

J'ai placé la paquerette parmi les antiscorbutiques, à cause de sa saveur et de ses propriétés. BOERHAAVE l'avait déjà recommandée dans les affections atoniques. On peut faire de la paquerette un aliment sain ; cuite avec la viande, elle a une saveur agréable.

Je n'augmenterai pas le nombre des espèces qui appartiennent à ce genre, elles sont trop nombreuses. On écrirait un volume, en y réunissant tous les moyens que la médecine emploie pour remédier au scorbut et aux différens symptômes scorbutiques ; il n'y a guère de genre de médicamens qui n'ait apporté quelque secours au traitement de cette déplorable maladie parmi les toniques, les quinquinas, le fer et les eaux martiales : parmi les astringens, les espèces végétales et minérales les plus énergiques, pour remédier aux hémorrhagies scorbutiques et pour les prévenir : parmi les acides , les oxallides, les oseilles, les citrons, les bigarades : parmi les excitans , l'écorce de Winter , la canelle blanche, les térébintinacées , les alliacées, etc. Et de quelles nombreuses ressources n'ont point été les amers, les purgatifs, les antiphlogistiques, les adoucissans, et tous les moyens du régime et de l'hygiène.

ERRHINS *.

Les médicamens qui portent leur action stimulante sur la membrane des fosses nazales, et qui provoquent en même temps la sécrétion muqueuse et l'éternument, portent le nom d'*errhins* ou de *sternutatoires*. Cette membrane, (membrane pituitaire, membrane de Schneider), siége de l'odorat, et douée d'une sensibilité particulière, occupe toute l'étendue des fosses nazales, tapisse toutes leurs anfractuosités, tous leurs sinus, tous leurs cornets, et vient se confondre avec la membrane de la bouche, du pharynx et de l'œsophage, ce rapprochement rend souvent communs leurs phénomènes physiologiques et ceux de la médication ; de sorte qu'il n'est pas de substance sapide qui ne frappe en même temps l'odorat et réciproquement. La membrane pituitaire a des liaisons sympathiques très-remarquables avec le diaphragme, agent principal de l'éternument, avec l'estomac dont elle détermine aussi la contraction, et avec le cerveau sur lequel les errhins produisent l'excitation ou la sédation selon leur nature excitante ou narcotique. La médication des errhins est locale ou bornée, étendue ou sympathique : dans l'éternument, le diaphragme se contracte brusquement,

---

* Synon. d'ἐν dans, ῥίν nez. — Errhins. — Sternutatoires. — Ptarmiques. — Apophlegmatisaus errhins. — *Errhina*. — *Caputpurgia*. — *Sternutatoria*.

comprime la base du poumon, en chasse l'air avec violence à travers les fosses nazales, d'où il sort avec bruis-
sement, en entraînant avec lui les corps étrangers ou les
molécules médicamenteuses qui irritent leur surface.
Cet acte tout-à-fait physiologique s'accompagne d'autres phénomènes plus ou moins remarquables, effet de
la secousse ou de la commotion générale, imprimée à toute
l'économie, tels que l'augmentation des mouvemens du
cœur et du poumon, la rougeur du visage, le larmoiement, la sortie de l'urine et des excrémens chez les enfans et les adultes qui ont peu de vigueur. L'éternument ébranle le foie, l'estomac, les intestins, le cerveau, augmente leur force vitale et accélère leurs
fonctions ; l'appétit augmente, les sens s'éveillent, l'intelligence s'agrandit, les céphalalgies et les migraines
se dissipent, tant cette sécousse a une influence puissante sur les principales fonctions de la vie.

L'éternument est plus ou moins multiplié, en raison de l'énergie des médicamens errhins, et de la sensibilité individuelle. Il y a des substances dont la médication se borne à une simple sécrétion muqueuse, ce
sont les véritables errhins : d'autres substances produisant constamment l'éternument ; l'hysope, la bétoine,
la sariette et la plupart des labiées ne le provoquent que
faiblement ; le tabac le provoque quatre à cinq fois de
suite, la poudre d'azarum et de muguet, dix à douze
fois, celle d'euphorbe un plus grand nombre de fois
encore et avec une grande violence ; enfin quelques
oxydes mercuriels, (le sublimé, le turbith) causent
un éternument qui peut durer plusieurs heures, et qui
est fort dangereux.

L'éternument trop souvent répété peut occasionner des inflammations, des déchiremens, des hémor-

rhagies, des convulsions ; favoriser l'ouverture des abcès
aux parotides, à la gorge, aux poumons, au foie,
causer l'avortement ou favoriser l'accouchement et la
délivrance, et devenir tour-à-tour un phénomène dangereux et un moyen de soulagement et de guérison.
On a des exemples d'éternumens prolongés et opiniâtres qui ont fait périr les malades dans le marasme, qui
ont occasionné la cécité, l'hémiplégie, l'apoplexie et
d'autres funestes maladies. Quelquefois ce phénomène
a une marche périodique, CASIMIR MEDICUS en rapporte plusieurs exemples. Dans quelques circonstances,
l'éternument débarrasse le cerveau des humeurs qui le
surchargent et qui gênent ses fonctions, en favorisant
leur absorbtion.

On provoque l'éternument, 1°. pour chasser de l'intérieur des fosses nazales les corps étrangers et les
mucosités qui les irritent : la nature, dans ces circonstances, prévient presque toujours les secours de la médecine ; 2°. pour agir secondairement sur les organes
voisins, dans certains cas d'otite, d'odontalgie, d'ophthalmie, de névralgie, ou pour augmenter la sensibilité et
la vitalité des organes, siége de ces maladies ; 3°. pour
favoriser l'expectoration des mucosités bronchiques,
dans les affections catarrhales chroniques ; 4°. pour
donner une secousse à l'estomac, au foie, aux intestins, à la vessie, à la matrice et à tous les organes dont
on veut favoriser la contractilité et le mouvement vital;
5°. pour provoquer l'action du système nerveux, et
favoriser l'action des vaisseaux et des veines absorbantes,
dans l'hémiplégie, la paralysie, l'apoplexie séreuse,
l'anasarque, l'hydropisie, etc.

On a remarqué que les secousses de l'éternument
sont favorables aux femmes hystériques, et aux per-

sonnes mélancoliques et hypocondriaques ; que ces secousses dissipent très-promptement les spasmes , les syncopes et le hoquet.

L'éternument est contrindiqué toutes les fois qu'il peut occasionner par ses secousses quelques-uns des accidens ci-dessus mentionnés. On doit défendre les sternutatoires aux personnes pléthoriques , d'une constitution sèche et irritable , sujètes aux hémorrhagies , et affectées de hernies ou d'ulcères à la gorge ; on doit également en défendre l'usage dans les inflammations , même lorsqu'elles sont éloignées des organes mis en jeu par l'éternument , tant son influence peut s'étendre au loin ; toutes les fois enfin que la sécrétion muqueuse de la pituitaire ou des bronches est supprimée par une inflammation locale. La provocation de l'éternument n'est jamais plus dangereuse que quand le poumon est irrité ou quand il est déjà enflammé , *præire et subsequi sternutamenta in morbis pulmonum malum.* Hipp, Predict. coac. cap. 9.

Les matières ou humeurs dont les errhins ou sternutatoires provoquent la sortie , sont de différente nature ; claires , limpides , épaisses , blanches , jaunes , verdâtres , sanguinolentes , inodores ou fétides , fades ou salées , muqueuses ou purulentes , homogènes ou mélangées : aucune sécrétion ne présente plus de variétés. La sortie trop continue ou trop abondante de ces humeurs forme une espèce d'exutoire qui , à la longue , affaiblit l'économie.

L'habitude influe beaucoup sur la manière d'agir de ces médicamens , elle diminue leur action et l'annihile presqu'entièrement. Le tabac est toujours fortement sternutatoire et narcotique pour les personnes qui n'en font pas usage ; il ne produit qu'une sensation agréable , n'agit pour ainsi dire que par son odeur, sur celles qui en usent habituellement; cependant cette habitude devient un besoin impérieux, auquel il faut nécessairement obéir, et dont on ne s'affranchit pas sans danger.

Les médicamens errhins diffèrent par leur nature, par leur forme et par leur mode d'action, On peut dire qu'il n'y a pas de substance liquide ou solide, excitante ou adoucissante qui, mise en rapport avc la membrane muqueuse des fosses nazales, ne provoque sa sécrétion : une sonde, un morceau de cire, produisent cet effet. Il y a des errhins liquides, pulvérulents, solides, vaporeux, gazeux, cho isis dans la classe des excitans, des toniques, des astringens, des adoucissans, des émolliens ; la plupart sont administrés dans l'intention de provoquer l'éternument, (errhins sternutatoires) ; quelques-uns pour fortifier, resserrer la membrane pituitaire, pour réprimer ses hémorrhagies, ou pour calmer son irritation ou son inflammation, (errhins toniques, astringens, émolliens, etc.). La bière agit sur la membrane olfactive par le dégagement de son gaz carbonique. Une vive lumière, en frappant brusquement la vue, provoque aussi l'éternument par les nombreuses relations entre l'organe de la vision et celui de l'odorat.

On administre les errhins le plus ordinairement en poudre, que lon respire ou qu'on insuffle à l'aide d'un chalumeau; on introduit à l'aide de tentes, de mèches de charpie ou de coton, les poudres errhines, mélangées avec la graisse, l'huile, le miel. On place à l'ouverture des narines l'orifice des flacons qui contiennent des substances volatiles, telles que l'éther, le vinaigre aromatique, l'ammoniaque fluor ; on dirige dans leurs cavités, à l'aide d'un entonnoir renversé, les médicamens vaporeux.

On compose dans les pharmacies des poudres sternutatoires avec l'azarum, le muguet, la poudre de marrons d'Inde. La poudre de St.-Ange, appelée si mal-à-
propos poudre *céphalique*, se compose de feuilles
d'azarum et de racines d'hellébore blanc : on aromatise
ces poudres avec la lavande, la marjolaine, l'iris de
Florence, l'huile essentielle de gérofle, etc.

ERRHINS.

* VÉGÉTAUX.

Euphorbe.
Tabac.
Muguet.
Azarum.
Marron d'Inde.
Hellébore blanc (*Veratrum album.*)
Suc d'elaterium.
Suc de poirée.
Achillaire ptarmique.
Sucre.
Emolliens liquides ou vaporeux.

** MOYENS MÉCANIQUES.

Suppositoire nazal.

EUPHORBE. — Suc ou gomme d'euphorbe. — *Euphor-bium. — Euphorbia officinarum.* L. , fam. nat. des Euphorbes.

Le suc d'euphorbe est une gomme-résine en petits morceaux ou larmes convexes, irrégulières, ordinairement percées au centre, demi-transparentes, d'une couleur jaune pâle ou grisâtre, d'une saveur âcre et brûlante. Les trous qui traversent les larmes d'euphorbe, proviennent des épines qui couvrent ces plantes et auxquelles ces larmes s'attachent dans leur exudation. On trouve aussi cette substance en masses dans la droguerie. L'euphorbe est fournie par plusieurs plantes du même genre, et principalement par les espèces désignées par les botanistes sous les noms d'*officinarum*, d'*antiquorum* et de *canariense*, qui croissent principalement en Afrique. Les euphorbes ou tithymales de notre pays fournissent un suc analogue, (v. les émétiques). Cette gomme-résine stimule fortement la membrane muqueuse des voies nazales et provoque un violent éternument; on ne l'emploie que rarement, et toujours mélangée à d'autres poudres qui tempèrent son âcreté.

MUGUET.—*Convallaria maïalis.* L. — Lys des vallées , fam. nat. des Asparagées.

Plante herbacée, vivace, à tige simple, haute d'environ six pouces, portant deux à trois feuilles larges, lancéolées, plissées à la base, et cinq à six fleurs disposées en épi à l'extrémité de la tige; elles sont monopétales, et en grelot, d'une odeur suave, aromatique, et s'épanouissent au mois de mai dans tous les bois. La fleur

de muguet est sternutatoire ; on la réduit en poudre et b
on l'administre seule ou mélangée : elle entre dans la u
composition de la plupart des poudres sternutatoires.

TABAC. — Nicotiane. — Petun. — Herbe de la Reine.
— *Nicotiana tabacum.* L. , fam. nat. des Solanées.

Le tabac est une plante annuelle, dont les tiges, qui
s'élèvent de cinq à six pieds , sont rondes , velues et
remplies d'une moelle blanche ; couvertes de feuilles
amples , lancéolées, sessiles, nerveuses, d'une couleur
vert-pâle , velues et glutineuses ; les fleurs sont disposées
en panicule au sommet de la tige , elles sont grandes ,
infondibuliformes, d'une couleur brun-pâle, à limbe
évasé , renfermées dans un calice à cinq parties ; il leur
succéde une capsule oblongue , renfermant un grand
nombre de petites graines rougeâtres. L'odeur et la
saveur de cette plante sont aromatiques, narcotiques
et âcres. Cette plante , indigène à l'Amérique , fut apportée en France en 1560. On l'y a cultivée depuis
avec un grand succès.

M. le professeur VAUQUELIN s'est occupé de l'analyse
du tabac ; il a trouvé dans ce végétal, un principe âcre,
volatil, soluble à l'eau et à l'alkool , et d'où le tabac
paraît tenir ses vertus vireuses et narcotiques ; une
grande quantité d'albumine animale ; des malates, nitrates et muriates de potasse, de chaux et d'ammoniaque,
de l'acide acétique, etc. Le principe odorant du tabac
ne paraît avoir rien de commun avec son principe volatil.

On connait plusieurs espèces et variétés de tabac ; une
de ces espèces croît spontanément dans le midi de la
France , et s'y est bien acclimatée , c'est le tabac rus-

tique. (*Hyosciamus luteus. — Nicotiana rustica* L.)
Toutes sont narcotiques, sternutatoires, sialagogues,
émétiques, purgatives, calmantes, etc. Je vais considérer le tabac sous le rapport de ses propriétés errhines
et sialagogues.

Quand on prépare le tabac pour l'usage économique,
on choisit les feuilles, on les entasse, pour qu'elles s'é-
chauffent; arrivées à ce premier degré de fermentation,
on en sépare les côtes ou nervures; ensuite on réunit
les feuilles, que l'on roule ensemble avec beaucoup
d'art, et auxquelles on donne la forme de carottes ou
de cordes; on passe ensuite ce tabac au moulin pour le
réduire en poudre; cette poudre est brune, noire ou
rousse; elle a une odeur forte et aromatique, que l'on
rend plus agréable encore, en y ajoutant quelque huile
essentielle, telles que celles de roses, de jasmin, de
badiane, le bois de Rhode, la fève de Toncka ou
Tongo, etc.

Le meilleur tabac vient d'Amérique, son pays originaire; on préfère celui de St.-Vincent, de Cuba et
de Virginie.

Le tabac, soit comme errhin, soit comme masticatoire est d'un usage général sur l'ancien continent, et
cet usage a pris, malgré ses nombreux inconvéniens et
les violentes sorties des médecins contre les dangers
qui en sont la suite,

Le tabac est aujourd'hui un de nos premiers besoins, et un des plus grands rapports au fisc. Considérée
sous ses rapports médicamenteux, aucune substance
ne mérite sans doute plus d'éloge et ne remplit mieux
les médications thérapeutiques qui font le caractère des
errhins et des sialagogues; elle a même un autre avantage sur les substances excitantes qui appartiennent à

ces deux genres, c'est d'exhaler une odeur aromatique qui plaît généralement à tous les hommes, et de produire une sorte d'ivresse ou de narcotisme qui, en diminuant la sensibilité des nerfs, calme les douleurs, chasse l'ennui et distrait l'inquiétude : aussi remarque-t-on que les hommes qui sont forcés à une vie sédentaire ou à un genre d'occupation uniforme, tels que les militaires les matelots, fument beaucoup ; que les peuples du nord font un bien plus grand usage du tabac, que ceux du midi, parce que sous l'influence d'un climat froid et brumeux, leur existence est triste et monotone. Cet usage de fumer convient peu à notre tempérament et à notre activité : une longue paix fera perdre cette habitude, contractée dans les camps, et qui s'accorde si peu avec nos mœurs et notre galanterie. Mais quelques soient d'ailleurs les avantages que le tabac procure, ils ne compensent jamais ses inconvéniens, et c'est avec justice qu'on lui reproche de devenir une habitude impérieuse, que l'on ne saurait abandonner sans inconvénient ; d'altérer, de flétrir la fraîcheur et les traits, chez les femmes surtout, qu'un si grand intérêt devrait solliciter contre cet usage dégoûtant. Le tabac diminue la sécrétion muqueuse des membranes du nez, engourdit et détruit même entièrement la sensibilité olfactive et le goût, rend l'ouie dure, affaiblit la mémoire, dessèche la gorge et la poitrine, pervertit la sensibilité de l'estomac, dérange ses digestions *, produit la dyspepsie, etc. Comme médicament sternutatoire, le tabac n'a aucun avantage sur les autres

---

* Une femme, dit Cullen, habituée au tabac depuis plus de vingt ans, perdait l'appétit quand elle prenait beaucoup de tabac avant son dîner.

excitans de ce genre, il ne produit qu'une excitation ordinaire, et n'en produit plus sur les personnes habituées à son usage.

Le tabac, en provoquant un écoulement abondant de mucus nazal, et en agissant sur les nerfs par sa vertu narcotique, a calmé fréquemment de violentes céphalalgies, des odontalgies, des ophthalmies et des maux de nerfs opiniâtres ; introduit dans les narines il paraît produire un effet plus sûr que fumé ou mâché. Le tabac est un très-bon expectorant, qui a été utilement employé dans quelques affections catarrhales et dans l'asthme humide et spasmodique ; mais ce n'est pas ici le lieu de parler de cette vertu narcotique, je remets à parler aussi de cette substance comme sialagogue, quand je traiterai des médicamens de ce genre.

Le tabac manifeste très-promptement une action irritante et émétique sur l'estomac, et une action également irritante et purgative sur les intestins, mais il est rare aujourd'hui que l'on en fasse usage sous le rapport de ces propriétés. On doit également proscrire du traitement des asphyxiés les lavemens de fumée de tabac, qui loin de remédier à cet état, augmentent au contraire les accidens (ORFILA). Cette fumée, dirigée dans l'intestin pourrait être un calmant utile dans les douleurs spasmodiques de cet organe, dans la constipation opiniâtre et spasmodique, et dans quelque cas d'engouement ou de hernie étranglée. Ces fumigations passent aussi pour un très-puissant vermifuge.

L'usage du tabac, souvent utile aux personnes molles, lymphatiques, replètes, doit être proscrit du régime des personnes sèches, irritables et pléthoriques.

Marrons d'Inde. — Fruits du maronnier d'Inde.

J'ai déjà parlé du maronnier, sous le rapport des propriétés toniques de son écorce ; son fruit, composé d'une substance charnue et féculente ; jaunâtre, recouverte d'une écorce coriace, brune, lisse, est d'une saveur amère et un peu âcre ; la poudre de ce fruit est sternutatoire, et entre dans les composés de ce genre de médicamens.

Achillaire ptarmique ou sternutatoire. — Herbe à éternuer. — *Achyllæa ptarmica.* L., fam. nat. des Corymbifères.

Plante herbacée, vivace, à tige simple, haute d'un à deux pieds, couverte de feuilles lancéolées, linéaires, garnies de dents très-aigues sur leurs bords, glabres ; à fleurs en corymbes, grandes, blanches, à rayons larges, arrondis et bidentés au sommet. Cette plante a peu d'odeur, sa saveur est amère, un peu aromatique, elle croît dans les prés humides et fréquemment aux bords des ruisseaux. Toutes les parties de cette plante sont excitantes ; mâchées, elles excitent beaucoup la salivation ; réduites en poudre, elles sont sternutatoires, leur effet est prompt, mais il n'a pas de durée.

Je ne donnerai pas plus d'étendue à l'histoire particulière des errhins, bien que d'autres médicamens fassent encore partie de ce genre, tels que le suc d'élaterium ; l'azarum dont l'histoire appartient essentiellement aux émétiques ; l'ellébore blanc, (*veratrum album* L.), à celle des purgatifs ; les graines de poirée, (*beta cycla* L.), la bétoine, la sariette, l'hysope et la plupart des labiées ; le sucre, etc., etc. Mais quel terme assigner d'ailleurs à l'énumération des médicamens er-rhins, tout ce qui est doué de la propriété excitante peut appartenir à ce genre. Je n'ai présenté dans mon tableau que le très-petit nombre des espèces le plus communément mises en usage dans les pharmacies, ou prescrites par les médecins.

SIALAGOGUES.

—

Les médicamens auxquels on donne le nom de sialagogues, de masticatoires ou de salivans * ont la propriété, étant mis en contact avec la membrane muqueuse de la bouche, de favoriser la sécrétion et l'excrétion de sa mucosité, et des glandes salivaires avec
lesquelles cette membrane a des rapports très-intimes
de sensibilité et de sympathie.

Les glandes salivaires (buccales, sublinguales et parotides), remplissent des fonctions auxquelles prési-
dent leur sensibilité particulière, et dont on tenterait
en vain d'expliquer le mécanisme par les lois mathé-
matiques ; excitées par la présence des médicamens ou
des alimens très-savoureux, elles laissent échapper
une grande quantité de salive, tandis que la machoire
immobile n'exerce sur elles aucune pression ; excitées
long-temps par l'usage des alimens très-sapides, du tabac
ou de tout autre masticatoire, elles acquièrent souvent
un volume considérable, comme l'a remarqué M. Mu-
rat, dans ses recherches sur les glandes parotides.

La médication des sialagogues est accompagnée de
signes aussi évidens que celle des errhins, à laquelle
elle ressemble beaucoup. Le principal phénomène de

---

* De σιλααυ salive, αγω je chasse. — Errhins. — Masticatoires. — Sialagogues. — Salivans. — Apophlegmatisans sialagogues.

Cette médication est la sécrétion plus abondante de la salive, liquide, ordinairement limpide, filant et un peu visqueux, sans odeur sensible, légèrement sapide et salé; nécessaire, indispensable à l'acte de la digestion, et servant en même temps à la déglutition des alimens.

La sécrétion salivaire n'est que le premier acte de la médication des sialagogues. Cette sécrétion produit le dégorgement des glandes; l'action stimulante de ces substances augmente la force tonique des membranes, des glandes, des muscles et de tous les organes qui servent à la mastication et à la déglutition, et même la force digestive de l'estomac, surtout quand on avale la salive impregnée de leurs molécules. La mastication des substances amères et fétides occasionne le dégoût, des nausées et le vomissement; celle des substances narcotiques, le trouble dans les fonctions du cerveau, des vertiges, le narcotisme et l'ivresse, comme les errhins narcotiques.

Le nombre des substances sialagogues est très-grand. Toutes les substances, même celles qui sont insipides, provoquent la sécrétion salivaire, quand on les met en contact avec la surface de la bouche, (un morceau de cristal, d'ivoire, de corail *). Les sialagogues excitans appartiennent tous à la classe des médicamens qui augmentent la contractilité et le ton des organes; un certain nombre de ces médicamens jouissent à un degré suprême de la propriété d'exciter les glandes salivaires,

* L'imagination influe particulièrement sur cette fonction de l'économie; la salive est abondamment provoquée par la vue, l'odeur ou le souvenir des alimens sapides ou des substances fétides et nauséeuses. On dit vulgairement, *l'eau m'en vient à la bouche.*

et l'usage les a consacrés depuis long-temps. Les uns agissent localement, ce sont les véritables sialagogues, *les syalagogues immédiats*; les autres agissent par l'entremise d'autres organes ou médiatement, ce sont les *sialagogues médiats ou salivans*, tels que le mercure et ses préparations *. Le nom de *masticatoire* désigne toute substance solide, inerte ou médicamenteuse que l'on mâche dans l'intention de favoriser la sécrétion salivaire.

On fait usage des médicamens sialagogues, 1°. pour agir immédiatement, lorsque la salivation languit ou est supprimée. 2°. Toutes les fois qu'une salivation critique a lieu incomplètement, comme le ptyalisme qui survient à la seconde période de la variole confluente. 3°. Pour remédier à l'engorgement, ou à la tuméfaction chronique des glandes salivaires. 4°. Pour augmenter la force tonique des organes qui servent à la mastication. 5°. Dans les douleurs nerveuses de la face (névralgies), dans les fluxions catarrhales des yeux et des oreilles, et dans les céphalalgies. 6°. Pour fortifier l'estomac, augmenter l'appétit, favoriser la digestion, parfumer l'haleine. 7°. Enfin les sialagogues ont été prescrits pour prévenir la peste et les maladies contagieuses **.

Les médicamens sialagogues ont différens degrés d'activité médicamenteuse; les uns provoquent la salivation sans porter sur les organes ni chaleur, ni irritation; la plupart des sialagogues aromatiques font naître une chaleur sensible, mais sans inflammation, quand on en fait un usage modéré. L'abus de ces siala-

---

* Cullen place le mercure parmi les sialagogues.

** Diemerbroek, *Tractatus de peste.*

gogues occasionne l'inflammation et le larmoiement.
Ce n'est pas toujours à ces espèces de sialagogues qu'il
faut recourir pour rétablir la sécrétion de la salive ; les
substances adoucissantes et émollientes sont plus convenables quand sa suppression est occasionnée par la
tension, la rigidité ou l'inflammation des parties. L'habitude rend presque nulle sur les organes l'action des
sialagogues : les grands fumeurs ne crachent pas *. L'habitude et l'abus de ces médicamens émousse le goût, diminue l'appétit, dérange la digestion , amaigrit et jette
dans le marasme ; les sialagogues irritans , altèrent la
couleur et détruisent l'émail des dents , ils causent aussi
quelquefois une salivation excessive , qui est presque
toujours l'effet de l'usage abusif ou prolongé du mercure. On doit bien connaître la cause de cette salivation, si celle qui y a donné lieu est locale ou éloignée , excitante ou affaiblissante , afin d'adopter à son
traitement les médicamens convenables. L'usage habituel des sialagogues devient un besoin pour l'économie,
dont on ne se délivre pas facilement : il est plus ou
moins dangereux de les supprimer brusquement. L'u-
sage des masticatoires irritans paraît généralement
répandu parmi les peuples qui habitent les îles ou les
parties du continent, situées entre les tropiques, comme
l'ont observé les voyageurs dans ces climats, et parti-

---

* La nature n'a rien fait de superflu, les animaux ne crachent ni
ne se mouchent ; c'est une habitude qui n'appartient qu'à l'homme ci-
vilisé , et surtout à l'homme oisif et qui reste dans le repos. Les habitans de la campagne , qui s'adonnent à des travaux pénibles et qui
vivent au grand air , n'y sont presque pas sujets, c'est pour la même
raison que leurs femmes sont peu réglées et n'ont point de leu-
corhées.

culièrement MM. Humboldt, Bonpland et Labil-
lardière. L'action de ces sialagogues aromatiques et
irritans, augmente la force vitale et la sécrétion des
glandes buccales et salivaires, et la force digestive de
l'estomac, qu'une température excessive, une transpiration continuelle, et l'usage des alimens végétaux,
tendent sans cesse à affaiblir *.

C'est moins pour agir sur les organes masticatoires
et digestifs, que pour engourdir la sensibilité par une
sorte d'ivresse ou de narcotisme, que les habitans des
zones froides et tempérées, ont adopté l'usage des sialagogues ou masticatoires narcotiques; celui du tabac
est commun dans tous les pays du nord, il est regardé
comme un des premiers besoins; l'ivresse qu'il procure est peut-être le seul remède contre l'ennui et la
monotonie d'une nature triste et glacée, pendant une
grande partie de l'année, et qui n'offre rien qui recrée
la vue, ni l'imagination. On a aussi remarqué que les sialagogues narcotiques conviennent mieux aux personnes
grasses, replètes, indifférentes, qu'aux personnes maigres, délicates, vives, irritables, auxquelles la nature
a à peine donné ce qu'il faut pour l'entretien de la vie
physique, en étendant beaucoup leur existence morale.

---

* Les peuples de ces contrées mâchent le gengembre, le macis,
le poivre, le capsique, la muscade, le cachou, les cardamomes,
l'ambre gris, la canelle blanche, la cascarille, les feuilles de l'*éry-
troxylum peruvianum*, le bétel, composition masticatoire, où entrent
les feuilles âcres et brûlantes du poivrier bétel (*piper betel.* L.), la
noix de l'arekier (*areca catechu.* L.), espèce de palmier qui donne
le cachou, et dont la saveur est des plus acerbes; les feuilles du
tabac, et de la chaux vive, qui a paru à M. le professeur Vauquelin, plus caustique que la nôtre.

On administre les sialagogues sous forme solide, molle, pulvérulente ou vaporeuse, simple ou composée. On mâche les substances solides, on avale ou on rejette la salive imprégnée de leur suc, on incorpore les poudres dans de la cire, du mastic, des résines, de la pâte, etc., substances auxquelles on donne une forme convenable, et que l'on fait ensuite sécher et durcir; on emploie les liquides en gargarisme, on les tient dans la bouche plus ou moins de temps; on mâche ou l'on fume le tabac, sa vapeur est enivrante, surtout quand on la dirige au fond du gosier et des cavités nazales.

SIALAGOGUES.

* VÉGÉTAUX.

Cresson de Para ou *Spilanthus*.
Pyrethre.
Tabac.
Capsique.
Grand raifort.
Muscade.
Cardamome.
Canelle.
Vanille.
Gérofle.
Persicaire poivrée (*hydropiper*).
Racines d'iris.
— de guimauve.

** MINÉRAUX OU SALIVANS.

Mercure.

*** MOYENS MÉCANIQUES.

Titillation buccale.
Cristal.
Cire.
Sang-dragon.
Eau tiède.

**** MOYENS SYMPATHIQUES.

Vue ou souvenir des { Alimens / Boissons / Médicamens } agréables, savoureux ou répugnans.

CRESSON DE PARA. — *Spilanthus oleraceus. L. — Bidens fervida.* LAMK. — Jacq. *Hort. Vind. Tabul.* 135. — Fam. nat. des Composées.

Le cresson de Para est une plante annuelle, à tiges rondes, hautes d'un pied à 18 pouces, à rameaux et à feuilles opposés ; ces feuilles sont petiolées, lancéolées ou cordiformes, glabres, crenelées ; les fleurs terminent les rameaux ; elles sont composées d'un calice commun à folioles lancéolées, d'un réceptacle conique, couvert d'un grand nombre de fleurons jaunes. Cette plante, cultivée dans nos jardins, est originaire de l'Amérique méridionale. Elle n'a point d'odeur.

Quand on mâche les fleurs du cresson de Para, elles développent une saveur extrêmement vive, et une sensation singulière d'irritation et de fraîcheur qui a quelque ressemblance avec celle qui est produite quand on fait fondre sur la langue une pastille de Menthe : cette excitation provoque d'une manière prompte et instantanée l'action des glandes salivaires, et une sécrétion abondante de cette humeur ; cette médication ne dure que pendant quelques minutes.

J'ai indiqué dans les généralités toutes les circonstances qui nécessitent l'emploi des sialagogues, cela doit suffire pour diriger l'emploi thérapeutique du cresson de Para, ainsi je n'ai rien à ajouter à l'histoire de cette substance végétale.

PYRETHRE. — Racine salivaire. — *Anthemis pyrethrum.* L., fam. nat. des Composées.

La plante qui fournit cette racine croît spontanément en Italie, en Provence, en Languedoc et sur les côtes de Barbarie. Les racines de pyrèthre sont cylindriques, à-peu-près de la grosseur du petit doigt, recouvertes d'un épiderme brun et ridé ; le corps de la racine a beaucoup de consistance, sa couleur est brune ou jaune-foncé, sa saveur piquante, chaude et brûlante, elle n'a point d'odeur ; cette racine provoque, quand on la mâche, une abondante sécrétion de salive, son action stimulante est moins vive que celle du cresson de Para, mais elle a plus de durée. On croit que le principe âcre de la pyrèthre est de nature résineuse et qu'il n'existe que dans l'écorce des racines.

On employe la racine de pyrèthre, dans l'odontalgie, la paralysie des organes qui servent à la déglutition, et dans le gonflement ou l'engorgement chronique des glandes salivaires. La racine de pyrèthre est la base d'un grand nombre d'élixirs dentifrices.

TABAC.

Les effets que produit le tabac fumé ou mâché, sont analogues à ceux du tabac introduit dans les narines. Une excitation sur toutes les surfaces où la fumée est dirigée, suivie d'une sécrétion abondante de mucosités et de salive, laquelle excitation se propage jusqu'aux organes éloignés, et particulièrement à l'estomac : un effet narcotique très-marqué sur le cerveau et sur les nerfs : les mêmes effets ont lieu par l'usage du tabac pris en fumigation ; ils sont aussi accompagnés des mêmes inconvéniens : la fumée du tabac produit très-promptement la sédation et le narcotisme ; mais un narcotisme d'un genre particulier et qui ressemble à une ivresse douce et paisible, à un sommeil léger : on conserve bien la faculté de sentir, mais les impressions sont moins vives et les sens paroissent couverts d'un nuage : plongé dans cette ivresse narcotique, on n'est qu'à demi aux sensations extérieures, comme lorsqu'on va s'endormir : j'ai souvent senti ce calme vraiment délicieux, et que le plus grand nombre des hommes qui l'ont éprouvé, préfèrent aux sensations les plus vives et les plus variées.

On fume le tabac en sigarre, ou au moyen d'une pipe, on aspire une fumée bien plus douce, en lui faisant traverser un vase plein d'eau qui retient son huile âcre. On aromatise le tabac avec l'anis, la badiane, la cascarille et d'autres substances aromatiques : les Turcs y mêlent quelquefois de l'opium. L'usage abusif de ces fumigations dessèche les voies salivaires et la membrane muqueuse de la bouche et du pharynx ; détruit le goût, altère l'émail des dents, infecte l'haleine et nuit à la digestion, soit en changeant les qualités de la salive, soit en diminuant la quantité de ce liquide.

PERSICAIRE POIVRE D'EAU. — Curage. — *Persicaria urens.* — *Polygonum hydropiper.* L., fam. nat. des Polygonées.

Plante herbacée, annuelle, à tige d'un à deux pieds, couchée, renflée aux articulations ; à feuilles lancéolées, pointues, d'un vert uniforme ; fleurs en épis grêles, interrompus, de couleur rose. — Commune dans les marais et surtout dans les fossés où l'eau a séjourné l'hiver. Saveur piquante comme celle du poivre, mais non aromatique. Cette plante mâchée provoque une abondante sécrétion de salive ; c'est un très-bon sialagogue. Contusée et appliquée sur la peau, elle l'irrite et la rubéfie. On pourrait tirer parti de cette propriété dans le traitement des plaies , des ulcères, des engorgemens atoniques , etc.

Un grand nombre d'autres substances indiquées dans le tableau des espèces et appartenant à ce genre, produisent un effet sialagogue ; les unes ne sont que stimulantes, les autres sont en même temps sapides , aromatiques et narcotiques , quelques-unes appartiennent à la classe des médicamens atoniques et doivent être prescrites quand le défaut de salivation dépend d'un état d'éréthisme ou de phlogose des membranes muqueuses. J'ai placé dans le même tableau le mercure ; mais ce n'est qu'accidentellement que l'on provoque la salivation , au moyen de ce minéral.

ÉMÉTIQUES *.

On donne le nom d'*émétiques* ou de *vomitifs* aux médicamens qui provoquent la contraction de l'estomac, et celle des muscles qui agissent sur cet organe, et lui font rejeter par la bouche, les matières liquides ou solides qu'il contient : cet acte se nomme *vomissement*.

La médication des émétiques est accompagnée de phénomènes fort remarquables. Quelques instans après l'introduction d'un médicament émétique dans l'estomac, la face pâlit, le pouls se concentre, devient petit, inégal ; la peau se sèche, la supuration des plaies se tarit, on éprouve un sentiment de froid et d'anxiété, ensuite des nausées ; la respiration devient inégale, elle est accompagnée de soupirs, de baillemens et du tremblement de la lèvre inférieure, enfin le vomissement termine cette crise : pendant qu'il a lieu, le pouls s'élève, la face se gonfle et se colore, les membres se contractent convulsivement, la peau se couvre de sueur, les yeux se remplissent de larmes. Quand l'estomac cesse de se contracter, ou que le vomissement cesse, tout rentre dans l'ordre accoutumé, il ne reste qu'une grande fatigue, qui se dissipe en peu d'heures.

L'acte du vomissement a été jusqu'à nos jours un

---

* Syn. d'εμεω je vomis. — Émétiques. — Vomitifs. — *Medicamenta emetica.* — On donne particulièrement ce nom au *tartre stibié* : il est pris alors substantivement.

phénomène d'une explication embarrassante pour les physiologistes. HALLER et ses nombreux secta-teurs ont pensé que le vomissement appartient entiè-rement à l'estomac; que cet organe effectue cet acte indépendamment du diaphragme et des muscles abdo-minaux, CHIRAC soutint, au contraire, contre le senti-ment de HALLER, que l'estomac reste entièrement passif dans le vomissement, et que le diaphragme et les muscles abdominaux en sont les seuls agens; mais cette opinion n'était point étayée d'expériences physiologi-ques; ce sont ces expériences que M. le docteur MA-GENDIE entreprit avec tant de succès, et qui sont de-venues la preuve d'une vérité de fait, qui manquait de démonstration.

M. MAGENDIE * fit ses expériences sur des chiens, animaux qui vomissent avec une grande facilité; il em-ploya le tartre émétique, (*deuto-tartrate de potas-sium et d'antimoine*) : il injecta ce médicament dans les veines jugulaires, ayant remarqué que par cette voie, le vomissement a bien plutôt lieu, qu'en introdui-sant l'émétique dans l'estomac.

Dans une première expérience, M. MAGENDIE, après avoir disposé l'estomac au vomissement, ayant intro-duit le doigt dans l'intérieur de cet organe, par une ou-verture pratiquée à l'épigastre, ne sentit aucune con-traction; mais reconnut très-sensiblement la pression du foie et des intestins sur sa surface.

Dans une autre expérience, M. MAGENDIE tira l'es-tomac hors de l'abdomen, il excita les contractions et

____

* Mémoire sur le vomissement, avec le rapport de l'Institut. Paris. 1813.

le vomissement n'eut pas lieu. Mais de toutes les expériences faites par ce physiologiste ingénieux, aucune n'est plus concluante que celle où il substitua au véritable estomac, séparé de l'œsophage, une vessie, à laquelle il adapta une canule. Ayant rempli cet estomac artificiel d'un liquide coloré, l'ayant mis à la place du premier, en introduisant la canule dans l'œsophage, les contractions furent excitées, et le vomissement eut lieu avec la plupart des phénomènes qui l'accompagnent ordinairement, par l'expulsion du liquide coloré. Enfin ayant enlevé l'estomac, et ne lui ayant rien substitué, les signes, avant-coureurs du vomissement et les efforts ou contractions qui l'accompagnent, eurent encore lieu ; mais rien ne sortit de l'œsophage que des mucosités. Ces belles expériences sont toutes concluantes, et prouvent en faveur de l'opinion de CHIRAC, que dans l'acte du vomissement tout s'opère par la contraction des muscles de l'abdomen et probablement du diaphragme, et que les contractions de l'estomac sont si faibles ou si peu sensibles, que cet organe doit y être regardé comme passif *.

C'est au système nerveux, source unique de tous les actes de l'économie, qu'il faut rapporter la cause des phénomènes du vomissement. M. MAGENDIE ayant fait la section des principaux nerfs qui se distribuent au diaphragme, remarqua que les vomissemens qui eurent lieu ensuite, étaient faibles et comme produits par des

---

* Dans un mémoire sur le vomissement, publié en 1819, par M. ISID. BOURDON, cet auteur tend à prouver que dans le vomissement il y a action simultanée de l'estomac et des muscles abdominaux ; mais ses preuves, appuyées par un seul fait, sont insuffisantes et ne sont rien moins que péremptoires, et concluantes.

organes sans énergie *. Depuis long-temps on avait observé cette faiblesse dans la paralysie des muscles abdominaux, et l'impossibilité de provoquer le vomissement, quand une attaque d'apoplexie avait altéré ou suspendu les fonctions nerveuses **, ou comme s'expriment encore quelques médecins, interrompu le cours du fluide nerveux.

Le vomissement provoqué par les émétiques est plus ou moins prompt, et a lieu plus ou moins de fois, selon la nature et la force du médicament, et selon l'âge et la constitution du sujet soumis à la médication; il y a une très-grande différence entre les nausées excitées par l'émétique en lavage, et les vomissemens convulsifs excités par un émétique fort et concentré : entre l'action d'un médicament qui se manifeste au moment même de son administration et l'action de celui qui n'opère qu'après plusieurs minutes et quelquefois au bout d'une heure. Les enfans et les femmes vomissent plus promptement que les hommes et les vieillards; les personnes nerveuses, irritables, affectées d'embarras gastrique, plus promptement que les personnes robustes, saines et indolentes; les habitans des pays chauds plus facilement

---

* Les nerfs de la huitième paire ou pneumo-gastriques, qui fournissent des rameaux au poumon et à l'estomac, sont le siége principal de la sensibilité de ces deux organes. C'est par ce lien que les muscles et tous les organes respiratoires concourent si puissamment à effectuer le vomissement, et que les diverses affections de l'estomac ont tant d'influence sur les fonctions du poumon. Il doit y avoir d'ailleurs une connexion très-marquée entre les phénomènes physiologiques et pathologiques de deux organes dont la sensibilité paraît avoir une source commune.

** PORTAL, Observations sur la nature et le traitement de l'apoplexie. Paris 1811.

que ceux des pays froids. Le vomissement sympathique
des femmes qui ont nouvellement conçu, celui des enfans à la mamelle, ont lieu sans effort et avec un très-
petit nombre des signes propres à la médication des
émétiques. J'ai vu des personnes à peine sensibles aux
fortes doses d'un médicament vomitif, d'autres qui
éprouvaient, après en avoir pris une dose très-faible, des
douleurs vives d'estomac, des faiblesses, des syncopes,
des crampes, des mouvemens convulsifs. On remarque
une grande variété dans les matières vomies; elles sont
aqueuses, muqueuses ou filantes, liquides ou solides,
limpides ou troubles, jaunes, verdâtres, rouges, sanguinolentes, inodores, fétides, salées, amères ou insipides, alimentaires, médicamenteuses ou vénéneuses, et presque toujours mêlées de bile, qui dans les
efforts du vomissement, reflue du duodénum dans l'estomac, en traversant le pylore contre la marche ordinaire des alimens.

L'émétique est facilement absorbé par la peau, ce
qui donne également lieu aux phénomènes du vomissement, mais d'une manière lente et incomplète : il agit
promptement, injecté dans les veines; mais cette manière de l'administrer doit être réservée pour les circonstances les plus rares.

Après que le vomissement a eu lieu, l'estomac reprend ses fonctions ordinaires, quelquefois sa sensibilité est augmentée, la digestion devient difficile, celle
des intestins est également troublée par l'action des
émétiques qui occasionnent fréquemment la purgation : le calme se rétablit enfin, mais il est toujours
accompagné d'une grande fatigue *.

---

* Les émétiques fatiguent plus que les purgatifs ; ceux ci causent

L'action puissante des émétiques s'étend au loin dans toute l'économie ; elle est surtout marquée sur les viscères qui environnent l'estomac, elle a une influence incontestable sur la sensibilité et les fonctions du foie, ce dont la médecine a su tirer un grand parti dans le traitement de diverses maladies de cet organe. Les secousses du vomissement, qu'il ne faut pas confondre avec l'action médicamenteuse des émétiques, imprime une commotion favorable aux intestins, qui précipite la digestion et la sécrétion du chyle, augmente les mouvemens du cœur et des artères *, la sécrétion de l'urine et de la sueur. Les émétiques exercent aussi la plus grande influence sur les poumons, soit d'une manière directe, soit sympathiquement. Cette influence est aussi très-favorable dans le traitement des nombreuses maladies sympathiques, occasionnées par une affection primitive de l'estomac, les céphalalgies, les ophthalmies, les érysipèles, les péripneumonies bilieuses, maladies sur lesquelles le célèbre Stoll a tant exercé son génie, et dont il a si bien dirigé le traitement.

Le vomissement étant un phénomène presque constamment provoqué par l'art, peut occasionner divers accidens graves, lorsqu'il est trop intense, trop répété, ou provoqué sur des sujets faibles et irritables. L'abus

---

plus de faiblesse : on est plus long-temps à se rétablir du trouble qu'ils occasionnent, voilà pourquoi probablement on recommande aux personnes qui se sont purgées, de demeurer plusieurs jours dans leur appartement.

* Rien de plus favorable que ces secousses, ces compressions brusques et réitérées, pour la circulation des vaisseaux sanguins de l'abdomen, et surtout des veines dans lesquelles le sang circule toujours avec lenteur.

des émétiques fatigue l'estomac et altère ses fonctions. Des vomissemens violens ont quelquefois occasionné l'inflammation, des hémorragies graves, des avortemens, des étranglemens de hernies, l'augmentation et la rupture des anévrysmes et des vomiques; des affections comateuses, des paralysies. J'ai connu une jeune dame, dont les extrémités inférieures furent frappées d'engourdissement après l'usage inconsidéré d'un violent émétique, et qui fut une année sans pouvoir marcher. On doit proscrire les émétiques quand on a sujet de craindre de pareils accidens; dans le traitement des maladies inflammatoires, nerveuses, et dans la plupart des maladies organiques.

On provoque le vomissement, pour produire une médication locale ou générale, pour agir immédiatement sur l'estomac, ou médiatement et secondairement sur les organes éloignés; on prescrit fré uemment l'émétique dans l'embarras gastrique, pour provoquer l'expulsion des matières bilieuses et saburrales qui surchargent l'estomac, altèrent sa sensibilité et dérangent ses fonctions. Les signes propres à l'embarras gastrique sont : l'amertume de la bouche, la matière blanche ou jaune qui couvre la langue, la fétidité et l'odeur bilieuse de l'haleine, la perte de l'appétit, l'anorexie, le dégoût pour les alimens, la douleur de l'épigastre, la céphalalgie frontale ou occipitale, les nausées, les vomissemens spontanés : il est rare qu'on se méprenne avec des signes aussi évidens; cependant quelques affections simulent l'embarras gastrique, telle que la grossesse récente, accompagnée de dégoût, de céphalalgie, de nausées, de vomissemens; la faim, la soif, l'inflammation de l'estomac, un étranglement herniaire. Dans quelques circonstances l'embarras gastrique manque des signes les plus évidens, tels que l'enduit saburral de la langue, la céphalalgie. Le médecin habile n'en prescrit pas moins l'émétique, mais il faut dans ces diverses circonstances, pour ne pas commettre d'erreurs, beaucoup d'expérience et un tact bien exercé.

Les émétiques sont spécialement recommandés dans les indigestions, pour évacuer l'estomac des alimens qui le surchargent ; on les donne encore avec succès pour réveiller la sensibilité et la force tonique de cet organe, affaibli par les excès ou par l'usage d'une nourriture indigeste et malsaine : ses fonctions digestives, après avoir été troublées momentanément, reprennent leur marche ordinaire et s'exercent avec plus d'activité. L'empoisonnement réclame ce moyen prompt ; il est surtout avantageux peu de temps après l'introduction du poison dans l'estomac, lorsqu'il n'a pu produire encore d'inflammation, d'érosion, ni de narcotisme, ce qui rendrait l'effet du médicament ou dangereux ou nul.

Les circonstances dans lesquelles on emploie l'émétique pour agir secondairement sont très-nombreuses, l'estomac ayant des relations avec la plupart des organes, c'est tantôt pour augmenter, tantôt pour diminuer leur sensibilité et leur force tonique, qu'on le stimule par les émétiques, tantôt pour faire affluer les humeurs vers une partie du corps où elles n'avaient aucune tendance, quelquefois pour donner une secousse générale, pour produire un trouble dans toute l'économie, d'où résultent des conséquences salutaires, et qui fassent avorter, lors de leur apparition, des fièvres ou d'autres maladies aigues, en changent la nature ou le type, ou en fassent cesser les accès. Cette commotion générale, excitée par les émétiques, augmente l'activité des fonctions de tous les organes, de toutes les glandes, de tous les vaisseaux, de toutes les sécrétions, produit des sueurs abondantes et le dégorgement du système capilaire cérébral. Ces secousses sont quelquefois salutaires dans le traitement de l'anasarque et de l'hydropisie; elles augmentent la vitalité de la peau et des viscères affectés de relâchement et d'atonie, en dissipant la paleur et la flaccidité, y rappellent la chaleur, en raniment les fonctions, etc. C'est en exerçant la même influence sur le foie, que les émétiques remédient si puissamment et quelquefois avec une promptitude merveilleuse à diverses altérations de ce viscère, comme on peut s'en assurer par la lecture des observations rapportées dans les ouvrages de BIANCHI et de PORTAL.

Les émétiques favorisant le dégorgement du système capillaire cérébral, sont avantageusement prescrits dans le traitement des commotions du cerveau, des chutes sur la tête; des coups portés sur cette partie ou dans le traitement de la phrénésie, de la manie, de l'apoplexie sanguine-imminente, de l'érysipèle de la face, de l'angine, du croup. Les médecins les plus instruits pensent que les angoisses précordiales, excitées par les émétiques, et qui précédent le vomissement, font cesser le spasme qui frappe les vaisseaux capillaires à la suite des violentes commotions, et que c'est alors que le dégorgement s'opère; c'est d'après cette théorie que l'on peut expliquer la médication si favorable de l'émétique en lavage, tant recommandé par le célèbre DESAULT, dans les plaies de tête, et celle de l'infusum d'*arnica* dans les chutes et dans les contusions *.

---

* Les Allemands ont appelé cette plante, *panacea l'apsorum*.

C'est plutôt par la force tonique qu'ils impriment aux intestins, que par un effet révulsif, que les émétiques agissent avec tant d'efficacité dans le traitement des diarrhées opiniâtres et de la dyssenterie ; l'ipécacuanha qui a tant de succès dans cette dernière maladie, possède probablement, outre la vertu émétique, une vertu tonique et astringente. Les émétiques ont été quelquefois employés pour réprimer des hémorrhagies, et particulièrement celles de l'utérus : ce moyen extraordinaire ne réussit sans doute qu'en changeant le siége de l'irritation, ou en diminuant ou modifiant la sensibilité d'un organe avec lequel l'estomac a des connexions symphatiques très-intimes.

L'administration des médicamens émétiques exige quelques précautions qu'il convient d'indiquer ici ; on saigne les personnes pléthoriques, quand on craint une congestion au cerveau, au poumon, à l'utérus, etc. On prépare le malade à la médication émétique par l'usage, pendant un jour au moins, de boissons délayantes : cette précaution, à laquelle on n'a pas toujours le temps de recourir, est utile, surtout quand le sujet est vigoureux, irritable, et que les organes sur lesquels agit l'émétique sont dans un état de tension et d'érétisme, voisin de l'inflammation : quelquefois ces boissons délayantes chassent de l'estomac les matières bilieuses et saburrales, et laissent au médecin la facilité d'opérer la guérison de son malade par les purgatifs doux et les éméto - cathartiques. Mais quand les signes qui indiquent au médecin la nécessité de provoquer le vomissement sont nombreux, imminens, qu'ils existent avec les symptômes d'une maladie grave, il faut donner l'émétique sur-le-champ (*illicò*). On doit se conduire ainsi au début de la plupart des maladies aigues, compliquées d'embarras gastrique; dans les indigestions et les empoisonnemens.

On choisit pour administrer les émétiques, le moment de la journée où l'estomac est vide d'alimens; c'est ordinairement le matin, c'est l'heure où les malades sont plus tranquilles et ont plus de force pour supporter les efforts du vomissement; c'est aussi l'heure où les paroxysmes des fièvres sont le plus rares, où les accès et les redoublemens ont le moins d'intensité.

On favorise la médication des émétiques, par l'usage des boissons abondantes; l'eau tiède a la propriété d'exciter seule le vomissement; on la rend plus excitante en y faisant infuser les sommités fleuries du chardon bénit, de l'absinthe, de la camomille, de l'érigeron âcre * et d'autres corymbifères, ou en y faisant dissoudre du sel commun ou quelque sel neutre, dans la proportion d'une demi-once ou d'une demi-cuillerée par pinte; on rend encore l'eau plus excitante, en y délayant une petite quantité de poudre de moutarde. Ces boissons, tout en favorisant le vomissement, en modèrent les efforts, toujours violens quand l'estomac est vide **; mais il ne faut les faire prendre au malade, que quand le médicament émétique a produit son effet et qu'il est prêt à vomir. J'ai souvent observé que cette eau, en passant dans les intestins, occasionne la purgation, effet qui a lieu rarement quand on ne l'introduit dans l'estomac que quelques secondes avant qu'il ne se contracte : il faut faire boire de nouvelle eau autant de fois que le vomissement se répète.

---

* *Erigeron dore.* L.

** Pendant les efforts du vomissement une colonne d'air s'introduit dans l'estomac, en sens inverse du liquide rejeté. MAGENDIE.

Le médecin a la facilité de choisir dans le grand nombre des médicamens émétiques, en usage aujourd'hui, ceux qui sont doux, forts ou violens, selon l'effet actuel ou consécutif qu'il veut obtenir. Il existe sous ce rapport une très-grande différence entre les émétiques végétaux et minéraux, les premiers font vomir sans effort, et ne réitèrent le vomissement qu'un nombre de fois très-borné, ils n'agissent que sur l'estomac et sur les viscères les plus proches de cet organe, ils produisent par conséquent peu de trouble, peu d'effets secondaires. L'ipécacuanha reste souvent sans effet ou ne produit que des nausées, il agit à-peu-près avec une égale intensité à quelque dose qu'on le fasse prendre ; les émétiques minéraux ont au contraire une action violente ; l'émétique à la dose de quelques grains provoque le vomissement, des déjections abondantes, le trouble général de toute l'économie. A grande dose, quand il n'est pas rejeté par le vomissement, il produit des douleurs atroces, l'inflammation et l'érosion de l'estomac, le météorisme, des convulsions, et tous les accidens des poisons âcres et corrosifs.

Après que le vomissement a eu lieu par la médication des émétiques, il faut laisser reposer le malade, et lui donner ensuite quelque boisson restaurante, ou des alimens très-légers. Si, lorsque l'estomac est vide, ses contractions durent encore, il faut les calmer par l'usage des potions huileuses, émulsionnées, mucilagineuses, antispasmodiques, narcotiques, préparées avec l'huile, l'éther, l'asa-fœtida, l'opium, le diascordium,

---

* De l'influence de l'émétique sur l'homme et sur les animaux, par M. le docteur MAGENDIE. Paris. 1813.

la thériaque. On emploie quelquefois ces médicamens en frictions et en topiques sur l'épigastre. Le decoctum des substances amères *, les extraits de gentiane, de rhubarbe et de houblon, la poudre de colombo, et surtout le decoctum du quinquina, ont une vertu antiémétique bien prononcée et bien constante, et précipitent plus ou moins complètement le tartre émétique de ses dissolutions.

L'acide carbonique est aussi antiémétique, c'est à sa présence que la potion antiémétique de RIVIÈRE doit sa vertu. *Voyez* l'Histoire de l'acide carbonique, tom. Ier. Quand l'estomac est irrité par l'action violente ou trop souvent répétée des émétiques, il faut employer des boissons adoucissantes, des saignées , des vésicatoires et tous les moyens antiphlogistiques et dérivans.

On provoque le vomissement avec un grand nombre de substances végétales et minérales, et par des moyens mécaniques; on n'employe ces derniers que quand la nature a besoin d'être faiblement secourue, et comme moyens accessoires, pour débarrasser l'estomac trop rempli d'alimens, ou chargé d'alimens indigestes. Quand un médicament émétique n'excite que des nausées, alors on distend l'estomac en le remplissant d'eau tiède : on fait des frictions circulaires sur l'épigastre ; on titille la luette, l'œsophage, l'estomac même **.

---

* Les amers favorisent la digestion des alimens d'une manière très-remarquable. *Voyez* l'Histoire de ce genre de médicamens, tom. Ier.

** Ces moyens sont violens et doivent être rarement employés. Un Anglais inventa, il y a environ un siècle, un instrument pour nettoyer l'estomac, et qu'il appelait *Organe de santé*. C'était une verge de baleine, de deux ou trois pieds, terminée par une petite boule recouverte de soie. Il introduisait cet instrument dans l'es-

Les personnes très-irritables vomissent pour la plus faible cause ; il suffit de leur présenter des objets dégoûtans, ou de les rappeler à leur souvenir. Une vive affection morale produit chez elles le même effet, c'est surtout pour ces personnes si éminemment irritables, qu'il faut redouter l'usage des émétiques forts. Un mouvement circulaire, celui d'une voiture, le roulis d'un vaisseau, occasionnent aussi fréquemment le vomissement.

On administre les émétiques végétaux en substance, en poudre, en infusum, en decoctum ; on pulvérise ces médicamens très-finement ; on les délaye dans un peu d'eau, pure ou édulcorée ; on se sert quelquefois d'un véhicule vineux ou sirupeux ; on en prépare des sirops qui sont très-commodes pour les enfans ; des pastilles qui présentent ces médicamens par fractions très-divisées, et qui n'excitent ordinairement que de faibles nausées.

On prescrit les émétiques végétaux par grains, depuis 10 jusqu'à 6o. Ils agissent plus constamment en poudre, qu'administrés différemment ; ils ont aussi un effet plus prompt et plus intense. On donne par verrées les produits de l'infusion aqueuse ; par cuillerées, celui de l'infusion vineuse, et les sirops : les pastilles par nombre, de 8 à 12 dans la journée, toutes les heures, ou toutes les deux heures.

---

tomac, et par des frictions réitérées, il provoquait ses contractions. *Voyez* Thomas Bartholin, Centurie 1, Observat. 5o.—Quelques personnes ont la faculté d'avaler de l'air, et de se faire vomir en distendant l'estomac par ce fluide. M. Gosse, de Genève, s'est servi de ce moyen pour connaître la plus ou moins prompte digestibilité des alimens. *Voyez* les Œuvres de Spallanzani, traduites par Senneder.

On prescrit les émétiques minéraux par grains, depuis 1 jusqu'à 12, et par fractions de grains, dans un véhicule aqueux, sirupeux, vineux; jamais dans un véhicule astringent, acide ou amer; le solutum aqueux par verrées, le solutum vineux et le sirop par cuillerées : mais combien de variations doivent apporter dans ces doses, les diverses maladies, l'âge, la constitution, l'irritabilité, le climat. J'ai vu plusieurs personnes que de fortes doses d'émétiques n'ont jamais fait vomir; j'en ai vu d'autres que les plus faibles doses fatiguaient beaucoup.

On associe les émétiques entre eux, quand on veut en obtenir plus d'effet. L'ipécacuanha réussit mieux mêlé au tartre stibié; les émétiques associés aux sels neutres produisent un double effet éméto-cathartique : associés aux purgatifs, ils augmentent leur énergie. Il est quelquefois utile de donner les émétiques dans une potion antispasmodique, pour prévenir les accidens que ces médicamens occasionnent aux personnes nerveuses et irritables.

On prescrit les émétiques en lavement, pour provoquer fortement les contractions intestinales, dans l'atonie et la paralysie. On les applique à l'extérieur en friction, ou sous forme d'emplâtre, pour produire la rubéfaction de la peau. *Voyez* l'Histoire de l'émétique.

ÉMÉTO-CATHARTIQUES.

Ces médicamens, composés de substances émétiques et purgatives (*cathartica*), ont aussi la vertu de provoquer en même temps le vomissement et la purgation; mais ces deux effets ont très-souvent lieu par l'influence d'une cause unique, d'un seul médicament sans mélange. L'émétique est fréquemment éméto-cathartique, l'union de l'émétique à un sel neutre, ne constitue donc pas plus deux médicamens que l'émétique seul ; mais la médication simultanée de l'estomac et de l'intestin est plus constamment provoquée par le mélange des médicamens émétiques et purgatifs. Ne sait-on pas d'ailleurs que l'émétique ne produit souvent que la purgation, et qu'il y a un grand nombre de personnes que les purgatifs les plus doux font constamment vomir, tant il existe de rapports entre la sensibilité de deux organes, qui ont, à très-peu de chose près, la même conformation anatomique et les mêmes fonctions à remplir.

Les éméto-cathartiques s'employent, comme les émétiques et les purgatifs, pour évacuer de l'estomac et des intestins les matières bilieuses et saburrales, quelquefois aussi pour réveiller la sensibilité, augmenter la contractilité et le ton de ces organes. C'est dans ces circonstances que le célèbre Stoll en faisait usage, et particulièrement au début des fièvres bilieuses, muqueuses et adynamiques.

L'action médicamenteuse et simultanée des émétocathartiques, est plus faible que l'action de ces mêmes médicamens administrés isolément, aux mêmes doses. Une excitation partagée doit, en effet, être moins vive, que lorsqu'elle est dirigée sur un seul organe.

Les éméto-cathartiques lient les émétiques aux purgatifs, comme les amers-aromatiques lient les amers aux excitans.

ÉMÉTIQUES.

____

* VÉGÉTAUX.

Ipécacuanha gris.
— blanc.
— noir.
Euphorbe-Cyprés.
— Cajogala.
— Epurge.
Violette odorante.
— hérissée.
— canine.
Azarum ou Cabaret.
Narcisse des prés.
Grains de Gnide.
Moutarde.
Chardon bénit.
Sommités des composées corymbifères.

** MINÉRAUX ET CORPS INORGANIQUES.

Antimoine.
Tartre stibié.
Sulfate de zinc.
Sulfate de cuivre.
Sels neutres.
Eau tiède.
Air.

*** MOYENS MÉCANIQUES.

Titillation œsophagienne.
— gastrique.
Frictions épigastriques.

Ipécacuanha. — Racine de Brésil.

L'ipécacuanha est une racine cylindrique, ondulée, tortueuse, dont on connaît plusieurs espèces; les principales sont l'ipécacuanha gris, l'ipécacuanha blanc et l'ipécacuanha noir.

Ipécacuanha gris. — *Cephaëlis emetica.* Persoon. — *Callicocca.* Erotero *.

Racines fibreuses, cylindriques, de la grosseur d'une plume à écrire, tortueuses, annelées ou ondulées profondément et presqu'articulées; composées de trois parties distinctes; d'un épiderme brun; d'une couche charnue; sans fibres, blanchâtre, d'une consistance ferme, cassante et comme cornée; d'un filet central et ligneux (*meditullium*); d'une couleur blanchâtre. — Ces racines n'ont point d'odeur, leur saveur est fade, nauséabonde, un peu âcre et amère. L'ipécacuanha gris croît dans les forêts du Brésil. C'est la seule espèce employée en France.

Ipécacuanha blanc ou ondulé. — *Cynanchum ipecacuanha.* Wild. — *Asclepias asthmatica.* Linn. **.

Les racines de l'ipécacuanha blanc sont plus minces que celles de l'ipécacuanha gris et noir. L'épiderme qui les recouvre est gris et cendré, et présente des ondulations ou étranglemens profonds, le corps de la racine

---

* L. *Herbacea procumbens, foliis lanceolatis glabris exillaribus, pedunculis paucifloris.*

** A. *Caule volubili pubescente, fol. cordato ovatis cuspidatis subtus pubescentibus. umbell. simplicib. pauciflor. villosis.*

est blanc , le filet central est ligneux et plus gros que dans les autres espèces. On trouve cet ipécacuanha à l'île de France.

IPÉCACUANHA NOIR. — Ip. brun. — Ip. non ondulé. — Ip. strié. — *Psychotria emetica.* MUTIS.

Les racines de cette espèce d'ipécacuanha sont plus grosses que toutes les autres ; elles sont marquées d'é-tranglemens fort écartés ; leur épiderme est noir et strié et long ; le corps de la racine est brun - noirâtre , le centre ou meditullium est ligneux et blanc-jaunâtre. On rencontre cette espèce dans les forêts de la Guyane qui avoisinent l'Orénoque. Elle est rare dans le com-merce.

Ces trois espèces d'ipécacuanha ont à-peu-près les mêmes propriétés médicinales *, la première est la plus commune et la plus en usage. L'analyse chimique y a découvert une petite quantité de matière grasse , d'une odeur très-prononcée ; de la cire végétale, de la gomme , beaucoup d'amidon et de ligneux ; environ un sixième d'*émétine* et quelques traces d'acide gallique ; la par-tie médullaire ou le méditullium, contient une quan-tité considérable de matière ligneuse et très-peu de matière vomitive.

L'ipécacuanha est un émétique doux , qui fatigue peu et convient beaucoup aux personnes faibles ou

---

* On trouve mélangées à ces diverses espèces d'ipécacuanha, les racines de plusieurs espèces de *viola.* On emploie dans diverses con-trées de l'Amérique et de-l'Asie , les racines de plusieurs espèces de *cynanchum* , d'*asclepias* , de *dorstenia* , d'*Euphorbia* , etc. Voyez les Recherches botanico-médicales sur les diverses espèces d'ipéca-cuanha , par M. DECANDOLE.

épuisées ; c'est l'émétique des femmes et des enfans : l'estomac rejette si promptement ce vomitif, qu'il est à peu-près égal à quelle dose on l'administre. Jamais il ne produit d'accidens funestes, comme le tartre-émétique ; il produit plus rarement que celui-ci un effet purgatif. L'ipécacuanha jouit de quelques autres vertus qui le rendent également recommandable dans la pratique ; CULLEN dit qu'elles dépendent toutes de sa vertu émétique, mais alors il devrait être indifférent au praticien de prescrire le premier médicament qui a cette vertu. L'expérience a fait voir que les effets n'en sont pas les mêmes, et que dans quelques cas pathologiques, aucun émétique ne peut tenir lieu de l'ipécacuanha, ce qui dépend probablement de la différence des élémens chimiques. Par exemple, il est probable que c'est à la présence de l'acide gallique et de la matière grasse, odorante, que l'ipécacuanha est redevable de la propriété d'augmenter la force tonique des intestins, de remédier ainsi, quelquefois d'une manière subite, aux dévoiemens opiniâtres et à la dyssenterie. La tisane préparée par une décoction prolongée, réussit très-bien dans ces circonstances, et n'a presque plus de propriété vomitive. Depuis long-temps ADRIEN HELVETIUS reconnût sa vertu antidyssenterique et le qualifia de spécifique, d'ancre sacrée de la dyssenterie, *anchora sacra dyssenteriæ*.

L'ipécacuanha a été recommandé dans le traitement des fièvres intermittentes ; on administre ce médicament peu de temps avec les accès, et à doses assez faibles pour ne produire que des nausées, et ces faibles contractions de l'estomac, ces angoisses précordiales, qui modifient d'une manière si remarquable la sensibilité organique, et changent si promptement le cours des humeurs ; c'est à cette manière d'agir de l'ipécacuanha qu'il faut probablement attribuer ses effets puissans et salutaires dans le traitement des affections catarrhales chroniques, de la coqueluche, des affections muqueuses, (glaires), des organes digestifs, de la fièvre puerpérale, de l'hémoptysie, et en général de tous les flux d'humeurs muqueuse, bilieuse ou sanguine non accompagnés d'inflammation.

Les vertus antispasmodiques de l'ipécacuanha ont été constatées par un grand nombre de faits pratiques. C'est à titre d'antispasmodique que l'on administre ce médicament, dans le traitement du vomissement opiniâtre, dépendant de la vive sensibilité des nerfs, dans l'asthme, l'aménorrhée occasionnée par un état spasmodique ou nerveux, etc.

On prescrit l'ipécacuanha en poudre, en infusum aqueux ou vineux et en decoctum, on donne la poudre ordinairement de 10 à 20 grains ; elle agit d'autant mieux, qu'elle est plus finement pulvérisée *. Cette dose varie selon les âges, elle est de 2 grains pour les enfans, depuis leur naissance jusqu'à la 3e. année, de 4 grains de 3 à 6 ans ; de 6 grains de 6 ans jusqu'à 12 ; de 10 à 20 grains pour les adultes. On répète ces doses deux ou trois fois, selon l'effet que l'on veut produire. Elles doivent être aussi modifiées selon le sexe, la force du sujet, etc.

On prépare pour les enfans une teinture d'ipécacuanha, que l'on aromatise avec l'anis ou la badiane, et que l'on prescrit à la dose d'une once. On prescrit le vin d'ipécacuanha à la même dose. Le sirop s'emploie

---

* 5 grains de poudre très-fine, produisent autant d'effet que 20 grains de poudre grossière.

pour faire vomir les enfans, il ne provoque souvent
que des nausées. On prescrit l'ipécacuanha comme altérant, à la dose de 1 à 2 grains, dans une verrée de
tisane, toutes les deux ou trois heures. DOULCET prescrivait cet émétique dans le traitement de la fièvre puerpérale à la dose de 15 grains, partagés en deux prises,
qu'il administrait à une ou deux heures d'intervalle :
cette méthode est souvent dangereuse; on préfère généralement l'application réitérée des sangsues. On prépare avec la gomme adragant, la poudre d'ipécacuanha
et du sucre, des pastilles ou tablettes, très-usitées dans
les affections catarrhales; ces pastilles contiennent chacune d'un cinquième à un demi-grain d'ipécacuanha;
elles sont très-expectorantes. La décoction de cette racine modifie ses propriétés, et détruit presqu'entièrement sa propriété émétique; on emploie ce decoctum
dans les diarrhées et la dyssenterie; on le prépare en
faisant bouillir un gros d'ipécacuanha dans une pinte
d'eau, jusqu'à la réduction du tiers. La teinture d'ipécacuanha, très-usitée en Allemagne et en Angleterre,
l'est très-peu en France; c'est un excellent stomachique, apéritif et antispasmodique. Les pilules anti-
dyssentériques, employées à l'hospice de la Charité de
Paris, se préparent avec un mélange de 12 grains
d'ipécacuanha en poudre et d'un gros de diascordium,
que l'on partage en quatre prises, pour être données
successivement à trois heures d'intervalle. On prescrit
aussi l'ipécacuanha en lavemens; on les prépare par décoction, en se servant de la proportion de 5 gros
d'ipécacuanha concassé pour deux pintes d'eau, que
l'on réduit à une pinte, et que l'on donne en trois doses,
en 24 heures. — On associe à l'ipécacuanha, le tartre
stibié, à la dose d'un demi à un grain, pour rendre

son action vomitive plus constante.—Associé à l'opium, il constitue la poudre de DOWER, dont je parlerai en traitant des sudorifiques.

On obtient l'*émétine* de l'ipécacuanha traité par l'alkool et l'éther ; ce produit immédiat, nouvellement découvert, se présente sous la forme d'écailles transparentes, d'une couleur brun-rougeâtre, ayant une faible odeur de caramel et une saveur amère, un peu âcre, mais nullement nauséabonde. L'émétine existe dans les trois espèces d'ipécacuanha que j'ai décrites ; elle est en grande proportion dans l'ipécacuanha brun, *psychotria emetica;* cette racine en contient seize centièmes; l'ipécacuanha gris en contient quatorze centièmes, l'ipécacuanha blanc cinq centièmes.

L'émétine produit sur l'économie tous les effets de l'ipécacuanha ; ce médicament a le précieux avantage de ne jamais manquer son effet, de pouvoir être administré à faible dose, de n'avoir rien de l'odeur ni de la saveur désagréables de l'ipécacuanha ; il est légèrement narcotique, et dispose au sommeil l'homme et les animaux. Lorsqu'on le donne à forte dose, il irrite l'estomac, peut enflammer cet organe, et occasionner tous les accidens de l'émétique administré à doses immodérées : on y remédie très-promptement, en buvant un decoctum de noix de galle. — La dose ordinaire de l'émétine est de 2 à 4 grains, que l'on fait dissoudre dans trois à quatre onces d'eau tiède édulcorée ; on divise cette dose en trois portions, afin de pouvoir exciter de nouvelles médications, quand la première ne suffit pas, ou qu'elle manque son effet.

EUPHORBE A FEUILLES DE CYPRÈS. — E. Sapin. — *Euphorbia cyparissias*. L., fam. nat. des Euphorbes.

Plante herbacée, vivace, à tiges simples ou rameuses, de huit à douze pouces, couvertes de feuilles linéaires très-étroites, nombreuses, entières, souvent réfléchies et comme frisées *. Les ombelles ont dix à quinze rayons dichotomes : les pétales sont en cœur, les capsules glabres. Racines fibreuses, cylindriques, du diamètre d'une demi-ligne, d'un tissu blanchâtre, recouvert d'un épiderme brun ; d'une saveur âcre et caustique. Cette euphorbe, et la plupart des nombreuses espèces de ce genre, ont un suc propre, laiteux, qui jaunit et se durcit à l'air, d'une saveur âcre et brûlante, de la nature des gommes-résines. Cette espèce croît dans les bois découverts, les taillis.

EUPHORBE ÉPURGE. — Catapuce. — *E. Lathyris*. L., fam. nat. des Euphorbes.

Plante herbacée, bisannuelle, à tige droite de 2 à 4 pieds, simple, rameuse au sommet, couverte de feuilles lancéolées, larges, entières, opposées ; ombelles dichotomes ; pétales en croissant. Toutes les parties de cette plante sont glauques. Ses fruits sont des capsules ou coques à trois angles saillans et arrondis, se parta-

---

* Une espèce d'æcidium (*Æcidium euphorbiæ*) s'attache au printemps aux feuilles de cette espèce d'euphorbe ; couvre leur partie inférieure de points jaunes, et en altèrent tellement la forme, que les anciens botanistes avaient fait de ces individus défigurés et languissans, une plante nouvelle, sous le nom d'*euphorbia degener punctis croceis*.

geant dans leur longueur à l'époque de leur maturité,
recouvertes d'un épiderme fauve et chagriné, renfermant trois graines oblongues, composées d'un têt
membraneux et fragile et d'une amande blanche, oléagineuse, douceâtre, contenant une huile âcre, purgative,
qui a quelque analogie avec celle du ricin *. — L'épurge
croît dans les jardins et dans les champs cultivés.

Les euphorbes donnent à l'analyse chimique : de la
résine, de la gomme, de la cire, une substance analogue au caoutchouc, des malates de potasse et de chaux.
Ces plantes sont en très-grand nombre, surtout dans
les pays chauds **, la plupart sont âcres, caustiques et
rubéfiantes, quelques-unes sont placées au nombre des
plus dangereux poisons *** ; les euphorbes sont aussi
émétiques et purgatives ; mais celles qui possèdent ces
vertus assez faiblement pour ne pas devenir dangereuses, sont en petit nombre ; elles sont beaucoup trop
énergiques dans les espèces exotiques, et surtout dans

---

* Cette huile purgerait aussi doucement que celle du ricin, si on
pouvait débarrasser les graines de leur périsperme, avant de les soumettre à la presse.

** M. le docteur Persoon en a décrit cent cinquante-six dans son
Synopsis ; mais depuis l'impression de cet ouvrage, beaucoup d'autres
espèces ont été découvertes.

*** Les habitans des campagnes employent les graines de l'euphorbe catapuce, pour se purger, et pour se faire vomir. C'est pour
eux un remède vulgaire et domestique, dont ils abusent de la manière la plus étrange et la plus condamnable. J'ai vu un robuste
vigneron avaler 15 graines d'épurge. Cette dose énorme provoqua
un vomissement très-violent, et une purgation qui dura deux jours.
Il en était épuisé : sa bouche était sèche, brûlante et corrodée ; il
m'assura qu'il s'était toujours bien trouvé d'un remède aussi extraordinaire, et sous l'influence duquel tant d'autres personnes, moins
vigoureuses, auraient succombé.

les espèces charnues, qui fournissent de la gomme-résine par exudation; beaucoup plus faibles dans les espèces indigènes, plus dans les feuilles que dans les fruits,
dans les racines que dans les feuilles, dans les espèces
à feuilles étroites que dans celles à feuilles larges et
arrondies. La dessiccation affaiblit considérablement
l'action âcre et violente des euphorbes; il est donc prudent de les soumettre à cette préparation avant d'en
faire usage. Les espèces d'euphorbes indigènes dont la
vertu émétique est la mieux constatée, sont l'euphorbe
cyprès, l'euphorbe de Gerard *, l'euphorbe des bois **
et l'euphorbe épurge. Les deux premières sont éminemment émétiques, les deux dernières font vomir et
purgent quelquefois plus qu'elles ne font vomir. Ces
médicamens réduits en poudre s'administrent à-peu-
près aux mêmes doses que l'ipécacuanha; l'euphorbe
cyprès et gerardiène, de 12 à 18 grains, l'euphorbe
des bois et l'épurge à celle de 15 à 24. On emploie de
préférence à toutes les autres parties les racines de ces
végétaux. Les euphorbes indigènes, d'après les expériences faites par M. Loiseleur Deslongchamps ***,
peuvent remplacer l'ipécacuanha; une espèce d'euphorbe est employée de temps immémorial comme
émétique dans l'Amérique septentrionale, c'est l'eu-

---

* E. *Gerardiana umb. multifida, dichotoma; involucellis subrotundis, petal. integerrimis, ramis nullis.* Jacq.

** E. *Sylvatica umb. quinquefida, bifida; involucell. subrotundis
perfoliatis, foliis lanceolato-oblongis subtus cauleque sub pubescentibus.* Jacq.

*** Recherches et Observations sur la possibilité de remplacer
l'ipécacuanha par les racines de plusieurs euphorbes indigènes. Paris.
1811.

phorbia ipecacuanha. L. *; mais je doute que ces médicamens jouissent de la vertu tonique qui rend la racine de Brésil un médicament si recommandable et si salutaire.

VIOLETTES, *Violæ*. Fam. nat. des Violacées.

Les violettes sont des plantes herbacées, vivaces et annuelles, à tiges faibles ou traçantes, à feuilles pétiolées, cordiformes ou ovales, crennelées ; à fleurs pédonculées, à pétales irréguliers et à éperon à la base ; d'une couleur violette, pourpre, bleuâtre, jaune, blanche, uniforme ou variée ; odorantes dans quelques espèces, à racines cylindriques, fibreuses, tuberculeuses, jaunâtres, blanches dans leur intérieur, sans odeur, d'une saveur fade, un peu âcre et nauséabonde.

On trouve fréquemment aux environs de Paris, la violette odorante, *v. odorata*. L. La violette canine, *v. canica*. L. La violette hérissée, *v. hirta*. L. La violette champêtre ou pensée sauvage, *v. arvensis*. L. et la violette-pensée, *v. tricolor*. L.—Les trois premières espèces sont émétiques, les deux dernières sont purgatives. La propriété des racines de violettes, d'exciter le vomissement, est connue depuis fort long-temps ; cet effet est assez constant, quand on donne ce médicament en poudre nouvellement préparée, et à la dose de 3o à 4o grains et jusqu'à un gros. On sent une grande répugnance à prendre une dose aussi forte, et c'est un très-grand inconvénient ; mais on n'emploie cet émé-

---

* Un grand nombre d'autres espèces d'euphorbes ont également la vertu éméto-drastique, telles que les E. *keplus*, *falcata*, *peplis*, *peli oscopia*, *esula*, *pityusa*, toutes appartenant à la Flore française.

tique que quand on n'en a point d'autre à sa disposition, et je n'en ai fait mention que pour montrer au
médecin l'étendue de ses ressources. On employe aussi
le decoctum comme vomitif, à la dose de 2 à 3 gros
dans 6 onces de vin, que l'on fait réduire aux deux
tiers. La nature a fait naître des violettes dans
tous les pays ; la France en possède au moins quinze
espèces ; celle qui fournit l'ipécacuanha blanc, *viola
ipecacuanha*, (*ionidium*) croît dans les forêts du
Brésil, à côté d'un grand nombre d'autres espèces qui
sont douées, sans doute, de vertus analogues et que le
hasard ou de nouvelles recherches apprendront à utiliser. J'ai fait quelques expériences comparatives avec
les racines des violettes indigènes ; la poudre des trois
espèces émétiques, prescrite à la dose de 50 grains,
fait constamment vomir, mais celle de la violette canine *, fait vomir à la dose de 20 grains, et même à
la dose de 10 grains, quand la poudre est extrêmement
fine et nouvellement préparée. La poudre de violette est
plus vomitive que purgative, l'infusum et le decoctum
plus purgatifs qu'émétiques, le decoctum des feuilles est
aussi purgatif ; les graines le sont à la dose de 2 à
3 gros ; on peut en préparer une émulsion ; les fleurs
stimulent faiblement l'estomac, et occasionnent des
nausées : on les emploie dans les affections catarrhales
aigues, comme expectorantes.

On a découvert dans la racine de la violette odorante un peu d'émétine.

---

* *Viola caule adultioro adscendente, foliis oblongo cordatis*. L.
Cette espèce de violette est commune dans tous les bois ; elle fleurit
plus tard que les autres.

CABARET.—Oreille d'homme.—Oreillette. — Rondelle. Nard sauvage. — Gerard roussin. — Azaret.—*Asarum europæum.* L., fam. nat. des Aristoloches.

Plante herbacée, vivace, à racines cylindriques, tortueuses, tuberculeuses, traçantes, moins grosses qu'une plume à écrire, recouvertes d'un épiderme brun ; la partie charnue est d'un tissu jaune-pâle, composée de plusieurs couches distinctes, d'une odeur forte, pénétrante, aromatique, analogue à celle de la valériane ; d'une saveur aromatique, piquante, un peu amère et nauséeuse ; tiges courtes, terminées par de longs pétioles, supportant des feuilles arondies, uniformes, très-entières, échancrées à la base, concaves, et ressemblant un peu à une oreille d'homme : elles sont glabres, luisantes, d'un beau vert, et persistantes ; les fleurs, supportées sur des pédoncules radicaux, très-courts, sont composées d'un calice d'une seule pièce à cinq divisions, tapissées d'une corolle brune, (périgone). — Cette plante intéressante croît très-communément dans les bois montueux.

Toutes les parties de cette plante recèlent des principes stimulans ; les racines sont particulièrement éméto-cathartiques ; récentes, elles sont plus émétiques que purgatives ; elles agissent alors aussi sûrement que l'ipécacuanha, et produisent autant d'effet à la même dose. Quand elles ont vieilli et qu'elles ont perdu par la dessiccation une partie de leur arome, elles ne produisent plus qu'un effet purgatif.

J'ai fréquemment employé la poudre d'azarum ; je suis persuadé que l'ipécacuanha n'a pas de meilleur succédané : c'est sous ce rapport un médicament indigène extrêmement précieux, et dont on ne saurait trop recommander l'usage : le célèbre Tournefort en avait déjà cette opinion. La poudre, l'infusum, le decoctum, la teinture vineuse ou alkoolique du cabaret, sont émétiques, mais la poudre et surtout la poudre des racines récentes, l'emporte par son énergie médicamenteuse sur ces autres préparations ; elle fait vomir à la dose de 12 à 20 grains, mais il est plus sûr de la prescrire à celle de 50 grains. Ces diverses préparations sont également purgatives, et d'excellens auxilaires des médicamens purgatifs. On administre le cabaret comme fondant et apéritif à la dose de 3 à 4 grains par jour, dans les empâtemens, les obstructions des viscères, la l'eucophlegmatie qui accompagne la fièvre d'automne ; les flux muqueux, immodérés ; les catharres chroniques. L'extrait résineux de cette plante est très-actif, et s'emploie par grains et même par fractions de grains. — On prescrit l'infusum et le decoctum par verrées, la teinture par cuillerées, étendue dans un véhicule, l'extrait aqueux par grains, de 5 à 20 par jour.

Narcisse des prés. — Porillon. — Aillault. — Jeanettes. — *Narcissus pseudo - narcissus*. L., fam. nat. des Amarillidées ou des Narcisses.

Plante herbacée, vivace, à racines bulbeuses, tuniquées ; à hampe applatie de huit à dix pouces, terminée par une grande fleur jaune à six pétales, ayant au centre un nectaire campanulé, plissé, crenelé ; elle est enveloppée avant son épanouissement d'une spathe membraneuse. — Les feuilles, au nombre de deux ou trois, sont planes, obtuses, un peu glauques ; l'odeur des fleurs est fade. La saveur de la plante est un peu âcre. Le narcisse des prés croît en France, dans presque tous les départemens.

Le narcisse des prés est émétique ; cette propriété appartient surtout aux racines et aux fleurs de ce végétal. Les vomissemens provoqués par cette plante ne sont ni violens, ni multipliés ; il faut l'administrer d'ailleurs à la dose de 25 à 60 grains, en poudre, ce qui répugne beaucoup les malades ; mais l'extrait aqueux produit le même effet purgatif à la dose de 1 à 2 grains, ce qui prouve que l'eau, ou le calorique, développent le principe médicamenteux, ou augmentent la force virtuelle de ce médicament.

On emploie avec succès le narcisse des près, dans le traitement des affections catarrhales chroniques, de la coqueluche et de l'asthme humide ; et la poudre de cette plante, dans la dyssenterie et les fièvres intermittentes opiniâtres. On prépare la poudre et l'extrait avec les racines ou les fleurs. On donne la première par gros, le dernier par grains. M. Loiseleur Deslongchamps a fait un travail intéressant sur les vertus médicinales des narcisses indigènes *. Il a remarqué que la vertu émétique appartient à toutes les espèces de ce genre de végétaux, mais qu'elle est particulièrement marquée dans les espèces odorantes, telles que le narcisse poétique, (*n. poeticus*), le n. tazette, (*n. tazetta*), le n. jonquille, (*n. jonquilla*), et le n. odorant, (*n. odorus*) *, que cet auteur regarde comme la plus émétique de toutes.

---

† Paris. 1810.

** N. *Spatha subbiflora, nectario campanulato sex fido lœvi*, etc.

Grains de Gnide. — Graines ou Baies des Daphnés ou Mezereons. — *Daphne mesereum.* L. — *D. Cnidium.* L., fam. nat. des Thymelées.

Sous-arbrisseaux qui fleurissent au printemps, et qui ont ordinairement leurs fleurs et leurs feuilles réunies en touffes, à l'extrémité des rameaux. Leurs baies ovales, oblongues, de la grosseur d'un grain d'orge, revêtues d'un épiderme noir ou jaune, renferment une pulpe de la même couleur et une seule graine. Ces baies sont âcres, rubéfiantes, vésicantes. La France produit plusieurs espèces de daphnés ; les fruits de ces arbrisseaux ont tous à-peu-près la même âcreté. Cette propriété est bien connue dans les écorces. (*Voyez* l'Histoire particulière des vésicans.

Les anciens faisaient vomir avec les grains de Gnide, Hippocrate les employait fréquemment. Aujourd'hui encore, quelques peuples du nord de l'Europe et de l'Asie font usage de ce violent émétique, qui ne peut convenir qu'aux estomacs de fer des Irlandais ou des Samoïèdes.

Antimoine. — *Antimonium.* — *Stibium.*

Métal d'une couleur bleuâtre et argentine, brillante, assez semblable à l'étain, paraissant composé de lames appliquées les unes sur les autres ; fragile, odorant, se ternissant à l'air, ayant une grande tendance à la cristallisation, présentant sur sa surface une configuration régulière, assez semblable à des feuilles de fougères, ce qui lui a fait donner le nom de régule.

On trouve l'antimoine dans la nature à l'état natif, à l'état d'oxide, à l'état de sulfure, (antimoine crud), en Suède, en Allemagne, en France, etc.

Ce métal entre en fusion à une chaleur peu élevée : à une plus haute température il se transforme en oxyde blanc, connu sous le nom de *fleurs argentines d'antimoine* (deutoxyde d'antimoine). On obtient le foie d'antimoine, (oxyde d'antimoine demi - vitreux), par la déflagration dans un creuset, du sulfure d'antimoine et du nitrate de potasse. Cet oxyde lavé, s'appelle *safran des métaux*, (*crocus metallorum*), masse opaque, d'un brun rougeâtre, cassante comme du verre, ressemblant à de l'émail brun. En poussant très-loin la fusion du sulfure d'antimoine, on obtient le *verre d'antimoine*, (oxyde d'antimoine sulfuré vitreux), matière vitreuse, transparente, plus ou moins colorée en jaune, en rouge, en brun, en violet. Ce verre coulé sur une plaque de cuivre et refroidi, se casse en fragmens inégaux, irréguliers On obtient du sulfure d'antimoine, mis en fusion, mais poussée moins loin, un foie d'antimoine ou un verre d'une couleur rouge, sombre, hépatique. — En faisant torréfier partie égale de nitre et de régule d'antimoine, on obtient un oxyde blanc d'antimoine, qui porte le nom *d'antimoine diaphorétique, ou de diaphorétique minéral, de fondant de Rotrou*. On le lave pour en séparer les parties salines, (*antim. diaph. lavé*). Si dans l'eau du lavage on verse un acide, il se précipite un oxyde d'antimoine au maximum, et très-blanc, nommé matière perlée, *materia perlata*. — En combinant à l'antimoine différentes substances métalliques, telles que l'étain, le cuivre, le fer, on obtient différens alliages, auxquels on a donné le nom de régules, (rég. d'antim. cuivreux, jovial, martial, etc.) On prépare une teinture à l'alkool, appelée *teinture des métaux* ou *lilium paracelsi*. Le *kermès minéral*, (hydrosulfure-rouge d'antimoine), se prépare en faisant bouillir le sulfure d'antimoine avec la soude ou la potasse, se dans de l'eau privée d'air ; en filtrant et en laissant la liqueur dans le repos, (*V.* les expectorans). De la liqueur alkaline qui a déposé le kermès, on obtient, en y versant de l'acide acétique, une poudre orangée ou briquetée ; c'est le *soufre doré d'antimoine*, (oxyde d'antimoine sulfuré - orangé). En faisant agir l'acide muriatique sur l'oxyde vitreux d'antimoine, ou en distillant ensemble une partie d'antimoine en poudre, et deux parties de sublimé-corrosif, (deuto-hydrochlorate de mercure), on obtient le *beurre d'antimoine* ou muriate d'antimoine ; liquide très – caustique, employé comme ascarrotique, (*V.* les cautérisans). — Dissous dans l'eau, le muriate d'antimoine laisse précipiter une poudre blanche ou oxyde blanc, appelée *poudre d'algaroth*, *mercure de vie*, *mercure de mort*, violent émétique, et trop souvent dangereux. — Enfin, de la combinaison de l'antimoine ou tartrate de potasse, on forme l'*émétique*, ou le *tartre émétique*, de toutes les préparations de ce métal, celle qui est encore aujourd'hui la plus employée en médecine.

Je pourrais étendre plus loin l'énumération des préparations antimoniales, et placer encore au nombre des médicamens actifs les *tablettes antimoniales*, les *pilules alexitères*, l'*antihectique de potérius*, ou *diaphorétique jovial* ; la *poudre de chevaleraie*, la *poudre de tribus* ou *des trois diables*, ou *poudre cornachine*, la *teinture aurifique*, la *poudre de james*, etc., etc. Tous composés d'oxydes d'antimoine et de substances purgatives salines ou résineuses, mais aujourd'hui presqu'entièrement inusitées. — Certainement aucun métal n'a été plus tourmenté par les alchimistes, ni plus modifié par les médecins.

L'antimoine métal à l'état pur, n'a point d'action sur l'économie. Avant la découverte de l'émétique, on faisait usage de l'antimoine métal; on en fabriquait des vases dans lesquels on faisait séjourner du vin, qui devenait après quelques heures un émétique très-fort, mais infidèle *. On avalait des pilules d'antimoine métal, qui en s'oxydant avec les acides de l'estomac et des intestins, occasionnaient le vomissement ou la purgation; comme les mêmes pilules pouvaient servir long-temps, on les nommait *pilules perpétuelles*. — Le sulfure d'antimoine ou l'antimoine crud **, n'a pas non plus de propriétés qui le rendent bien recommandable : on a presqu'entièrement renoncé à ce médicament dans son état métallique. — Les fleurs d'antimoine ne sont plus usitées. — Le foie d'antimoine est émétique, purgatif, diaphorétique et fondant; on en

---

* C'est d'après cette préparation vicieuse que l'antimoine parut d'abord un médicament dangereux, et qu'il fut proscrit par le Parlement et par la Faculté de Médecine, en 1566. Les praticiens l'appelaient la dernière ressource de la médecine active, *remedium in extremis*, et GUI-PATIN, l'ennemi le plus acharné de l'antimoine et du tartre stibié ou émétique, appelait celui-ci le *tartre stygié*.— BAZILE VALENTIN, bénédictin allemand, qui vivait au 14ᵉ siècle, est le premier qui ait vanté la vertu émétique de l'antimoine. (*V.* le *Currus triumphalis antimonii.*) — PARACELSE employa les premières préparations de ce minéral. — ADRIEN MYNSICHT découvrit l'émétique en 1631.—CLAUDE GEOFFROY donna dans un Mémoire, lu à l'Académie royale des Sciences en 1734, la première préparation constante et sûre de ce médicament.

** Métal d'une couleur grise, cristallisé en longues aiguilles, minces, fragiles, quelquefois capillaires, (antimoine en plumes), appliquées les unes sur les autres, hexaèdres, terminées par des pyramides titraèdres. C'est le minerai que l'on exploite le plus communément. On le trouve assez fréquemment en Auvergne et dans le Dauphiné, en Allemagne, en Hongrie, en Suède, etc.

prépare le *vin émétique*, en le faisant dissoudre dans le vin, que l'on distingue en vin émétique trouble et non trouble. Ce vin jouit de toutes les propriétés de l'oxyde que l'on y fait dissoudre. On l'emploie fréquemment comme fondant, en Allemagne, en Angleterre, et dans tous les pays du nord de l'Europe, dans les engorgemens des viscères, les affections *glaireuses et pituiteuses*, les fièvres intermittentes opiniâtres, le scorbut, les maladies cutanées, les rhumatismes, la paralysie, à la dose d'un gros à une once en 24 heures, dans un véhicule approprié à la maladie, tonique, amer, antiscorbutique, sudorifique, etc. — Le verre d'antimoine réduit en poudre, (poudre de Bellebat), est un violent émétique, à la dose de 2 à 5 grains. On l'employait beaucoup autrefois à l'hospice de la Charité, dans le traitement de la colique des peintres, sous le nom de *Mochlique des frères de la Charité*. On adoucissait ses effets en le faisant fondre avec de la cire, (verre ciré d'antimoine). On ne fait usage aujourd'hui du verre d'antimoine, que dans la préparation de l'émétique. Le *safran des métaux* est un émétique violent, mais infidèle; l'antimoine diaphorétique a été regardé comme fondant et apéritif, et donné comme tel, à la dose de 20 à 30 grains en 24 heures, dans 5 ou 6 onces de potion. La teinture âcre d'antimoine, appelée lilium paracelsi, est un stimulant très-actif, en même temps fondant, diaphorétique, antispasmodique et emménagogue, à la dose de 5 à 10 gouttes dans un véhicule approprié.

ÉMÉTIQUE. — Tartre émétique. — Tartre stibié. — Tartrate ou Tartrite de potasse et d'antimoine — Deuto-Tartrate de potassium et d'antimoine. — *Tartarus emeticus.*

Sel en cristaux incolores, octaèdres, dont les angles solides sont tronqués, ce qui les rend dodécaèdres ; ils sont demi-transparens, rougissent la couleur bleue de tournesol ; d'une saveur acerbe, métallique, acide, assez désagréable, nauséabonde, s'éfleurissant à l'air en perdant leur eau de cristallisation : décomposés par plusieurs substances salines et acides, et par toutes les substances végétales astringentes ; solubles, dans quinze parties d'eau froide, et dans deux fois leur poids d'eau bouillante.

L'émétique est toujours le produit de l'art.

La méthode la plus simple de le préparer consiste à faire bouillir un quart d'heure, dans douze parties d'eau très-pure, une partie de verre ou de foie d'antimoine, et une partie de tartrate acidule de potasse ou crême de tartre ; à filtrer la liqueur, et à la faire crystalliser *. Un grand nombre de préparations anti-

---

* Voici le procédé du Codex :

Verre d'antimoine 8 onces (160), tartrate acidule de potasse 12 onces (240). Faites bouillir dans une suffisante quantité d'eau et dans un vase d'argent, pendant une demi-heure, en ajoutant de l'eau bouillante à fur à mesure qu'elle s'évapore. Passez la liqueur bouillante ; évaporez jusqu'à siccité dans un vase de porcelaine ; dissolvez le résidu avec de nouvelle eau bouillante ; évaporez de nouveau la liqueur jusqu'à ce qu'elle marque 20 degrés ; laissez cristalliser dans le repos. — On obtient par cette méthode des cristaux très-blancs. Le Codex donne une autre formule (page 392), pour préparer l'émétique, ou un sous-sulfate d'antimoine, par l'acide sulfurique.

moniales peuvent servir à la préparation de l'émétique ;
telles que l'antimoine crud, (sulfure d'antimoine), le
safran des métaux, le foie d'antimoine, le muriate d'antimoine, etc. Les procédés pour préparer ce sel sont
eux-mêmes aussi nombreux, mais quels qu'ils soient, on
obtient presque toujours des sels parfaitement identiques
dans leur manière d'agir, et il n'est pas nécessaire
d'exiger que les pharmaciens se conforment à un mode
de préparation uniforme.

Le tartre stibié est le vomitif le plus sûr et le plus
constant : à la dose de 2 à 4 grains, il provoque
toujours des vomissemens assez modérés ; à celle
d'un demi à un grain, il ne produit guères que des nausées, quelques coliques et des évacuations intestinales ;
à celle de 6 à 10 grains et à dose plus forte, le tartre
émétique occasionne des vomissemens excessifs, accompagnés de douleurs épigastriques, d'anxiétés, de
dyspnée, d'agitation, de mouvemens convulsifs et d'autres accidens formidables qui peuvent causer la mort.
Ce n'est qu'à la promptitude avec laquelle l'estomac
rejette cette substance par le vomissement, que les
malheureux qui en prennent de grandes doses, dans
l'intention de s'empoisonner, doivent leur conservation *.

La dose du tartre émétique, que l'on prescrit aux
malades, varie selon la nature de la maladie, l'âge, la
force, la sensibilité du sujet. La dose ordinaire
pour les adultes est de 2 à 4 grains, que l'on fait
dissoudre dans autant de verrées d'eau tiède, distillée

---

* De l'Influence de l'émétique sur l'homme et les animaux, par
M. le docteur MAGENDIE. Paris. 1813.

ou filtrée, et que l'on fait prendre en trois ou quatre fois, à demi-heure d'intervalle ; pour les jeunes gens de 10 à 15 ans, la dose est d'un grain et demi à 2 grains ; pour les enfans de 7 à 8 ans, elle est d'un grain. Pour ceux d'un à 5 ans, elle est d'un demi-grain à un grain ; mais il est rare que l'on emploie l'émétique pour les enfans si jeunes : l'ipécacuanha est préférable et n'a point les dangers de cette substance minérale.

Il faut employer fréquemment des doses plus fortes pour faire vomir les vieillards, en raison de la diminution de la sensibilité à cet âge. — La même raison fait prescrire l'émétique à grande dose dans la paralysie et l'apoplexie, et quelquefois à la dose énorme de 10 à 12 grains.

Les secousses violentes qu'il faut imprimer aux intestins dans le traitement de la colique métallique, exigent également l'emploi de l'émétique aux plus grandes doses.

On prescrit l'émétique comme purgatif, (en lavage), à la dose d'un grain, dissous dans une pinte de véhicule, dont on prend une verrée d'heure en heure. On peut se servir dans cette circonstance de petit-lait, de decoctum de tamarin ou de limonade. L'altération du tartre émétique, par l'acide de ces substances, n'empêche pas son effet purgatif.

On donne l'émétique en lavemens, à la dose de 5 à 10 grains, dans un véhicule mucilagineux. Le rectum est peu sensible aux plus fortes doses de ce médicament. L'émétique se donne comme *altérant* et comme fondant, à petites doses, dans les engorgemens glanduleux, les affections catharrales et asthmatiques, les maladies de la peau, etc. Mais on donne la préférence à d'autres préparations d'antimoine.

L'émétique appliqué sur la peau, y produit une rubéfaction, et bientôt après une éruption de pustules
aqueuses, isolées, qui ressemblent à celles de la petite
vérole volante, elles sont entourées d'une aréole inflammatoire, se dessèchent, tombent et laissent fréquemment
l'empreinte d'une cicatrice. Le docteur ANTHENRIETH,
de Tubingen, a le premier proposé l'emploi de ces
espèces de vésicatoires ou des frictions vésicantes, contre la coqueluche : je leur ai vu produire de très-bons
effets dans cette maladie, et dans la toux convulsive, dépendant de l'irritation de l'estomac. On applique l'é-
métique sur la peau en soupoudrant un emplâtre de
levain ou de poix de Bourgogne, dans la proportion de
10 grains, pour deux pouces de diamètre. On fait
des frictions deux ou trois fois le jour, avec un demi
à un gros d'un mélange de 3 gros d'émétique et de 8
gros de cerat ou d'axonge.

SULFATE DE ZINC.

Ce sel est émétique, il n'a aucun avantage sur le
tartre stibié, mais il fait vomir plus promptement, et
détermine des secousses plus vives ; on l'emploie avec
avantage dans le cas d'affection cérébrale, déterminée
par un poison narcotique introduit dans l'estomac, dans
l'hémiplégie, la paralysie, et quelques autres espèces
de névroses. La dose est de 2 à 6 grains, dans autant d'onces d'eau distillée. — *Voyez* l'Histoire de ce
sel, aux astringens minéraux.

SULFATE DE CUIVRE. — Surfulfate de cuivre. — Vitriol
bleu. — Couperose bleue. — Vitriol de Chypre.

Sel en cristaux prismatiques, irréguliers, à quatre
ou huit pans, bleus, transparens, d'une saveur acide,

stiptiques, s'effleurissant à l'air, solubles dans deux parties d'eau bouillante et dans quatre d'eau froide.

Ce sel a été employé comme émétique, dans l'empoisonnement par les narcotiques introduits dans l'estomac. Son action est prompte et convulsive comme celle du sulfate de zinc, mais il faut le prescrire à bien moindre dose que ce dernier sel, depuis un grain jusqu'à 4, parce qu'il est très-vénéneux et très-caustique. — On a aussi employé ce sel comme antispasmodique. *Voyez* ce genre de médicamens.

PURGATIFS *.

Les purgatifs sont des médicamens qui ont la propriété de provoquer l'évacuation des matières contenues dans les intestins.

Les purgatifs ont toujours été considérés comme des moyens thérapeutiques de la plus grande utilité dans le traitement des maladies; il en est peu où ces médicamens ne soient employés, et cet usage approprié au traitement des affections les plus graves, a souvent procuré leur guérison. C'est en partie à la vertu éminemment évacuative des purgatifs, qu'il faut attribuer ces effets salutaires et quelquefois si surprenans. C'est à la vertu que l'on a attribué à chacun des purgatifs, d'évacuer chaque espèce d'humeur, que se rapportent les noms ridiculement scientifiques de phlegmagogues, de mélanagogues, de cholagogues, d'hydragogues, de panchymagogues, sous lesquels ces médicamens sont désignés dans presque tous les ouvrages anciens qui traitent de la matière médicale.

Le besoin de purgatifs est lié à l'organisation de plusieurs espèces d'animaux : le chien, le chat, le loup, le renard et probablement toutes les espèces carnivores, guidés par leur seul instinct, choisissent des végétaux, et

---

* Syn. purgatifs, laxatifs, minoratifs, cathartiques, drastiques, *medicamenta purgativa*, *laxatira*, etc.

particulièrement des graminées qui les purgent ou les font vomir *.

La purgation consiste, 1°. Dans l'excitation des intestins et l'augmentation de leur mouvement péristaltique. 2°. Dans la sécrétion plus abondante du mucus intestinal **. 3°. Dans l'évacuation des matières solides ou liquides contenues dans les intestins. 4°. Dans l'altération et le trouble qui résultent pour certains organes ou pour toute l'économie, de l'action médicatrice des purgatifs. 5°. Dans les phénomènes consécutifs qui altèrent ou rétablissent les fonctions organiques.

La médication des purgatifs est accompagnée de phénomènes très - remarquables ; quelque temps après qu'un médicament purgatif est introduit dans l'estomac, on sent un malaise général, la salive se tarit, la bouche devient pâteuse, les crachats sont alors écumeux et plotonnés, l'haleine est fétide ; on a du dégoût pour les alimens, de l'inappétence, des pesanteurs d'estomac***, des nausées, des borborygmes. L'abdomen

---

* Les feuilles du chiendent (*triticum repens.* L.), de l'avoine (*avena sativa.* L.), des paturins (*poa*). Leurs bords garnis de dents aigues (*folia serrata*) irritent mécaniquement l'estomac et les intestins.

** La sécrétion de la mucosité intestinale est si abondante, que le célèbre HALLER l'estimait à 8 livres en vingt-quatre heures ; elle est visqueuse, filante, salée, rougit les couleurs bleues végétales, et a les plus grands rapports avec l'humeur sécrétée par la membrane muqueuse de l'estomac. La mucosité est bien plus abondante dans les intestins grêles que dans les gros intestins.

*** Les purgatifs forts, ou pris à forte dose provoquent le vomissement. CULLEN pense que ces médicamens impriment aussi à l'estomac un mouvement de haut en bas, qui contribue à évacuer cet organe.

est tendu et souvent douloureux. On sent bientôt une forte envie d'évacuer. Pendant que ces phénomènes ont lieu, le foie, le pancréas et les glandes muqueuses versent dans l'intestin une très-grande quantité d'humeurs, de matières bilieuses et muqueuses liquides, qui favorisent beaucoup l'action des purgatifs : en même temps que cette sécrétion a lieu, les vaisseaux lactés, doués d'une sensibilité qui leur est propre, se crispent, se resserrent, l'absorbtion du chyle et la nutrition sont suspendues, le pouls devient alors petit et intermittent, la transpiration se suprime, la peau se sèche, la sécrétion urinaire augmente : sentiment de froid général, sensations obtuses et faibles, lassitude, trouble dans les fonctions des sens, propension au sommeil, altération des traits, etc. Après la purgation, la faiblesse disparaît, et les fonctions reviennent peu-à-peu dans leur parfaite intégrité. — D'après quelques phénomènes connus des purgatifs, il est évident que ces médicamens passent, au moyen des vaisseaux lactés et absorbans, dans la circulation. Quelques purgatifs communiquent leurs propriétés au lait des nourrices : les sels neutres produisent des effets durétiques bien marqués.

Ces phénomènes de médication ont lieu plus ou moins promptement, plus ou moins complètement, en raison de la sensibilité du malade, de son âge, de son sexe, de la nature et de la dose du médicament, de la saison, de la température. Ces effets sont en général moins relatifs aux doses, qu'au degré de sensibilité ou d'irritabilité des organes.

Les matières évacuées par la médication des purgatifs, sont très-différentes dans leur consistance et dans leur nature : depuis la liquidité aqueuse jusqu'à la dureté du bois et de la pierre*, depuis la limpidité jusqu'au noir; elles sont liquides, molles, albumineuses, huileuses, gluantes, poisseuses, jaunes, brunes, sanguinolentes; elles contiennent des mucosités, des parties de membranes, des œufs, des vers, des calculs.

La médication des purgatifs se manifeste ordinairement peu d'instans après l'administration de ces médicamens; l'évacuation a lieu ensuite, quelquefois longtemps après cette médication : quelquefois elle n'a pas lieu. La durée ordinaire de cette médication est de six à huit heures, le nombre des selles, de six à huit, quelquefois jusqu'à douze, passé ce nombre, il y a *superpurgation*.

Les médications thérapeutiques qui font prescrire et recourir aux médicamens purgatifs, sont aussi manifestes, que celles qui font recourir aux émétiques; telles que la tension douloureuse de l'abdomen, la difficulté ou la langueur des digestions, les borborygmes, les rapports fétides et nidoreux, l'irrégularité des selles, leur consistance muqueuse, bilieuse ; leur couleur jaune, brune, grisâtre : à ces signes si remarquables d'un embarras intestinal, se réunissent la plupart de ceux de la médication même des purgatifs, et que j'ai déjà indiqués.

On provoque la purgation, 1°. lorsque les matières fécales restent dans l'intestin, et sont rendues avec difficulté, et lorsque par la lenteur du mouvement péristaltique, la rétention des excrémens produit une constipation habituelle, on dit alors que *le ventre est*

---

* J'ai vu des concrétions de ces matières, qui avaient acquis la dureté de la pierre, et qui présentaient au centre, une espèce de cristallisation ; elles avaient la forme cylindrique de l'intestin.

paresseux. 2°. Lorsque la sécrétion du mucus intestinal est diminuée * ou lorsqu'elle est trop abondante. 3°. Pour favoriser la sécrétion de la bile. 4°. Pour opérer une dérivation salutaire des humeurs, de la lymphe, du sang, comme dans les affections catarrhales, la pléthore, l'ophthalmie, l'hydropisie. 5°. Pour évacuer des intestins les humeurs ou les matières vicieuses et croupissantes, qui paraissent s'y accumuler pendant la durée des maladies et qui en retardent la convalescence. 6°. Pour ranimer l'action ou la contractilité des organes qui entretiennent avec les intestins des rapports de sensibilité ou de sympathie. 7°. Pour favoriser l'évacuation de l'estomac dans quelques maladies de cet organe.

Les phénomènes de médication des purgatifs sont moins remarquables, que ceux qui résultent de l'action des émétiques, c'est ce qui fait la véritable différence de ces médicamens. Les purgatifs excitent des contractions qui sont dans l'ordre naturel, les émétiques, au contraire, pervertissent l'ordre de ces contractions, en déterminant un mouvement contraire ; car l'estomac ne rejette par l'œsophage ce qu'il contient dans sa cavité, que lorsqu'il y est provoqué : la médication des purgatifs est lente, douce et régulière, celle des émétiques est prompte, violente et accompagnée de trouble : ces deux espèces de médicamens d'ailleurs, donnés à titre d'évacuans, produisent des effets dont le résultat est à-peu-près semblable.

---

* La constipation est occasionnée par l'exercice, la navigation ; par le défaut de contractilité des intestins, l'atonie ou la paralysie de ces organes, leur rigidité ou leur tension nerveuse, comme cela a lieu dans la mélancolie, l'hypochondrie, l'hystérie, etc.

Les purgatifs diffèrent beaucoup entre eux par l'énergie de leurs vertus ; les uns tels que la manne, la casse, n'excitent que faiblement les intestins ; d'autres, tels que le séné, les sels neutres, les excitent très-fortement et provoquent d'abondantes évacuations ; d'autres enfin, tels que les purgatifs résineux, occasionnent un sentiment de chaleur vive, et donnent lieu, quand ils sont prescrits immodérément, à des coliques, à des superpurgations, à des tortures semblables à celles du *cholera-morbus*. La division que j'ai faite des purgatifs, en purgatifs doux et en purgatifs forts ou drastiques, est fondée sur ces considérations.

Les purgatifs diminuent la pléthore sanguine, en déterminant le sang à se porter vers les intestins. Cette dérivation est souvent utile dans les inflammations. Ils modèrent ainsi les mouvemens impétueux du sang vers le cerveau. Les purgatifs augmentent l'exhalation des membranes séreuses et l'action des absorbans ; ils favorisent l'absorption des sérosités épanchées dans les hydropisies, et favorisent puissamment la guérison de ces maladies.

L'abus des substances purgatives, et surtout des purgatifs résineux, produit la superpurgation, des diarrhées rebelles, ou une constipation opiniâtre : on doit proscrire ces médicamens du traitement de la plupart des phlegmasies ; durant les sécrétions critiques ; dans la menstruation ; quand le sujet est affaibli et qu'il n'y a aucune apparence de saburre dans les premières voies * : les purgatifs augmenteraient cette faiblesse par

---

* Le peuple met une confiance sans bornes dans l'usage des purgatifs forts, et dans leur réitération ; il se purge jusqu'à l'épuisement, et prend la mucosité intestinale, pour une humeur nuisible

des évacuations réitérées ; c'est ainsi qu'une sécrétion abondante et continuelle des mucosités bronchiques, vaginales ou uréthrales, affaiblit et fait languir la circulation ; que la suppuration lente de ces parties conduit au dépérissement et au marasme ; aussi les purgatifs ne doivent être que rarement prescrits aux individus affaiblis par l'indigence, ou par la perte d'une humeur essentielle à l'économie : les toniques leur conviennent mieux que les purgatifs, et l'on est surpris de la promptitude avec laquelle les symptômes de saburre et d'embarras gastrique et intestinal disparaissent, par le seul effet des forces toniques, provoquées par l'usage des boissons stimulantes et toniques.

La purgation apporte un soulagement marqué aux affections catarrhales ; l'expérience est ici pour ceux mêmes qui sont les plus étrangers à la médecine. La manne est en usage à Paris dans tous les rhumes muqueux ; ce médicament doux et minoratif est sans inconvénient, lors même que l'expectoration trop abondante, que l'on a envie de détourner, est l'effet d'un effort critique et salutaire.

On connaît aussi généralement les bons effets des purgatifs dans les maladies de la peau ; ces médicamens

---

qu'il faut évacuer. On voit encore aujourd'hui des médecins qui commettent les mêmes abus sur leurs malades, et qui les purgent jusqu'à l'épuisement. — Les boissons laxatives, les purgatifs doux, diminuent sensiblement la chaleur et la rougeur de la peau, chez les personnes sanguines ; alors la peau du visage pâlit et prend une teinte plus rosée. Quelques femmes coquettes font usage de lavemens laxatifs, dans ce seul but. MARTIAL donne ce conseil aux dames romaines :

Utere lactucis et mollibus utere malvis ;
Nam faciem durum Phœbe cacantis habes.

modèrent singulièrement les symptômes inflammatoires, qui accompagnent ordinairement ces affections à leur naissance, en détournant l'aflux du sang qui se porte vers cet organe ; mais ils ne conviennent que quand ces symptômes sont adoucis. J'ai vu constamment, dans le traitement de la gale et des dartres, obtenir une plus prompte guérison, par l'administration de ces médicamens *. C'est souvent pour produire cet effet, que l'on prend des tisannes de chicorée sauvage, de fumeterre, de pensée sauvage et d'autres plantes appelées *dépuratives*.

On se fait une habitude des purgatifs ; ces médicamens d'abord très-énergiques, finissent par ne plus agir sur les intestins, faits à leur action : on digère les substances qui, hors cette circonstance, purgent énergiquement.

Le nombre des purgatifs est très – grand : les uns portent principalement leur action médicamenteuse sur le duodenum, (les purgatifs salins, les sels neutres), d'autres portent leur action sur les intestins grêles, (les purgatifs doux, muqueux, acidules), d'autres enfin, comme s'ils étaient doués d'une vertu spéciale, portent principalement leur action sur le colon et le rectum, (les purgatifs résineux); mais ces modifications sont encore loin d'être exactement appréciées.

Les moyens que la médecine emploie pour produire la purgation, sont directs, mécaniques ou sympathiques ; on a remarqué que plusieurs substances purgent

---

* Je crois que c'est sur cet effet qu'est fondée la pratique de purger aux approches et au commencement de la petite vérole. Je ne doute pas que les purgatifs réunis aux autres moyens, ne contribuent à rendre cette maladie plus bénigne. — CULLEN, Mat. médicale.

par la seule irritation de leurs molécules sur les intestins, que d'autres n'agissent avec quelqu'énergie qu'autant qu'elles sont plus divisées : l'euphorbe, la moutarde *.

Les moyens sympathiques n'agissent que moyennant certaines circonstances qui les favorisent ; ces moyens sont nuls pour les personnes vigoureusement constituées ; ils agissent au contraire fortement sur les personnes faibles, délicates, sensibles, dont l'imagination s'affecte vivement pour la moindre cause : quelques frictions sur l'abdomen, les passions violentes, le changement brusque de température, l'odeur d'une substance purgative ou seulement fétide ou répugnante, la persuasion seule de l'avoir prise dans un véhicule qui en masquait l'odeur, suffisent pour les purger ** : mais aucune cause sympathique, plus que le refroidissement des pieds, n'est capable d'occasionner la purgation : ce moyen a même été conseillé aux femmes qui, dans le courant de leur grossesse, sont habituellement constipées ; mais il n'est pas sans danger. Enfin des causes aussi faibles que celles qui provoquent la purgation, peuvent également la suspendre : une attention trop soutenue, une conversation animée, une lecture amusante font souvent diversion à l'action des purgatifs doux ; aussi recommande-t-on aux personnes qui se purgent, de se tenir dans un repos parfait de corps et d'esprit, jusqu'à ce que l'effet ait été produit.

---

* La moutarde en poudre agit directement sur l'estomac et fait vomir. La même substance en grain, traverse le pylore et produit la purgation.

** H. BOERHAAVE, *Tractatus de viribus medicamentorum.* — TULPIUS. — BARTHOLIN.

On se prépare à la médication purgative, en faisant usage, un ou deux jours auparavant, de bouillon de veau ou de bouillon aux herbes, composé de chicorée sauvage, de laitue, de fumeterre, de cerfeuil et d'oseille, etc., que l'on rend quelquefois laxatifs, en y ajoutant, par pinte, une once de sel d'Epsom, (sulfate de magnésie) ou de tout autre sel neutre. La veille d'un jour de médecine, on soupe légèrement : on prend la médecine le lendemain matin à jeûn, alors l'estomac est vide d'alimens, et rien n'altère sa manière d'agir. Si l'effet du médicament est lent, on peut le prendre le soir en se couchant. Le temps propre à la purgation ne doit être ni trop chaud ni trop froid ; la saison qui paraît la plus favorable est le printemps, il faut abandonner aux rêveries des astrologues, certains jours de prédilection, qu'encore de nos jours, quelques bonnes femmes considèrent avec confiance.

On donne les purgatifs sous forme liquide, molle, solide, pulvérulente ; selon les circonstances pathologiques ; selon que le malade s'accommode mieux de telle ou telle forme ; car je ne connais aucune bonne raison de la préférence que l'on donne à une préparation plutôt qu'à une autre, ni les inconvéniens de se purger avec des pilules plutôt qu'avec des potions. Avant d'avaler un purgatif d'une saveur forte et répugnante, on fait rincer la bouche au malade avec du vinaigre, et avec un peu d'eau-de-vie, quand le médicament est pris SYDENHAM donnait alors un peu d'opium. Le malade gardera le repos : un exercice un peu fort, fait quelquefois digérer le médicament, et fait manquer la médication *.

---

* L'exercice favorise beaucoup l'absorption, par les secousses

On favorise l'action des purgatifs à l'aide des boissons douces, mucilagineuses ou laxatives *. Il ne faut prendre ces boissons que quand le purgatif a commencé à agir, autrement elles en affaibliraient l'action. Quand la purgation ne s'effectue que faiblement, ou n'a pas lieu, on donne une seconde potion, mais plus faible ; on ajoute encore avec avantage aux boissons ou à la tisanne quelques sels neutres. — La purgation achevée, on fait prendre au malade du bouillon et un peu de vin. Si la mobilité des intestins est très-grande, un peu d'éther ou de laudanum : on donne ensuite, mais une ou deux heures après, quelqu'aliment doux et restaurant.

On administre les purgatifs en frictions, ou par la voie de l'absorbtion, et en lavemens ; ce premier mode d'administration est particuliérement recommandé dans la méthode iatraleptique de M. CHRESTIEN.

Quand on purge pendant la durée d'une maladie, il faut choisir le temps de la rémission. Un purgatif doux, pendant le paroxysme d'une fièvre, ne produit son effet que quand celui-ci se dissipe et dans le moment de l'apyrexie.

Le besoin des purgatifs se fait sentir à la fin des maladies, celui des émétiques, au commencement. D'après

---

qu'il imprime aux intestins ; les excrémens se dessèchent, se durcissent, se glomèrent, les selles deviennent rares, la constipation très-grande : c'est une incommodité fréquente chez les personnes nerveuses, mélancoliques ; aux maniaques, aux femmes pendant la grossesse, aux ictériques, et qui peut être occasionnée aussi par la diminution de la sécrétion des glandes muqueuses, par la présence d'une concrétion ou d'un corps étranger dans l'intestin, par la pression exercée par une tumeur, par une hydropisie, etc.

* Le thé favorise également l'action des purgatifs, et je crois toutes les boissons muqueuses tièdes.

la remarque de GRIMAUD : la matière morbifique suit à-peu-près constamment ce mouvement régulier, en provoquant deux mouvemens opposés, péristaltique et antipéristaltique. Quand cela arrive différemment c'est d'un fâcheux augure *. Les purgatifs conviennent mieux aux enfans et aux femmes, qu'aux vieillards et aux adultes, ces derniers doués de facultés digestives très-énergiques, se rétablissent promptement par l'usage des boissons abondantes et acidulées, ou légèrement amères. Les femmes font moins d'exercice que les hommes, se nourrissent mieux, transpirent moins, sont plus grasses, plus chargées de sucs et plus resserrées ; il leur est utile de faire de temps en temps usage de purgatifs doux.

Il est d'observation que les purgatifs doux ne produisent qu'un effet local et borné, les drastiques un effet général : cette considération est très-importante pour la pratiqne.

On trouve des purgatifs dans le règne végétal, minéral et dans le règne animal. Le principe purgatif est disseminé dans les racines, les tiges, les feuilles, les fleurs, les fruits ; on le rencontre très-concentré et très-actif dans les matériaux immédiats, dans les sucs, les gommes, les résines ; ces principes sont doux, les autres sont forts, quelques-uns agissent par une vertu délétère, et réclament les moyens thérapeutiques employés contre les poisons.

L'analyse chimique des substances purgatives a fait

---

* Pour bien administrer un purgatif, il faut choisir le temps où on a la nature pour soi, car un remède quelconque ne doit être en quelque sorte que l'aiguillon des forces vitales. ALIBERT, Thérap., tome I.

connaître que les purgatifs doux sont principalement composés de gomme, d'extraits, de mucilage, de fécule, de gluten, d'acides, de mucoso-sucré; ce dernier principe abonde dans les purgatifs doux, tirés des fruits. On a trouvé dans la rhubarbe, de l'acide gallique, de l'oxalate de potasse. M. Vauquelin a retiré du tartrate acidule de potasse et de l'acide malique, de la pulpe du tamarin. L'analyse de la manne a fait découvrir à M. Thenar une substance blanche, inodore, cristallisable, d'une saveur douce, qu'il a appelée *mannite*.

Les purgatifs drastiques sont riches en principes résineux; ce principe est réuni à la gomme en diverses proportions, et constitue ce produit mixte, appelé *gomme-résine*, ou *gommo-résineux* : cette gomme résine constitue presque entièrement le jalap, la scammonée, la gomme-gutte et les aloës; ces dernières substances contiennent plus de résine que de gomme; la scammonée d'Alep en contient 0,60, celle de Smyrne seulement 0,27. L'huile volatile fait partie des élémens composans de l'aloës succotrin, mais on ne la rencontre ni dans l'aloës hépatique, ni dans l'aloës caballin; on rencontre aussi très-souvent dans ces substances un principe amer, qui forme un extrait abondant dans la coloquinte et l'élaterium, et que l'on trouve également dans l'agaric et la rhubarbe.

On trouve de nombreux purgatifs dans la famille naturelle des papilionacées. Cette propriété est un caractère qui appartient aux feuilles de toutes les espèces de cette famille de végétaux, les sénés, les casses, les colutea, les sophora, les genets, le tamarin, etc. Un grand nombre appartient à la famille des liserons, dont toutes les racines contiennent un suc drastique, gommo-résineux; telles que celles du jalap, de la scammonée, de la soldanelle, du méchoacan, etc. Les rosacées fournissent aussi des principes purgatifs, répandus dans les feuilles, dans les fleurs et dans les fruits de ces végétaux. Telles sont les feuilles et les fleurs du pêcher et de l'amandier, les fleurs du prunier sauvage ou prunelier, (*prunus spinosa*), dont les fruits deviennent néanmoins si astringens; les roses pâles, les fruits acidules, les pruneaux, les myrobolans *. On trouve des purgatifs dans la famille des polygonées, des euphorbiacées, des chicoracées, des cucurbitacées, etc.

La famille si naturelle des papilionacées, offre le principe purgatif dans la plupart des végétaux qui la composent, et dans la plupart des organes de ces végétaux; dans les feuilles, les fleurs, les fruits, les écorces, et jusque dans la partie ligneuse **. Cette famille si remarquable et si bien assortie à nos besoins, a des caractères botaniques très-remarquables, tels que la forme chiffonée ou papilionée de ses fleurs, le nombre et la composition de ses feuilles, la souplesse et la direction tortueuse de ses tiges, l'adhérence des espèces herbacées aux végétaux voisins, au moyen de vrilles ou de leurs tiges volubiles. Leurs fruits en panneaux ou en gousses, renferment des graines sucrées et féculentes, enveloppées dans quelques espèces, comme dans la casse, le tamarin, d'une pulpe sucrée, ou acidule, et qui est aussi purgative. La saveur de ces végétaux est particulière à cette famille; on ne peut la désigner que sous le nom de saveur papilionacée ou sa-

---

* On trouve dans cette famille quelques espèces émétiques. L'écorce de la racine de la spirée trifoliée (*spiræa trifoliata*), s'emploie aux États-Unis, à la dose de 30 grains, sous le nom d'ipécacuanha.

** Le bois d'acacia (*robinia pseudo acacia*) est purgatif.

veur de pois. Quelques papilionacées ligneuses contiennent un principe astringent dans leurs écorces et dans leurs fruits. Les gousses des *mimosa*, des *sophora* et des *gleditsia* sont astringentes ; on extrait des premières la gomme d'acacia, ou l'acacia nilotica. Les écorces du *mimosa catechu* donnent une espèce de cachou, celles du *mimosa arabica*, servent à tanner les cuirs ; on emploie dans les Indes, comme tonique, amer et fébrifuge, les écorces des *geoffræa*, des *cesalpinia*, et de l'œschinomène à grandes fleurs (*œsch. grandi flora*). Ces rapports de propriétés purgatives, laxatives, acidules, astringentes, amères et toniques des papilionacées avec les rosacées, sont très-remarquables.

On donne les purgatifs en substance, on en prépare des infusions, des décoctions ; il est rare que ces médicamens ne soient pas, avant d'être administrès, soumis à une de ces deux opérations les plus simples de la pharmacie. On fait les infusions à l'eau, au vin, à l'alkool, à chaud ou à froid ; ce dernier moyen altère moins les médicamens, et rend ces préparations moins désagréables et moins répugnantes. Les substances purgatives, réduites en extrait, perdent beaucoup dans cette préparation de leur force médicamenteuse. Les teintures vineuses et alkooliques sont peu usitées ; on produit néanmoins une médication très-intense et très-salutaire en les administrant dans les maladies chroniques. La teinture alkoolique, résineuse, connue sous le nom d'*eau-de-vie allemande*, est un médicament très-recommandable dans les affections rhumatismales, arthritiques, les coliques nerveuses, les céphalalgies, et d'autres maladies nerveuses, intenses et opiniâtres. On rend les résines purgatives, miscibles à l'eau, par le moyen du jaune d'œuf, du savon, du sucre, du mucilage, ou d'un autre intermède. On fait dissoudre les sels purgatifs dans un véhicule approprié ; on réduit les substances purgatives en sirops , en électuaires , en pilules, en tablettes, etc. , etc.

La dose des substances purgatives varie autant que la nature ou l'intensité d'action de ces substances ; on donne les purgatifs doux, ordinairement depuis un gros jusqu'à une et plusieurs onces; les purgatifs forts , drastiques, résineux , depuis deux grains jusqu'à plusieurs gros ; les teintures par gros et par cuillerées ; les sels minéraux par gros et par onces. On associe les purgatifs entr'eux ; ces mélanges forment des médicamens qui sont ordinairement fort répugnans ; quoi de plus incompatible que le mélange de saveurs douces, fades, sucrées , amères, salines , huileuses. Ces *médecines noires,* comme on les appelle encore , seront sans doute bientôt proscrites des formulaires , car les purgatifs sont de tous les médicamens ceux qui se prêtent le moins à ces associations. On combine les purgatifs aux toniques et aux amers, aux diurétiques, aux lymphatiques, pour produire deux effets à la fois, purgatif et fébrifuge, purgatif et diurétique, etc. Aux substances gommeuses et gélatineuses, salines, narcotiques, pour en adoucir l'action ; on les aromatise enfin , avec l'eau ou l'huile essentielle de fenouil, d'anis , de menthe, de fleurs d'orange, le sucre , les sirops, etc.

RHUBARBE DE MOSCOVIE.—R. de Bucharie.—R. plate.
—*Rheum undulatum* **. L., fam. nat. des Polygonées.

Racines en morceaux oblongs, applatis d'un côté, convexes de l'autre ; d'un tissu compacte ; d'une couleur marbrée de blanc, de jaune et de rouge ; en réseau ou à mailles lozangiques ; d'une odeur particulière ; d'une saveur amère et un peu astringente ; croquant sous la dent, donnant à la salive une couleur safranée. Les morceaux de cette rhubarbe sont tous percés d'un trou, du diamètre de deux à trois lignes, fait avec une tarrière, pour s'assurer si l'intérieur est sain.

RHUBARBE DE CHINE. — R. des Indes. — R. palmée. —
— *Rheum palmatum.* L. ***

Racines en morceaux plus arrondis et plus compactes, d'un grain plus grossier, d'une couleur mar-

---

* Les botanistes connaissent huit espèces de rhubarbe (*) ; ces végétaux herbacés sont tous vivaces ; leurs racines sont volumineuses ou pivotantes, charnues, dures et fragiles après la dessiccation ; leurs feuilles, la plupart radicales, entières ou palmées, glabres ou velues, épaisses, parcourues de côtes très-fortes, soutenues par des pétioles larges ou canaliculés ; les tiges sont hautes de cinq à dix pieds, creuses, sillonnées, rameuses, garnies de quelques feuilles lancéolées, terminées par des panicules de fleurs blanches ou jaunes, composées d'une corole à six pétales, de neuf étamines (enneandrie), et de trois styles.—Les semences sont triangulaires, d'une couleur rougeâtre, ressemblant beaucoup à celles de l'oseille et de la plupart des *rumex*.

** R. *foliis subvillosis, petiolis æqualibus.* L.

*** R. *foliis palmatis, acuminatis.* L.

(*) PERSOON, *Synopsis plantarum.* 1805.

PURGATIFS.

Végétaux doux, minoratifs, lénitifs, laxatifs.

Rhubarbe.
Fleurs de pêcher.
Séné.
Colutea ou Baguenaudier.
Sophora du Japon.
Casse.
Globulaire.
Manne.
Tamarin.
Polypode.
Moutarde.
Mercuriale.
Eupatoire.
Genet à balais.
Fleurs de prunélier.
Roses-pâles.
Fumeterre.
Chicorée sauvage.
Pensée sauvage.
Pissenlit.
Fruits acidules.
Pruneaux.
Huiles douces, d'olives, de lin, d'amandes.
Beurre.
Miel.

Végétaux purgatifs forts, drastiques.

Sucs concrets.
— d'aloës.
— de gomme-gutte.
— d'elaterium.
Pignons d'Inde.
Coloquinte.
Gratiole.
Hellébore.
Nerprun.
Liserons.
—Jalap.
—Scammonée.
—Méchoacan.
—Turbith.
—Soldanelle.

Bryone des haies.
Huile de ricin.
Agaric du mélèze.
Ecorce de sureau.
Iris.
Cyclamen.

** MINÉRAUX.

Émétique. *Voyez* l'Histoire de l'émétique.
Muriate de mercure doux. *Voyez* l'Histoire du mercure.

Sulfate de potasse.
Sulfate de soude.
Sulfate de magnésie.
Tartrate acidule de potasse.
Tartrate acidule de potasse boracé.
Tartrate de potasse neutre.
Tartrate de potasse et de soude.
Muriate de soude.
Muriate de potasse.
Phosphate de soude.
Eaux minérales salines.

*** PURGATIFS ANIMAUX.

Gélatine, Bouillons gélatineux de veau, de poulet, de grenouilles, de tortue, etc.

**** MOYENS MÉCANIQUES ET SYMPATHIQUES.

Suppositoires.
Lavemens.
Frictions abdominales.
Refroidissement des pieds.
Peur.
Vue, odeur des substances purgatives ou répugnantes.

...rée, rouge, briquetée; d'une odeur plus forte, d'une ...veur amère; croquant sous la dent, colorant la salive ...en jaune-rougeâtre ou orangé. Ces morceaux sont égale-...ment percés d'un trou, mais plus petit que dans ceux de ...rhubarbe de Moscovie, et contenant encore la ficelle, ...qui a servi à les suspendre pour les dessécher : cette ...espèce n'est ni aussi bien soignée, ni aussi bien mondée.

RHUBARBE DE FRANCE.—Racine des *Rheum palmatum, ondulatum, compactum, hybridum*. L.

Morceaux plus ou moins volumineux, ridés exté-rieurement, marbrés à l'intérieur, de rouge, de rose, de jaune et de blanc; cette espèce est moins pesante que les autres rhubarbes, quoique paraissant d'un tissu plus fin; moins amère, moins astringente, moins rési-neuse; elle contient plus d'extrait muqueux : ses vertus médicinales sont moins prononcées.

Les rhubarbes sont originaires de l'Asie; elles crois-sent abondamment dans la Tartarie indépendante, au Thibet, au mont Caucase et au nord de la Perse. Elles arrivent en Europe par le transport des vaisseaux, ou par la voie des caravanes. On en cultive en France différentes espèces qui réussissent très-bien. M. BIC-QUELIN, herboriste - cultivateur, possède, dans son jardin, situé près du Panthéon, des plantes de rhu-barbe de la plus grande beauté.

Les racines de rhubarbe sont plusieurs années à se développer : il faut au moins dix ans pour que la ré-colte en soit fructueuse.

Ces racines contiennent un principe colorant jaune, amer - astringent (caphopicrite) , analogue au tanin; de l'huile fixe qui ressemble un peu à une résine liquide, de l'amidon, de la gomme, du malate et de l'oxalate de chaux. La rhubarbe de Moscovie contient moins d'oxalate de chaux que celle de Chine; celle de France en contient moins encore, mais renferme plus de matière analogue au tanin, et d'amidon. Ces différences de composition chimique en apportent de très-sensibles dans leurs vertus médicamenteuses. La rhubarbe de Chine est moins active : celle de France l'est moins que toutes les autres, et il faut toujours en doubler la dose pour en obtenir les mêmes effets.

La rhubarbe est un purgatif mixte : elle est à-la-fois purgative et tonique; cette double propriété rend ce médicament très-propre à remédier aux affections lentes et chroniques des voies intestinales, accompagnées de faiblesse et de relâchement; il est par conséquent très-favorable aux tempéramens pituiteux ou lymphatiques. La médication de cette substance est douce : elle n'occasionne ni coliques, ni superpurgations; c'est le purgatif par excellence des femmes et des enfans: elle est aux autres purgatifs, ce que l'ipécacuanha est aux autres médicamens émétiques. On administre la rhubarbe dans le traitement des faiblesses d'estomac et des intestins, dans les diarrhées chroniques, la dyspepsie; pour augmenter l'action du foie, dans l'engorgement de cet organe, dans celui de la rate et des glandes mesentériques, dans l'atrophie ou le carreau, maladie fréquente dans l'enfance; dans la leucorrhée, etc.; mais ce médicament n'a pas assez d'énergie pour être uniquement employé : il faudrait d'ailleurs en faire usage trop long-temps. J'emploie souvent avec beaucoup de succès la rhubarbe, associée à la thériaque, pour supprimer les diarrhées occasionées par le refroidissement des pieds ou la suppression brusque de la transpiration cutanée. Je fais prendre ce médicament le soir, à la dose d'un gros.

On donne la rhubarbe en substance; on en mâche la racine et on avale la salive chargée de ses principes; on la donne en poudre; en infusum aqueux, dans la proportion de deux gros à une demi-once pour une livre d'eau : cet infusum se prépare à froid : c'est un excellent tonique, stomachique, vermifuge, etc., pour les enfans surtout, qui prennent cette boisson sans répugnance, et à laquelle on peut d'ailleurs mêler du lait ou du vin. L'extrait, le sirop, et quelques autres préparations de rhubarbe par le feu, sont presque sans vertus : je ne saurais trop recommander comme un très-bon stomachique, l'élixir de rhubarbe de M. Laborde, pharmacien, à Paris. L'infusum vineux est très-tonique; la rhubarbe torréfiée est tonique et amère. (*V.* les amers.)

La rhubarbe entre dans plusieurs composés pharmaceutiques, électuaires, pilules, etc.; on l'associe avantageusement au quinquina.

La dose de la rhubarbe est ordinairement de dix grains à un gros. Cette dernière dose occasionne aux adultes, ordinairement une ou deux évacuations. L'infusum aqueux se donne par verrées; la teinture vineuse, l'élixir et le sirop, par cuillerées; l'extrait par gros. A la dose de cinq à dix grains, la rhubarbe agit comme altérant : c'est à cette dose qu'il faut l'administrer dans les affections chroniques, en la renouvellant plusieurs fois en vingt-quatre heures.

Fleurs de Pêcher. — *Flores amygdali persicæ.* — *Amygdalus persica.* L., fam. nat. des Rosacées.

Fleurs rosacées, à cinq pétales, d'une belle couleur rose ; minces, délicates, un peu plissées, tombantes, ayant au centre des étamines nombreuses, disposées en couronne, et un calice à cinq divisions. Ces fleurs s'épanouissent au printemps.

Le pêcher est un arbre de moyenne grandeur, à feuilles lancéolées, dentées, glabres et pétiolées. Il est originaire de la Perse.

Les fleurs du pêcher sont purgatives, et occasionnent même des tranchées ; j'ai observé une très-violente médication produite par trois de ces fleurs, données en infusum dans un peu d'eau ; mais on en porte ordinairement la dose à plusieurs gros, sans avoir à craindre un pareil effet purgatif. On prépare dans les pharmacies un sirop de fleurs de pêcher, très-favorable aux enfans, et qui est un bon excipient pour quelques purgatifs résineux et drastiques : on le donne par onces. Les feuilles de pêcher sont moins purgatives que les fleurs, on les donne en lavemens, et on en prépare un sirop.

Les fleurs et les feuilles de l'amandier, (*am. communis.* L.), ont les mêmes propriétés physiques et médicinales.

Séné. — Follicules de séné. — Feuilles orientales. — Feuilles du *cassia senna.* L., fam. nat. des Papilionacées.

On trouve communément dans le commerce deux espèces de séné : 1° celui de Seyde, qu'on appelle aussi

séné de la palte ou de la ferme, *cassia senna*, var. L. — *C. acutifolia*, Delille. — *C. lanceolata*, Forsk. *
C'est le plus estimé.

Feuilles ou folioles épaisses, lancéolées, obtuses, glabres, à bases égales de chaque côté des pétioles, à nervures saillantes, à bords entiers et sans dents; d'une couleur glauque et vert-jaunâtre; d'une odeur et d'une saveur désagréable : fades, légèrement amères; elles donnent à l'eau une couleur jaune-verdâtre, par la macération.

2°. Le séné à larges feuilles, séné de Moka ou de la Pique, *cassia senna*, L. et Delille **, séné à feuilles en fer de lance. Cette espèce de séné est la plus commune; elle est moins estimée que l'espèce précédente : ses feuilles sont plus larges et plus longues, également lancéolées, obtuses.

On trouve dans le commerce, quelques autres espèces de séné moins estimées : quelques-unes n'appartenant pas même à ce genre, et qui ne viennent pas des mêmes pays. Les botanistes ont décrit plus de soixante-dix espèces de séné, que l'on rencontre dans diverses contrées du globe; en Egypte, en Barbarie, en Syrie, dans les contrées chaudes de l'Asie et de l'Amérique, et dans le midi de l'Europe. Il existe les plus grands rapports de propriétés physiques, chimiques et médicinales entre ces différentes espèces : les *cassia Marylandica, Orientalis*, ou *Alexandrina* (séné d'Alexan-

---

* C. *Foliis quinque jugis, lanceolatis, æqualibus, petiolis glandulosis.*

** C. *Foliis sejugis subovatis, petiolis eglandulatis.* — La plupart des sénés sont des arbrisseaux.

2.   8

drie ou de Tripoli) ; *angustifolia*, *auriculata*, *absus*, etc., etc., sont toutes à-peu-près également purgatives. Quelques végétaux, appartenant à des genres voisins du séné, ou à des genres éloignés, fournissent des feuilles semblables à celles du séné, et qui sont également purgatives. Plusieurs espèces de colutea, de coronilles, de cathartocarpus, si ressemblans au séné, de cynanchum, etc., sont purgatives comme lui, et se trouvent souvent mélangées aux feuilles de ce végétal. Le séné de la Mecque, ou *argel*, plus connu des naturalistes que des médecins, appartient au *cynanchum oleæfolium*, de la famille des apocynées. La plupart de ces végétaux peuvent être cultivés en Europe, mais ils n'acquièrent jamais la qualité des sénés d'Égypte, pays qui en fournit au commerce douze à quinze cents quintaux par an.

L'analyse chimique a découvert dans le séné, une matière particulière, soluble à l'eau et à l'alkool, et qui en se combinant avec l'oxygène, acquiert les propriétés des résines; différens sels à base de potasse, de chaux et de magnésie.

Le séné est un purgatif assez fort, que l'on fait entrer dans un grand nombre de tisannes; son action est permanente : l'économie s'y habitue lentement; c'est sans doute ce qui a valu à ce végétal la préférence qu'on lui accorde dans le traitement de plusieurs maladies chroniques, lorsqu'il est nécessaire d'entretenir long-temps les évacuations.

On donne le séné en poudre, à la dose de vingt-quatre à trente-six grains, incorporée dans du miel ou dans un électuaire : on préfère l'infusum, à la dose de un à trois gros, dans un verre d'eau bouillante ou de jus de pruneaux. La décoction altère les principes du séné;

Extrait et la teinture ne sont plus d'usage. On associe à cette substance, la rhubarbe, la manne, la casse et les sels neutres. On en corrige la saveur désagréable par l'addition du fenouil, de l'anis, de l'angélique, de la badiane, de la camomille, et des feuilles de la grande scrophulaire. (*Scrophularia aquatica*, L.)

Gousses ou Fruits du séné. — Follicules de séné. — Fruits capsulaires des sénés de Seyde et de Moka.

Gousses membraneuses, ovales, oblongues, recourbées, minces, aplaties, glabres, formées de deux panneaux plats, renfermant cinq à six semences brunes, plates, cunéiformes, adhérentes à une des sutures; la couleur des membranes est d'un vert-roussâtre. Les gousses du séné de Moka sont oblongues et courbées; celles du séné de Seyde, sont ovales et droites.

Les gousses du séné purgent moins fortement et moins constamment que les feuilles : elles n'occasionnent point de coliques; c'est un purgatif doux, qu'il convient d'employer pour les individus faibles et irritables, menacés d'inflammation. On les donne aux mêmes doses que le séné; on les soumet aux mêmes préparations.

Baguenaudier. — Arbre à vessies. — *Colutea arborescens*. Fam. nat. de Papilionacées.

Arbrisseau rameux, à feuilles ailées avec impaire, à folioles arrondies, un peu pubescentes, échancrées au sommet, glauques, de neuf à onze sur leur pétiole commun. Fleurs jaunes en grappes, grandes et papilionacées; fruits en gousses vésiculeuses, renflées, crevant avec bruit quand on les comprime. Cet arbrisseau, cultivé dans tous nos bosquets, est originaire du midi de l'Europe.

Les feuilles du bagnaudier sont un purgatif très-doux, qui remplace très-bien le séné, mais il faut des doses quatre fois plus fortes. J'ai remarqué que les feuilles sèches ont peu de vertus.

SOPHORA DU JAPON. — *Sophora Japonica*. Fam. nat. des Papilionacées.

Le sophora est un arbre du Japon, cultivé dans nos bosquets, à cause de l'élégance de son feuillage, qui ressemble beaucoup à celui de l'acacia, et de la beauté de ses fleurs de couleur d'ocre, et rayées de rouge. Les feuilles du sophora sont fortement purgatives, et produisent cet effet à pareille dose que le séné. C'est une opinion assez générale, qu'il suffit de respirer long-temps à l'ombre de cet arbre pour être purgé. Le sophora croît facilement en France, et presque sans culture.

CASSE. — Casse en bâton. — Casse fistuleuse.— *Siliqua Ægyptiaca*.— Fruit du canéficier.—Pulpe de casse. —Fruit du *cassia fistula*. L.—*Cathartocarpus fistula*. PERSOON, fam. nat. des Papilionacées.

Gousses cylindriques, longues de douze à dix-huit pouces, composées de deux panneaux durs, ligneux, de couleur brune-noire, striées transversalement ; l'intérieur est partagé par des cloisons perpendiculaires aux panneaux, membraneuses, minces, écartées d'une à deux lignes, renfermant une pulpe brune, sucrée,

---

* C. *foliis quinquejugis ovatis acuminatis, petiolis eglandulosis, petalis planis, ovatis.*

savoureuse, d'une odeur particulière, légèrement mau-
séabonde, et une graine ronde, aplatie, un peu plus
convexe d'un côté que de l'autre.

On tire la casse de l'Égypte et de la Barbarie ; elle
est aussi très-commune dans les deux Indes, où se rencontrent plusieurs espèces du même genre, dont les
fruits pulpeux ont la même vertu purgative.

La casse est un purgatif très-doux, un laxatif qui
n'occasionne jamais de coliques que quand cette substance est altérée. On l'administre ordinairement à la
dose de trois ou quatre onces, dissoute dans un véhicule plus ou moins abondant. On associe ordinairement
la pulpe de casse à d'autres substances purgatives auxquelles elle sert d'excipient ; elle entre dans la composition de la confection hamec, du lénitif, de l'électuaire
de casse, de la marmelade de Tronchin avec la manne,
le tamarin, l'huile d'amandes douces, le sirop capillaire, le sirop solatif de roses, l'eau de fleurs d'oranger, etc.

GLOBULAIRE TURBITH. — Boulette. — G. de Montpellier.
Globularia alypum. L. fam. nat. des Globulaires.

Sous-arbrisseau de deux ou trois pieds, rameux, à
feuilles alternes, petites, obovales, très-entières, aigues et terminées par une pointe cartilagineuse, ré-
trécies en pétiole à la base, épaisses, fermes, d'un vert
très-prononcé : fleurs en tête, terminant les rameaux,
d'une couleur bleue. La globulaire turbith croît au midi
de la France et surtout aux environs de Montpellier.

Les feuilles de la globulaire turbith sont purgatives,
et purgent très-doucement ; les médecins, long-temps
prévenus contre cette plante à laquelle les botanistes du

moyen âge ont attribué les effets drastiques les plus violens *, l'avaient presqu'entièrement abandonnée. Nous devons à M. LOISELEUR DESLONGCHAMPS, de nous avoir familiarisés, ou plutôt réconciliés avec un médicament qui, d'après les expériences de ce savant médecin phytographe, doit être assimilé aux purgatifs les plus doux, et qui a les plus grands rapports de propriétés avec le séné, médicament auquel on peut le substituer en l'employant à doses plus fortes.

La dose de la globulaire est de trois à six gros. La décoction est la meilleure préparation pour l'usage médicinal.

MANNE. — *Manna.*

Suc gommeux, sucré, qui exude par incision ou sans incision, des branches et des feuilles de plusieurs arbres et arbrisseaux, particulièrement des frênes, et surtout du frêne fleuri ou frêne de Calabre, *fraxinus rotundi folia* de LAMK. On en retire aussi du frêne à petites feuilles, *F. parvi folia*, LAMK. Du frêne à fleur, *F. ornus*, L. ou *ornus Europœa*, et même du frêne commun, *F. excelsior*. L., lorsqu'il croît dans un climat et dans un terrain propre à la formation de la manne.

Les frênes donnent de la manne dans tous les pays chauds ; on en a recueilli quelquefois sur ceux qui croissent au midi de la France. La Grèce, l'Italie, et surtout la Calabre ; la Sicile, l'Espagne, les provinces chaudes de l'Amérique donnent également de la manne, mais ces mêmes arbres n'en fournissent plus quand ils croissent dans le nord.

Les frênes ne sont pas les seuls végétaux qui four-

---

* *Herba terribilis, frutex terribilis.*

forment la manne. Ce suc gommeux exude encore du mélèze, *pinus larix*, elle est connue sous le nom de manne de Briançon : du *picea*, du cèdre, *pinus cedrus*, du genévrier, de l'*hedisarum alhagi* (manne de Perse, ou *tereniabin)* du *cistus ladanum*, des feuilles des érables, du bouleau, *betula alnus*, du tilleul, de la ronce, *rubus fruticosus*, etc. Pendant le printemps de 1818, je recueillis, au moyen de l'eau bouillante, environ une demi-once de manne, exudée par les feuilles de l'érable sicomore, *acer pseudo-platanus*. L. Je pris cette substance à jeun, délayée dans un peu d'eau, elle produisit sur moi le même effet purgatif que la manne.

On trouve dans le commerce de la droguerie trois espèces de manne, 1°. La MANNE EN LARMES, qui est blanche, cristalline, en forme de stalactites prismatiques ; friable, onctueuse, opaque, un peu jaunâtre à la surface, portant l'impression des branches sur lesquelles elle s'attache en exudant ; elle a la saveur douce, sucrée, un peu amère et nauséabonde ; elle se fond aisément sans laisser de résidu.

2°. LA MANNE EN SORTE, est en mamelons d'inégale grosseur et inégalement colorés de blanc et de jaune, mous, gras au toucher, mêlés d'une infinité de petites larmes blanches. Cette espèce, moins pure que la précédente, est la plus communément employée.

3°. MANNE GRASSE, molle, gluante, visqueuse, en morceaux inégaux, mêlés de beaucoup de sable et de terre ; d'une saveur très-nauséabonde ; elle est plus pesante que les autres espèces. — On récolte le manne en larmes et en sorte au printemps et en été ; la manne grasse en automne, temps des pluies et des grands vents, qui chargent l'atmosphère d'humidité et de matières étrangères. La manne est composée d'une substance muqueuse, d'une matière analogue au sucre, susceptible de fermentation et de fournir de l'alkool, et d'un principe particulier, qui se précipite du solutum alkoolique de la manne ; solide, blanc, inodore, d'une saveur fraîche et sucrée, cristallisable, appelé *mannite. Voyez* la Chimie de M. le professeur THENAR.

La manne est le plus doux des purgatifs ; il ne cause jamais d'irritation ; et n'a que le défaut d'être trop onctueux, et de peser sur l'estomac. On lui donne la préférence sur les autres purgatifs, dans le traitement des maladies inflammatoires, où l'on doit craindre toute espèce d'irritation, et dans les maladies de l'enfance. La manne a peu d'action sur les personnes robustes, qui la digèrent, même à la dose de plusieurs onces.

On emploie la manne contre les constipations opiniâtres, les embarras gastriques et intestinaux, les affections vermineuses, et dans les affections catarrhales, comme dérivant ; elle est devenue, sous ce rapport, un remède populaire. La dose ordinaire est de deux à quatre onces, que l'on fait fondre dans de l'eau tiède, du lait, ou du suc de pruneaux ; on la mêle à d'autres purgatifs pour en tempérer l'âcreté ; elle entre aussi dans la composition des médecines noires, de la confection *hamec*, de l'électuaire *diacarthami*, de la marmelade de Tronchin. On l'associe quelquefois à la crème de tartre ou aux sels neutres ; on en prépare aussi des pastilles, un sirop, un électuaire, etc.

TAMARIN. — Gousses ou Légumes du tamarinier, *Tamarindus indica.* L. *, fam. nat. des Papilionacées.

Gousses longues de trois à quatre pouces, larges

---

* T. *Foliis multijugis, floribus racemosis terminalibus.*

d'un pouce, aplaties, inégales, étranglées, composées de deux paneaux sans suture apparente, roux, coriaces, contenant à l'intérieur une pulpe rougeâtre et des graines irrégulieres, aplaties, ayant à-peu-près la forme de celles de la casse fistuleuse. La pulpe de tamarin est molle, gluante, rouge, noirâtre, d'une saveur acide et un peu sucrée, d'un goût particulier.

Cet arbre croît dans les deux Indes, en Egypte, en Barbarie et dans toute l'étendue de la zone Torride, où son fruit sert à rafraîchir les habitans de ces climats brûlans : les Indiens en préparent des confitures excellentes. M. le professeur VAUQUELIN a trouvé cette pulpe composée de gomme, de sucre, de fécule, de gélatine, d'acides citrique, tartarique et malique et de tartrate acidule de potasse. Cette pulpe en même temps purgative et acide, convient très-bien par cette double propriété dans le traitement des fièvres adynamiques, pour évacuer les premières voies et pour remédier à leur atonie et au météorisme, elle convient aussi sous ce double rapport de propriétés dans le traitement des fièvres bilieuses.

La dose du tamarin est d'une à quatre onces, que l'on délaye dans deux livres d'eau ou de petit-lait tiède * ; on associe à ce purgatif la manne, la casse, les sels neutres ; mais la plupart de ces derniers médicamens se décomposent par ce mélange.

POLYPODE. — P. de chêne. — *Polypodium quernum seu quercinum.*— *P. vulgare.* L., fam. nat. des Fougères.

Feuilles radicales, longues de huit à douze pouces, incisées en lobes latéraux, lancéolés, obtus, larges d'une

---

* Il ne faut pas faire bouillir cette pulpe.

à deux lignes, couverts en-dessous de deux rangées de points roux et circulaires, qui sont les organes sexuels. Racines traçantes, de consistance ferme, de la grosseur d'une plume à écrire, tuberculeuses, rousses à l'extérieur, verdâtres à l'intérieur; d'une saveur amère, austère et sucrée.

Le polypode croît en abondance sur les souches des vieux chênes, et sur les murs en ruines : on obtient de sa racine un extrait gommo-résineux, d'une couleur brune, d'une consistance poisseuse, d'une saveur amère et sucrée, assez ressemblante à l'extrait de réglisse, et qui n'a plus de propriété purgative. Les vertus médicinales de cet extrait sont analogues à celles de l'osmonde royale.(*V.* les astringens.) La racine fraîche ou sèche est légèrement purgative ; on en prépare un decoctum, à raison d'une à deux onces, pour une pinte d'eau, que l'on réduit à moitié : ce decoctum est un très-bon excipient d'autres purgatifs. Le polypode entre dans la composition du diaprun, du catholicon, de la confection hamec et d'autres composés pharmaceutiques.

MERCURIALE. —Foirole.—*Mercurialis annua.* L., fam. nat. des Euphorbes.

Plante herbacée, dressée, rameuse, haute d'un pied; feuilles glabres, lancéolées, dentées, soutenues par de courts pétioles; fleurs mâles en épis allongés, interrompus ; fleurs femelles, géminées ou solitaires ; capsules, didymes, scrotiformes, vélues; odeur et saveur fades et vireuses. Cette plante est commune dans tous les jardins et dans tous les terrains cultivés.

Les vertus purgatives de la mercuriale se manifestent d'une manière très-remarquable sur les animaux qui broutent cette plante; elle leur cause une diarrhée qui leur est souvent funeste : c'est ainsi qu'elle cause la mort aux lapins et à d'autres animaux de basse-cour. On a l'habitude en Allemagne de faire boire le suc de la mercuriale, pour favoriser l'action des autres purgatifs. Ce suc purge avec assez d'énergie, à la dose de deux à trois onces. On en prépare un sirop qui est également purgatif, un miel (mellitum mercuriel) avec parties égales de suc de mercuriale et de miel, que l'on fait bouillir ensemble. Le sirop de longue-vie est un miel mercurial composé, où entrent les sucs de bourrache et de buglose, la racine d'iris de marais et de grande gentiane : ce sirop se donne par cuillerées dans l'atonie de l'estomac et des voies intestinales; il est laxatif. On prépare des lavemens purgatifs avec le miel mercurial, à la dose d'une à deux onces, ou avec le decoctum de la plante fraîche.

La mercuriale vivace ou des montagnes, ou chou de chien, *cynocrambe*, (*m. perennis*, L.) fleurit dans tous les bois au printemps; elle a la même vertu que la précédente, mais elle purge trop violemment.

Eupatoire. — F. d'Avicenne. — *Eupatorium canna-binum.* L., fam. nat. des composées Corymbifères.

Plante vivace, haute de trois à quatre pieds, à racines vivaces, semi-ligneuse, d'une saveur âcre; à tige simple, pubescente, rougeâtre; à feuilles composées de trois folioles lancéolées, dentées, ressemblant un peu à celles du Chanvre; fleurs en corymbes terminaux, petites, rougeâtres, nombreuses; graines aigretées. Cette plante croît dans les marais et surtout au bord des bois.

Les racines de l'eupatoire contiennent beaucoup de fécule amylacée , un peu de résine et d'huile volatile, et une matière animale; mais la connaissance de ces principes est peu essentielle. Ce qu'il importe de savoir, c'est que ces racines sont douées d'une vertu amère et purgative. Le savant botaniste Gesner, avait constaté cette dernière vertu par des expériences faites sur lui-même. Longtemps avant que les médecins ne fissent attention à ces propriétés de l'eupatoire, les habitans des campagnes l'employaient contre la cachexie et l'hydropisie.

L'eupatoire est un bon purgatif tonique, et un bon hydragogue ; on doit donner la préférence à l'infusum vineux des racines sèches, dans la proportion d'une once de racines pour six onces de vin , que l'on fait macérer six heures à chaud, ou vingt-quatre heures à froid, et que l'on donne à la dose d'une once, plusieurs fois dans le même espace de temps.

Les substances qui complètent la série des purgatifs doux et minoratifs , sont beaucoup moins en usage que celles dont je viens de parler.

Les fleurs du genet à balai (*spartium scoparium*. L. *) sont purgatives et émétiques, à la dose de un à plusieurs gros. C'est une propriété commune à la plupart des espèces de ce genre ; au *genista alba*, au *spartium purgans*, au *junceum*, etc. Le genet à balai fleurit au printemps dans tous nos bois.

Les fleurs du prunelier (*prunus spinosa*. L.) sont aussi purgatives ; il est bien remarquable qu'à ces fleurs succèdent des fruits aussi astringens ; mais cette modification est fréquente dans la famille des rosacées.

---

* S. *Ramis oppositis virgatis, apice floriferis, foliis lanceolatis glabris.*

Les roses pâles, et toutes les roses blanches ou faiblement colorées, sont laxatives ; le suc de ces fleurs est un très-bon excipient des substances purgatives ; il purge seul à la dose d'une à deux onces ; on en prépare un sirop.

La pensée sauvage, (*viola arvensis*) plante annuelle, à feuilles radicales, ovales ; à feuilles supérieures, linéaires ; à fleurs petites, blanchâtres, et qui croît communément dans tous les champs cultivés, est légèrement laxative ; on a vanté cette plante comme un très - puissant apéritif et dépuratif, très – utile dans les maladies cutanées ; je n'ai jamais eu l'occasion d'observer ces bons effets. A la dose d'une once, le suc de pensée sauvage purge légèrement ; on obtiendrait une semblable médication du suc de toutes les pensées, et probablement de tous les *viola*. Depuis long-temps on a prescrit, comme purgatif doux et peu répugnant, une émulsion faite avec deux ou trois gros de semences de violette odorante (*v. odorata*. L.) et cinq à six onces de sirop. On prépare, dans les pharmacies, un sirop de pensée sauvage, que l'on prescrit à la dose de plusieurs onces par jour.

La fumeterre (*fumaria officinalis*. L.) et la chicorée sauvage, sont aussi des médicamens purgatifs, mais leur vertu tonique est plus évidente. J'ai fait l'histoire de la première de ces plantes en traitant des amers en particulier. La chicorée sauvage, *cichorium intybus*. L., est une plante vivace, à tige lactescente, à feuilles roncinées, à grandes fleurs d'un beau bleu, et qui croît partout le long des chemins ; sa saveur est amère ; sa vertu est purgative et tonique ; on en fait usage dans les maladies bilieuses, dans les engorgemens abdominaux, dans les maladies cutanées, comme laxative, dépura-

tive, apéritive, etc. On prescrit son suc à la dose d'une
ou plusieurs onces par jour ; son deeoctum, très-chargé,
par tasses ; l'extrait, par gros ; le sirop par onces, et
par petites cuillerées, aux enfans en bas-âge, pour favoriser l'expulsion du méconium. Ce sirop est très-composé dans les pharmacies *. Les racines de chicorée
torréfiée, sont amères et toniques. (*V.* les amers.)

PISSENLIT.—Liondent. — *Dens leonis*—*Taraxanum.*— —
Leontodon taraxacum. L.—*T. dens leonis.* LAMK.

Plante herbacée, vivace, à racines pivotantes, blanchâtres, lactescentes, tendres, recouvertes d'un épiderme brun ; à feuilles radicales, glabres, roncinées,
disposées en rosettes ; à hampe festuleuse, terminée
par une seule fleur, grande et jaune, à laquelle succède un grand nombre de graines aigretées. Toute la
plante est d'une saveur amère, semblable à celle de la
chicorée sauvage. Elle croît dans les prairies ; on en
mange les feuilles au printemps.

Le pissenlit a la plus grande analogie de propriétés
médicinales avec la chicorée sauvage. Comme cette
dernière plante, il est tonique et légèrement purgatif ;
il remédie par conséquent à la faiblesse des organes digestifs, et à l'empâtement ou l'engorgement chronique
des glandes et des viscères : on l'emploie avec succès
dans l'ictère, le carreau, les engorgemens lymphatiques. Les vertus hydragogues et diurétiques du pissenlit,
ont rendu cette plante justement recommandable ; elle
est devenue célèbre sous ce rapport, par le long usage
qu'en fit le grand Frédéric, d'après les conseils de

---

* Voyez le Codex, page 158.

TELLE et de **ZIMMERMAN**. J'ai eu l'occasion d'observer les prompts et salutaires effets du pissenlit dans diverses hydropisies ; c'est une des plantes aux vertus de laquelle j'ai le plus de confiance. L'action tonique du pissenlit n'est pas assez énergique pour nuire à l'économie, qui s'habitue très-promptement à cette action médicamenteuse ; c'est un inconvénient que l'on ne peut racheter qu'en prescrivant des doses graduellement plus fortes, ou en laissant écouler entre chaque dose, un certain intervalle de temps.

On donne le pissenlit en decoctum dans l'eau ; on en prescrit le suc dépuré à la dose de 4 à 8 onces par jour, l'extrait par gros. La tisane de pissenlit n'a guères plus de vertus médicinales que celles de chicorée, de patience ou de chiendent. On prescrit encore le pissenlit, dans la cachexie, le scorbut et les maladies de la peau.

Les pruneaux ou les fruits du prunier (*prunus domestica.* L.) sont laxatifs ; on emploie de préférence les pruneaux de Damas ou de Tours, fruits du *prunus damascena* ; on en prépare un suc et une pulpe, par décoction, qui sont également laxatifs : le premier sert d'excipient à d'autres purgatifs doux ; on y fait quelquefois infuser du séné ; la pulpe est laxative à la dose de deux à trois onces ; elle convient beaucoup aux personnes habituellement constipées ; on la leur fait prendre le soir en se couchant : ce médicament leur procure une selle en se levant. Cette pulpe entre dans la composition de la confection hamec et de l'électuaire lénitif ; elle est la base du diaprum solutif, préparation peu usitée.

Les fruits acidules et sucrés, les cerises, les raisins, les groseilles sont légèrement purgatifs. Est-ce à l'acide que ces fruits renferment, qu'ils doivent cette faculté ? Elle diminue par l'acte même de la maturation, ou par l'impression d'une chaleur artificielle, par une coction légère. On tire parti de cette propriété laxative, en prescrivant ces fruits aux personnes ordinairement constipées, d'une constitution sèche et bilieuse ; on en mange environ une livre, tous les matins, à jeun : les raisins nourrissent beaucoup et sont un aliment très-sain ; leur vertu laxative n'est point permanente et ne résiste point à l'habitude.

Les huiles douces, (h. grasses, h. fixes,) celles d'olive, d'amandes, d'œillet ou de pavot, de navette, de colza, de noix, de chenevis, de lin, etc., sont laxatives et quelquefois émétiques ; les huiles d'amandes douces et d'olive, s'emploient de préférence, à cause de leur saveur agréable ; elles détendent les organes, adoucissent, calment l'inflammation (*V.* les expectorans et les adoucissans) et purgent légèrement ; on les prescrit pour cela à la dose de plusieurs onces par jour ; on les mélange avec partie égale de sirop légèrement aromatique, en les battant ensemble, afin de masquer au malade la fadeur répugnante de l'huile.

Le beurre, (*butyrum*), corps mou, d'une couleur jaune ou blanche, d'une odeur agréable, se retire du lait et principalement de celui de vache et de chèvre ; il manifeste ainsi que l'huile, une vertu laxative. Je ne connais rien de plus doucement laxatif et en même temps de plus agréable à prendre, que du beurre bien frais, mélangé à du sucre en poudre : on réduit ce mélange en pilules, dont on prend à jeun, une ou plusieurs onces.

Le miel, (*mel*), est aussi un purgatif très-doux, un très-léger laxatif, que l'on emploie de préférence au sucre, pour édulcorer les boissons laxatives ; il sert aussi l'excipient à plusieurs médicamens de ce genre. *Voyez* son histoire au genre des médicamens atoniques.

PURGATIFS FORTS OU DRASTIQUES.

Les substances purgatives dont je viens de tracer l'histoire, n'ont qu'une médication douce et modérée. Celles dont je vais parler ont une action forte et énergique, et quelquefois très-violente ; elles secouent l'intestin, provoquent une sécrétion abondante des glandes muqueuses ; des contractions vives et douloureuses de la tunique musculaire. Les purgatifs doux ne font qu'effleurer, pour ainsi dire , la surface intestinale ; les purgatifs forts portent leur action plus profondément , stimulent, irritent, pincent l'intestin , comme le disent les praticiens, occasionnent d'abondantes évacuations, phlogosent les membranes intestinales, occasionnent même des hémorrhagies * et portent au loin leur action stimulante. Le nom de *drastiques* leur convient parfaitement **.

Les drastiques impriment constamment une force tonique aux intestins ; leur action est toujours suivie de resserrement , de constipation, d'augmentation de chaleur , de l'appétit et de la force digestive. Cette manière d'agir doit rendre très-circonspect dans leur administration; on ne doit les prescrire qu'aux indivi-

---

* Les drastiques appliqués sur la peau, l'enflamment et la rubéfient, comme je l'ai éprouvé sur moi avec la racine de bryone, celle du jalap, l'huile extraite des pignons d'Inde , et le suc de l'élaterium.

** On donne le nom de laxatifs aux purgatifs doux, de cathartiques (de καθαίρω je purge), aux purgatifs forts, celui de drastiques (de δράω j'agis) aux purgatifs violens.

dus peu irritables, à ceux qui ont la fibre lâche, et qui peuvent, par conséquent, en souffrir sans danger l'impression violente et profonde ; lorsqu'enfin des maladies graves, telles que la paralysie, la léthargie, l'apoplexie, l'hydropisie, commandent impérieusement l'emploi de ces moyens, dont on doit, dans toutes les circonstances, prescrire rigoureusement les doses.

ALOES. — Suc d'aloës. — *Aloe perfoliata*. L., fam. nat. des Liliacées.

Sucs gommo-résineux, bruns, jaunes, noirâtres ; se colorant et se durcissant à l'air ; d'une odeur aromatique, d'une saveur amère, teignant fortement la salive en jaune ; obtenus par incision des aloës d'Afrique, et particulièrement de *l'aloe perfoliata* *. On en connaît trois principales variétés.

1°. ALOES SUCCOTRIN, OU ALOES CITRIN. Il est en masses jaunes, brunes, friables, ressemblant à la colophane ; d'une belle couleur d'or quand il est réduit en poudre ; sa cassure est nette et conchoïde ; sa saveur amère, particulière à ces sucs, et légèrement sucrée.

2°. ALOES HÉPATIQUE. En morceaux d'une texture plus

---

* Les botanistes ont donné le nom d'*aloe perfoliata* à plusieurs espèces ou variétés, que M. PERSOON a distinguées dans son Synopsis, par des caractères particuliers, et par les noms d'A. *dichotoma*. — A. *spicata*. — A. *umbellata*. — A. *fructicosa*. — A. *succotrina*. — A. *vera*. — A. *vulgaris*, etc., espèces d'Afrique, d'Asie, d'Amérique, qui fournissent également le suc d'aloës. Ces sucs provenant d'une ou de plusieurs plantes diverses, ne diffèrent essentiellement que pour leur plus ou moins de pureté : on les tirait originairement de l'île de Soccotora. On en envoye également du continent d'Amérique et de ses îles.

serrée , d'une composition plus grossière , d'une saveur plus amère, plus nauséabonde ; on l'a comparé au tissu de foie , *hepar.*

3°. ALOES CABALLIN , ou de cheval (*caballinus.*) En morceaux encore plus compacts, d'une texture plus grossière, mêlés de beaucoup de matières ligneuses et étrangères ; d'une couleur presque noire ; d'une saveur amère, désagréable, nauséabonde.

L'aloës est composé d'un principe savoneux, abondant ; de résine et d'albumine. L'aloës succotrin contient un quart de résine ; les deux autres espèces en contiennent à peine un vingtième ; ils se dissolvent tous très-bien dans l'alkool faible, et en partie dans l'eau. On donne la préférence, pour l'usage médicinal, à l'aloës succotrin.

L'aloës est purgatif et tonique en même temps ; il n'est pas même décidé laquelle de ces qualités l'emporte sur l'autre , surtout dans la première variété , qui est constamment tonique , quand on l'administre à petites doses ou comme *altérant.* Si dans les premiers instans de son administration, l'aloës purge constamment ; l'économie s'habitue bientôt à cet effet, et n'en reçoit plus qu'une impression tonique. La plupart des praticiens sont persuadés que l'aloës ne manifeste son action purgative que sur les derniers intestins : c'était l'opinion de CULLEN, qui l'avait établie d'après la lenteur de la médication de l'aloës et la nature des matières évacuées. Le même auteur regardait cette action comme une des causes des affections hémorrhoïdales , par le stimulus que porte l'aloës sur le rectum. FOTHERGILL , autre célèbre praticien anglais, attribue à l'usage abusif de l'aloës, une grande partie des hémorrhagies utérines qui ont lieu à l'époque du temps critique, chez les femmes qui usent habituellement des préparations aloétiques *.

L'aloës est très-convenable pour remédier à l'atonie des voies digestives ; il passe généralement pour un très-puissant stomachique ; il fait la base de la plupart des élixirs stomachiques, des bols digestifs, des pilules gourmandes. A petites doses, l'aloës entretient la liberté du ventre, sans jamais affaiblir, comme la plupart des autres purgatifs. Cette propriété fait la réputation de cette prodigieuse variété de pilules qui se vendent à Paris, et qui n'ont souvent de différence que par le nom quelles portent **. L'aloës est emménagogue, et convient dans l'aménorrhée par atonie, et surtout quand cette affection est accompagnée de pâles couleurs et de leucorrhée. L'aloës n'agit pas alors par sa vertu dissolvante, ni en augmentant la fluidité du sang, comme l'ont pensé plusieurs médecins ; mais par son impression tonique et stimulante sur l'organe utérin. L'aloës est aussi un bon vermifuge.

On donne l'aloës en substance, en poudre, incorporée dans du miel, ou l'extrait de gentiane, depuis un grain jusqu'à un gros. L'extrait que l'on prépare à chaud ou à froid, est plus doux et se donne par gros. La teinture vineuse et alkoolique se donne aussi par gros, elle est très-stimulante et très-stomachique. On associe quelquefois l'aloës aux substances aromatiques, salines, alkalines, acides, qui en tempèrent l'activité ou en masquent la saveur. On l'emploie en

---

* FOTHERGILL, Conseils aux femmes à l'époque de la cessation des règles.

** Les pilules de FRANCK sont de ce nombre ; on croit qu'elles contiennent de l'émétique.

lavemens, et quelquefois en topique, mélangé à la thériaque ou à un autre électuaire. L'aloès entre dans un grand nombre de composés pharmaceutiques, tels que les pilules aloétiques et savonneuses, les élixirs amers et purgatifs, le baume de LABORDE, l'élixir de propriété, la teinture sacrée, l'électuaire *hiera picra*, l'extrait panchymagogue, etc.

GOMME-GUTTE. — *Cambogia gutta.* L. — *Garcinia.* GAERTN., fam. nat. des Guttifères.

La gomme-gutte découle de plusieurs arbres des Indes orientales, principalement des *garcinia cambogia* et *morella*. Ce suc gommo-résineux est en masses orbiculaires, ou en fragmens compacts, d'une couleur jaune-citron au dehors, prenant une couleur jaune-pâle quand on le dissout dans l'eau; cassure nette, conchoïde; odeur nulle; saveur fade, un peu âcre.

La gomme-gutte est un violent drastique, que l'on n'emploie que dans quelques circonstances rares et impérieuses; quand les voies digestives sont dans une profonde atonie, et qu'il est nécessaire de porter au loin une impression fortement stimulante. Cette substance est regardée comme un puissant hydragogue et emménagogue; on ne doit la prescrire que par grains, ordinairement de cinq à dix, dissous dans un véhicule aqueux et abondant, que l'on édulcore avec un sirop acide ou aromatique.

ELATERIUM. — Concombre sauvage. — Concombre d'âne. — *Momordica elaterium.* L. — *Ecbalium elaterium.* RICHARD, fam. nat. des Cucurbitacées.

Plante annuelle, à tiges rampantes, à feuilles pétiolées, cordiformes, épaisses, crenelées, couvertes, ainsi que toute la plante de poils rudes ; fruits supportés par de longs pédoncules, ovales ; oblongs, oliviformes, courbés sur leurs supports, composés de panneaux élastiques, projetant au loin une liqueur verdâtre, visqueuse, avec leurs graines qui sont petites et blanchâtres. Toutes les parties de la plante ont une saveur très-amère et très-désagréable. Le concombre sauvage est originaire du midi de la France, il est cultivé dans nos jardins.

L'extrait ou suc d'élaterium, est un suc épaissi, d'une consistance solide, en morceaux irréguliers, secs et friables, d'une couleur noire ou vert-noirâtre, d'une saveur extrêmement amère, très-soluble à l'eau. Ce suc est un purgatif violent, même à la dose de quelques grains. SYDENHAM a beaucoup recommandé ce médicament contre l'hydropisie ; il le regardait comme le meilleur hydragogue. On en prépare des pilules, en l'associant à un mucilage : SYDENHAM l'associait au sel polychreste de GLASER, (sulfate de potasse). On peut l'administrer aussi dans un véhicule aqueux, édulcoré, et en potion ; mais il faut être fort réservé sur la dose. On prépare avec le suc de l'élaterium, le miel de concombre, employé en lavemens comme le miel mercurial. Ce suc est un violent errhin. Appliqué sur quelques espèces de dartres, il les fait disparaître ; mais il ne faut avoir recours à un pareil moyen que quand ces maladies sont locales.

Pignons d'Inde. — P. de Barbarie. — Fèves purgatives.
— Fèves de l'Amérique. — Avelines ou Noisettes
purgatives. — Médicinier d'Espagne ou cathartique. — Ricins indiens. — Graines des Moluques.
— Graines de ricinoïde, ou de l'*iatropha curcas*. L. *

Graines oblongues, ovoïdes, un peu aplaties et
convexes; composées d'une enveloppe extérieure, jaune,
brune, marquée de quelques lignes saillantes, et d'une
amande blanche, oléagineuse ou huileuse, émulsive,
d'abord d'une saveur douceâtre, puis d'une âcreté insupportable, qui se fait sentir surtout à la gorge, et qui
est accompagnée d'une saveur particulière. Le médicinier croît dans les parties les plus chaudes de l'Amérique et dans quelques îles; le fruit de ce végétal est un
des plus violens purgatifs; il suffit de l'appliquer sur la
langue et sur le palais pour en être fortement purgé. Ce
n'est donc que dans la plus pressante nécessité, et toujours
avec une extrême réserve que l'on doit en faire usage,
et comme un poison âcre, converti en médicament. On
prescrit les pignons d'Inde par grains et par fractions de
grains; on en adoucit l'âcreté en les faisant macérer
dans du vinaigre, du suc de limon ou tout autre acide
végétal; en les faisant torréfier, ou en les mêlant à une
émulsion. — Plusieurs espèces du genre jatropha sont
de violens purgatifs; je ne citerai que l'*I. multifida*,
usité en Espagne, et l'*I. gossypifolia*, dont l'infusum
occasionne de violentes tranchées, et que l'on nomme à
cause de cela, *l'herbe au mal de ventre*. Le manioc ou
pain manioc est la fécule de la racine de l'*I. manihot*.

---

* J. *Caliculata, foliis cordatis angulatis*.

COLOQUINTE. — Pomme de coloquinte. — Chicotin. — *Cucumis colocynthis. L., fam. nat. des Cucurbitacées.*

La coloquinte est une plante herbacée, annuelle, composée de tiges longues, traînantes ; à feuilles alternes, palmées, ayant des vrilles dans l'aisselle de leurs pétioles. Toutes ces parties sont couvertes de poils rudes. Le fruit de ce végétal ou la coloquinte, proprement dite, est globuleux, et ressemble à une orange ; il est très-léger quand il est desséché ; l'écorce qui le recouvre est dure, coriace et ligneuse, unie, et d'un jaune verdâtre ; la pulpe est blanche, fongueuse et très-légère ; elle enveloppe des graines oblongues, brunâtres, lisses et émulsives. Toutes les parties de ce fruit ont une saveur amère, très-désagréable. La coloquinte croît en Italie, en Espagne et dans le levant ; on nous envoie ses fruits d'Alep et de Smyrne, ordinairement mondés de leur écorce.

La coloquinte est un purgatif très-fort ; il suffit de frictionner l'abdomen avec sa pulpe, ou d'en respirer l'amertume pour être purgé. Ce médicament était en usage dès la plus haute antiquité, dans le traitement des hydropisies, de l'épilepsie, de la paralysie et des maladies chroniques les plus rebelles. On l'emploie aujourd'hui dans le traitement des mêmes maladies, dans les maladies de peau, les rhumatismes, les maladies vénériennes, et les affections vermineuses : c'est un excellent dérivatif dans le traitement des hémorrhagies opiniâtres et des blennorhagies chroniques.

On donne la coloquinte en substance, en poudre, incorporée dans du miel, de la gomme adragante, ou en émulsion, à la dose de 3 à 10 grains. On prépare avec cette poudre et la gomme adragante des trochisques, qui portent encore le nom de Trochisques d'*Alhandal*; ils sont d'une administration sûre et bien commode.

On prépare l'infusum aqueux ou vineux de coloquinte, à chaud ou à froid, en se servant des proportions de 1 à 2 gros de pulpe pour une pinte de liquide, que l'on prescrit par cuillerées. Le vin de coloquinte porte le nom de *vin sacré.* On ajoute à ces préparations divers aromates, des gommes, du sucre, comme correctifs, ou pour en masquer la saveur désagréable. On prépare un extrait de coloquinte qui est fort actif, et que l'on donne à la dose de 1 à 4 grains. On a employé la coloquinte comme emménagogue et comme abortif; on en frotte les mamelles des nourrices pour éloigner de l'alaitement les enfans que l'on veut sevrer. La coloquinte entre dans plusieurs préparations pharmaceutiques, apéritives ou emménagogues.

GRATIOLE. — Herbe au pauvre homme. — *Gratia dei germanorum.* — *Gratiolà officinalis.* L., fam. nat. des Scrophulaires.

Plante herbacée, vivace, haute de 12 à 20 pouces, tige droite, feuilles ovales, oblongues, opposées, embrassant la tige, marquées de trois nervures et légèrement dentées, rapprochées au sommet de la tige; fleurs axillaires, grandes, en tube, blanches, rosées, un peu labiées, supportées par des pédoncules filiformes. Odeur de la plante nulle, saveur fade, un peu amère et nauséabonde.

La gratiole croît dans les prairies humides, aux environs de Paris, et dans toutes les parties de la France.

L'analyse chimique de la gratiole a donné de la gomme ; une matière résineuse soluble à l'alkool et à l'eau, d'une saveur extrêmement amère, et dans laquelle paraît résider essentiellement le principe purgatif ; un peu de matière animale ; différens sels à base de soude de potasse et de chaux. (VAUQUELIN, Annales de chimie).

Les botanistes anciens et modernes ont placé avec raison cette plante parmi les purgatifs violens ; elle agit avec la même énergie médicamenteuse sur les animaux qui la broutent dans les pâturages. La vertu fortement purgative ou drastique de la gratiole, l'a rendue recommandable dans le traitement des diverses hydropisies, des maladies de peau, et d'un grand nombre d'autres maladies chroniques et opiniâtres. Les charlatans et les empyriques, qui ne craignent pas d'abuser de tous les moyens violens, dans le traitement des maladies rebelles, ont trouvé dans la gratiole un de ces moyens perturbateurs, avec lesquels ils opèrent quelquefois des cures surprenantes. Je connais un herboriste à Paris, qui prescrit à un grand nombre de malades, le vin de gratiole, et qui, d'après ce qu'il m'a raconté, a su triompher de très-graves affections, contre lesquelles la médecine rationnelle avait envain dirigé ses moyens.

Quoiqu'il en soit des éminentes vertus purgatives de la gratiole, elle est toujours un médicament fort dangereux entre les mains de l'empyrique. L'infusum ou l'extrait de cette plante sont âcres, et dénotent sur l'organe du goût, leur médication violente. Cette plante ne devrait pas être comprise parmi les remèdes domestiques, ni parmi ces remèdes vulgaires, qui se donnent

pincées, et souvent dans des circonstances qui
rendent leur administration dangereuse.

On prescrit la gratiole comme purgatif ou comme
hydragogue, en poudre, mélangée au miel ou à un électuaire, à la dose de 10 à 20 grains ; en infusum aqueux
ou vineux, par cuillerées, en suivant la proportion
d'une demi-once pour deux livres ou un litre de liquide,
on mêle le suc, extrait de la plante fraîche, avec du lait
dans la proportion de 1 à 2 gros par livre. La plante
fraîche est toujours plus active que la plante sèche. On
donne l'extrait de gratiole à la dose de 1 demi à 1
gros ; on associe cette plante à la gentiane, à l'anis, à
la badiane et à d'autres substances qui modèrent sa
médication trop vive. On la prescrit en lavement à la
dose de 3 à 4 gros. On a quelquefois prescrit cette
plante comme fébrifuge, et contre la dyssenterie et les
affections vermineuses.

HELLÉBORES. — *Hellebori.* — Fam. nat. des Renonculacées.

Les plus anciens auteurs ont fait mention de l'hellébore : THÉOPHRASTE, PLINE et DIOSCORIDES en ont
décrit deux espèces qu'ils appellent hellébore noir,
helleborus niger, ελλεϐορος μελας, μελαμποδιον, μελανοριξον,
et hellébore blanc, *helleborus albus*, ελλεϐορος λευκος.
DIOSCORIDE a décrit exactement ces deux plantes. La
dernière est évidemment un veratrum, (*veratrum
album.* L.); la première, une espèce d'hellébore,
qu'ANDRÉ MATHIOLE, dans son Commentaire, sur
DIOSCORIDES, a rapportée à un des hellébores qui
croissent communément en Italie, à l'hellébore noir.
(*H. niger.* L.), à l'hellébore vert. (*H. viridis.* L.), ou

à l'hellébore fétide. (*L. fœtidus L.*). Il est facile de
s'apercevoir, en consultant l'ouvrage de cet auteur,
qu'il a ajusté ses figures à la description du médecin
grec. MATHIOLE mériterait-il, dans cette circonstance le reproche que lui a fait un autre botaniste, le
célèbre GUILLANDINI, d'avoir fait dessiner d'imagination les plantes décrites par DIOSCORIDES, et qu'il n'a-
vait pas retrouvées, pour donner de son érudition une
idée avantageuse, *quœsito pretextu ut doctior vide-
retur*. MATHIOLE a commis une erreur, qui est devenue générale, et que tous les médecins ont copiée
d'après lui *. L'hellébore noir d'HIPPOCRATE, celui que
DIOSCORIDES a décrit, n'est point l'hellébore noir de
LINNÉE, ni aucune des espèces citées par MATHIOLE,
mais l'hellébore oriental, (*h. orientalis*), que TOUR-
NEFORT a observé dans ses voyages du levant, qu'il a
décrit dans ses corollaires, et dont la figure, conservée
dans les vélins du Muséum d'histoire naturelle, a été
publiée récemment par M. le professeur DESFONTAINES **.
L'hellébore oriental, est le seul hellébore noir des
anciens, qui lui ont donné ce nom, à cause de la couleur de ses racines, (μελαμπτοδίον), le seul qui s'accorde parfaitement avec la description de DIOSCORIDES.
Si l'on doutait encore de cette analogie, il faudrait, je
crois, renoncer à trouver une espèce qui en eût d'a-

---

* J'en excepte M. le professeur BALBIS : *non confundendus tamen helleborus iste* (H. *niger* L.) *cum nigro Hippocratis, diversa omninò planta,
observata potissimum.* CL. TOURNEFORT *qui locum natalem veri
hellebori antiquorum perlustravit.* Ouv. cité.

** Choix de plantes du corollaire des Instituts de TOURNEFORT.
Paris. 1808.

tantage *. Les médecins qui, à l'exemple de MATHIOLE, ont pris l'hellébore noir de LINNÉE pour l'hellébore des anciens, lui ont attribué ses vertus extraordinaires ; mais comme notre hellébore noir et toutes les espèces d'hellébores, (*h. fœtidus, h. viridis.* L., etc.) et d'autres plantes qu'on y substitue, (les racines d'*adonis vernalis et appennina, du Trollius*, des *astrantia*, des *arnica*, et même des aconits, ont des vertus analogues moins actives, ou des vertus tout-à-fait différentes ; on a accusé les anciens d'erreur ou d'imposture. En effet, l'action de l'hellébore paraissait si extraordinaire aux anciens, qu'ils étaient persuadés qu'il n'était pas d'altération d'humeur à laquelle cette plante ne put remédier. ACTUARIUS dit, que l'hellébore enlève au sang tout ce qu'il a de vicié, et qu'il purifie tous les fluides du corps humain. Les médecins grecs et romains l'employaient dans le traitement des maladies nerveuses et organiques les plus graves ; dans l'épilepsie, l'hypochondrie, l'hydrophobie, les affections cutanées et cancéreuses, et dans le traitement de la manie. C'est de l'habitude où l'on était, de faire voyager les maniaques pour opérer une diversion salutaire, et de les embarquer pour Anticyre, île de la mer Egée, où croît principalement l'hellébore, qu'est venu cet adage *naviget Anticyram* **.

Avant d'administrer l'hellébore, on en tempérait l'activité, en y mêlant quelques substances aromati-

---

* *H. Orientalis caule multifloro, foliis pedatis, subtus hirsutis.* WILD.—*H. caule superne diviso, folioso, foliis amplis, pedato digitatis, subtus pubescentibus.* LAMK.—H. *Niger orientalis amplissimo folio, caule præ alto, flore purpurascente.* TOURNEF. , Cor.

** L'hellébore est appelée par quelques auteurs αντικυρικον.

ques, (le daucus, le seseli, le cumin, l'anis. HIPP.) ou en l'enveloppant dans des morceaux de raifort. *dissectis raphanis inserere helleborum ut transeat vis.* PLIN. *

On évacuait le malade, on le soumettait au régime, on lui faisait garder le repos, on ne donnait le médicament qu'avec toutes les précautions possibles pour les doses et pour le temps de l'administration : on prenait tous les soins à en prévenir les effets dangereux ou funestes, à en étudier les effets médicateurs. La famille du patient, prévenue sur le genre d'épreuve à laquelle on allait le soumettre, attendait au milieu des prières, des invocations, des conjurations, et de la plus vive inquiétude, le résultat de la médication ; comme si on eût empoisonné leur proche pour le sauver d'une maladie grave ; enfin *l'helléborisme* ou l'administration de l'hellébore, formait une partie essentielle de la thérapeutique des anciens, comme l'a démontré, avec autant de talent que d'érudition M. le docteur PELLETAN, à l'article consacré à ce mot, dans le Dictionnaire des sciences médicales.

TOURNEFORT est le seul botaniste français qui ait observé les effets de l'hellébore oriental : on peut juger, en lisant le résultat des expériences de ce célèbre voyageur, de l'activité extraordinaire de ce médicament, et combien on doit regretter qu'il ne soit point introduit dans la médecine européenne ; peut-être que sa médi-

---

* On donnait quelquefois l'hellébore pur, *meracus*, et sans préparations préalables. C'est ainsi qu'il faut entendre ces passages de deux anciens poëtes : *Expullit helleboro morbum, bilem que meraco.* HOR. — *Anticyras melior sorbere meracas.* PERS.

ation bienfaisante confirmerait ce que les anciens en ont dit, et leur rendrait raison du soupçon d'exagération.

L'hellébore noir (*H. niger*, L.), que l'on emploie en France, est une plante herbacée vivace, à racines demi-ligneuses, composées d'un tronc principal, terminé par un grand nombre de racines moins grosses : la peau est brune ; le corps est blanc-jaunâtre ; la saveur âcre et nauséabonde ; les feuilles sont composées de digitations (pédiaires): épaisses, dentées, lisses, d'un vert-noirâtre ; les fleurs sont grandes, blanches, rosées, et paraissent, lorsque la neige couvre encore la terre. (Roses de Noël, perce-neige.) Cette plante croît sur les Alpes suisses, dans les Pyrénées et en Italie. Les racines de l'hellébore, la seule partie usitée, recèlent un principe âcre, irritant et narcotique, également soluble à l'eau froide et chaude, au vin, à l'alkool, et dont la nature est encore ignorée : ce principe agit en même-temps sur l'organe du goût, sur l'estomac, sur les intestins et sur l'appareil nerveux *. L'hellébore, donné en poudre, en teinture ou en extrait, fait vomir, purge avec violence, et cause en même-temps et consécutivement des maux de tète, des vertiges, des tremblemens, des mouvemens convulsifs, effets tout-à-fait semblables à ceux que produit l'hellébore d'Orient. Cette influence de l'hellébore sur les nerfs, est sans doute pour quelque chose dans le traitement des névroses, et particulièrement des affections mentales ; mais ce médicament ne produirait qu'un simple effet purgatif, qui pourrait suffire à l'amélioration des symptômes, et même à la guérison de ces maladies, en appe-

* L'hellebore appartient autant aux narcotiques qu'aux purgatifs.

lant le sang, les fluides ou les humeurs âcres, vers les intestins, et en produisant ainsi une dérivation salutaire de l'irritation ou de la pléthore du cerveau. C'est en vertu de cette activité stimulante et purgative, que l'hellébore est réputé emménagogue et hydragogue, qu'il a été vanté dans le traitement de l'asthme humide, de l'anasarque et des maladies de la peau les plus opiniâtres. L'hellébore est aussi un bon vermifuge.

On donne l'hellébore en substance : on incorpore la poudre de ses racines dans le miel ou dans un électuaire ; la dose est de vingt grains à un gros en vingt-quatre heures. On prépare des teintures vineuse et alkoolique d'hellébore qui sont fort actives, et que l'on donne par gros ; un extrait que l'on donne par grains, depuis cinq jusqu'à trente par jour. Je mêle souvent l'extrait d'hellébore avec celui de rhubarbe. La teinture de mars helléborinée, est une dissolution d'extrait d'hellébore dans une teinture martiale. Les pilules toniques de BACKER sont la préparation de l'hellébore la plus célèbre, et qui mérite le mieux sa réputation : elles se composent d'extrait d'hellébore, d'extrait de myrrhe et de poudre de feuilles desséchées de chardon bénit ; on emploie ces pilules avec succès dans diverses hydropisies.

Les anciens employaient l'hellébore blanc, *veratrum album* *, aux mêmes usages que l'hellébore noir, mais encore avec plus de méfiance et de précaution ; ils le considéraient, au rapport de PLINE, comme un médica-

---

* *Veratrum foliis ovalibus plicatis, racemo supradecomposito, corollis erectis, bracteis lanceolatis.* — Cette plante a de l'analogie avec les colchicacées ; elle croît sur les Alpes. On croit que son nom vient de *vertere*, tourner, causer des vertiges, *quia vertit mentem.*

...ent bien plus redoutable, *multum terribilius nigro.*
... paraît que rien n'a pu rassurer encore les médecins
...ontre ses terribles effets, puisqu'ils ne font aucun
...usage de l'hellébore à l'intérieur.

NERPRUN. — Noirprun. — Bourg-épine. — Nerprun
à purgatif.—Baies du nerprun.—*Rhamnus catharticus.*
L.., fam. nat. des Nerpruns *.

Les baies ou graines du nerprun sont rondes, pédi-
culées, et de la grosseur des baies de genièvre; d'abord
vertes, puis noires à leur maturité; luisantes, molles,
remplies d'un suc ou d'une pulpe d'une couleur verte
foncée, et renfermant quatre graines convexes d'un côté,
de couleur citrine.

Le nerprun est un arbre commun dans nos forêts :
on recueille ses baies en octobre.

Les baies de nerprun écrasées, rendent, après une
légère fermentation, environ moitié de leur poids de
suc verdâtre, d'une amertume franche, sans âcreté;
ce suc de nerprun donne plus d'un quart de rob ou
sapa; cet extrait, bien préparé, se dissout à toute
proportion dans l'eau froide et chaude : on en prépare un
sirop en y faisant fondre moitié de son poids de sucre.

Le suc de nerprun contient de la résine, de la
gomme, une matière extractive, et du sucre qui le rend
propre à passer à la fermentation vineuse.

Le nerprun est un purgatif drastique très-énergique,
que l'on emploie de préférence pour purger les individus peu irritables et difficiles à émouvoir. On em-

---

* *Rhamnus arbor, spinis acutis, foliis ovatis denticulatis, floribus
viridescentibus, monopetalis.*

ploie ce purgatif très-utilement dans l'hydropisie, l
leucophlegmatie, la paralysie et la colique métallique
il fait partie du traitement employé à la Charité ; le
bons effets de ce remède dépendent de son action permanente : on peut l'administrer sans préparation.
Quinze à vingt baies de nerprum purgent fortement.
On emploie ordinairement le sirop, à la dose d'une à
deux onces, et en lavement, en doublant la dose.

LISERONS.

Il est peu de genres dont les espèces montrent les
plus nombreuses affinités botaniques et le plus d'analogie de propriétés ; aussi le célèbre MARRAY, considé-
rait il les liserons comme très-favorables à ceux qui
jugent des vertus des plantes d'après ces rapports et ces
affinités. Les liserons présentent dans toutes les espèces, des analogies de forme extrêmement frappantes : toutes, sans exception, contiennent un suc
laiteux, gommo-résineux, qui se colore et se durcit à
l'air, d'une saveur âcre, et qui est éminemment purgatif. Ce suc appartient surtout aux espèces qui ont
des racines charnues, dont aucune n'est indigène à la
France.

Partout où croissent les liserons, on emploie leur
suc comme purgatif : en Europe, les liserons des haies
(*C. sæpium*, L.), et soldanelle (*C. soldanella*) ; en
Asie, les *C. scammonia* et *jalapa* ; aux États-Unis, le
C. panduratus ; à Saint-Domingue, le *C. macrorhizos* ;
à la Martinique, le *C. macrocarpus* ; au Brésil, le *C.
maritimus*, etc., etc. Ces sucs agissent sur l'économie
avec d'autant plus d'énergie, qu'ils sont plus élabo-
rés ; cependant les liserons n'ont point l'âcreté, ni la
propriété stimulante des médicamens drastiques dont

...i déjà parlé; ils sont, de tout ce genre des purgatifs ...rastiques les plus doux, et ceux enfin dont la médication ...st la plus constante et la plus régulière. Le jalap, la ...scammonée, le turbith, purgent fortement, mais causent ...rement des coliques, des tranchées, et plus rarement ...ncore des superpurgations. J'ai vu donner le premier ...de ces médicamens à dose beaucoup plus forte qu'on ...ne le donne communément, sans qu'il s'en suivit de ...superpurgation, mais seulement un effet purgatif plus ...véhément.

La propriété purgative des liserons réside dans leur résine, qui existe à diverses proportions dans les racines des différentes espèces, dans les individus de la même espèce et dans leurs variétés.

Le jalap et la scammonée sont, de toutes ces espèces, celles qui contiennent le plus de résine ; la soldanelle et le turbith en contiennent beaucoup moins : ce principe paraît être remplacé dans le méchoacan, par une matière huileuse et par un principe amer. Ce sont sans doute ces anomalies et les médications variables auxquelles elles ont donné lieu, qui ont fait recourir à l'emploi de la résine isolée, comme produisant des effets plus uniformes et plus constans.

JALAP. — Racine de jalap. — Racine du *convolvulus jalapa*. L.*, fam. nat. des Convolvulacées.

La racine du jalap est grosse, charnue et pesante : elle est dans le commerce en orbes aplatis, ou en fragmens napiformes, rugueux, noirâtres, d'un gris-obscur, marbrés dans leur intérieur, compactes et résineux ;

---

* *C. caule volubili, foliis ovatis subcordatis, obtusis, obsolete repandis, subtus villosis, pedunculis unifloris.*

d'une saveur amère, âcre et résineuse. Le jalap n[']
d'odeur bien sensible que quand on le pulvérise : celle-[ci]
n'est point désagréable. On doit le choisir pesant [et]
bien coloré.

Le jalap croît au Méxique ; on l'apporta en Europ[e]
en 1710. On trouve deux principales variétés de cett[e]
racine, dont une appartient au *convolvulus macro-*
rhizos (*Ipomœa macrorhiza*, MICHAUX). Cette racine contient environ un dixième de résine, de la fécule
amylacée et de l'albumine.

Le jalap est un purgatif dont la médication est toujours sûre, qui agit sans aucune violence ; avantages
qui lui méritent bien la préférence sur les autres drastiques, et particulièrement sur les autres espèces du
même genre : ce purgatif est même si doux, qu'on l'administre sans danger aux enfans, qui n'en éprouvent d'ailleurs aucune répugnance : le jalap irrite moins l'intestin, ou l'irrite moins long-temps que les autres drastiques. Il a encore l'avantage d'être pour les pauvres
un médicament d'un prix très-bas.

On donne le jalap en poudre, à la dose de vingt
grains à un demi-gros, dans un véhicule aqueux et sirupeux, ou dans une émulsion. On administre quelquefois ces doses par fractions de six à dix grains, d'heure
en heure : on en prépare aussi des pilules, qui sont
d'un usage commode. L'extrait de jalap se donne à la
dose de 10 à 12 grains. La résine préparée à l'alkool se
donne à-peu-près à la même dose ; elle est d'un tissu et
d'une couleur homogène, jaune, brune ou verdâtre,
transparente, friable, d'une saveur âcre, excitant
beaucoup la salive. On doit toujours donner la préférence au jalap sans aucune préparation. C'est avec la
résine du jalap et d'autres purgatifs résineux, que l'on

...pare l'eau-de-vie allemande, et ce fameux purgatif de LEROY, qui est maintenant très-en vogue, et que j'ai vu donner avec succès dans des affections rhumatismales, des coliques nerveuses, des céphalalgies opiniâtres, des dartres, etc. On prépare une teinture vineuse de jalap, dans la proportion de deux gros de racine pour une livre de vin, que l'on prend par cuillerées: on l'administre dans l'hydropisie.

On adoucit le jalap en le triturant avec du sucre.

Uni à la crême de tartre, il agit à moindre dose et sans causer la moindre colique. Uni au calomélas (proto-hydrochlorate de mercure), il purge au contraire très-violemment.

On prétend que le jalap est la base des fameuses poudres d'Aillaud. J'ai lu dans un ancien ouvrage, que ces poudres, tant vantées il y a cinquante ans, étaient un mélange de scammonée et de suie.

SCAMMONÉE. — Racine de Scammonée. — *Convolvulus scammonia*. L. *

La racine de scammonée est, comme celle du jalap, grosse, cylindrique et pivotante, rugueuse, jaune-brune, marbrée à l'intérieur, remplie de résine. Cette résine de scammonée, ou *scammonium*, que l'on obtient par des incisions faites à la racine, ou par macération dans l'alkool, est en morceaux légers, friables, bruns, sans odeur; d'une saveur âcre et nauséabonde. On connaît plusieurs variétés de *scammonium* : on distingue particulièrement celui d'Alep et celui de Smyrne **.

---

* *C. foliis sagittatis, postice truncatis, pedunculis teretibus subtrifloris.*

** Fourni probablement par un *periploca*, plante de la famille des apocynées.

Le premier, qui est bien supérieur en qualité , est
léger, brillant et transparent dans sa cassure; il se
dissout très-bien dans l'alkool et très-peu dans l'eau.
Le scammonium de Smyrne est plus pesant, plus compacte, plus foncé en couleur, plus difficile à réduire
en poudre et se dissout moins dans l'alkool. Le scammonium d'Alep contient environ les deux tiers de son
poids de résine : celui de Smyrne n'en contient qu'un
tiers. Le premier est communément sans mélange dans le
commerce; le second est souvent falsifié. On a donc de
justes motifs de donner la préférence au premier de ces
sucs gommo-résineux, et l'on emploie même bien rarement le dernier : cependant leur mode d'action sur
l'économie présente la plus grande analogie, et tous les
deux produisent le même effet purgatif; ils ne diffèrent
d'ailleurs essentiellement dans leur composition chimique , que dans les diverses proportions de leurs
principes résineux.

On ne fait usage que de la résine de scammonée;
c'est même le seul produit de cette plante que l'on
trouve dans le commerce de la droguerie.

On administre la scammonée comme les autres
purgatifs drastiques : elle excite les mouvemens
organiques des voies intestinales et purge fortement,
mais sans permanence; à petites doses ou à doses frac-
tionnées, elle excite sourdement la contractilité des intestins et l'action des glandes; elle agit comme altérant,
et devient incisive, atténuante, désobstruante, etc.

La scammonée purge à la dose de dix grains à un
demi-gros. Les premiers praticiens, témoins de ses
effets violens, tentèrent de l'adoucir ou d'énerver sa
poudre, connue dans les pharmacies, sous le nom de
diagrède, *diagrydium* , en l'imprégnant de vapeurs

acides, aromatiques, sulfureuses, du suc de roses, de coingt ou de réglisse (diagrède sulfuré, cydonié, rosat, etc., etc.); mais aujourd'hui on a renoncé à ces préparations. On unit la poudre de scammonée au sucre, aux sels acides, alkalins, ou à d'autres substances purgatives. On l'étend dans une émulsion, après l'avoir préalablement triturée avec un jaune d'œuf ou du sucre. La scammonée, unie à l'antimoine et à la crême de tartre, forme la poudre cornachine, ou poudre *de Tribus*, médicament très-énergique, mais presqu'entièrement oublié.

MÉCHOACAN.—Bryone d'Amérique.—Scammonée d'Amérique. — Racine du *convolvulus mechoacan*. L., fam. nat. des Convolvulacées.

La racine de méchoacan est dans le commerce, en fragmens ou en disques, épais de deux à trois lignes, de différent diamètre, recouverts d'une écorce grisâtre; le corps de la racine est charnu, compacte, rempli d'une fécule blanche, d'une saveur amère et âcre. Cette racine vient de la province de Méchoacan, dans la Nouvelle – Espagne. Le méchoacan contient une grande quantité de fécule, imprégnée d'un principe qui approche plus de la nature des huiles que des résines; ce principe est très-amer; il est difficile d'en purger entièrement la fécule.

Le méchoacan est un des plus faibles drastiques; il purge et resserre ensuite l'intestin, propriété qui est due sans doute à sa fécule. Comme il excite faiblement la contractilité des intestins, il convient aux enfans et aux personnes délicates et irritables. On le prescrit aux mêmes doses que le jalap : sa teinture vineuse est un

très-bon médicament purgatif et tonique, surtout dans
les maladies vermineuses.

TURBITH végétal. — Racines du liseron-turbith. — *Convol-*
vulus turpethum. L. *, fam. nat. des Convolvulacées.

Cette racine est en morceaux oblongs, de la grosseur
du doigt, compactes, bruns au dehors, blanchâtres en
dedans; d'une saveur âcre et nauséabonde : elle est imprégnée d'une gomme-résine très-purgative.

Le turbith est rarement employé seul ; il entre dans
quelques électuaires et d'autres composés pharmaceutiques : il croît aux Indes orientales.

Le liseron soldanelle, ou chou marin (*C. solda-*
nella), et le liseron des haies (*C. sœpium*), sont
des espèces indigènes, à racines fibreuses et traçantes,
remplies également d'un suc laiteux, gommo-résineux,
âcre et purgatif. On emploie rarement la première de
ces plantes ; plus rarement encore la dernière. Je ne
les place ici que pour montrer combien de rapports et
d'analogie existent entre leurs propriétés physiques
et leurs vertus médicamenteuses, et combien il est
naturel d'en conclure les mêmes rapports entre toutes
les espèces du même genre, et peut-être tous les individus de la même famille.

BRYONE. — Couleuvrée. — Vigne blanche. — Racine
d'adondance. — Navet purgatif. — Navet du diable.
— Racine de bryone. — *Bryonia alba*. L., fam. nat.
des Cucurbitacées.

La racine de bryone ** est une des plus grosses

---

* *C. foliis cordatis angulatis, caule membranaceo quadrangulari,*
pedunculis multifloris.

** *Bryonia scandens, foliis palmatis, asperis, cyrrhis axillaribus*
longissimis, floribus racemosis, baccis globulosis.

de nos plantes herbacées , indigènes * : elle est formée d'un corps cylindrique , allongé , (fusiforme), recouvert d'une écorce épaisse , jaunâtre , sillonnée circulairement, et d'une partie centrale , charnue, sé-parée en zones, d'un tissu compacte , d'une couleur blanc-terne ; l'odeur de la racine est désagréable et vireuse , sa saveur amère ou nauséabonde. — Cette plante croît dans toutes les haies.

La racine de bryone contient de l'extractif, de la résine , et beaucoup de fécule. Cette dernière substance est difficile à purifier de son principe amer et purgatif. On la conservait autrefois dans les pharmacies, pour quelques prescriptions médicinales ; ce médicament très-infidèle et très-inconstant dans ses effets , n'est plus usité ; cette fécule purgée de tous ses principes âcres, est parfaitement semblable aux fécules douces et nourrissantes des autres racines féculentes et des graines céréales.

La bryone est douée d'une vertu purgative , très-ac-tive ; les changemens organiques, occasionnés par sa médication , l'ont fait considérer , par les praticiens, comme un excellent moyen dans le traitement des leu-cophlegmaties , des hydropisies , de l'atonie ; de l'obstruction des organes digestifs , des rhumatismes, de la paralysie , de l'hystérie, des maladies laiteuses, et autres affections graves. Toutes ces propriétés de la bryone , qui dépendent toutes d'une seule et unique propriété excitante , doivent la rendre fort recom-mandable dans la pratique médicinale, et je crois, d'après ce que j'ai moi-même observé des vertus de cette plante, qu'elle est prescrite trop rarement.

---

* J'ai vu une de ces racines qui pesait plus de 20 livres.

On donne la bryone en poudre, à la dose de 1 à 2 scrupules ; en extrait de 10 à 20 grains ; le suc par gros et par petites cuillerées : il est très-violemment purgatif ; la fécule par onces, cuite avec du lait ; mais c'est un remède trop inconstant. On prépare un infusum de rhubarbe à l'eau ou au vin, en suivant la proportion de 1 à 2 gros pour 3 à 4 onces d'eau.

On administre quelquefois le decoctum de bryone en lavement.

RICIN. — *Ricinus.* — Fam. nat. des Euphorbiacées.— Huile de ricin. — *Oleum ricini.*

Le ricin ou ricinier, *ricinus communis*, L., est une plante annuelle, de 5 à 10 pieds de haut, d'un vert rougeâtre et glauque*, rameuse ; les feuilles sont grandes et palmées ; les fleurs sont disposées en grappes terminales et sont unisexes ; les mâles composées d'étamines à anthères jaunes, les femelles sont composées de fruits à trois coques accolées, recouvertes d'épines soyeuses et renfermant trois graines oblongues, de couleur livide, plombée, et marbrées de taches grises et noires. Ces graines ressemblent beaucoup à l'espèce d'*acarus* qui s'attache à la peau des chiens de chasse, (*acarus ricinus*). Leur pulpe est blanche, tendre, émulsive, huileuse ; elle a la saveur douce et agréable de la noisette. On cultive le *palma christi* dans tous les jardins, pour la beauté de son feuillage.

---

* Cette plante est ligneuse et arborescente dans les Indes, sa patrie.

On obtient l'huile de ricin des graines de ce végétal, par expression et par ébullition; elle est épaisse, visqueuse comme le baume de Copahu ; sa couleur est jaune et ambrée ; sa saveur douce, fade, mais nauséabonde et un peu âcre; elle n'a point d'odeur. On préfère l'huile obtenue par expression. Ces semences débarrassées de leur germe ou embryon, et réduites à leur périsperme (*corculum*), donnent une huile si douce, que l'on pourrait en faire usage comme de l'huile d'olives *.

L'huile de ricin rancit en vieillissant, et surtout quand on la tient dans des vaisseaux mal bouchés, en partie vides, et exposés à la lumière et à la chaleur : alors au lieu d'être un purgatif doux, elle cause des coliques, des tranchées insupportables, des vomissemens et des superpurgations. Ces qualités délétères, qui ont fait proscrire l'huile de ricin par quelques praticiens, et qui rendent son administration singulièrement suspecte, se corrigent, en la faisant passer à l'eau bouillante, et en la lavant plusieurs fois à l'eau froide.

L'huile de ricin est la seule des huiles fixes qui soit entièrement soluble à chaud dans l'alkool ; c'est un des moyens dont on se sert pour reconnaître son mélange avec d'autres huiles. On l'extrait des ricins d'Amérique ou des ricins cultivés en Europe ; les propriétés de ces huiles ne diffèrent pas sensiblement, il serait bien important d'encourager en France la culture de ces végétaux.

L'huile de ricin est un purgatif doux et agréable,

---

* On l'obtient ainsi par une pression douce, qui fait sortir l'huile du périsperme, et laisse l'embryon intact; ou par une infusion à l'eau bouillante.

dont l'action est constante ; on l'administre sans préparation, de une à 3 trois onces, et par cuillerées, à demi
heure d'intervalle, seule ou mélangée au bouillon, au
thé, ou au sirop ; on l'aromatise avec l'essence de citron, l'eau de menthe ou de fleurs d'orange ; on corrige
sa saveur en y ajoutant un gros de suc de citron par
once. On en prépare une émulsion très-agréable, mais
qui s'altère très-promptement. On l'administre aussi en
frictions. L'huile de ricin est un très – bon anthelmintique. *Voyez* les vermifuges.

AGARIC DU MÉLÈSE.—Bolet de mélèse. — Ag. blanc.—
Agaricus albus.—Boletus laricinus. — B. laricis. L.,
fam. nat. des Champignons.

L'agaric blanc est en masses orbiculaires, blanchâtres, légères, présentant quelquefois de grandes facettes à surface convexe. On remarque vers la partie
postérieure de ce champignon un enfoncement, qui est
l'endroit de son insertion au corps qui le supporte. La
surface de cet agaric est jaunàtre et gercée, le corps est
blanc et spongineux, d'un tissu composé de fibres ou
de lamelles très-courtes et pulvérulentes ; sans odeur ;
d'une saveur fade, amarescente et un peu acide. Cet
agaric croît sur le mélèze, (*pinus larix.* L.) et sur les
Alpes ; je l'ai rencontré fréquemment sur celles du
Valais et du Dauphiné.

Ce champignon contient beaucoup d'extrait gommeux, amer, et de résine. C'est probablement à ce dernier principe qu'il doit sa vertu purgative. L'agaric est
purgatif drastique ; on l'emploie fort peu maintenant,
parce qu'on a reconnu que ce médicament, tant vanté
dans les anciens auteurs, était très -inconstant dans ses

effets et très-désagréable au malade, à cause de ses qualités gluantes, et des vents qu'il engendre.

On administre l'agaric seul ; en poudre, à la dose de
1 à 2 gros, en decoctum dans l'eau ou le vin, à la dose
d'une à 2 onces par pinte de liquide. On se sert quelquefois de ce decoctum pour excipient à d'autres purgatifs.
L'agaric entre encore dans quelques composés pharmaceutiques. Dans la Valteline et dans quelques vallées
qui avoisinent le Piémont, on donne la poudre d'agaric,
mêlée avec du poivre, aux personnes qui ont avalé, avec
l'eau des fontaines, la sangsue des Alpes. J'ai indiqué
d'autres contrepoisons plus sûrs, etc. *Voyez* l'Histoire
de la sangsue.

ÉCORCE DU SUREAU. — *Sambucus niger*. L. , fam. nat. des Caprifoliacées.

Écorce en laciniures longues, étroites et frisées, ob-
tenues en râclant avec un couteau ou un morceau de
verre, la surface des jeunes branches de sureau, après
en avoir enlevé l'épiderme ; cette écorce est d'un vert-
jaunâtre, sans odeur remarquable ; d'une saveur amère,
nauséabonde, un peu âcre.

L'écorce de sureau est un très-bon drastique, qui
purge sans occasionner de tranchées, et sans trop fatiguer l'estomac ; mais l'économie s'habitue promptement à ce remède, qui reste alors sans action. On la
donne en poudre, incorporée dans du miel, ou en électuaire, à la dose de 2 ou 3 gros ; en infusum et en decoctum aqueux ou vineux, par tasses ou par cuillerées,
en se servant de la proportion d'une à deux onces d'é-
corce pour une livre de liquide. On se sert aussi avec
beaucoup de succès, du suc de l'écorce fraîche, à la

dose d'un à plusieurs gros, seul ou étendu dans un véhicule. Les bourgeons et les jeunes pousses du sureau sont aussi purgatifs. On trouve, dans la Matière Médicale de Haller*, la formule d'une décoction purgative de sureau, préparée avec une once de bourgeons frais, cuits dans une livre d'eau, en ajoutant à la fin un peu de semences de carottes (*daucus carota*. L.), et en exprimant la liqueur : ce decoctum purge fortement et réussit dans l'hydropisie. Il suffirait, pour produire le même effet purgatif, de faire manger la même dose de bourgeons frais de sureau.

Les baies de cet arbrisseau sont aussi purgatives, à-peu-près aux mêmes doses que l'écorce et les bourgeons. Le rob que l'on en prépare, purge avec lenteur et agit comme altérant et apéritif : Boerhaave vantait beaucoup sa propriété savonneuse et résolvante, dans les maladies chroniques.

L'écorce du sureau à grappes, *sambucus racemosa*, et le suc ou decoctum du sureau hièble, *s. ebulus*, plantes qui appartiennent aussi à notre Flore, sont également des purgatifs drastiques et hydragogues.

Racines d'iris de Florence.—Flambe blanche.—*Iris Florentina*. L.—Iridées. Juss.

La racine d'iris de Florence est en morceaux irréguliers, tortueux, géniculés, la plupart de la grosseur du pouce, blancs, compactes, féculens, inégaux, raboteux et tuberculés à leur surface, dont on a presque toujours enlevé l'épiderme; d'une odeur agréable de violette; d'une saveur douce, aromatique, et un peu

---

re quand elle est fraîche : sèche on la réduit facilement en poudre. Cette plante est originaire de l'Italie.

L'analyse chimique a obtenu de la racine d'iris, de l'extractif amer, brun ; un principe âcre, aromatique, ressemblant à une résine liquide, ou à une huile essentielle épaisse, et une quantité assez considérable de fécule amylacée.

L'iris de Florence est un purgatif âcre, qui agit avec beaucoup d'intensité, et peut causer, lorsqu'on l'administre inconsidérement, l'inflammation des intestins. Le suc de cette racine excite le vomissement, et purge aussi violemment, à la dose de quelques gros ; c'est un très-puissant hydragogue, mais presque toujours dangereux, lorsqu'il est administré par des mains mal habiles. C'est surtout comme béchique, incisive ou expectorante, que l'iris de Florence est connue des médecins ; et les vertus qu'on lui a attribuées, de favoriser l'expectoration des mucosités bronchiques, de dissiper la dyspnée, sont bien constatées par l'expérience ; mais comme il est bien évident que cette vertu béchique de l'iris n'est qu'une conséquence de son action stimulante sur l'estomac et sur les intestins, j'ai dû la ranger parmi les purgatifs.

On fait mâcher les racines d'iris, en recommandant au malade d'avaler la salive imprégnée de son suc : elle agit, dans cette circonstance, comme sialagogue ; mais la racine employée ainsi, doit être préalablement adoucie par des lixivations réitérées *. On donne ce médicament en poudre, à la dose de dix à vingt grains.

---

* Ces lixivations rendent ces racines fort douces ; on peut alors les mâcher sans le moindre inconvénient. On en fait des masticatoires pour les enfans.

J'ai donné avec succès, dans le traitement d'un catarrh
chronique du poumon, un vin préparé avec les racine
d'iris et de grand raifort, à la dose d'une once de chaque, dans un litre de vin. Dans l'hydropisie ascite
quelques médecins ont prescrit le suc tiré de la racin
fraîche, à la dose d'une à trois onces. On prescrit auss
l'iris contre les dévoiemens et les flatuosités intestinales, à la dose de six à douze grains, mêlés à autan
de magnésie carbonatée. C'est un médicament utile,
même aux enfans, en modérant la dose. L'iris entre
encore dans plusieurs composés pharmaceutiques : dans
l'eau asthmatique, les tablettes pectorales, l'élixir pec-
toral de Wedelius, la thériaque, l'orviétan, etc. On
prépare, avec la racine, des pois à cautères.

On connaît un grand nombre d'espèces d'iris : plusieurs sont indigènes à la France. On emploie à-peu-
près avec le même avantage, les racines de l'iris commune ou flambe (*iris germanica*), que l'on cultive
dans tous les jardins pour la beauté de ses fleurs ; et
l'iris des marais, ou faux acorus (Glaïeul, *iris nostras*,
iris pseudo-acorus, L., iris à fleurs jaunes), qui croît
dans tous nos marais, et dont la racine exhale beaucoup d'odeur. L'iris hermodatte, ou hermodacte, *colchicum Illyricum*, Mill., est une racine tubéreuse,
cordiforme, féculente, apportée du Levant, et dont
les propriétés sont assez ressemblantes à celles de l'iris
de Florence. Elle est peu usitée.

On cultive beaucoup en Italie, l'iris de Florence ; on
en récolte les racines tous les trois ans ; on les monde
de leur pellicule ou épiderme jaunâtre, puis on les fait
sécher au soleil.

CYCLAMEN. — Pain de pourceau. — Arthanita. — Cyclaminos.—Racine du *cyclamen Europœum.* L., fam. nat. des Lysimachies.

La racine de cette jolie plante est orbiculaire, aplatie, recouverte d'une écorce brune et de fibrilles; son corps est blanc; d'un tissu compacte; d'une saveur amère et âcre. Elle croît à l'ombre des grandes forêts, en France, en Allemagne, en Suisse, en Italie, etc.

Cette racine est fortement purgative; mais elle n'est plus d'usage, que dans la confection de quelques composés pharmaceutiques, tels que l'onguent d'arthanita, l'emplâtre diabotanum. Une autre propriété qui la rend recommandable, c'est de favoriser la résolution des fluxions inflammatoires occasionnées par le froid, connues sous le nom d'*engelures :* on baigne les parties malades deux fois le jour, dans un décoctum tiède de cette racine; la proportion est de trois onces pour une pinte d'eau, que l'on fait bouillir pendant une demi-heure. Lorsque la résolution est avancée, on ajoute à ce décoctum une poignée de feuilles de chêne. Ce médicament m'a toujours réussi.

SELS PURGATIFS. — Sels neutres.

Les sels purgatifs sont aujourd'hui très-nombreux, et tous plus ou moins en usage dans le traitement des maladies; la soude, la potasse, la magnésie, combinées aux acides sulfurique, phosphorique, muriatique et tartarique, forment la plus grande partie de ces sels, que l'on appelle *neutres*, quand après l'action complète et réciproque des acides et des bases, ces deux principes composans ne changent plus les couleurs végétales. Ces sels ont tous des formes cris-

tallines différentes ; la plupart ont une saveur fraîche
et salée ; quelques-uns une saveur amère ; d'autres une
saveur acide : tous, excepté la crême de tartre, sont
très-solubles dans l'eau froide ou tiède ; ces sels ont
aussi, sur l'économie, une manière d'agir uniforme,
dont la médication présente encore moins de différence que les propriétés physiques. Mis sur la langue,
ils produisent en se fondant, un froid très-sensible,
qui est dû probablement à l'absorbtion du calorique,
qui a lieu dans leur prompte solubilité, phénomène
qui a donné lieu de penser que les sels neutres, indépendamment de leur vertu purgative, étaient encore
rafraîchissans.

Ces sels excitent la contractilité de l'estomac, occasionnent souvent des nausées, des coliques, quelquefois
le vomissement, et augmentent toujours l'appétit ; ils
augmentent aussi la contractilité de la tunique musculaire des intestins, celle des glandes, et provoquent une
abondante sécrétion de sérosités *. Ces deux effets sont
les principaux phénomènes de la médication des sels
purgatifs et des purgatifs en général ; mais ici point d'irritation consécutive, point de resserrement, point de
constipation, ce qu'il est peut-être facile d'expliquer
par la faible impression que manifestent ces médicamens
sur les gros intestins ; toute leur action se passant dans
l'estomac et les intestins grêles. On a donc quelque raison
de les considérer comme les purgatifs antiphlogistiques
les plus utiles et les moins dangereux, lorsque la diathèse
inflammatoire domine : c'est en déterminant par leur
excitation, l'affluence du sang et des autres humeurs
circulatoires vers les intestins, que les purgatifs dimi-

---

* Les purgatifs salins provoquent des évacuations ordinairement
séreuses ; les purgatifs végétaux, des évacuations muqueuses.

...uent la pléthore sanguine, détournent l'afluence surabondante du sang vers la poitrine, vers le cerveau et la
surface cutanée, et conviennent par conséquent comme
antiphlogistiques ou dérivans, dans les maladies de ces
organes, causées par l'accumulation du sang, ou par une
inflammation. Cette médication appartient à tous les
purgatifs; mais il n'appartient qu'aux sels neutres de la
produire sans danger. A ces phénomènes de médication, se borne l'action éloignée et secondaire des sels
neutres. Ces médicamens provoquent aussi quelquefois
la sécrétion de l'urine, ce qui démontre évidemment
que leurs molécules passent dans la circulation; cette
médication diurétique se manifeste presque toujours
quand on prend un sel neutre, et ne dépend pas, comme
l'a pensé CULLEN, de la circonstance où la médication
purgative n'a pas lieu.

On prescrit les sels neutres toutes les fois que l'on
veut provoquer doucement les selles; on obtient aussi
plus constamment cette médication, en se servant de
ces purgatifs salins. On attribuait autrefois des vertus
particulières à chacun des sels purgatifs; aux uns,
des vertus fondantes et apéritives, celles d'évacuer la
bile; aux autres, celles d'évacuer les humeurs muqueuses
et séreuses, le lait, l'urine; on les adaptait, d'après
cette opinion, au traitement de diverses maladies;
quelques-uns, tel que le sel polychreste (sulfate de potasse), avaient la vertu de convenir dans toutes les
circonstances, d'être comme ce nom l'indique, des
remèdes à tous maux. Mais quand on observe la médication de ces différens sels, on reconnaît bientôt le
vague de ces assertions, et combien elles sont peu mo-
tivées. J'ai cru cependant remarquer qu'en général,
les sels à base de soude et de potasse sont plus déci-

dément purgatifs, que les sels magnésiens sont doué
d'une vertu tonique, qu'ils doivent peut-être à leu
amertume ; que les sels tartareux sont constammen
diurétiques, et les plus rafraîchissans de tous les sel
neutres. Enfin ces mêmes sels, si ressemblans dans leurs
propriétés physiques et médicamenteuses, le sont en
core par la dose à laquelle on les prescrit.

On administre ces sels, ordinairement dissous dans
l'eau pure, ou chargée d'autres substances médicamenteuses ; cette dissolution doit être faite dans une suffisante quantité de liquides, pour qu'il ne se forme point
de précipité ; il est essentiel alors de ne faire dissoudre
les sels, que quand le liquide est froid ou presque froid,
et de ne jamais le faire évaporer, puisque l'évaporation
favorise la précipitation, et que la chaleur nécessaire
pour opérer les décompose. Il ne faut jamais faire dissoudre à la fois deux sels dans le même liquide, ni
dans un vase de métal, que l'acide de ces sels puisse at-
taquer : on se sert avec avantage de vases d'argent, de
grés, de verre et de porcelaine.

SELS PURGATIFS.

Sulfate de potasse[*]. — Vitriol de potasse. — Tartre
vitriolé. — Potasse vitriolée. — Sel Duobus. — Sel
polychreste de Glaser. — Double secret.—*Arcanum
duplicatum.* — *Sulfas potassœ.* — Deuto-sulfate de
potassium.

Sel blanc en petits cristaux prismatiques, hexaèdres,
terminés par des pyramides transparentes, brillantes,

---

* Potasse, potassium : substance grise, bleuâtre, terne, d'une
saveur très-âcre ; fusible, précipitant des cristaux, avec l'acide tar-

inaltérables à l'air, décrépitant au feu, d'une saveur salée légèrement amère ; soluble dans seize fois son poids d'eau froide, et dans cinq fois son poids d'eau bouillante. Ce sel provient de la combinaison directe de l'acide sulfurique à la potasse. (*Codex*, pag. 241.) On le rencontre dans les cendres de plusieurs végétaux ligneux, dans les mines d'alun de la Tolfa et de Piombino, et dans quelques eaux minérales.

Ce sel purge doucement ; à petites doses il ne fait qu'irriter l'intestin. Il faut le donner de 4 gros à 1 once, et le faire dissoudre préalablement dans un véhicule aqueux ; on l'administre quelquefois par gros dans du bouillon de veau : c'est principalement comme antilaiteux qu'on l'administre de cette manière, mais il faut répéter cette dose plusieurs fois pour en obtenir un effet purgatif.

SULFATE DE SOUDE *. —Soude vitriolée. — Sel admirable. — Sel de Glauber. — Deuto-Sulfate de sodium. — Alkali minéral vitriolé. — *Sulfas sodæ.*

Sel blanc, transparent, diaphane, cristallisé en longs prismes à six pans, cannelés, à sommets dièdres ; d'une saveur fraîche, amère et nauséabonde ; contenant plus

---

treux et oxallique, soluble dans environ la moitié de son poids d'eau et dans huit parties d'alkool ; soluble dans les huiles fixes et l'axonge, avec lesquels elle forme des savons déliquescens. —Convertie en métal par l'action de la pile galvanique.

* Soude, sodium : substance grise, bleuâtre, moins solide, moins fusible, moins déliquescente ; ne précipitant pas de cristaux avec les acides tartareux et oxalliques, formant avec les huiles fixes un savon solide et déliquescent. — Convertie en métal pár l'action de la pile galvanique.

de moitié de son poids d'eau de cristallisation ; très-
efflorescent ; soluble dans trois parties de son poids
d'eau froide , et dans un peu moins de moitié de son
poids d'eau bouillante : exposé long-temps à l'air, il
perd son eau de cristallisation et tombe en poussière.
En troublant la cristallisation de ce sel , on obtient des
cristaux très-confus et très-petits ; c'est la *magnésie
française*.

On rencontre le sel de Glauber dans quelques sources
d'eaux salées, et dans les cendres des plantes marines :
on l'obtient pour l'usage pharmaceutique, de la décomposition du carbonate de soude , par l'acide sulfurique.
(*Codex* , pag. 242.) On tire aussi ce sel de Dieuze en
Lorraine , il est connu dans le commerce sous le nom
de sel d'Epsom de Lorraine, mais il faut le purifier
avant d'en faire usage. Le sulfate de soude a une action
purgative très-constante : c'est sans doute la raison de la
préférence qu'on lui accorde sur les autres sels purgatifs. Sa médication est douce , et n'est jamais accompagnée, même quand on le donne à forte dose , d'irritation ou de phlogose. Ce sel convient pour évacuer les
intestins au commencement des maladies aiguës ou fé-
briles, pendant leur durée et pendant leur convalescence, quand on craint d'irriter ces organes. On a remarqué que ce sel n'agit que superficiellement, et ne
produit point d'effets généraux qui troublent l'économie.
Ce purgatif doux entre dans presque toutes les médecines
composées. La dose ordinaire est d'une à 2 onces, dissoutes dans une pinte de liquide. On l'administre aussi
par fractions d'un gros, dans une tasse de bouillon , à
une heure d'intervalle.

SULFATE DE MAGNÉSIE *. — Vitriol magnésien. — Sel cathartique amer. — Sel d'Epsom. — Sel d'Angleterre. — Sel d'Egra. — Sel de Sedlitz. — Sel de Seidschutz. — Sel de Bohème. — Sulfate de magnésium. — *Sulfas magnesiœ.*

Sel blanc, en prismes à 4 pans, terminés par des sommets à 4 faces ou dièdres, peu efflorescent à l'air, soluble dans son poids égal d'eau froide et dans deux tiers de son poids d'eau bouillante : saveur fraîche et très-amère, surtout quand il est mélangé de muriate de chaux, qui le rend très-déliquescent.

On rencontre ce sel dans les eaux de la mer, dans plusieurs fontaines salées, et dans les terrains schisteux : on l'extrait principalement des sources salines.

Le sel magnésien est un purgatif très-doux ; il produit une légère excitation qui augmente l'appétit ; il purge à la même dose que le sel de Glauber ; je prescris fréquemment ce sel dissous dans l'eau froide, à la dose d'une once par livre, (environ deux onces par pinte) ; je fais prendre 1 ou 2 verres de cette eau minérale, le matin à jeun, les malades sont purgés ainsi très-doucement. Le sulfate de magnésie fait partie d'un grand nombre d'eaux minérales naturelles et artificielles. Il sert à la préparation de la magnésie pure et de la magnésie carbonatée.

---

* Magnésie, magnesium : poudre blanche, très-légère, très-douce au toucher, inodore, insipide, infusible au feu ordinaire. On ne trouve jamais la magnésie pure dans la nature ; elles est toujours combinée aux acides ou aux oxydes métalliques.

Tartrate acidule de potasse. — Tartrite de potasse.
—Crême de tartre. — Cristaux de tartre. — Sur-
Deuto-tartrate de potassium.—*Tartras potassæ aci-
dulus.—Cremor tartari.*

Sel blanc, en cristaux quadrilatères, différemment
groupés en fragmens irréguliers, très-fragiles; d'une
saveur acide et pulvérulente, soluble dans environ 60
fois son poids d'eau froide et dans 30 fois son poids
d'eau bouillante.

On obtient les cristaux de crême de tartre, en puri-
fiant le tartre * par dissolution dans l'eau bouillante, en
lui enlevant sa partie colorante par l'addition de la terre
argileuse, et par la cristallisation.

La crême de tartre est un purgatif doux, qui ne produit d'évacuations alvines qu'à la dose de 4 gros à 1
once. Ce sel a une action tonique très-prononcée,
qui se manifeste sensiblement sur l'estomac et sur les
intestins, même lorsqu'il ne produit pas de purgation,
en sorte que ce sel paraît agir autant par une vertu
acide que par une vertu purgative, aussi le prescrit-on
souvent comme les acides, soit seul, soit combiné
aux toniques et aux amères, quelquefois aussi dans l'intention de modérer l'action trop resserante de ces médicamens (*v.* l'histoire du fer). La crême de tartre
porte aussi son impression stimulante sur les reins, sur
les vaisseaux lymphatiques, sur les membranes sé-

---

* *Tartre blanc, tartre rouge,* matière blanche ou rouge, cristallisable, contenue abondamment dans le raisin et dans le vin; d'une
saveur acide, *terreuse,* peu soluble à l'eau, insoluble à l'alkool,
se déposant sur les douves des tonneaux où l'on conserve le vin.

reuses et sur les glandes ; c'est pourquoi on le prescrit comme diurétique, hydragogue, apéritif et désobstruant : on l'administre avec beaucoup de succès dans la goutte et le rhumatisme, compliqués d'atonie des organes digestifs ou d'embarras intestinal. La crême de tartre et le tamarin, sont les meilleurs purgatifs à employer dans les fièvres bilieuses et adynamiques ; ces médicamens purgent sans efforts et sans causer de faiblesse ; ils préviennent l'atonie des intestins, dissipent le météorisme, modèrent l'ardeur fébrile et rétablissent le cours de l'urine.

On prescrit la crême de tartre à la dose d'une à 2 onces, que l'on fait dissoudre dans l'eau ou le petit-lait. En donnant ce sel par gros, il ne purge pas et agit comme altérant, à moins qu'on ne renouvelle cette dose à des intervalles très-courts. On l'administre quelquefois en poudre, que l'on incorpore dans du miel ou du suc de pruneaux.

- En unissant à la crême de tartre un huitième d'acide boracique *, elle devient très-soluble dans l'eau froide ou chaude, (3 parties d'eau froide, 2 parties d'eau bouillante), et absorbe rapidement l'humidité de l'air : c'est *la crême de tartre soluble, le tartre boracé*.

---

* Acide boracique, acide borique, acide borique vitrifié, sel sédatif de Homberg. — Acide obtenu du borate de soude (sous-deutoborate de sodium) par l'acide sulfurique ; il cristallise en lames blanches, nacrées, micacées, d'une saveur fraîche, acidule. Ce sel n'est plus en usage.

Tartrate de potasse neutre. — Tartre soluble. —
— Tartre tartarisé. — Sel végétal. — Deuto-tartrate
de potassium. — *Tartras potassæ.*

Sel blanc, en cristaux rectangulaires, terminés par
des sommets dièdres ; d'une saveur amère, soluble
dans son poids égal d'eau froide, et dans la moitié de
son poids d'eau bouillante.

On obtient ce sel en projetant de la crême de tartre
pulvérisée, dans une dissolution chaude de sous-carbonate de potasse, en filtrant, en rapprochant par évaporation, et en laissant cristalliser. Ce sel jouit de toutes
les propriétes de la crême de tartre, et se prescrit à la
même dose.

Tartrate de potasse et de soude.—Sel de Saignette.
—Sel polychreste de la Rochelle.—Tartre de soude.
— Deuto - tartrate de potassium et de sodium.—
Tartras potassæ et sodæ.

Ce sel est un de ceux qui présentent la cristallisation la
plus belle et la plus régulière, ce sont des prismes à 8
ou 10 pans presqu'égaux, d'une belle transparence et
peu altérables à l'air ; il a une saveur fraîche, légèrement amère ; il est soluble dans partie égale d'eau
froide, et dans moins de son poids d'eau bouillante.
Un apothicaire de la Rochelle, nommé Saignette, découvrit ce sel, et tint long-temps sa composition se-
crète : cette espèce de mystère donna au nouveau médicament la plus grande vogue. On l'obtient en projetant de la crême de tartre pulvérisée, sur une dissolution chaude de sous-carbonate de soude, et en suivant

les mêmes procédés que pour le sel précédent, dont il a les propriétés purgatives : il se prescrit à la même dose.

MURIATE DE SOUDE. — Sel marin. — Sel gemme. — Sel gris. — Sel de cuisine. — Deuto - hydrochlorate de sodium. — *Murias sodæ.*

Sel blanc, gris, rose, violet ou jaune, crystallisé en cubes ou en octaèdres ; mis sur les charbons, il décrépite et devient opaque : attirant l'humidité de l'air, mais inaltérable à l'air quand il est pur ; très-soluble, également dans l'eau froide ou chaude, qui en dissolvent environ le tiers de leur poids ; il a une saveur salée, fraîche et agréable ; il est le résultat de la combinaison de la soude et de l'acide muriatique. Ce sel est abondant dans les eaux de la mer, qui le contiennent depuis 2 gros jusqu'à 2 onces par livre, en raison des climats plus ou moins chauds. On le trouve aussi dans les eaux des lacs et des sources, (Dieuze en Lorraine, Salins en Franche-Comté, Bex en Suisse, etc.), en état de fossile ou de cristaux solides, en masses plus ou moins considérables et différemment colorées, dans plusieurs mines, en Pologne, en Allemagne, en Suisse, en Angleterre.

Le muriate de soude est un des assaisonnemens les plus employés et les plus utiles à l'homme et aux animaux. Il augmente l'appétit, excite les organes digestifs et favorise la digestion ; on a considéré ce sel comme un des meilleurs fondans ; il purge légèrement à la dose de 1 à 4 gros, à une demi-once, et ne diffère pas sous ce rapport des autres sels purgatifs. Donné en lavemens à la dose d'une à 2 onces, il excite vivement la contractilité du rectum, favorise l'évacuation de cet intestin, et produit une dérivation salutaire dans le traitement du lombago ou d'autres douleurs rhumatismales, aïgues ou chroniques. Ce sel est un excellent préservatif de la putréfaction des matières animales et végétales: il a la propriété de les conserver long-temps sans altération.. Le peuple a l'habitude d'appliquer des compresses imbibées d'eau salée sur les plaies récentes : cette pratique est pernicieuse, aggrave les plaies, et s'oppose à leur prompte cicatrisation. Ces applications ne pourraient d'ailleurs que favoriser leur altération septique ou putride, en admettant qu'un pareil état puisse avoir lieu sur le corps vivant ; car on a remarqué que le muriate de soude, à petite dose, favorise singulièrement la putréfaction des corps organiques. Ces applications favorisent la résolution des engorgemens lymphatiques, des fluxions chroniques, des contusions, des ecchymoses ; elles excitent la peau, l'animent, le rubéfient, changent son mode de sensibilité et conviennent dans plusieurs des maladies de cet organe. En traitant des eaux minérales salines, j'ai parlé de l'avantage des bains de mer.

MURIATE DE POTASSE. — Sel fébrifuge de Sylvius. — Deuto-hydrochlorate de potassium. — *Murias potassæ.*

Sel blanc, cristallisé en prismes à quatre pans, peu altérable à l'air, décrépitant au feu, soluble dans trois parties d'eau froide et dans deux parties d'eau bouillante ; d'une saveur piquante, très-amère. On trouve ce sel dans les cendres de plusieurs végétaux, dans les eaux minérales, et dans quelques liqueurs animales; on l'obtient de la combinaison de l'acide muriatique à la potasse. Le muriate de potasse est faiblement purgatif,

agit-plutôt par *altération*, en stimulant d'une manière lente les organes digestifs et les glandes mésentériques ; on le prescrit avec avantage dans l'atonie et
l'engorgement de ces organes ; ce sel est un médicament très-stimulant, que l'on a cependant presque
généralement rejeté de la matière médicale.

PHOSPHATE DE SOUDE.—Phosphate sursaturé de soude.
—Sous-phosphate de soude. — Sel microcosmique.
— Sel fusible. — Sel admirable perlé. — Deuto-
phosphate de sodium. — *Phosphas sodæ.*

Sel blanc, cristallisé en rhomboïdes, à angles souvent tronqués, ou en petites lames brillantes et nacrées ;
très-efflorescent ; soluble dans trois parties d'eau froide et
dans deux parties d'eau bouillante ; d'une saveur salée,
douce, fraîche, nullement amère, analogue à celle du
sel marin. On trouve ce sel dans le serum du sang,
Dans la sérosité des hydropiques, dans l'urine, et dans
d'autres liqueurs animales ; on l'obtient en saturant du
phosphate acide de chaux obtenu de la décomposition des os par l'acide sulfurique, avec le carbonate de
soude, en filtrant la solution, en évaporant, et en faisant
cristalliser. (*Codex*, pag. 257.) C'est un purgatif fort
doux, n'occasionnant jamais ni dégoût, ni coliques ;
on le donne à la dose d'une à 2 onces dans du bouillon.

EAUX MINÉRALES SALINES.

Ces eaux, au nombre desquelles il faut comprendre
l'eau de l'Océan, ou l'eau de mer, et toutes les eaux
mères des salines et des lacs, sont aussi communes
que les eaux ferrugineuses et que les sulfureuses ; elles

sont facilement reconnaissables à leur saveur salée
amère, et légèrement piquante ou acidulée, à la quantité de matières salines qu'elles précipitent à l'évaporation ou en y versant quelque réactif. Leur pesanteur
spécifique est plus grande que celle de l'eau simple :
l'eau de mer est à l'eau distillée, : : 1,0289 : 1,0000.

Ces eaux contiennent ordinairement plusieurs espèces de sels à base de magnésie, de soude, de chaux,
d'alumine, combinés à l'acide sulfurique, muriatique,
carbonique, etc. Dans quelques-unes, comme dans l'eau
de mer, dans les sources de Saint-Gervais, près de Genève, on trouve une matière extractive bitumineuse * ;
dans d'autres, une matière animale; comme dans celles
d'Aix en Provence, et de Plombières. Quelques-unes
sont saturées d'une si grande proportion de gaz acide
carbonique, qu'elles s'échappent en bouillonnant des
vases qui les contiennent et font mousser les vins : telles
sont les eaux salines de Pyrmont, de Sedlitz, etc.

Ces eaux sont froides ou thermales : le calorique
exalte leurs propriétés stimulantes et les rend bien plus
actives.

Les eaux salines jouissent de propriétés qui les rendent justement recommandables comme médicamens,
même pour la guérison des maladies qui ont résisté à
tous les autres remèdes. Ces eaux s'employent à l'intérieur et à l'extérieur ; ce dernier mode d'administration
convient surtout pour les maladies de la peau, qui
dépendent de la faiblesse ou du relâchement de cet
organe, pour les congestions lymphatiques, les engo-
gemens des articulations, les affections rachitiques et
scrophuleuses. Elles conviennent à l'intérieur contre

---

* Celles de St.-Gervais contiennent du pétrole.

affections chroniques de l'estomac, des intestins, du foie, des reins, de la vessie, etc.; contre les obstructions de ces viscères, contre les catarrhes, la phtisie scrophuleuse, les rhumatismes chroniques, etc. La plupart de ces eaux sont légèrement laxatives; d'autres sont constamment purgatives, et purgent avec la plus grande modération, telles que les eaux de Sedlitz, de Seidschutz, etc.; elles sont aussi fréquemment diurétiques : elles ont enfin été employées avec succès dans le traitement de la mélancolie, de l'hypochondrie et de la plupart des maladies nerveuses.

Russel regardait l'eau de mer comme un des meilleurs remèdes dans le traitement de l'engorgement des glandes et des tumeurs qui ne sont pas squirreuses *.

Les eaux salines thermales les plus recommandables sont celles de Plombières, Bourbonne-les-Bains, Sylvanès, au département de l'Aveyron; Balaruc, Bagnères, Aix, en Provence; Saint-Gervais, près de Genève; Lucques, en Italie.

Les eaux salines froides : celles de Pouillac, au département des Landes; d'Epsom, en Angleterre; de

---

* Dans sa Dissertation : *De tabe glandulari, sive de usu aquæ marinæ in morbis glandularum.*

. On ne saurait trop recommander aux personnes affaiblies par les maladies ou les excès, affectées d'engorgemens, d'obstructions, ou surchargées d'embonpoint, l'usage des bains en pleine eau, ou dans les grandes eaux des lacs et de l'Océan, agitées par le flux ou la tempête : les immersions successives opérées par leur mouvement sont pour le corps un exercice salutaire et singulièrement fortifiant. Dans le temps que j'habitais sur les bords du lac de Genève, je m'exposais souvent à ses flots qui, alternativement dans cette espèce de lutte, m'entraînaient et me repoussaient au rivage. Je revenais de cet exercice plus alerte et plus fort.

Pyrmont, en Westphalie ; de Sedlitz et de Seidschut, en Bohême.

On prépare les eaux minérales salines artificielles, en faisant dissoudre dans de l'eau plus ou moins chargée de gaz acide carbonique, du sous-carbonate de soude et de magnésie, du sulfate de soude, des muriates de soude, de magnésie et de chaux, etc. Voici la composition de l'eau de Sedlitz artificielle.

Eau chargée de trois fois son volume d'acide carbonique, 20 onces.
Sulfate de magnésie, 2 à 4 gros.
Muriate de magnésie, de 18 à 36 grains.

On prépare l'eau de Balaruc artificielle, en faisant dissoudre dans une pareille quantité d'eau également chargée d'acide carbonique, un gros et demi de muriate de soude, huit grains de muriate de chaux, cinquante-six grains de muriate de magnésie, et un grain de carbonate de magnésie. (*Voyez* le *Codex*, page 272-273.)

BOUILLONS GÉLATINEUX.

On prépare ces bouillons avec la chair des jeunes animaux, et avec toutes les substances animales qui contiennent beaucoup de gélatine : celles du veau, du poulet, des grenouilles, des tortues ; ces bouillons sont adoucissans et laxatifs, ils relâchent les fibres et les tissus des organes, ils affaiblissent, ils purgent légèrement ; on les emploie comme adoucissans dans toutes les maladies sthéniques (*V.* les Adoucissans), et comme relâchans, pour faciliter l'action des substances purgatives. Quand on ne veut obtenir qu'un effet laxatif, on ajoute à une pinte de bouillon, une petite quantité de sels neutres (d'un gros à deux onces), que l'on donne

r tasses au malade. Ces bouillons aident beaucoup
ction des autres purgatifs plus actifs ; on les fait
rendre un ou deux jours avant leur administration.
On prépare ces bouillons par une ébullition lente
et graduée.

SUPPOSITOIRES.

Corps solides, d'une consistance emplastique, d'une
forme conique, longs de deux à trois pouces et de la
grosseur du doigt, que l'on introduit dans le rectum,
afin d'exciter sa contraction, et de provoquer la sortie
des excrémens. On les prépare avec différentes substances solides ou molles, avec la cire, le suif, le lard,
le beurre de cacao, le miel, le savon, le fromage salé,
le linge, le coton, la gomme élastique, ou caoutchouc,
les côtes de poirée, de chou, etc. On les enduit d'a-
xonge, de miel, d'huile, pour faciliter leur entrée dans
l'anus, et de substances irritantes, telles que le sel
commun, l'agaric, la coloquinte, etc. On rend ces suppositoires toniques, astringens, anodyns, émolliens et
vermifuges.

LAVEMENS. — Clystères. — Remèdes. — *Clysterium.* — *Enema.*

Les lavemens ou clystères sont des médicamens liquides, que l'on introduit par l'anus dans le rectum, au
moyen d'un instrument appelé *seringue :* c'est une espèce d'injection que l'on fait le plus ordinairement,
pour favoriser ou provoquer l'évacuation des matières
stercorales, en leur donnant un dissolvant ou véhicule,
ou en irritant l'intestin.

lavemens purgatifs avec le séné, la rhubarbe, la casse,
le tamarin, l'aloës, la mercuriale, la bryone, la gratiole,
les sels neutres, etc.

L'habitude des lavemens rend l'intestin paresseux;
on finit par ne plus évacuer sans leur secours. J'ai donné
mes soins à une femme qui, voulant discontinuer l'usage
des lavemens, était restée vingt jours sans évacuation;
le rectum très-dilaté contenait au moins trois livres
d'excrémens noirs et très-consistans, que je fus obligé
d'extraire avec le manche d'une cuiller d'argent.

CARMINATIFS *.

On donne le nom de carminatifs, aux médicamens qui ont la propriété de dissiper les vents ou gaz contenus dans l'estomac et les intestins, de s'opposer à leur dégagement, et de calmer les douleurs causées par leur présence dans ces viscères.

Le nom de carminatif a été donné à ces médicamens parce qu'ils calment les douleurs comme par enchantement, à la manière de certains vers magiques *carmina* auxquels les anciens attribuaient cette propriété **.

Les carminatifs, doués la plupart d'une propriété stimulante, sollicitent la contraction des intestins et la sortie des vents ou gaz qui se sont dégagés dans leur cavité; mais ils n'ont aucune action sur les matières stercorales, sur les humeurs bilieuses, muqueuses, etc., qui y sont contenues.

Les maladies occasionnées par les vents, sont connues sous le nom de flatuosités, points, coliques ven-

---

* Carminatifs. — Antipneumatiques. — Physagogues. — Antiphysiques. — *Carminativa medicamenta.*

** *Carminare significat demulcere carminibus : veteres enim existimabant, poëtas ope suorum carminum demulcere posse dolores et motus nimis vehementes ; hæc poeseos æquè ac medicinæ inventor habitus est Apollo.* — H. BOERHAAVE. *Tractat. de viribus medicamentorum.*

teuses, passion ou colique flatueuses, emphysème, tumeurs emphysémateuses ; la plupart de ces maladies sont symptômatiques, et ont été considérées comme des accidens, mais elles n'en sont pas moins très-insupportables ; elles en imposent d'ailleurs sous la forme de maladies plus graves, ou en compliquant les maladies essentielles, elles en rendent le traitement douteux et embarrassant. Les vents produisent des douleurs aiguës, tantôt vagues, tantôt fixées sur un point; des tiraillemens d'entrailles, ou tranchées; ils distendent les intestins outre mesure, occasionnent une constipation opiniâtre, la suffocation, la cardialgie, des palpitations, des vertiges, des syncopes, etc., etc.

Les personnes maigres, nerveuses, pituiteuses ou lymphatiques, sujettes à des affections tristes; les mélancoliques, les hypochondriaques, celles qui font usage d'alimens gras, huileux, farineux, surtout de légumes papilionacés ou crucifères, et de pain non fermenté; les personnes sédentaires, replettes, pléthoriques, hémorrhoïdaires ; celles enfin qui s'exposent à un air humide et froid sans être bien couvertes, qui font usage de boissons tièdes, qui boivent ordinairement du cidre, de la bière, du moult, ou toute autre liqueur chargée de gaz acide carbonique, sont sujettes aux maladies venteuses.

Les gaz qui se dégagent dans l'estomac et les intestins, pendant la digestion, sont de différente nature. M. Jurine, de Genève, en a fait l'analyse avec soin ; il a trouvé que ces gaz sont de l'acide carbonique, de l'oxygène, de l'azote et de l'hydrogène ; que les deux premiers existent toujours dans l'estomac ; qu'ils ne se rencontrent dans le duodénum et les intestins grêles, que mélangés avec les deux derniers; que ceux-ci, l'azote ne l'hydrogène, existent presque exclusivement dans les gros intestins. Il est facile d'expliquer par là, pourquoi les premiers occasionnent toujours sur l'organe du goût une sensation aigre, et pourquoi ceux qui sortent du gros intestin et du rectum ont une odeur fétide, fétidité qui est due surtout à la propriété connue à l'hydrogène, de dissoudre le soufre contenu dans les excrémens, et de le transformer en hydrogène sulfuré, gaz qui répand l'odeur d'œufs pourris. Une certaine quantité d'air s'introduit dans l'estomac avec nos alimens et se mêle à ces gaz.

Les maladies venteuses reconnaissent pour causes principales, 1° la faiblesse, la débilité des intestins, et leur défaut de contractilité, 2° leur état spasmodique, 3° leur état inflammatoire, 4° la mauvaise qualité des alimens.

C'est presque toujours à la faiblesse des tuniques des intestins qu'il faut attribuer le développement des gaz. Les flatuosités sont plus fréquentes chez les personnes faibles que chez celles qui sont fortement constituées : les premières rendent beaucoup de vents, qui ont une fétidité remarquable. Le météorisme qui accompagne les maladies aiguës dépend de l'atonie et du défaut de contractilité des intestins.

Les gaz ou vents n'existent pas seulement dans les intestins, ils peuvent, dans quelque circonstance, se dégager au milieu d'autres organes, surtout au milieu de ceux qui sont abondamment pourvus de tissu cellulaire, dont ils infiltrent les mailles, en y produisant un gonflement plus ou moins considérable, auquel on donne le nom d'*emphysème*. Cette affection accompagne fréquemment les plaies pénétrantes de la poitrine, du poumon, ou des intestins ; mais il n'est pas de

mon sujet de parler de ces sortes d'emphysèmes trau-
matiques, dont l'histoire appartient plus à la chirurgie
qu'à la thérapeutique : ceux qui sont dûs au dégagement
spontané des gaz, sans lésion accidentelle, sont les seuls
dont je ferai mention. On ne sait rien d'exact sur la manière dont ces gaz se développent dans les parties qui
n'ont pas la moindre communication avec celles où ils
s'engendrent, et qui les recèlent ordinairement : on
soupçonne que leur exhalation se fait comme celle des
liquides qui s'épanchent accidentellement dans ces diverses parties ; ces épanchemens gazeux ont leur siège
dans le tissu cellulaire sous-cutané, sous-séreux, sous-
muqueux, intermusculaire, dans le parenchyme du
poumon, dans les cavités du plèvrès, du péritoine ;
dans celle de la matrice *, etc.

Les symptômes de ces affections venteuses ne sont
faciles à distinguer que lorsque celles-ci sont superfielles ;
ceux qui accompagnent les affections profondes sont
plus embarrassantes, plus propres à laisser dans le doute
ou à jeter dans l'erreur ; les symptômes de l'emphysème des poumons et des plèvres, sont rapides et
effrayans. La difficulté de la respiration, la suffocation
éminente, une douleur vive à l'hypogastre, sont les
symptômes de l'emphysème des muscles thorachiques ;
la tension de l'abdomen, la nature du son que rend
cette cavité percutée, l'altération du visage du malade,
la tristesse empreinte sur tous ses traits, caractérisent
la tympanite. On reconnaît facilement l'emphysème qui

---

* *Matrona in amplissimo consortio, repentè crepitus è vulvâ, qua-
lis ano erumpere solet, cum fugore præter voluntatis erupit, non
sine matron cerubore, est præsentium terrore.* J. F. Henckel.

occupe les bras, les cuisses, les jambes, le visage, le scrotum, etc., au gonflement de ces parties, à la tension, à la rénitence de la peau, qui conserve néanmoins son intégrité ; à la crépitation que ces parties font entendre, quand on les presse ; à leur élasticité, à l'absence de toute fluctuation. Ces emphysèmes, à moins qu'ils ne ferment le passage du sang dans les vaisseaux, ne sont ni bien gênans, ni bien dangereux. L'emphysème qui occupe les cavités profondes de la poitrine, du bas-ventre et du bassin, en a souvent imposé, en présentant les symptômes d'affections inflammatoires ou organiques : on a vu des dyspnées, des suffocations, des accès d'asthme les plus violens en être la suite ; on les a vu simuler la péripneumonie *, la phtisie, des épanchemens de matières aqueuses, purulentes, et déterminer les praticiens à pratiquer sur les malades ainsi affectés l'opération de l'empyème. **

Combien de douleurs aiguës, tantôt fixes, tantôt vagues, profondes ou superficielles, sont occasionnées par ces gaz, sans que l'on sache souvent à quoi les attribuer ; elles occupent tantôt la poitrine, tantôt les reins, tantôt le bas-ventre ; gênent la respiration et les mouvemens, forcent à des positions gênantes, empêchent le sommeil, etc. Ces points douloureux, car c'est ainsi qu'on les désigne, sont rarement accompagnés de phénomènes généraux, de trouble dans les

---

* J'ai eu occasion d'observer dans ma pratique, une de ces péripneumonies venteuses, qui fut heureusement traitée par l'usage des boissons carminatives éthérées, et par celui des bains froids.

** *Voyez* RIOLAND, Anatomie.—CAMBALUSIER, Pneumatologie.—BONNET, Sepulch.—MORGAGNI, Epist. xviij.

fonctions, de fièvre ; c'est surtout à l'absence de ce symptômes qu'on les reconnaît, et que l'on prend le parti de ne pas s'en inquiéter. Ces points douloureux paraissent brusquement et disparaissent de même, à la grande surprise du malade, qui prend souvent leur apparition pour un effort. C'est aussi à la présence des gaz dans les intestins, que sont dues ces douleurs vives, ressenties à l'abdomen, quand on marche immédiatement après les repas, ou qu'on se livre à un exercice violent. L'air comprimé par les excrémens, intercepte leur contiguité, comme l'air interposé dans un tube de baromètre, entre les parties séparées de la colonne du mercure.

La maladie qui réclame le plus l'usage des carminatifs, est celle que l'on nomme *colique venteuse* ou *flatulente*, *passion flatulente*. Cette maladie, dont le développement est idiopatique, est accompagnée de symptômes très-remarquables, tels que le gonflement prompt de l'abdomen, qui devient balonné et sonore, l'éruption fréquente de rots ou de vents presque inodores, éruption suivie de soulagement ; les borborygmes, la constipation opiniâtre, la suppression de l'urine, l'absence de la douleur et de la fièvre. La cause de cette maladie est la faiblesse ou la débilité de l'estomac et des intestins, ou l'usage d'alimens malsains : on doit lui opposer par conséquent un traitement actif ou stimulant, composé de médicamens choisis dans la classe des excitans et des toniques, qui sollicitent l'action et la contractilité des voies intestinales, affaiblies et relâchées.

La médication des carminatifs est peu évidente : ces médicamens ne manifestent leur présence que par un sentiment de chaleur vers l'estomac ou les intestins, et la cessation souvent très-prompte des affections pour lesquelles ils sont prescrits. Cette médication ressemble en tout à celle des excitans généraux : on ne peut avoir aucun doute sur cette action médicamenteuse des carminatifs.

La vertu carminative n'appartient cependant pas exclusivement aux carminatifs ombellifères ; mais, dans les circonstances maladives, où les stimulans sont indiqués, pour débarrasser l'économie des vents qui la fatiguent, on obtiendra toujours plus de succès en choisissant ceux de la classe des ombellifères, recommandés encore aujourd'hui par nos meilleurs praticiens. D'ailleurs, ici comme dans beaucoup d'autres médications, il n'y a rien d'exclusif, l'indication varie comme la nature des symptômes. La cause est-elle dans la faiblesse, dans le défaut de contractilité ? on doit recourir aux excitans ou aux véritables carminatifs, choisis dans la classe des ombellifères ; la cause est-elle nerveuse ? dissipez les spasmes, rétablissez l'équilibre, par l'usage des antispasmodiques, des gommes fétides, des spiritueux, de l'opium, de l'éther ; est-elle inflammatoire ? donnez les délayans, les mucilagineux, les infusions de guimauve, les lavemens de graines de lin : si les vents sont dus à la présence de la saburre dans les premières voies, usez de médicamens purgatifs : enfin si l'on ne veut pas troubler la digestion, si les organes digestifs ont assez de ton, que les gaz dépendent seulement de la nature des alimens, neutralisez ces gaz par les absorbans. Mais quelques avantages que présente la variété de ces moyens, adaptés à tant de circonstances différentes, ils ne suffisent pas toujours, quelquefois même il ne faut en employer aucun. Les bains, le changement d'air, l'usage de vêtemens chauds, une

nourriture saine et restaurante, ont quelquefois par
supérieurs à tous ces moyens pharmaceutiques. Dan
quelques cas, l'engorgement ne s'est dissipé qu'en fa
vorisant la sortie des gaz, par des scarifications ou de
compressions méthodiques; on associe à tous ces moyens
des frictions sèches et aromatiques, pratiquées particulièrement sur les parties de la peau qui répondent aux
endroits affectés ; des lotions toniques, des topiques,
des bains froids, et l'usage interne de l'eau froide.

On proscrit les carminatifs, et tous les moyens stimulans, toutes les fois qu'un état inflammatoire occasionne
ou complique les maladies venteuses; dans le météorisme
causé par une affection aiguë, par la présence des poisons : « toutes les fois que les maladies venteuses, dit
« DESBOIS DE ROCHEFORT, sont occasionnées par une
« irritation générale, avec phlogose, comme dans les
« fièvres bilieuses ou putrides ; dans ce cas les délayans,
« les émolliens, les huileux, les antiputrides, les acides
« végétaux très-étendus, sont les seuls carminatifs que
« l'on doive employer. »

La plupart des médicamens carminatifs sont tirés du
règne végétal et de la famille des ombellifères ; ils participent par conséquent aux vertus singulièrement énergiques des plantes de cette classe, regardées avec raison
comme les carminatifs par excellence.

Les ombellifères forment, parmi les végétaux, une
famille très-naturelle et composée d'individus qui ont
tous une grande ressemblance entre eux ; la plupart sont
des plantes herbacées, vivaces ou annuelles; leur racine
est fusiforme et pivotante, couverte d'une écorce annelée; leur tige, plus ou moins élevée, est creuse, cylindrique, striée, sillonnée, interrompue par des nœuds,
inégalement distans ; leurs feuilles, éparses ou alternes,

embrassent la tige par des pétioles larges et membraneux ; elles sont presque toujours composées, deux à
trois fois ailées ou ternées ; leurs folioles sont entières
(angélique), incisées (*pimpinella*), capillaires (fenouil—meum) ; les tiges sont divisées en rameaux ou
paniculées, et terminées par des ombelles, composées
elles-mêmes de florules à cinq pétales réguliers, en
cœur, blancs, jaunes ou rougeâtres ; de cinq étamines,
de deux pistils qui couronnent les fruits, formés de
deux graines accolées (*polakène*. Rich.), rondes ou
oblongues, sèches, recouvertes d'une membrane unie,
sillonnée, hérissée ou tuberculeuse.

Ces plantes répandent une odeur forte, plus ou moins
aromatique, plus ou moins fétide ; elles ont une saveur
chaude plus ou moins piquante, qu'elles doivent à l'huile
essentielle dont leurs graines surtout sont imprégnées,
et que l'on peut extraire par la simple pression ; quelques-unes contiennent dans leurs racines, un principe
sucré et abondant; * ce sont ces racines que la culture a
perfectionnées et qu'elle a transformées en alimens (le
panais, la carotte, le chervi); d'autres, telles que la
cigüe, l'éthuse, le phélandrium, etc., recèlent un
principe vénéneux, actif, caustique, stupéfiant. Plusieurs grandes ombellifères des pays chauds, recèlent
des gommes-résines, âcres, aromatiques et fétides,
remèdes puissans, antispasmodiques actifs, dont la
médecine tire le plus grand parti (l'opopanax, le saga-
pénum, l'asa-fœtida). Les principes médicamenteux des
ombellifères d'Europe sont principalement concentrés

---

* Ce principe sucré est à peu près d'un huitième dans les racines
de carottes, de panais et de chervi.

dans leurs graines * et dans leurs racines ; on donne la préférence à ces parties pour l'usage médicinal.

On rencontre les ombellifères dans presque tous les climats ; mais la véritable patrie de ces végétaux est le midi ; ce n'est que sous l'influence d'un ciel brûlant et d'une température constante qu'ils acquièrent ces formes gigantesques, si remarquables dans quelques espèces de férules, de bubons, de panais, d'angéliques, de laserpitium, etc., et qu'ils élaborent leurs sucs gommo-résineux ; le midi est la patrie des ombellifères, comme le nord est la patrie des crucifères ; ce n'est que sous ces latitudes opposées que l'on trouve ces végétaux dans leur état parfait de développement, et doués de vertus très-actives.

On fait usage de toutes les parties des plantes ombellifères, en poudre, en infusum, à chaud ou à froid, aqueux, vineux, ou alkoolique, ou en dœoctum ; on mêle la poudre avec du miel, on la réduit en confection, en pilules ; on enveloppe les graines entières d'une couche de sucre ; on confit les tiges, comme les confiseurs le font de celles d'ache et d'angélique ; les infusions vineuse et alkoolique augmentent l'activité du médicament, elles s'imprégnent très-bien de l'huile essentielle des substances ombellifères ; on prépare les teintures avec les graines qui sont plus chargées de cette huile ; on prépare aussi ces teintures à l'éther. Les confiseurs préparent avec ces graines d'excellentes liqueurs, qui ont la propriété de dissiper les flatuosités intestinales et de favoriser la digestion. Dans plusieurs cantons de l'Allemagne on pétrit avec le pain, les graines de carvi, ou

---

* Aucunes des graines ombellifères-aromatiques ne sont vénéneuses.

fenouil des prés (*carum carvi*). Les lavemens se préparent par décoction, avec les parties les plus grossières. L'huile essentielle entre dans les potions ; on s'en sert aussi en frictions et en fomentations.

On mesure les doses de ces médicamens comme les doses des excitans ; on les prescrit en substance, en poudre, en infusum aqueux *, vineux ou alkoolique ; on convertit leur huile essentielle en oléo-sacharum, mais il est bien difficile d'en corriger l'âcreté ; on applique fréquemment cette huile en frictions. On administre aussi les ombellifères en lavemens ; cette application se fait souvent avec succès.

Il est utile de faire précéder l'usage des carminatifs actifs, par celui des lavemens émolliens ou laxatifs, afin d'évacuer les intestins.

Indépendamment de leur vertu carminative, les ombellifères sont aussi diurétiques ; cette vertu réside principalement dans leur huile essentielle. Le cerfeuil est souvent prescrit à cet effet, en décoction, en fomentation ou en lavemens. Les ombellifères sont aussi sudorifiques, emménagogues, et aphrodisiaques : les anciens avaient reconnu cette dernière propriété aux graines de carottes et aux racines du chervi : les Chinois attribuent une vertu semblable aux racines du genseng.

On associe les ombellifères aux excitans, aux amers, aux antispasmodiques, etc., et dans quelques circonstances aux purgatifs, pour prévenir les flatuosités que ces médicamens occasionnent, ou pour en corriger l'odeur ; c'est dans cette intention qu'on associe la coriandre au séné.

---

* Les infusum et decoctum aqueux de ces végétaux ont peu de vertus.

On doit faire attention en administrant ces médicamens, 1°. à la manière de les introduire et à la forme
de l'instrument qui sert à cet usage. 2°. A leur température. 3°. A leur composion. 4°. Aux circonstances
et au temps convenables pour leur administration.

La personne qui est chargée d'administrer un lavement, doit connaître la direction du rectum ; elle doit
faire coucher le malade sur le bord de son lit et sur le
côté droit, afin que le liquide s'introduise dans toute
l'étendue de l'intestin ; elle introduira la canule avec
beaucoup de légèreté, d'adresse et de ménagement :
cette canule, droite ou courbe, selon la position ou la
facilité de l'opérateur, d'étain, de buis ou de gomme élastique, doit être lisse, arrondie et enduite d'un corps gras.

La seringue doit être parfaitement calibrée : on y
verse la liqueur sans interposition d'air, dont l'introduction dans le rectum a quelques inconvéniens. Le
mouvement qui pousse le liquide doit être doux et
gradué. Les seringues ordinaires ne se meuvent qu'irré-
gulièrement et par secousses ; les seringues nouvellement perfectionnées, n'ont plus ce désavantage : celles
à manivelle de Boiscervoise et Duchemin ; celles à
pompe de Heymann et Negazeck, réunissent toute la
perfection et toute la commodité que l'on peut désirer
dans un instrument de ce genre.

La quantité d'eau ou de liquide médicamenteux, nécessaires pour un lavement, est à peu près d'une livre et
demie, (de 6 à 7 décilitres), et de la moitié pour un
enfant. Ce liquide doit être d'une température qui n'ex-
cède pas 28 à 32 degrés du thermomètre de Réaumur,
ou à un degré tel, que la seringue, appuyée sur la joue,
celle-ci puisse la supporter ; mais cette température
doit varier selon la nature du médicament et selon l'état

du malade. Dans quelques circonstances, on prescrit des lavemens froids.

Les lavemens d'eau tiède, n'ont d'autre propriété que de favoriser l'évacuation des matières stercorales, que celle de rafraîchir : ces lavemens devraient toujours précéder les lavemens médicinaux.

Quand le premier lavement ne produit pas d'évacuation ou n'est pas rendu, on en donne un second, un troisième. Très-souvent les lavemens d'eau simple passent par les voies urinaires ou par la transpiration.

On rend les lavemens toniques, astringens, acides, stimulans, purgatifs, carminatifs, emménagogues, sédatifs, narcotiques, vermifuges, émolliens, etc., etc. On favorise la suspension des molécules médicamenteuses au moyen de la gélatine ou des jaunes d'œufs.

Comme l'excitabilité du rectum est beaucoup moins marquée que celle de l'estomac et des intestins grêles, la dose des médicamens que l'on y ajoute doit être plus forte.

Les lavemens purgatifs sont très-utilement recommandés pour évacuer les intestins, dans l'atonie de ces organes; pour remédier à la constipation qui en est souvent l'effet; pour exciter vers cette partie de l'économie un mouvement fluxionnaire et révulsif; pour exciter les organes voisins et particulièrement la matrice. On les emploie en même temps que les purgatifs, pour en seconder l'action; on les prescrit comme révulsifs dans les affections aiguës et spasmodiques du poumon, la gastrodynie, les coliques nerveuses, les affections goutteuses, rhumatismales, le lombago, la céphalalgie : on les donne encore avec succès pour réveiller l'action de la matrice, tombée dans l'inertie, pendant le travail de l'accouchement. On prépare ces

Les médicamens toniques, astringens, amers, acides
excitans, antispasmodiques, le quinquina, les préparations martiales, l'éther, le tamarin, la camomille, etc.
sont, après les carminatifs ombellifères, ceux qui conviennent le mieux dans le traitement des affections
venteuses par atonie.

CARMINATIFS.

* VÉGÉTAUX OMBELLIFÈRES.

Fenouil.
Angélique.
Impératoire.
Anis vert.
Persil de Macédoine.
Meum.
Ache.
Céleri.
Persil.
Coriandre.
Ginseng.
Servi.
Cerfeuil.
Phellandrie.
Laser.
Ammi.
Cumin.
Daucus de Crète.
Pimpinelle.
Carvi.
Carotte.

VÉGÉTAUX NON OMBELLIFÈRES.

Badiane.

FENOUIL. — Aneth. — *Anethum fœniculum.* L.

Plante herbacée, vivace, à racines pivotantes, blanchâtres, à tiges hautes, creuses, vertes, rameuses,
lisses, légèrement sillonnées, à feuilles très-composées,
à folioles menues et capillaires ; fleurs jaunes en ombelles terminales, à plusieurs rayons ; fruits ovales,
sillonnés. Toutes les parties de cette ombellifère ont
une odeur suave, très-agréable, une saveur aromatique
et sucrée. Le fenouil croît partout en France, dans les
endroits chauds et abrités.

Toutes les parties du fenouil sont également utiles
en médecine, à titre d'excitant, d'apéritif et de carminatif ; cette ombellifère augmente très-promptement
la contractilité des organes digestifs ; elle convient
quand ces organes sont frappés de faiblesse et d'atonie ;
dans la dyspepsie, les digestions laborieuses, les coliques nerveuses : on l'emploie également avec succès
dans la leucorrhée, la chlorose, l'hystérie, l'hypochondrie et le carreau, et en général dans les affections
nerveuses et organiques qui dépendent de faiblesse ; on
a également recommandé cette plante comme diurétique.

On prescrit le fenouil en infusum, en decoctum ; on
en prépare une teinture vineuse et à l'alkool ; on prescrit son huile essentielle par gouttes, on la convertit
en oléosacharum. On fait entrer les graines de fenouil
concassées dans les tisanes diurétiques et sudorifiques ,
en usage dans le traitement des maladies vénériennes.
Ces semences sont une des quatre semences chaudes
majeures : les racines une des cinq racines apéritives.
En Italie, où le fenouil acquiert une dimension consi-

dérable , on mange les racines comme celles du céleri ,
et on en confit les tiges comme celles de l'angélique.

ANGÉLIQUE ARCHANGÉLIQUE. — *Angelica archange-lica*. L.

Plante herbacée , vivace , à racines volumineuses ,
charnues, recouvertes d'un épiderme brun , strié circulairement ; le corps de la racine est blanchâtre. La tige
haute d'environ trois pieds , est grosse, charnue , lisse,
un peu rougeâtre , creuse , embrassée par la base des
pétioles des feuilles qui sont composées , à folioles im-
paires, lobées : les ombelles sont épaisses et blanchâtres.
Les graines de l'angélique sont courtes , obtuses , bor-
dées d'ailes membraneuses. Cette plante est originaire
des Alpes européennes ; on la cultive dans les jardins. Toutes les parties , mais surtout ses racines
sont imprégnées d'huile essentielle et d'une gomme
résine très - aromatique , un peu musquée, qui découle
par des incisions pratiquées sur ces dernières parties.
L'odeur est agréable ; la saveur chaude, piquante ;
elle provoque la salivation à la manière des plus
forts sialagogues. Les racines de l'angélique sont
employées comme stimulantes , carminatives et sudorifiques ; ces propriétés la rendent recommandable
dans toutes les maladies atoniques, les dyspepsies, les
cachexies, les affections catarrhales, les affections muqueuses , la langueur des digestions , l'aménorrhée ,
les fièvres muqueuses , malignes, adynamiques ; enfin
lorsqu'on jouit d'une bonne santé, pour prévenir
ces maladies , ou pendant leur convalescence.

On prescrit la racine d'angélique en poudre par gros ;
en infusum , que l'on donne par verrées ; en teinture

vineuse ou alkoolique par cuillerées ; on confit les tiges, on en prépare une excellente conserve, et avec les graines une liqueur de table très-suave et très-stomachique.

L'angélique entre dans plusieurs composés pharmaceutiques. L'angélique sauvage, *angelica sylvestris.* L. *, commune dans tous les bois couverts, a des propriétés analogues à l'archangélique ; mais elles sont moins prononcées, l'odeur et la saveur sont aussi moins agréables.

RACINES D'IMPÉRATOIRE. — Impératoire autruche. — Benjoin français **. — *Imperatoria ostruthium.*

Racines de la grosseur du doigt, inégales, tuberculeuses, articulées, brunes, couleur terreuse au dehors, blanchâtres au dedans; d'une odeur douce, suave, agréable; d'une saveur aromatique, piquante.

Cette plante est commune dans les pâturages des Hautes-Alpes; elle est si riche en principe gommorésineux, que ce principe exude spontanément de ses racines.

On l'emploie fréquemment en Suisse, dans les affections catarrhales chroniques; elle favorise beaucoup l'expectoration ; elle est puissamment carminative et sudorifique; on en mâche les racines : on en prépare une infusion à l'eau, une teinture au vin et à l'alkool, un extrait, une huile essentielle.

---

* *Foliolis æquallbus ovato lanceolatis serratis.*

** *Foliolis ternatis, latiusculis, serratis.*

ANIS VERT. — *Pimpinella anisum.* L.

Plante herbacée, annuelle, haute d'un pied; tiges rondes, velues, creuses, rameuses; feuilles lobées, incisées, blanchâtres : fleurs en ombelles, petites, blanches; fruits ronds, un peu oblongs, cannelés, verts à leur maturité, bruns après leur dessiccation, d'une odeur et d'une saveur aromatique, piquante, chaude, âcre, sucrée. L'anis croît spontanément en Égypte : on le cultive dans nos jardins.

L'anis est vivement stimulant; son impression sur l'estomac et les intestins ranime, augmente leur force tonique, l'appétit et la soif, et favorise directement la digestion. C'est un des meilleurs carminatifs.

On mâche les graines nues ou couvertes de sucre. On les donne en poudre, en infusum aqueux ou vineux. On en obtient par la distillation une huile essentielle, blanche, légère, d'une odeur très-suave, d'une saveur très-chaude. On prépare avec l'anis des liqueurs excellentes. L'anisette de Bordeaux est certainement une liqueur exquise, et qui convient particulièrement pour aider la digestion des personnes dont l'estomac et les intestins n'ont point de force suffisante pour l'opérer, ou qui sont sujettes aux vents et aux flatuosités.

SEMENCES DE PERSIL DE MACÉDOINE. — *Bubon Macedonicum.* L. *

Semences de la grosseur de celles du persil et de l'anis, oblongues, striées, velues, d'une odeur et d'une

---

* *B. caule ramosissimo pubescente, foliclis rhombeo-ovatis, inciso-dentatis, dentibus acuminatis : umb. numerosissimis seminibus hirtis.*

saveur chaude, piquante, aromatique. On tire ce graines de l'Asie mineure et de la Barbarie : elles son très-carminatives et très-sudorifiques.

MEUM ATHAMANTIQUE. — *Æthusa meum*. L.

Plante herbacée, vivace, haute d'un pied, à racines de la grosseur du doigt, pivotantes, noires au dehors, blanches au dedans, légères; d'un saveur âcre et aromatique; tiges rameuses, sillonnées; feuilles plusieurs fois ailées, à folioles capillaires plus déliées que celles du fenouil; fleurs blanches, odorantes; graines oblongues, bossuées, cannelées, odorantes, d'une saveur chaude aromatique. Le meum croît sur toutes les montagnes du midi de l'Europe; je l'ai cueilli tout près du Saint-Bernard, à plus de huit cents toises de hauteur. Ses graines et ses racines contiennent une huile essentielle très-aromatique, d'une saveur vive et chaude. Elles sont très-carminatives; on les vante comme un puissant emménagogue, comme anthelmintiques et antiasthmatiques.

ACHE DES MARAIS. — Persil ou Céleri des marais. — *Apium gravè olens*. L.— *Ap. officinarum*.

Plante herbacée, vivace, haute d'un à deux pieds; tiges creuses, cannelées; feuilles deux fois ailées, à folioles cunéiformes, incisées inégalement, glabres, lisses; pétioles cannelées; fleurs en ombelles ramifiées; odeur et saveur fortement aromatiques. Saveur des graines chaude, piquante. Cette plante croît dans les marais, et sur les rivages de la mer. La saveur âcre de ses racines, et surtout de leur suc gommo-résineux, leur action vivement stimulante sur l'économie, ont fait penser long-temps qu'elles contenaient un principe véné- neux. Les médecins administrent aujourd'hui cette plante sans méfiance, dans les mêmes circonstances que les autres ombellifères, et souvent comme diurétique, sudorifique, apéritive et comme béchique. Cette der- nière propriété a mérité surtout leur attention. J'ai vu beaucoup de malades affectés de catarrhes chroniques, avec difficulté d'expectoration, se trouver bien de l'u- sage de l'ache, dont ils prenaient le suc à la dose de deux onces par jour, ou l'infusum aqueux. Cette plante confite (confection ou conserve d'ache), est d'un usage commode et forme un médicament presqu'aussi agréa- ble que l'angélique. La graine d'ache est une des quatre semences chaudes majeures. La culture adoucit l'âcreté des racines d'ache et les convertit en aliment agréable et salutaire : c'est le céleri de nos jardins (*apium dulce*).

Les graines, les racines et les feuilles du persil (*apium petroselinum*, L.) sont de bons carminatifs, très-con- venables pour favoriser la digestion.

CORIANDRE. — *Coriandrum sativum.*

Plante annuelle, à tige haute d'un à deux pieds, ra- meuse ; à feuilles radicales simples et lobées, à feuilles caulinaires deux fois ailées ; fleurs blanches en ombelles ; fruits globuleux, recouverts d'une enveloppe membra- neuse, striés, d'une saveur extrêmement désagréable de punaise, quand ils sont dans l'état frais ; très-agréable et très-suave, quand ils sont secs.

La coriandre croît partout en France : on la cultive dans plusieurs départemens ; elle est stomachique et carminative. Son emploi médicinal est tout-à-fait semblable à celui de l'anis; mais la coriandre n'a pas beaucoup près l'énergie de ce dernier médicament.

L'huile volatile de coriandre est de couleur jaune pâle et peu sapide.

GENSENG. — Ninsing. — Araliastrum. — *Panax quinquefolia.* Fam. nat. des Araliacées *.

Cette plante, devenue si célèbre par l'usage qu'en font les Chinois et par la haute réputation dont elle jouit chez tous les peuples de l'Asie orientale, est une espèce d'ombellifère dont la racine est fusiforme, de la grosseur du doigt, simple ou divisée en digitations, recouverte d'une écorce jaune-pâle et annelée, d'un tissu fibreux, d'une odeur et d'une saveur aromatiques, agréables, mais elle est un peu amère, et a quelque analogie avec la saveur du panais.

On trouve cette plante en Chine, au Thibet, au Japon et au Canada.

Les Chinois attribuent au genseng la propriété de ranimer les forces épuisées dans les plaisirs de l'amour, et le regardent comme le plus puissant aphrodisiaque : cette plante était autrefois en si grande réputation qu'il était défendu de l'exporter de leur empire ; ils en faisaient usage après l'avoir ramollie à la vapeur d'une décoction de riz ; ces racines devenaient transparentes.

Les racines de genseng n'ont d'autres propriétés que celles qui sont communes aux ombellifères et à la plupart des aphrodisiaques, en raison de leurs principes balsamiques, résineux et stimulans; elles sont d'ailleurs tout-à-fait semblables dans leur composition chimique. Le céleri,

---

* *Pradice fusiformi, foliis ternis, foliolis quinis petiolatis.*

les racines et les fleurs de la carotte sauvage ou faux chervi (*daucus carota*, L.); celles du chervi, *sium sisarum*, sont de très-forts excitans aphrodisiaques *. Tibère, au rapport de Pline, avait imposé les Germains, à lui fournir annuellement une certaine quantité de racines de cette dernière plante, qui est encore d'usage alimentaire dans plusieurs provinces. Enfin les racines du genseng, les graines de carotte et de carvi (*carum carvi*) et celles du daucus de Crète (*athamanta cretensis*, L.) entrent dans la composition d'une essence aphrodisiaque très-active, connue sous le nom d'*eau nuptiale*.

Le genseng n'est plus en usage dans la médecine française.

CERFEUIL.—*Scandix cerefolium.* L.—*Chœrophyllum sativum.* **LAMK.**

Plante herbacée annuelle, à tiges simples, grêles et rameuses; à feuilles tripennées ou trois fois ailées, glabres, d'un beau vert, d'une consistance très-tendre; d'une odeur et d'une saveur agréables; cultivée dans tous nos jardins; originaire du Midi.

Le cerfeuil est un aliment ou plutôt un assaisonnement très-agréable, dont l'action stimulante est très-faible en comparaison de celle des autres ombellifères; on ne doit point le prescrire à l'intérieur dans les circonstances qui font recourir aux médicamens franchement carminatifs et stimulans, mais seulement quand il convient d'employer un stimulant faible. Le cer-

---

* Différentes espèces de berles, celles à larges feuilles (*S. latifolium*), et à feuilles étroites (*S. angustifolium*), croissent communément dans les marais, et sont réputées de très-bons antiscorbutiques.

feuil est sous ce rapport, utile dans quelques phleg-masies chroniques, dans l'engorgement chronique des viscères et des glandes, dans l'atonie des voies uri-naires, dans quelque cas d'aménorrhée , de maladies cutanées et de scorbut. On prend le suc de cerfeuil seul, ou mêlé au suc d'autres plantes, dites apéritives ou dépuratives, à la dose d'une à plusieurs onces par jour ; on en prépare aussi des tisanes par décoction, des bouillons diurétiques et rafraîchissans, et des cata-plasmes pour résoudre les engorgemens laiteux. Le decoctum du cerfeuil dans du lait, est employé avec avantage en lotion, sur les organes froissés par le tra-vail de l'enfantement.

Le cerfeuil musqué, *myrrhis odorata*, *scandix odo-rata*, L., originaire des Alpes, et cultivé dans nos jar-dins, a des propriétés analogues à l'espèce précédente.

J'ajouterai peu de choses à ces détails sur les espèces ombellifères et carminatives ; le nombre de ces plantes vraiment utiles, est aussi nombreux que celui des la-biées, que celui des crucifères et des espèces des autres familles liées entre elles par une vertu commune. Je vais cependant en indiquer encore quelques-unes, qui sont la plupart indigènes.

On emploie beaucoup en Allemagne, à titre de sto-machique, les graines de la ciguë aquatique. *Phellan-drium aquaticum*, L. (*V.* la *Pharmacopœa Borussica*.)

Les racines du laser, ou gentiane blanche, ou turbith bâtard (*laserpitium latifolium*, L.), et celles du livêche, ou séséli des boutiques (*l. siler*, L.), sont très-stimu-lantes, très-carminatives, et purgent quelquefois avec violence.

Les racines, les tiges, et les semences du livêche, ou ache des montagnes (*ligusticum levisticum*, L.), plante qui croît dans les Apennins, sont aussi très-stimulantes, très-carminatives, et très-en usage en Italie.

Les semences de l'*ammi majus*, plante du midi de l'Europe et des environs de Paris, sont aussi très-recommandables comme carminatives, et entrent dans la composition de quelques électuaires.

Les semences du cumin, *cuminum cyminum*, L., plante originaire d'Égypte, servent à une infinité d'usages domestiques et officinaux.

Le daucus de Crète, ou libanotis (*athamanta Cretensis*, L.), est encore au nombre des médicamens de cette famille.

La grande saxifrage, que l'on nomme aussi pimprenelle blanche, boucage, *tragoselinum*, et qui appartient à notre Flore, occupe une place distinguée parmi les médicamens de ce genre.

Les semences du carvi (*carum carvi*, L.), placées au nombre des semences chaudes majeures, sont employées en Allemagne et dans presque tout le nord de l'Europe, pour aromatiser le pain.

Les fleurs et les graines de carottes (*daucus carota*, L.), sont aussi recommandables comme stimulantes et carminatives.

BADIANE ou Anis étoilé ou Anis de la Chine.—*Illicium anisatum*. L. — Fam. nat. des Magnoliacées. JUSS.

Fruit composé de plusieurs capsules réunies, en forme d'étoile, par un centre commun, au nombre de cinq à douze ; d'une couleur brune ; d'une consistance ligneuse : ces capsules renferment autant de graines, oblongues, aplaties, également brunes, et ressemblant beaucoup à celles de la coloquinte. La badiane a l'odeur et la saveur d'anis ; mais cette saveur est plus aromatique, plus chaude. On recueille la badiane sur un arbre qui croît en Chine, au Japon, et dans quelques provinces d'Amérique.

Les Chinois employent cette semence dans leurs assaisonnemens ; ils la mâchent pour se parfumer l'haleine et se fortifier l'estomac ; ils en aromatisent le thé : ils font également usage de cette graine contre l'empoisonnement occasionné par quelques espèces de poissons de leurs mers. En France, on l'emploie comme l'anis ordinaire et les autres carminatifs ombellifères ; on en prépare des liqueurs exquises. Son bois, nommé bois d'anis, et son écorce, sont également aromatiques.

Les botanistes connaissent trois espèces de badiane, l'*illicium anisatum*, l'*i. Floridanum*, et l'*i. parviflorum*. Les deux dernières espèces croissent dans la Floride.

DIURÉTIQUES *.

LES diurétiques sont des médicamens qui ont la propriété de favoriser la sécrétion urinaire, en portant leur action stimulante sur les reins. On donne le nom de *diurèse* au résultat de leur médication.

Les organes qui composent l'appareil urinaire sont : Les reins, les uretères, la vessie et le canal de l'urèthre : aucun organe ne reçoit, proportion gardée, plus de sang que les glandes rénales ; la sécrétion urinaire s'y fait aussi avec une extrême promptitude ; ce qui a fait penser à quelques physiologistes que cette sécrétion avait également lieu par des communications vasculaires entre l'estomac, les intestins et la vessie, et par une espèce de perspiration ; mais HALLER a prouvé, par un calcul très-simple, que la sécrétion, même excessive de l'urine, peut avoir lieu par les reins seuls, organes qui reçoivent par heure plus de mille onces de sang : d'ailleurs, s'il est bien constaté, comme l'avance M. le docteur MAGENDIE, dans son excellent Précis de Physiologie, que ce sont les veines seules qui absorbent les liquides et qui les transportent immédiatement au foie et au cœur, il est bien évident que, prenant pour arriver aux reins la route la plus courte,

---

* *Diuretica*, de διά par, ουρον urine.

la sécrétion de ces liquides doit se faire d'autant plus promptement.

L'urine est un liquide limpide et jaunâtre, d'une odeur et d'une saveur particulières, provenant des vaisseaux sanguins, où son existence, comme fluide aqueux, est nécessaire au transport des molécules nutritives et organiques ; mais où elle ne peut demeurer long-temps ni s'accumuler, sans occasionner la pléthore et l'irritation ; quoique mêlée au sang, et que ces deux liquides aient circulé ensemble par un assez long trajet, l'urine conserve cependant, presque toujours, l'odeur et la couleur des alimens et des boissons ; le célèbre FOURCROY y a reconnu l'odeur du pain.

L'urine varie dans sa quantité et dans ses élémens, selon les saisons, la température, les âges, l'exercice la transpiration, les sécrétions, le repos, les alimens, les maladies, etc. Elle est plus abondante pendant un temps froid et humide que pendant un temps sec et chaud ; plus quand on transpire peu. Il existe une très-intime relation de fonctions entre la peau et les reins, ensorte que ces deux organes se suppléent réciproquement. On excite avec autant de facilité la diaphorèse que la diurèse, et souvent avec les mêmes moyens thérapeutiques, qui deviennent selon les circonstances diaphorétiques ou diurétiques : ces deux genres de médicamens sont par conséquent très-bien placés à côté l'un de l'autre.

La couleur de l'urine est blanche, jaunâtre, rouge, briquetée, safranée, sanguine, lactescente, etc., et présente ces variétés suivant diverses circonstances : la rhubarbe lui donne une teinte rouge, le thé suisse une teinte verdâtre, les boissons acidules la décoloment. Les habitans du nord ont ordinairement l'urine abondante et limpide ; chez ceux du midi elle est rare et très-colorée. Les Français , qui pendant l'expédition d'Égypte , allèrent à la découverte des ruines de Thèbes , perdaient tous les fluides des sécrétions par la transpiration , et ne rendaient qu'une urine trouble , épaisse, et presqu'entièrement composée de mucosités vésicales. La sécrétion urinaire augmente par l'usage des boissons abondantes , des lavemens et des bains. On calme la soif insupportable des équipages qui manquent d'eau , en faisant baigner en pleine mer ceux qui les composent. L'urine morbide éprouve également dans sa quantité, sa couleur , sa consistance, etc. , les variétés les plus nombreuses.

On provoque la diurèse , 1° pour exciter cette sécrétion habituelle, lorsqu'elle est supprimée; 2° lorsqu'elle s'effectue par crise , et que cette crise est incomplette ; 3° pour diminuer une transpiration excessive, en détournant une trop forte excitation portée vers la peau ; 4.° pour agir indirectement sur le système absorbant.

La médication des diurétiques est peu sensible ; elle se passe presqu'entièrement dans un organe très-peu volumineux , et qui n'a presque point de relations avec d'autres organes. Les reins répondent à l'impression des diurétiques ; c'est sur eux principalement que ces médicamens agissent d'une manière plus ou moins spéciale , relative à leur sensibilité. Le gonflement des lombes , un sentiment de pesanteur vers ces parties, le pouls *myure*, sont des signes de l'urine critique , mais ces signes ne sont pas constans.

La diurèse rafraîchit plus l'économie que la diaphorèse ; elle n'est pas accompagée d'autant d'agitation ;

d'ailleurs les molécules urinaires reçues par des émonctoires isolés, et placés tout près du centre circulatoire,
doivent moins irriter que les molécules qui forment la
matière de la transpiration, et qui parcourent toute
l'étendue de la circulation pour arriver aux émonctoires de la peau : cette facilité dans la sécrétion urinaire
est un bienfait pour l'économie, qui éprouverait beaucoup d'accidens du séjour prolongé des élémens de
l'urine dans son sein. Tous les médecins connaissent les
symptômes de la fièvre urinaire occasionnée par la
rétention d'urine prolongée, et que M. le professeur
RICHERAND provoqua artificiellement, en découvrant
les uretères à un chat, et en en faisant la ligature.
V. sa Physiologie.

Il est important, avant d'administrer les diurétiques,
de s'assurer si la suppression de l'urine dépend d'un
défaut de sécrétion ou d'évacuation, de l'atonie, de la
paralysie ou de l'inflammation des reins, de l'obstruction des uretères, de la paralysie de la vessie, du
gonflement inflammatoire de la prostrate, de la verge
et du canal de l'urèthre, de son resserrement spasmodique, de son obstruction par une cause organique ou
matérielle ; ces différens cas, qui doivent être rigoureusement distingués, guideront le médecin dans l'emploi des diurétiques ; toute négligence à cet égard
décèle son ignorance ou une négligence impardon-
nables.

On fait usage des diurétiques pour diminuer la pléthore sanguine, au commencement des maladies aiguës : c'est un signe favorable, quand au commencement de ces maladies l'urine coule avec abondance.

Les diurétiques sont quelquefois administrés pour
diminuer la transpiration cutanée, ou détruire, par

moyen thérapeutique, la trop vive irritation de la
, qui accompagne un grand nombre de phlegma-
de cet organe ; mais c'est en vain que l'on tenterait
emploi d'un pareil moyen dans le traitement des fièvres
vives, hectiques ou adynamiques ; on nuirait cons-
ment aux malades en empyrant leur état de faiblesse.

On recommande les diurétiques dans la gonorrhée et
dans les catarrhes vésicaux ; les boissons chargées de ces
médicamens, portent leur impression presqu'immédiate
sur les organes affectés. On doit se conduire d'après les
diverses périodes du mal et d'après l'ordre des symptômes ; au début, les diurétiques doux, mucilagineux, délayans : quand la maladie ou son traitement sont avan—
cés, et quelle est dans l'état chronique ; les diurétiques
astringens, toniques, excitans, résineux, etc.

Dans l'anasarque et l'hydropisie, les diurétiques
sont également utiles, mais c'est surtout quand ils favorisent l'absorption des humeurs séreuses, par une
excitation générale : dans ce cas, la diurèse est un
effet de médication plus tardif, mais que l'on doit regarder comme plus favorable qu'une médication qui
suit immédiatement l'emploi des remèdes. Dans l'a-
nasarque par pléthore et l'hydropisie aiguë, il faut
commencer le traitement par les diurétiques doux ;
on doit d'ailleurs proscrire constamment les diurétiques excitans du traitement des affections aiguës ; et le
traitement des diurétiques relâchans des affections
chroniques : c'est un principe applicable à tous les
genres de médicamens.

Les diurétiques ont eu quelque succès dans le traitement de la goutte et de quelques rhumatismes, mais
des succès peu constans et peu dignes de l'attention du
médecin.

2.   14

L'habitude anéantit promptement l'action des diurétiques ; on conserve plus long - temps le bienfait de leur médication , en appliquant ces médicamens par différentes voies ; car il est digne de remarque, que le même médicament , qui n'a plus nulle action quand on l'introduit dans les voies élémentaires , agit avec une force nouvelle quand on l'introduit par la voie des absorbans cutanés.

On donne les diurétiques en substance , en poudre incorporée dans du miel , ou en électuaire , en infusum , en decoctum, en teintures vineuse et alkoolique, en extrait, en pilules , etc. Il faut prendre les boissons froides, se tenir dans un lieu frais , et garder le repos : ces deux dernières circonstances suffisent pour occasionner la diurèse. Ces médicamens réussissent mieux sous forme liquide que sous toute autre forme ; l'eau est leur véritable excipient , leur meilleur véhicule ; elle est elle-même le meilleur diurétique que l'on puisse administrer dans différens cas.

Les règnes végétal , animal et minéral fournissent à la médecine des médicamens diurétiques ; les uns excitans , les autres adoucissans ; quelques moyens accessoires sont employés pour favoriser l'action des diurétiques, tels que les fomentations, les frictions, les bains, les lavemens. La titillation uréthrale convient encore, lorsque l'évacution de l'urine est empéchée par le défaut de sensibilité de l'uréthre. Les doses des médicamens diurétiques sont trop variables pour être indiquées dans ces généralités.

Les agens diurétiques sont de nature différente , les diurétiques actifs, excitans, astringens, balsamiques, résineux, conviennent dans les affections atoniques; les diurétiques adoucissans , délayans , mucilagineux, dans

affections aiguës et inflammatoires. Les sels neutres
ont une propriété mixte, excitante et tempérante, très-
favorable dans les affections chroniques des voies urinaires. Les diurétiques balsamiques et résineux portent leur impression immédiatement sur ces organes, et
y déterminent une prompte excitation. Ces médicamens donnent à l'urine une odeur de violette qui est encore sensible, si l'on met ces substances en contact dans
un récipient inerte. Ce même phénomène de médication a lieu également quand on demeure quelque temps
dans une chambre fraîchement vernissée : cette impression par voie d'absorption est même si vive, qu'elle
cause fréquemment des douleurs de reins aux personnes qui ne sont pas habituées à respirer un pareil air.
Les bains, les fomentations froides, le refroidissement
de l'atmosphère, le passage subit du chaud au froid,
d'un appartement dans une cave, sont autant de causes qui provoquent et augmentent la diurèse. Quelques
substances médicamenteuses affectent les organes urinaires sans provoquer directement la sécrétion de
l'urine : telles sont les cantharides et la plupart des insectes coléoptères et hyménoptères, les abeilles, les
cigales, les grillons, les mantes, les fourmis ; médicamens diurétiques, et pour parler plus exactement, médicamens *néphritiques* les plus irritans. Mais ce n'est
que très-rarement et avec une extrême réserve, que
l'on administre ces médicamens à l'intérieur, soit
comme diurétiques, soit comme antispasmodiques, soit
comme aphrodisiaques. Les cloportes n'ont pas à beaucoup près cette énergie médicamenteuse ; on doit les
considérer comme un diurétique doux et mucilagineux,

SCILLE. — Squille. — *Scilla maritima*. L. — Oignon
ou bulbe de scille. — Fam. nat. des Liliacées.

La scille est une plante herbacée *, à racine bulbeuse, du diamètre de trois à quatre pouces et quelquefois plus ; ovale, conique ; composée d'un épiderme
membraneux et de tuniques ou écailles épaisses et charnues (squammes), facilement séparables, d'une couleur rouge ou blanchâtre, demi-transparentes et striées
dans le sens de leur longueur ; d'une odeur vive et irritante ; d'une saveur douce et âcre. Cet oignon croît sur
le rivage de la Méditerranée, en Espagne, en Italie,
en Sicile, en Syrie, et sur les bords de l'Océan ; on le
récolte particulièrement en France, près de Quillebeuf,
en Normandie.

Il existe dans la scille un principe âcre et volatil,
qui se décompose à la température de l'eau bouillante ;
un principe amer et visqueux (scillitine), soluble
dans le vin, le vinaigre et l'alkool, et d'où paraît
dépendre sa vertu irritante : une matière gommeuse ;
une matière sucrée ; du tanin, etc. La scille
desséchée perd son odeur et une partie de son
âcreté.

La scille est un médicament très-énergique, dont
l'administration inconsidérée peut-être suivie des accidens les plus fâcheux ; son impression immédiate produit toujours une vive et prompte excitation sur l'œso-

* *Scilla nudiflora, bracteis refractis. Foliis lanceolatis strictis,
scapo ante folia longissimo, multifloro ; flores albi.*

S.

——— RÉSINEUX.

ntines.
 genévrier.

ÉRAUX ET CORPS INORGANIQUES.

 de potasse.
 de potasse.
 de soude.
rbonate de potasse. ⎫   Voyez
rbonate de soude. ⎭ les lymphatiques.
utres.

 inérales acidules.
 minéraux très-étendus.

*** ANIMAUX.

tes.
arides et autres insectes coléoptères.

**** MOYENS ACCESSOIRES.

 tations.
 ons.
 de siège.
 nens.
 tion uréthrale.

(Tome II, p. 223.)

DIURÉTIQUES.

* VÉGÉTAUX EXCITANS.

Scille.
Colchique.
Panicaut.
Chausse-trape.
Pareyra-brava.

—— DOUX-MUCILAGINEUX.

Pariétaire.
Botrys.
Asperges.
Petit-houx.
Bugrane.
Gremil.
Bouleau.
Bananier.

—— ASTRINGENS.

Raisin d'ours.
Fraisier.
Garance.
Caprier.
Cétérach.
Queues de cerises.

—— ACIDULÉS.

Alkékenge.
Fruits acidules.
Liqueurs et boissons fermentées.

—— RÉSINEUX.

Beaumes.
Thérébentines.
Baies de genévrier.

** MINÉRAUX ET CORPS INORGANIQUES.

Nitrate de potasse.
Acétate de potasse.
Acétate de soude.
Sous-carbonate de potasse. } Voyez
Sous-carbonate de soude. } les lymphatiques.
Sels neutres.
Eau.
Eaux minérales acidules.
Acides minéraux très-étendus.

*** ANIMAUX.

Cloportes.
Cantharides et autres insectes coléoptères.

**** MOYENS ACCESSOIRES.

Fomentations.
Frictions.
Bains de siège.
Lavemens.
Titillation uréthrale.

...ge, sur l'estomac, sur les intestins et même sur la
...au; en maintenant son application sur ce dernier or-
...ane, elle le rubéfie; des nausées, des vomissemens,
...es coliques, suivent promptement son administration
à l'intérieur. Les particules médicamenteuses de la scille
passent dans la circulation et agissent principalement
sur l'organe sécrétoire des reins, sur les vaisseaux lymphatiques et sur les membranes séreuses. C'est principalement sous le rapport de cette action qu'il faut considérer la scille, et aucun médicament ne réussit mieux
ni plus promptement dans le traitement de l'œdème ou
bouffissure, des diverses infiltrations cellulaires, de l'a-
nasarque et de l'hydropisie. L'action médicamenteuse
de la scille sur les organes lymphatiques et séreux, ne
s'opère ordinairement que plus ou moins de temps après
son administration, et les praticiens conseillent d'en
réitérer les doses et de les augmenter graduellement jusqu'à ce que le malade éprouve des nausées, indice presque toujours certain que la diurèse va avoir lieu abondamment; on continue les doses jusquà ce que la sérosité
soit entièrement évacuée. Il est bien important de se
rappeler ici, ce que j'ai dit dans ces généralités de la
médication lente des diurétiques, toujours plus favorable et plus certaine que celle qui a lieu promptement. La
scille ne produit souvent d'effet diurétique, qu'après
deux ou trois jours de son usage.

La scille, par son impression stimulante sur l'estomac, provoque sympathiquement l'action des poumons,
à-peu-près à la manière de l'ipécacuanha et des autres
médicamens émétiques; elle favorise surtout l'expectoration des mucosités des bronches, et réveille en même
temps l'énergie du système respiratoire; l'absorbtion de
la sérosité dans l'hydrothorax n'est qu'un effet de l'ac-

tion générale de la scille sur les organes séreux et lymphatiques. La scille a été quelquefois administrée comme vermifuge.

On dessèche la scille pour l'usage médicinal, avec beaucoup de soin ; on scarifie les squammes, que l'on suspend en chapelet dans une étuve : on la prescrit en poudre, en infusum aqueux, vineux, acéteux, alkoolique : on en prépare un vin, un vinaigre, un miel, un sirop, un oxymel, des pilules ; ces préparations réussissent mieux avec la scille desséchée : la proportion pour le vin de scille est de 6 à 7 parties sur 100 de vin d'Espagne ; pour le vinaigre de 7 à 11 pour 100 de vinaigre ; pour l'alkool de 5 à 15 sur 100 d'alkool à 10°.

Ces préparations s'emploient à petites doses, fréquemment répétées, jusqu'à ce qu'un certain degré d'excitation en fasse suspendre l'usage : on donne la poudre, qui doit être récemment préparée, de deux à douze grains, mélangée avec le sucre ou réduite en pilules : on divise cette dose par fractions, d'un et demi à deux grains, que l'on donne à divers intervalles : on donne le vin et le vinaigre par cuillerées; ordinairement on les mêle à un véhicule abondant, à une boisson mucilagineuse : on prescrit le sirop, également par cuillerées, le miel et l'oxymel par gros. On corrige l'impression trop irritante de la scille, en ajoutant à sa poudre ou à ses autres préparations la canelle, le gengembre, la serpentaire de Virginie et d'autres excitans; les sels neutres, le vinaigre, le vin d'Espagne, les narcotiques, etc. ; mais ces substances modifient et altèrent les propriétés de cette substance. Il conviendrait ici et dans l'application de toute espèce de médicament de ne jamais faire de pareils mélanges, qui forment autant de

posés dont on ne peut plus calculer rigoureusement les effets.

COLCHIQUE. — Colchique d'automne. — Vielleuse ou
Viellote. — Tulipe d'automne. — Oignon colchique.
— Tue-chien. — Mort-chien. — *Colchicum autum-
nale.* L., fam. nat. des Colchicacées.

Le colchique est une plante à racines bulbeuses,
solides, très-compactes, recouvertes d'un épiderme
épais ; à corolle sans calice, à six divisions lancéolées,
et terminée inférieurement par un tube fort long et qui
repose sur la racine ; à feuilles radicales, enveloppantes
à la base, et ressemblant à celles de la tulipe ; à capsules triangulaires. La fleur de colchique fleurit en
automne dans toutes les prairies, c'est la dernière fleur
de nos contrées ; elle est violette et rougeâtre ; la feuille
et le fruit ne paraissent qu'au printemps.

Toute la plante et particulièrement la racine, ont une
saveur amère, âcre et brûlante : on emploie surtout
les graines : il faut les recueillir en automne : le sol,
le climat, l'époque de la végétation, modifient tellement
les propriétés du colchique, que, sous l'influence de ces
circonstances, ses racines deviennent douces et suc-
culentes. Desséchées et ensuite humectées, elles se
gonflent beaucoup, ce qui a fait penser aux anciens qu'elles suffoquaient ceux qui les avaient
avalées.

L'analyse chimique a découvert dans le colchique
une matière extractive, âcre et amère : une matière
extractive oxygénable, de l'extrait muqueux, de la
résine, du gluten, de l'albumine, de la chaux, du sucre,
de l'amidon, etc.

L'oignon colchique est un médicament très-irritant ; il produit sur l'économie les mêmes effets que la scille, mais d'une manière bien plus vive et bien plus intense ; il convient donc d'être prudemment réservé en l'administrant, STÆRCK a constaté par diverses expériences les qualités vénéneuses de cette substance ; mais cette vertu violemment irritante est un bienfait pour l'homme malade. Le colchique est un puissant diurétique : je l'ai vu administrer avec grand succès, par un curé de campagne, dans toute espèce d'hydropisie : cet homme, qui faisait un secret de ce remède, s'était fait par son usage beaucoup de réputation. Cependant depuis long-temps le colchique avait été proclamé comme un très-bon hydragogue, par le même STÆRCK, HEUERMANN, PLENCK, COLLIN, QUARIN, etc. On trouve les formules de quelques préparations du colchique, dans les pharmacopées très-anciennes ; mais la médecine, plus ordinairement circonspecte que la pharmacie, n'avait pas adopté l'oignon colchique au nombre de ses médicamens. J'exhorte les praticiens à ne point négliger une substance d'une aussi grande énergie ; et s'il fallait des faits, j'en citerais à l'appui de ce que j'avance. On fait subir à l'oignon colchique les mêmes préparations qu'à la scille ; on en prépare également un vin, un vinaigre, un oxymel : les doses doivent être un peu plus faibles : l'acide acétique adoucit beaucoup l'âcreté et la propriété irritante du colchique.

Les habitans des campagnes lavent la tête de leurs enfans avec le suc de la fleur du colchique, pour en tuer la vermine ; cette application fait naître des pustules sur la peau.

CHARDON ROLAND ou ROULANT. — Panicaut. — Chardon à cent têtes. — *Eryngium campestre.* L., fam. nat. des Ombellifères.

Plante herbacée vivace, à tiges très-rameuses, à feuilles pétiolées et sessiles, planes, lobées, membraneuses, fermes, d'une couleur glauque, à dents épineuses, à fleurs en têtes, entourées d'un involucre épineux; racines pivotantes, longues d'un pied, du diamètre de six lignes à un pouce, recouvertes d'un épiderme brun, strié transversalement, terminées par une touffe de fibres capilaires qui proviennent des pétioles; le tissu de la racine est fibreux et charnu, d'une couleur blanche; la partie centrale (*meditullium*) est jaunâtre; l'odeur aromatique, la saveur sucrée; ces racines sont les seules parties usitées. L'éryngium croît communément dans les pâturages arides, et au bord des chemins.

La racine de panicaut est diurétique; les anciens la plaçaient au nombre des apéritifs. J'ai mentionné ces deux propriétés en faisant l'histoire particulière de plusieurs plantes ombellifères carminatives : il y a ici rapport de famille et de propriété. On donne cette racine en decoctum, à la dose d'une à deux onces pour une pinte d'eau. La racine fraîche d'aryngium est un aliment aussi agréable et aussi sain que le panais et le chervi : la culture pourrait encore l'améliorer.

CENTAURÉE CHAUSSE-TRAPE.—Chardon étoilé. — *Centaurea calcitrapa.* L. fam. nat. des composées Flosculeuses.

Plante herbacée bisannuelle, à racines fibreuses, médiocres; à tige d'un pied, très-ramifiée, anguleuse;

à fleurs terminales environnées de bractées ; les folioles du calice sont terminées par de longues épines ;
les fleurs sont rouges ou blanches. La saveur de cette
plante est amère, surtout dans l'écorce et dans les
feuilles : elle croît dans les mêmes lieux que le chardon-
Roland. La chausse-trape est sudorique ; on l'emploie
sous le rapport de cette propriété, seule ou mélangée
aux végétaux de ce genre de médicamens, et toujours
en decoctum. On donne la préférence aux feuilles, aux
fleurs et aux racines. Cette plante a été réputée fébrifuge. On trouve cette propriété dans le chardon
benit (*centaurea benedicta*, L.), sa congénère, dont
j'ai fait l'histoire en traitant des espèces amères.

PAREYRA-BRAVA ou BUTUA. — Racines du *cissampelos
pareira*. L. *, et de l'*abuta amara*. AUBLET **, fam.
nat. des Ménispermes.

Racine ligneuse, dure, tortueuse, plus ou moins
grosse, recouverte d'un épiderme brun ; composée de
fibres membraneuses, grisâtres, longues et peu serrées;
odeur nulle ; saveur fade, légèrement amère. Cette
plante est indigène de l'Amérique méridionale et des
Indes orientales.

La racine de pareyra, contient beaucoup de mucilage
et un principe amer et astringent. Cette racine a été vantée comme diurétique et comme lithontriptique par LOBB,
HOTTINGER, GEOFFROY et HELVÉTIUS. Ce dernier exagère

---

* *C. foliis subrotundis cordatis, emarginatis, mucronatis.*

** *Menispermum abuta.* Encyclop. bot. *Frutescens, foliis ovatis
aculis, subtus tomentosis, nervosis, reticulatis, racemis axillaribus.*

les vertus de cette plante, jusqu'à assurer que son administration peut rendre inutile l'opération de la lithotomie ; assertion erronée et que mille expériences ont démentie. Un grand nombre d'autres substances ont joui de la même réputation, telles que le frêne, l'ortie, le cynorrhodon, le cerfeuil, les capillaires, la persicaire, le café, le thé, l'*uva ursi*, la saxifrage, le bois néphrétique (*guilandina moringa*, L.) ; mais elles ne l'ont pas mieux soutenue.

La racine de pareyra-brava est un bon diurétique ; mais elle perd en grande partie cette propriété en se desséchant, et celles que l'on trouve dans le commerce ont ordinairement tant vieilli, que l'on doit leur préférer les diurétiques les plus vulgaires. On donne cette racine en decoctum, dans la proportion d'une demi-once pour une pinte d'eau, que l'on fait réduire à moitié.

Pariétaire. — *Parietaria officinalis et judaica.* L., fam. nat. des Certicées.

Plante herbacée vivace, grêle, délicate, un peu rougeâtre et velue ; à feuilles lancéolées, alternes, pétiolées, très-entières, luisantes en dessus ; fleurs verdâtres, sans corolle, disposées en grappes axillaires ; odeur nulle ; saveur fade. Cette plante croît après tous les vieux murs : elle est extrêmement commune à Paris.

La pariétaire est un diurétique mucilagineux trèsemployé : elle doit probablement une grande partie de ses vertus au nitrate de potasse dont elle est imprégnée. On la prescrit en infusum à la dose d'une demi-once pour une pinte d'eau. On prépare avec cette plante des lavemens et des cataplasmes qui sont en même temps diurétiques et émolliens.

CHÉNOPODE BOTRYS.—Botrys vulgaire.—*Chenopodium botrys.* L., fam. nat. des Arroches.

Plante herbacée annuelle, droite, simple, de deux à dix-huit pouces, un peu velue et visqueuse; feuilles oblongues; lobes obtus; fleurs en épis terminaux ou en grappes verdâtres. Cette plante est commune dans le midi de la France; elle croît dans les terrains sablonneux : on la rencontre aussi aux environs de Paris. Elle répand une odeur forte, aromatique et toute particulière; elle a une saveur piquante.

Le botrys est un diurétique doux. L'odeur aromatique de cette plante décèle plus de vertus qu'elle n'en possède réellement. Elle serait mal placée parmi les diurétiques actifs. Je l'ai employée avec quelques succès dans un catarrhe de la vessie. Elle a été vantée dans diverses affections du poumon. On peut présumer que c'est un fort bon expectorant; mais les médecins qui prétendent avoir guéri par son usage des phtisies confirmées, se sont très-certainement trompés, en supposant que leur assertion fût sincère. Comme antispasmodique, le botrys a été utile dans l'asthme et la dyspnée.

Le chénopode ambroisie ou thé du Mexique, *ch. ambrosioides* a les mêmes vertus que le botrys. On peut placer au même rang les *chenopodium urbicum*, L., *rubrum*, L., *murale*, L., *hybridum*, L., *bonus-henricus*, L., et d'autres espèces, toutes appartenant à la Flore parisienne.

ASPERGE. — *Asparagus officinalis.* L., fam. nat. des Asparagées.

Plante herbacée vivace, haute de trois à six pieds; tige arrondie, très-rameuse; feuilles capillaires, fasci-

ulées ; corolle à six divisions ; baies globuleuses, rouges, renfermant des graines noires ; racines fasciculées,
composées d'un tronc principal, d'où sortent latérale-
ment un grand nombre de radicules de la grosseur d'une
plume à écrire, recouvertes d'une peau jaunâtre, et
formées d'un tissu charnu et blanchâtre. L'asperge croît
partout en France : elle aime beaucoup les endroits
gypseux et les terres fumées.

L'asperge contient de la fécule, de l'albumine; un principe résineux, volatil; une matière sucrée analogue à
la manne ; un principe cristallisé particulier, qui a reçu
le nom d'*asparagine* ; différens sels à base de potasse et
de chaux.

On mange les jeunes tiges ou les bourgeons d'asperges
au printemps. Cet aliment charge les urines d'un principe
qui les rend singulièrement fétides : voilà vraisembla-
blement ce qui a d'abord éveillé l'attention des médecins sur les propriétés diurétiques de cette plante. On
en prescrit les racines; leur decoctum est si excitant,
qu'il a quelquefois occasionné la dysurie. Les médecins
les prescrivent en decoctum, à la dose d'une once pour
une pinte de liquide. La racine d'asperge fait partie
des cinq racines apéritives.

PETIT HOUX. — Houssot. — Houx frelon. — *Ruscus acu-
leatus.* L., fam. nat. des Asparagées.

Le petit houx est un sous-arbrisseau fort élégant, à
tige verte, rameuse; à rameaux couverts de feuilles lancéolées, épaisses, coriaces, terminées par une épine et
persistantes; à fleurs verdâtres sortant de la nervure des
feuilles ; à baies rouges ; à racines fasciculées, sem-

blables à celles de l'asperge, mais plus menues et plus ligneuses. Le petit houx croît dans tous les bois montueux. Ses racines placées au nombre des cinq racines apéritives, sont un très-bon diurétique. Dans quelques provinces, on mange les jeunes pousses du petit houx comme celles de l'asperge.

BUGRANE. — Arete-bœuf. — *Ononis spinosa*. L., fam. nat. des Papilionacées.

Plante sous-ligneuse, épineuse en vieillissant; tige rampante; feuilles inférieures ternées, les supérieures simples, pubescentes; fleurs solitaires, papilionacées, vineuses, à étendard rayé; racines longues, fibreuses, cylindriques et anguleuses, recouvertes d'une écorce brune; le corps est blanchâtre et un peu ligneux; d'une saveur fade et un peu mucilagineuse. Cette plante croît dans les terrains arides et pierreux. La racine de la bugrane est diurétique et apéritive; M. SWEDIAUR recommande son decoctum dans l'engorgement séreux des testicules. Elle entre dans la confection du sirop des cinq racines apéritives. On la prescrit en decoctum, comme les racines d'asperge et de petit houx. Les racines de la bugrane jaune (*ononis natrix*, L.), plante des environs de Paris, ont des vertus analogues.

Les médicamens végétaux diurétiques dont je viens de donner la description, sont les plus importans à considérer : ceux qu'il me reste à examiner ne méritent pas à beaucoup près le même intérêt; je vais en faire un simple exposé, me réservant de donner plus de développement dans mes Cours.

Le GREMIL, ou herbe aux perles, *lithospermum officinale*, L., famille naturelle des Borraginées. Plante herbacée vivace, des environs de Paris, dont la graine blanche et luisante, ressemble à une petite perle ; cette graine est émulsive : on en prépare, en la triturant, des potions diurétiques et tempérantes. La plante est mu-cilagineuse.

La GRAINE DE LIN, *semen lini*. Mucilagineuse, hui-leuse ; son decoctum est fréquemment prescrit comme diurétique : il fatigue moins l'estomac, quand on y ajoute un peu de semence de fenouil (*anethum*). *V*. l'histoire de cette graine, aux Émolliens.

Le CHIENDENT, racines du *triticum repens*, L., adoucissant, fréquemment employé comme diurétique et tempérant. *V*. l'histoire des Adoucissans.

Le BOULEAU AUNE, *betula alnus*, L., famille naturelle des Amentacées. Arbre commun au bord des ruisseaux et des rivières ; sa sève est légèrement sucrée. Cette sève est employée comme diurétique : le de-coctum de son écorce et de ses ramilles a la même vertu. On emploie au même usage médicinal, la sève, l'écorce et les ramilles du bouleau blanc, *betula alba*, L. ; arbre commun dans tous les bois sablonneux, et remarquable par la blancheur satinée de son épiderme, et la disposition penchée de ses branches.

BANANIER, ou figuier d'Adam, *musa sapientum*, et *paradisiaca*, L., famille naturelle des Musacées. Plante herbacée bisannuelle, des contrées chaudes du globe : sa sève est douce et sucrée. On en prépare, avec de l'eau, au moyen de la décoction, une boisson diuré-tique et tempérante. Madame BICQUELIN, herboriste, à Paris, et qui réunit à une très-grande perfection, les connaissances relatives à son état, a mis à la mode le bananier, dont on voit tous les ans mûrir le fruit ou *régime*, dans les vastes serres que son mari entretient dans un des plus riches établissemens d'agriculture de la capitale. Ce decoctum convient surtout dans la dysurie inflammatoire, maladie qui affecte quelquefois ceux qui s'exposent long-temps à l'ardeur du soleil, et qui accompagne aussi quelquefois la blennorrhagie. La dose ordinaire est de deux onces pour une pinte de liquide. On contuse les parties de la plante avant de les soumettre à la décoction.

Parmi les diurétiques astringens, j'ai rangé le raisin d'ours, le fraisier et la garance, dont j'ai fait l'histoire en traitant des astringens en particulier.

LE CAPRIER, *capparis spinosa*, L., famille naturelle des capparidées, est un très-joli sous-arbrisseau du midi de la France : ses racines sont réputées apéritives et diurétiques, et s'employent sous ce rapport, dans les provinces où cette plante croît ; on l'emploie aussi quelquefois à Paris.

LE CÉTÉRACH, — doradille d'Espagne, — herbe d'aurade, — capillaire dorée, *asplenium ceterach*, L., plante herbacée vivace, qui appartient essentiellement aux expectorans, et dont je ferai la description en traitant de ces médicamens ; c'est un diurétique astringent, auquel quelques praticiens accordent une action puissante sur les voies urinaires. J'ai réuni quelques observations qui constatent les bienfaits de sa médication dans le traitement du catarrhe vésical chronique ; mais ces observations ne sont pas assez nombreuses ni assez bien rédigées, pour me décider à affirmer ces faits comme concluans : c'est à l'expérience à en justifier. On a aussi recommandé le cétérach dans le traitement des affections graveleuses, des coliques néphrétiques, et de l'obstruction des viscères abdominaux.

QUEUES, OU PÉDONCULES DE CERISES. L'infusum de

...ques de cerises est souvent prescrit comme apéritif ...diurétique ; cet infusum a une couleur brune et une ...veur astringente acidulée fort agréable : son usage ...excite beaucoup la diurèse. On doit donner la préfé‑ ...rence aux pédoncules des cerises acides.

ALKÉKENGE. — Coqueret — *Solanum vesicarium.* — *Halicacabum.* — *Physalis alkekengi*, L., famille na‑ turelle des Solanées. Plante herbacée vivace, rameuse, à feuilles ovales et lancéolées ; son fruit est une baie ronde, semblable à une cerise, d'un beau rouge, lisse, pulpeuse, renfermant un grand nombre de graines ; sa saveur est aigrelette, amère et un peu nauseuse ; cette baie est renfermée dans un calice renflé, et d'une belle couleur rouge à l'époque de sa maturité. L'alkékenge croît sur tous les côteaux pierreux : son fruit mûrit au temps des vendanges.

On mange les fruits de l'alkékenge sans qu'il en ré‑ sulte jamais aucun accident ; leur saveur me plaît beau‑ coup, et j'en ai mangé quelquefois plus d'une demi‑ livre, sans que j'aie remarqué le moindre trouble dans mes fonctions. J'ai fait manger plus de cinquante de ces fruits à un enfant de huit ans qui n'en ressentit rien, mais son urine devint sensiblement louche et rougeâtre, ce que j'attribuai à la partie colorante de l'alkékenge. Ainsi je n'ai encore rien remarqué qui constate les gran‑ des propriétés diurétiques attribuées à cette plante, par DIOSCORIDE, ARETÉE, MÉSUÉ, ARNAUD DE VILLENEUVE, RAY, LISTER, PEYRILHE, etc. Je la crois plus alimen‑ taire que médicamenteuse ; elle est au nombre des sola‑ nées, qui présentent dans leurs fruits le principe nar‑ cotique, corrigé ou neutralisé par le principe acide. (*V.* l'histoire des acides considérés en général.)

Quand on emploie l'alkékenge comme médicament,

on en fait manger les baies au nombre de quinze à trente; on en exprime le suc, que l'on prescrit à la dose de deux à trois onces; le decoctum se prépare avec les mêmes baies écrasées : on le donne par verrées.

SEL DE NITRE.—Salpêtre.—Nitrate de potasse.—Deutonitrate de potassium.

Sel en cristaux blancs, demi-transparens, isolés ou réunis, cristallisés en longs prismes à six pans, terminés par des sommets dièdres ou hexaèdres, inaltérables à l'air, fusant et scintillant quand on les jette sur des charbons ardens; donnant, par la fusion, une matière vitreuse, blanche, opaque, appelée *sel de prunelle*, ou *cristal minéral*; solubles dans quatre fois leur poids d'eau froide; et dans le quart de leur poids d'eau bouillante; d'une saveur fraîche, salée, piquante.

Le sel de nitre est commun dans les platras, à la surface des murs humides, et dans tous les lieux exposés aux émanations animales; il entre dans la composition des plantes qui croissent communément dans les mêmes lieux, et que l'on appelle plantes nitreuses : les chénopodes, la bourrache, la pariétaire, etc.

Le nitre est un très-puissant diurétique; il manifeste surtout cette propriété, quand on le donne étendu dans beaucoup d'eau. Ce sel irrite les voies intestinales et urinaires; il détermine vers ces organes un afflux considérable d'humeurs, une espèce de phlogose, et diminue par conséquent la vitalité et la chaleur des organes éloignés, et particulièrement la vitalité de la peau; c'est d'après ce mode d'action que l'on a attribué au sel de nitre une vertu refrigérante, commune à

...ns les sels neutres, mais qui n'est point un effet direct
... leur action.

La vertu éminemment diurétique du nitre, rend ce
sel très-recommandable dans le traitement des maladies atoniques des voies urinaires, des épanchemens
séreux, de l'anasarque et de l'hydropisie. C'est moins
pour diminuer l'irritation des voies urinaires, du canal
de l'urèthre et du vagin, que pour provoquer une
abondante évacuation d'urine, qu'il faut prescrire le
sel de nitre dans la blennorrhagie : cette diurèse abondante, balaie en quelque sorte la matière morbifique ;
mais cet avantage est presque nul pour les femmes,
auxquelles on doit, dans cette circonstance, recommander les injections. Le sel de nitre est toujours nuisible pendant la période aiguë de la blennorrhagie ; ce
n'est que dans la période chronique qu'il convient de
l'employer. Je préfère l'usage des sels neutres.

On donne quelquefois le sel de nitre dans les affections catarrhales du poumon. Ce médicament est trop
irritant pour cet organe délicat ; je conseille de ne jamais en faire usage dans aucune de ses maladies.

On donne aussi le nitre dans le traitement des fièvres
adynamiques ; c'est un usage commun dans les hospices
de Paris. On associe ce sel au camphre ; on en forme des
pilules, qui sont tout à la fois excitantes et antispasmodiques, et qui conviennent beaucoup, lorsqu'il y a en
même temps faiblesse et ataxie, comme dans presque
toutes les fièvres adynamiques et les fièvres nerveuses.

On doit être réservé dans l'administration du nitre
à haute dose. Ce sel irrite, enflamme et produit tous
les effets des poisons caustiques. A la dose de 5 grains,
il ne cause jamais d'accidens. On renouvelle cette dose à
des intervalles plus ou moins longs ; on peut la porter

jusqu'à 10 grains et donner un gros de nitre dans les vingt-
quatre heures. On fait dissoudre ce sel dans un véhicule
aqueux, mucilagineux, acidule; dans le petit-lait,
l'eau de tamarin, l'eau aiguisée avec le vin blanc, etc.
C'est toujours dans un véhicule semblable qu'on doit le
prescrire, pour en obtenir un effet diurétique.

Les pilules de sel de nitre contiennent ce sel depuis
un demi-grain jusqu'à 2 grains. Le cristal minéral a les
mêmes vertus que le nitre.

On prépare avec le sel de nitre, l'acide nitrique,
l'éther nitrique, le foie d'antimoine et l'antimoine diaphorétique.

Terre foliée de tartre. — Acétate de potasse — Deu- tacétate de potassium.

Sel que l'on n'obtient cristallisé qu'en paillettes blanches; d'une saveur très-piquante, chaude, mais douce,
légèrement salée, et acide quand il est saturé. Le plus
déliquescent de tous les sels connus, attirant promptement l'humidité de l'air, et se fondant en partie quand
il y reste exposé; soluble dans une quantité d'eau beaucoup moindre que son poids, a une basse température; entièrement soluble dans l'alkool. On rencontre
l'acétate de potasse dans presque tous les végétaux.

On obtient ce sel en saturant la potasse avec le vinaigre distillé, et en faisant cristalliser cette dissolution
que l'on purifie avec le charbon.

L'acétate de potasse est diurétique, apéritif et fondant; on l'emploie avec avantage dans le traitement des
affections atoniques des voies urinaires, dans les empâtemens, les engorgemens chroniques, dans l'ictère,
l'hydropisie, etc. La dose est de 2 à 8 gros en vingt-quatre

...ures. On le fait dissoudre dans un decoctum diuré-
...que ; on doit le conserver dans des flacons bien bouchés
...et en un lieu sec.

TERRE FOLIÉE MINÉRALE. — Terre foliée cristallisée. —
Acétate de soude.—Deutacétate de sodium.

Sel blanc, transparent, cristallisé en longs prismes
cannelés, inaltérable à l'air, soluble dans trois parties
d'eau froide et dans un peu moins d'eau bouillante ;
moins soluble dans l'alkool ; d'une saveur fraîche, un
peu amère. Les cristaux de ce sel contiennent la moitié
de leur poids d'eau.

On obtient ce sel comme le précédent, en saturant
la soude avec le vinaigre distillé. Ses propriétés sont les
mêmes, mais elles sont moins actives ; il faut le prescrire à plus fortes doses.

CLOPORTES.—Mille-pieds.—Bête ou Porcelet de Saint-
Antoine.—*Aselli.—Millepedes.—Oniscus asellus.* L.

Insectes aptères, sessiliocles, à corps ovale, articulé,
écailleux, gris ; à antènes coudées, à queue fourchue.
L'espèce domestique, (*oniscus asellus seu domesticus*),
est d'une couleur gris-pâle ; elle habite les caves, les
souterrains, les lieux humides et salpêtrés. L'espèce des
bois, (*O. armadillo seu sylvestris*), est brune, luisante, se roule, et prend une forme globuleuse ou pilulaire, dès qu'on la touche.

Les cloportes ont une saveur mucilagineuse, un peu
salée. Ces insectes ont été recommandés par tous les
médecins de l'antiquité, et par un grand nombre de
praticiens modernes, tels que SPIELMANN, BAGLIVI,

VALLISNIERI, RIVIÈRE, etc., comme diurétiques, apéritifs et incisifs, et comme très-utiles dans les rétentions
d'urine, l'engorgement des viscères abdominaux, l'ictère, et même dans quelques maladies du poumon. Les
cloportes ont peut-être quelques droits à la réputation
qu'on leur a accordée. Mais les praticiens modernes
n'en font presque plus usage, et donnent avec raison la
préférence aux médicamens végétaux, beaucoup moins
répugnans; cependant on les rencontre encore dans
quelques prescriptions médicinales, et dans des formulaires très-récens. Les cloportes contiennent un principe extractif et gélatineux, des muriates de potasse et
de chaux. Ce n'est qu'accidentellement, que l'on trouve
du nitrate de potasse dans leur analyse chimique; il provient des lieux qu'habitent ces insectes, et s'est attaché
à leurs écailles. On donne les cloportes en substance,
réduits en poudre, à la dose de 20 à 40 grains,
infusés dans du bouillon, ou dans du vin blanc, au
nombre de 5o à 200 insectes entiers. On administre le
suc de ces insectes, à la dose de 2 gros à une demi-once,
étendu dans un bouillon mucilagineux.

DIAPHORÉTIQUES *.

On donne le nom de *diaphorétiques* ou de *sudorifiques*, aux médicamens qui favorisent, excitent, provoquent, augmentent la transpiration cutanée ; et le nom de *diaphorèse* au résultat, au produit même de cette excitation. La peau est l'organe par lequel se fait cette exhalation. C'est par la peau et par les voies urinaires que l'économie se décharge des fluides surabondans qui ont servi de véhicule ou de moyen de transport aux molécules organiques. J'ai indiqué les rapports de fonctions de ces organes en traitant des diurétiques en général ; la peau, les intestins, et principalement leur membrane muqueuse, ont aussi des rapports fort étendus ; ces rapports existent encore entre la peau et les poumons. Les diarrhées, diverses affections catarrhales, aiguës, inflammatoires de la membrane muqueuse, nazale, pulmonaire et intestinale, et des organes contigus, sont fréquemment occasionnés par l'impression du froid sur la peau, et par la cessation brusque de la transpiration.

La peau est composée : 1°. du corion, ou derme, qui est la peau proprement dite ; partie plus ou moins

---

* Διαφορητικοί de διά par, φορεω, je porte. — Sudorifiques. — Sudorifica, *Diaphoretica medicamenta*.

épaisse, composée de fibres très-fortes qui paraissent formées elles-mêmes d'un tissu cellulaire très-dense, parcouru de vaisseaux artériels, veineux, et de filets nerveux; 2°. du corps réticulaire ou réseau muqueux, formé de la réunion de vaisseaux très-déliés qui se ramifient et se croisent de mille manières, en formant un réseau; ce corps, dévoloppé et turgescent dans l'état inflammatoire, devient le siége des ecchymoses, des pétéchies, des éruptions urticaires (*febris urticaria*, Sauv.), et de plusieurs autres phénomènes physiologiques et pathologiques très-remarquables; c'est dans ce corps réticulaire que les vaisseaux, chargés de transporter au-dehors la matière de la transpiration, prennent leur source; ils ne sont probablement que l'extrémité capillaire et très-déliée des artères; 3°. l'épiderme recouvre la peau et le réseau muqueux; cette membrane est percée d'une infinité de pores, qui donnent passage aux vaisseaux exhalans et aux conduits de l'humeur graisseuse, sécrétée par des glandes sébacées, placées sous l'épiderme, pour en entretenir la souplesse.

Les sueurs sont également l'effet d'une excitation organique augmentée, et d'un défaut d'excitation; comme les exhalations sanguines ou les hémorrhagies; elles sont *actives* ou *passives :* les sueurs actives sont le résultat de la turgescence de la peau, d'une excitation générale; alors le pouls s'élève, la respiration devient plus fréquente et la chaleur plus forte; les sueurs actives sont toujours la suite d'un mouvement extraordinaire, dans les solides ou les fluides, occasionné par un exercice violent, un accès de fièvre, une violente passion, l'usage des boissons excitantes : elles supposent toujours la santé et la vigueur.

Les sueurs passives sont l'effet de l'affaiblissement de

l'économie : * elles s'échappent de la peau sans qu'aucune excitation les y provoque, comme d'un organe inerte ouvert de tous côtés : elles sont fréquentes chez les personnes faibles, pâles, relâchées ; à la fin des maladies aiguës, et pendant la durée des maladies chroniques et organiques, dont elles annoncent presque constamment la terminaison funeste ; celles qui accompagnent la fièvre de supuration ou la fièvre hectique, sont ordinairement locales, et occupent le front, la poitrine, ou la paume des mains. Pendant leur durée le pouls est tendu, vibrant, la chaleur mordicante. Pendant l'agonie les sueurs sont passives, comme toutes les exhalations qui ont lieu dans cet état d'une extrême faiblesse ; manquant alors de la chaleur nécessaire pour les vaporiser, elles restent sur la peau, et y acquièrent une consistance visqueuse : ces sueurs froides sont fréquentes dans la syncope. La suette (*sudor anglicus*), maladie qui parut en Angleterre au treizième siècle, était caractérisée par des sueurs passives très-abondantes.

Les sueurs présentent des variétés nombreuses, sous le rapport de leur quantité, de leur couleur, de leur odeur et de leur saveur.

Il y a des personnes qui transpirent si peu que leur transpiration n'est jamais sensible **, d'autres transpi-

---

* Ces exhalations passives s'effectuent constamment aux approches de la mort : telle est la cause de ces épanchemens séreux dans les cavités du péritoine, des plèvres, du cerveau, et qui ont fait souvent croire à l'existence d'une affection profonde et à une cause de mort seulement dévoilée par l'autospie.

** La matière de la transpiration vaporisée par la chaleur du corps ou la chaleur de l'air ambiant, forme la *transpiration insensible*. Si par son abondance ou par l'abaissement de la température, elle se

rent par le moindre mouvement ; ce sont sur-tout les personnes faibles ou surchargées d'embonpoint : les femmes transpirent plus que les hommes , mais cet effet de leur faiblesse naturelle est presque nul chez celles qui passent leur vie dans le repos. Le transport des humeurs rejetées du sang se fait chez elles par les voies urinaires : les femmes d'ailleurs , dans quelques circonstances que ce soit urinent toujours plus que les hommes, ce qu'il ne faut pas attribuer seulement au peu de longueur du canal de l'urèthre.

Les expériences et la patience admirable de SANCTORIUS , pour évaluer la quantité de matières qui sortent du corps humain par la transpiration , ont acquis une gloire éternelle à ce médecin, qui passa trente ans de sa vie sur des balances : il découvrit , par ces expériences, que le corps, vingt-quatre heures après avoir pris des alimens, revenait au même poids ; qu'il perdait $\frac{5}{8}$ de ce qu'il avait pris par la transpiration , et le reste $\frac{3}{8}$, par les excrémens. De nouvelles expériences à ce sujet furent entreprises par LAVOISIER et SÉGUIN ; ils trouvèrent que la quantité de la transpiration insensible (pulmonaire et cutanée), la plus considérable est de 32 grains par minute ou de 5 livres en vingt-quatre heures; que la moins considérable est de 11 grains par minute ; quelle est à son minimum pendant la digestion, et à son maximum quelques temps après le repas : ils remarquèrent encore que la transpiration pulmonaire ne varie pas ; que la quantité moyenne de ces deux transpirations est de 18 grains par minute , dont 11 dépendent de la transpiration cutanée, et 7 de la transpiration pulmonaire.

_____

réunit en gouttelettes , c'est la *transpiration sensible* : cette distinction est peu importante.

» Les sueurs sont incolores, jaunâtres, rousses, bleuâtres, sanguinolentes *, suivant un grand nombre de
circonstances individuelles et pathologiques; leur odeur
est fade, fétide, ammoniacale; elle prend souvent celle
des alimens très-sapides, des viandes très-animalisées,
du mouton, du chevreuil, de l'ail, etc.; leur odeur
diffère aussi suivant le lieu de l'exhalation (à la tête,
aux aisselles, aux pieds, aux parties génitales), suivant
les tempéramens, les âges et les maladies, la veille, le
sommeil, etc. : les personnes lascives ont une sueur
très-odorante, peut-être est-ce un moyen que la nature
emploie pour aiguillonner les passions : on sait que les
animaux (le bouc, le mouton, etc.), exhalent dans le
temps du rut une odeur forte, qui pénètre leur chair,
et les rend peu propres à servir d'alimens.

» Les sueurs sont visqueuses, grasses, salées, acides, etc., moins chargées de principes à l'issue des repas
(sueurs de la boisson), que long-temps après (sueurs
de la coction).

» Je crois avoir observé que la sueur est plus abondante sur la peau qui recouvre les organes blancs, membraneux, osseux, cartilagineux, et où il y a moins de
vie, aux articulations, aux mains, aux pieds, au ster-
num, au front, etc. La sensibilité organique des exhalans cutanés peut-être diminuée, suprimée, ou troublée d'une manière directe ou symptômatique; une violente irritation suprime la transpiration cutanée, dessèche la peau et la frappe d'une espèce d'aridité; un

---

* Le sang passe fréquemment par des exhalans. Cette expression
vulgaire, *suer sang et eau*, indique cette anomalie remarquable.
HALLER rapporte dans sa Physiologie, plusieurs exemples de sueurs
de sang.

état nerveux ou spasmodique suprime aussi cette exhalation ou la rend inégale ; le froid en agissant sur la peau directement, ou sympathiquement en introduisant dans l'estomac ou les intestins un liquide à une basse température, suprime aussi la transpiration)*. La peau de l'homme dépourvue de poils et d'écailles, est par cela même douée d'une très-grande sensibilité, que l'usage des vêtemens chauds et des bains, est bien propre à entretenir ; elle est très - sensible par conséquent à toutes sortes d'impressions ; mais ces avantages sont contrebalancés par de grands inconvéniens : l'homme est affecté des moindres changemens dans la température de l'air ; les variations de l'atmosphère dérangent toujours plus ou moins sa transpiration cutanée ; un grand nombre d'affections dépendent de ces changemens ; des diarrhées, des catharres, des fièvres, des rhumatismes, la dyssenterie, etc. ; c'est pour rétablir cette transpiration, pour l'entretenir constante et régulière, que l'on fait usage de médicamens sudorifiques. Je vais parler maintenant de la médication de ces substances, de leur emploi dans les maladies et de la manière de les administrer.

Les diaphorétiques donnent des signes sensibles de médication. Quand les molécules actives de ces médicamens ont pénétré dans la circulation, qu'elles sont portées jusqu'aux extrémités artérielles, l'action propulsive de ces vaisseaux est bientôt augmentée, et la sueur coule abondamment ; la peau participe à cette excitation, sa chaleur augmente, elle se gonfle, devient halitueuse, et est bientôt affectée d'un purit incommode,

---

* Les sueurs ne rentrent pas, elles sont toutes excrémentielles ; il n'y point de *sueurs rentrées* comme on le dit vulgairement.

qui se fait sentir encore quand les sueurs ont cessé. On éprouve, pendant tout le temps que dure cette médication, un état d'engourdissement et de torpeur remarquables ; la repiration est grande , la face est rouge et gonflée, le pouls est plein , grand , développé , mais flexible ; ses pulsations augmentent graduellement de une à quatre (*pulsus deciduus.* SOLANO.) ; ce dernier phénomène a lieu principalement dans les sueurs critiques. Ces signes de médication n'ont pas toujours lieu aussi régulièrement, et présentent des variétés nombreuses , suivant mille circonstances pathologiques et individuelles.

La diaphorèse produit sur l'économie des effets notables ; le premier, qui est le plus important , c'est d'enlever au sang une surabondance de sérosité, qui gêne son mouvement circulatoire , et qui a concouru à l'assimilation, ou qui n'est plus susceptible d'être assimilée ; l'économie rejette cette humeur par les voies urinaires et par la transpiration cutanée et pulmonaire. Le deuxième effet important de la diaphorèse, est de soustraire du corps beaucoup de calorique, par la vaporisation de la sueur ; rien ne cause un sentiment de fraîcheur , ni ne rafraîchit plus promptement que de s'exposer, quand on est baigné de sueurs , à un courant d'air ; cette praque, qui peut être suivie d'accidens graves , a beaucoup d'avantages quand on en use modérément et surtout dans quelques circonstances pathologiques, qui en réclament impérieusement l'usage, dans les fièvres ardentes, dans quelques phlegmasies. (*V.* l'hist. de l'eau.)

L'abus des sudorifiques fatigue et affaiblit, autant par l'action excitante des médicamens, que par la perte d'une humeur dont l'excessive évacuation produit toujours la faiblesse. Cette excitation , portée vers la peau , détourne celle qui est nécessaire aux voies digestives ; on pâlit, on maigrit, on ne digère plus, on perd toute activité, on s'abandonne à la paresse et au sommeil. L'habitude ne change rien à l'action des moyens sudorifiques, quand ils sont simples et qu'ils n'ont rien de médicamenteux, comme l'eau, l'exercice, etc. C'est pour remédier aux accidens qui accompagnent une transpiration excessive, que les peuples des contrées brûlantes du globe, recherchent les aromates, et mâchent le bétel ; que ceux qui n'ont pas encore l'usage des vêtemens, contractent l'habitude d'oindre leurs corps avec des graisses, des huiles, des gommes, et arrêtent ainsi une transpiration trop abondante.

Les agens sudorifiques sont nombreux et de différente nature ; la plupart sont des substances végétales excitantes ; quelques substances adoucissantes sont réputées sudorifiques : sans doute qu'introduites dans la circulation, elles rendent le sang plus fluide, et sa sérosité d'une élaboration ou d'une sécrétion plus faciles.

Le règne animal donne aussi quelques médicamens sudorifiques, dont les vertus stimulantes dépendent en partie de l'ammoniaque qu'ils contiennent parmi leurs élémens composans. Les anciens employaient comme sudorifiques un grand nombre de substances stimulantes de ce règne, telles que le musc, la civette, le castoreum, l'ambre gris, le sang de bouquetin, les diverses espèces de bézoards, etc. Plusieurs de ces médicamens ne sont plus usités, d'autres sont rangés parmi les antispasmodiques.

Les sudorifiques actifs manifestent à différens degrés leur action excitante ; mais à cela près, ce genre d'excitation est toujours le même. Les médicamens que j'ai présentés dans mon tableau des espèces sudorifiques, sont ceux dont les médecins font le plus constamment usage dans les maladies qui réclament l'emploi de ces moyens. Un grand nombre d'agens propres à exciter la diaphorèse, sont du domaine de l'hygiène; je les considère comme des moyens accessoires plus ou moins importans, et qui, dans quelque circonstance, suffisent seuls.

On employe les sudorifiques dans l'intention d'augmenter la sueur, 1° toutes les fois que la transpiration habituelle est ralentie ou supprimée; 2° pour favoriser un effort critique; 3° pour alterner avec une excitation portée sur les voies intestinales et urinaires; 4° pour favoriser l'absorption de l'humeur épanchée dans le tissu cellulaire, les cavités séreuses, et pour remédier ainsi aux leucophlegmaties, à l'anasarque et aux diverses hydropisies; 5° pour s'opposer à l'invasion des maladies aiguës et contagieuses, et pour les faire avorter; 6° pour produire un genre particulier d'excitation, qui altère et neutralise le virus vénérien, et pour favoriser l'action d'autres médicamens siphylitiques directement neutralisans.

Les anciens et les médecins du moyen âge, croyant que la plupart des fièvres et des maladies aiguës, étaient engendrées par l'absorption des miasmes délétères, cherchaient à en débarrasser l'économie, par la voie de la transpiration, et employaient pour cela les remèdes échauffans, auxquels ils donnaient le nom de cordiaux, d'alexitères, d'alexipharmaques; remèdes incendiaires, plus propres à augmenter le trouble et l'état inflammatoire, qu'à améliorer les symptômes et à favoriser la guérison. Les médecins de la nouvelle école ont renoncé à cette pratique dangereuse. Quand les sueurs

paraissent à l'invasion des maladies aiguës , il fa
les favoriser par des moyens doux et délayans ;
moyens conviennent beaucoup , lorsque la peau e
enflammée, sèche et aride.

Les diaphorétiques sont utiles dans les fièvres catha
rhales , occasionnées par la suppression de la transpira
tion : c'est pour rétablir cette fonction si importante
l'entretien de la santé, que l'on emploie ces moyens da
les affections catarrhales des membranes muqueuses
pour celles des fosses nazales , dans le coryza ou rhume
de cerveau ; des intestins, dans la diarrhée et la dyssen-
trie ; des bronches, dans les catarrhes pulmonaires ou rhumes ; de la vessie ; de l'urèthre; du vagin, dans les catarrhes des membranes muqueuses de ces organes , la blen-
norhagie , la leuchorée. Les sudorifiques sont encore
employés fréquemment dans les diverses maladies de la
peau (la gale, la teigne, les dartres, etc.). Ces médicamens entretiennent utilement la diaphorèse dans ces
maladies ; ils agissent eux-mêmes en raison de leurs
principes stimulans ou adoucissans ; mais il est rare que
les affections chroniques de la peau guérissent par leur
seul bienfait, et sans l'application des médicamens topiques ou externes ; il ne faut pas trop donner de confiance aux tisanes dépuratives dont l'usage est encore
fort commun ; la plupart ne sont que palliatives, d'autres
tout-à-fait dépourvues de vertus médicamenteuses.

Dans la goutte et les rhumatismes, les sudorifiques
réusissent, soit en excitant l'économie, ou en favorisant
la circulation dans les vaisseaux des organes affectés ;
soit en entraînant au-dehors les matières morbifiques ;
soit enfin par une vertu spéciale : les sudorifiques ont
souvent réussi dans ces maladies , et doivent être fréquemment recommandés.

Les sudorifiques sont administrés avec avantage dans les hydropisies ; ces médicamens sont plus salutaires dans les épanchemens au sein du tissu cellulaire, que dans le tissu séreux ; le traitement diurétique et drastique paraît plus convenablement adapté à ceux-ci. Il est bien important de distinguer les hydropisies dues à une constitution pléthorique ou à une congestion sanguine, de celles qui sont dues à un état de faiblesse et de relâchement.

Les sudorifiques produisent encore les plus heureux effets dans le traitement des maladies vénériennes, soit en agissant par eux-mêmes, soit en favorisant l'action du mercure. Ces médicamens ont guéri les maux vénériens les plus invétérés ; mais ce n'est pas seulement en excitant la transpiration, puisqu'il est facile de produire cette excitation par toutes sortes de moyens, sans que l'on en obtienne une pareille guérison ; les sudorifiques adaptés au traitement de la syphilis agissent probablement en vertu des principes excitans particuliers qui entrent dans leur composition. La transpiration, quel que soit le moyen qui la provoque, modère considérablement les symptômes de cette maladie ; une longue expérience a fait connaître aux praticiens tous les avantages de ce moyen accessoire ; on sait que sa guérison est plus facile et plus prompte dans le Midi que dans le Nord, qu'elle n'y demande que très-peu de soin, et jamais de remèdes violens ; que les personnes affectées des symptômes les plus graves et les plus rebelles aux agens médicamenteux, ont vu ces symptômes s'améliorer et disparaître, en se transportant dans un climat doux et tempéré. Tous les médecins ont pu remarquer la différence considérable qu'apporte dans le succès et la promptitude du traitement, l'influence de deux saisons opposées, de l'été et de l'hiver; rien ne peut tenir lieu de l'influence de la température atmosphérique, ni un séjour constant dans un appartement échauffé, ni l'usage des meilleurs vêtemens. J'ai traité beaucoup de vénériens, et c'est toujours l'hiver que les symptômes ont été le plus long-temps à disparaître et les plus opiniâtres, malgré tous les soins dans l'administration des médicamens et toutes les attentions du régime. Si une chaleur artificielle pouvait tenir lieu de la chaleur naturelle, verrait-on la syphilis présenter tous ses symptômes les plus alarmans, chez ceux qui par état, sont presque toujours au milieu d'un air brûlant, et toujours mouillés de sueurs; les boulangers, les fondeurs, les forgerons, les verriers? cependant je n'ai remarqué aucune différence dans les hommes de ces professions, affectés du mal vénérien.

On administre les diaphorétiques en infusum aqueux, résineux et alkoolique; en decoctum et en sirop. On les donne sous forme de poudre; mais de cette manière ces médicamens portent peu à la peau. Il est bien plus convenable de les donner avec un véhicule abondant. L'eau est le meilleur véhicule de leurs substances; on donne ordinairement ce liquide très-chargé de ces principes, et l'on met plus souvent en usage la décoction que l'infusion : celle-ci n'est employée que pour les fleurs et les feuilles, la décoction pour les racines, les tiges et toutes les parties dures et ligneuses.

On donne ces médicamens à une température élevée; le malade doit être placé dans un lieu échauffé et où l'air soit tranquille; il doit être bien enveloppé de ses couvertures, ou habillé chaudement. Quand on a obtenu l'effet désiré, on le découvre peu-à-peu, on essuie sa peau avec du linge sec ; on le couvre de linge frais, et non pas de celui qui a déja été imprégné de sueurs et que l'on a fait sécher à l'air.

Il arrive quelquefois que les sueurs deviennent excessives, après qu'on les a provoquées ; il ne faut jamais les supprimer brusquement, par des boissons froides ou par l'impression d'un air froid. On place le malade dans la situation la plus propre à faire cesser cette disposition. On le couvre légèrement ; on le met au milieu d'un air moins chaud ; on lui fait prendre un médicament tonique, légèrement astringent ; un peu de vin rouge, un infusum de sauge, etc. On met en usage les mêmes moyens pour modérer les sueurs, si fatigantes pour les malades, et si préjudiciables dans les fièvres adynamiques et dans les fièvres hectiques.

On donne les sudorifiques à doses variables; les poudres par gros, les infusum et les decoctum, par tasses ou par verrées ; on renouvelle ces doses plusieurs fois en vingt-quatre heures, selon l'intensité de la maladie et les forces du malade. Les moyens hygiéniques sont très-efficaces pour seconder la médication des sudorifiques ; ces moyens en agissant immédiatement sur l'organe cutané, le disposent singulièrement à l'exhalation provoquée et entretenue par les diaphorétiques intenses, les frictions, l'usage des vêtemens de laine, du taffetas gommé : les bains chauds et l'exercice ont aussi beaucoup d'efficacité.

On excite partiellement la diaphorèse, en dirigeant sur une partie quelconque les moyens topiques ou locaux, propres à favoriser cette médication. Quand on donne les sudorifiques dans la syphilis, il faut les employer à dose forte et concentrée; la dose moyenne est de 2 onces par pinte de liquide, ou d'une once par livre, que l'on réduit à moitié par une décoction prolongée. On fait prendre aux malades, une pinte de tisane dans la matinée. Dans les cas les plus graves, on emploie un decoctum encore plus chargé ; on emploie les sirops également très-chargés. On dispose les malades à la médication sudorifique, par l'usage des boissons délayantes et purgatives ; on favorise leur action par celui des bains et de tous les moyens accessoires.

… avec du linge sec ; on le couvre de linge frais, et … pas de celui qui a déjà été imprégné de sueurs et que … a fait sécher à l'air.

… arrive quelquefois que les sueurs deviennent ex-… …ves, après qu'on les a provoquées ; il ne faut jamais … supprimer brusquement, par des boissons froides ou … l'impression d'un air froid. On place le malade dans … …tuation la plus propre à faire cesser cette disposi-… …on. On le couvre légèrement ; on le met au milieu … …un air moins chaud ; on lui fait prendre un médica-… …ment tonique, légèrement astringent ; un peu de vin … …ouge, un infusum de sauge, etc. On met en usage les … …mêmes moyens pour modérer les sueurs, si fatigantes … …our les malades, et si préjudiciables dans les fièvres … …ynamiques et dans les fièvres hectiques.

… On donne les sudorifiques à doses variables; les pou-… …res par gros, les infusum et les decoctum, par tasses … …qu par verrées ; on renouvelle ces doses plusieurs fois … …vø vingt-quatre heures, selon l'intensité de la maladie et … …t les forces du malade. Les moyens hygiéniques sont très-… …efficaces pour seconder la médication des sudorifiques ; … …m es moyens en agissant immédiatement sur l'organe cu-… …ané, le disposent singulièrement à l'exhalation provo-… …quée et entretenue par les diaphorétiques intenses, les … …ictions, l'usage des vêtemens de laine, du taffetas … …gommé : les bains chauds et l'exercice ont aussi beaucoup … …efficacité.

… On excite partiellement la diaphorèse, en dirigeant … …ur une partie quelconque les moyens topiques ou lo-… …aux, propres à favoriser cette médication. Quand on … …ne les sudorifiques dans la syphilis, il faut les em-… …yer à dose forte et concentrée ; la dose moyenne est … …e onces par pinte de liquide, ou d'une once par li-…

DIAPHORÉTIQUES.

*** VÉGÉTAUX EXCITANS.**

Salsepareille.

Squine.

Gayac.

Sassafras.

Laurier.

Genièvre.

Souchet long.

Souchet rond.

Roseau canne.

Roseau à balais.

Fleurs de sureau.

Fleurs de tilleul.

Bardane.

Saponaire.

Douce amére.

Buis.

Astragale.

Dompte-venin.

Souci.

Camphrée.

Thé.

Cassis.

**VÉGÉTAUX MUCILAGINEUX,
ADOUCISSANS.**

Bourraginées.

Scabieuse.

Orme.

Scorsonère.

**** DIAPHORÉTIQUES DU RÈGNE ANIMAL.**

Huile de Dippel.

Chair de serpens.

***** MOYENS HYGIÉNIQUES,
ACCESSOIRES.**

Bains tièdes.

Bains de sable.

Bains de marc.

Etuves sèches et humides.

Frictions sèches et aromatiques.

Flanelles.

Taffetas gommé.

Insolation.

Exercice.

****** PRÉPARATIONS PHARMACEUTIQUES.**

Thériaque.

Orviétan.

Poudre de Dower.

SALSEPAREILLE. — Sarcepareille. — *Smilax salsapa-
rilla*. L. *, fam. nat. des Smilacées.

Sous-arbrisseau à racines fasciculées, composées de
la réunion d'un grand nombre de fibres de la grosseur
d'une plume à écrire, d'un diamètre presqu'égal, et longues de plusieurs pieds. Ces radicules sont couvertes
d'un épiderme brun et ridé. Leur tissus est blanc, ligneux, féculent et composé de plusieurs couches distinctes ; la partie centrale ou meditullium est enveloppée d'une gaine ligneuse fort remarquable. Cette
racine n'a point d'odeur ; sa saveur est faiblement
amère. La salsepareille croît dans la Virginie, le Mexique, le Brésil.

La salsepareille, quoique dépourvue de saveur et
d'odeur, est le plus énergique des médicamens sudorifiques végétaux, appelés *les quatre bois sudorifiques*,
et le plus efficace dans le traitement des maladies vénériennes invétérées. On l'administre en decoctum, dans
la proportion ordinaire d'une once par livre d'eau, que
l'on fait réduire à moitié ; on en prépare aussi un sirop.
La salsepareille entre dans la plupart des tisannes su-

* *Caule aculeato subtetragono, foliis inermibus ovato lanceolatis,
cuspidatis subquinque nerviis, subtus glaucentibus.* On substitue,
dans le commerce, à la véritable salsepareille, les racines d'autres
smilax, dont quelques espèces sont indigènes à l'Europe, telles que
celles du *smilax aspera*, qui croît communément en Espagne et
dans l'ancienne Grèce. On la trouve mêlée dans le commerce avec
la racine de plusieurs aralies (*aralia ramosa, a. nudicaulis*) plantes
voisines des ombellifères ; avec la racine de bugrane (*ononis*) et
même avec celles du houblon. Les botanistes connaissent près de
cinquante espèces de smilax.

dorifiques et antivénériennes, dans celles de Fordice de Feltz et dans le sirop de Cuisinier.

SQUINE. — Esquine. — *China radix.* — *Smilax china.* L.*, fam. nat. des Smilacées.

Plante souligneuse, à racines fibreuses, noueuses, recouvertes à l'extérieur d'un épiderme brun; l'intérieur est formé d'un tissu serré, comme pulvérulent, amilacé, d'une couleur un peu rosée; odeur et saveur nulles. Cette plante est commune dans la Virginie et dans d'autres contrées de l'Amérique septentrionale, où sa fécule sert d'aliment.

Les vertus médicinales de la squine sont beaucoup plus faibles que celles de la salsepareille : cette plante, par son peu d'action, doit être une des dernières du tableau : je n'ai point voulu la séparer de sa congénère.

GAYAC ou GAÏAC. — Bois-saint. — Bois de gayac. — *Lignum sanctum.* — *Lignum vitæ.* — *Guajacum officinale.* L.**, et *Guaiacum sanctum.* L.***, fam. nat. des Rutacées.

Bois en morceaux de différentes grosseurs, recouverts d'une écorce brune, épaisse, très-résineuse, peu adhérente au bois qui est très-compact, très-pesant, si dur, si tenace et si peu poreux, qu'il sert à la

---

* *S. caule aculeato teretiusculo, foliis subrotundo-ovatis, utrinque acutis quinque nerviis.*

** *G. foliolis bijugis obtusis.*

*** *G. foliolis multijugis obtusis.*

onfection des mortiers, des roulettes de lit et d'autres
instrumens de fatigue : il est quelquefois composé
de deux couches, l'une jaune à la circonférence,
l'autre brune au centre, sans nuances intermédiaires.
L'odeur du bois de gayac est aromatique, surtout quand
il est frotté. Son toucher est onctueux, par la grande
quantité de résine qu'il contient. Cette résine ou gomme
résine, qui exude par l'écorce, surtout quand on y
fait des incisions, diffère des résines ordinaires par
quelques propriétés chimiques; elle est en morceaux
irréguliers, friables, d'une couleur brune ou verdâtre,
d'une odeur suave quand on la brûle, d'une saveur
aromatique et âcre, peu soluble à l'eau, et entièrement
soluble dans l'alkool. L'extrait que l'on obtient du bois
est entièrement résineux et d'une saveur plus amère.
L'arbre qui fournit le gayac croît à Saint-Domingue,
à la Jamaïque et dans l'Amérique méridionale.

Le gaïac est de tous les sudorifiques exotiques le
plus anciennement connu, et un de ceux dont on a fait
le plus d'usage, surtout avant la découverte des remèdes
mercuriaux, dans le traitement des maladies vénériennes : ce bois, qui était alors en vénération est en effet un
des meilleurs sudorifiques et antisyphilitiques végétaux.
Son action sur l'économie est bien évidemment stimulante; elle se manifeste après quelques jours de son usage,
par l'augmentation de l'appétit, par l'élévation du pouls,
la chaleur, l'agitation, la fièvre, les sueurs, les hémorrhagies, la salivation, les dijections alvines, la diurèse, etc. C'est en partie à cette excitation que l'on attribue l'efficacité du gaïac dans le traitement de la syphilis. On trouve beaucoup de rapport entre l'action
médicamenteuse de ce bois et celle du mercure; il a
comme ce dernier une action lente et permanente, qui

s'étend profondement dans tous les tissus et au sein de tous les organes. Ce remède puissant a encore paru efficacedans le traitement des maladies vénériennes rebelles au mercure , et que ce minéral avait exaspérées.

On donne le gaïac en substance ; on le rape, on en prépare un decoctum , dans la proportion d'une à 5 onces par livre d'eau , que l'on fait réduire à moitié; on laisse macérer la rapure de gaïac pendant plusieurs heures , avant de procéder à la décoction. Les principes solubles à l'eau ont paru à M. Schwilgué , les seuls efficaces. On prend de ce decoctum jusqu'à une livre par jour. On le rend moins chargé et moins épais, en diminuant la dose des médicamens , ou en prolongeant moins l'ébullition. On y ajoute du sucre pour l'édulcorer ou le réduire en sirop. Le decoctum ou le sirop de gaïac, sont les excipiens les plus convenables des sels mercuriels.

Le gaïac a été recommandé dans les affections cutanées , rhumatismales et arthritiques. Comme il importe beaucoup au succès de ce remède donné dans ces circonstances, qu'il porte son action vers la peau, on en prescrit le decoctum peu chargé.

On prescrit la résine de gaïac à la dose de 10 à 20 grains et un demi-gros , réduite en poudre ou en pilules, en émulsion, en teinture. M. Gosse, pharmacien, à Paris, prépare une poudre sudorifique, où entre principalement cette résine, et qui est très - efficace dans le traitement des maladies vénériennes. Je n'ai jamais prescrit cette préparation sans donner en même temps le mercure, et je n'ai pu m'assurer si, comme l'annonce ce pharmacien, elle a pu suffire à la guérison, sans ce puissant auxiliaire.

On prépare avec la résine de gaïac une teinture à l'eau-de-vie, au rhum, ou au tafia (ratafia des Caraïbes) ,

la proportion de 5 à 6 gros par pinte ; c'est un
bon remède contre la goutte et les rhumatismes ;
on donne une demi-once à une once par jour, dans
un infusum aromatique de menthe ou de camomille
romaine. L'essence *des bois* est une teinture alkoolique de bois de gaïac et d'autres bois excitans et sudorifiques. L'élixir de gaïac se compose de résine de gaïac,
de baume du Pérou, d'esprit volatil huileux et d'huile
de sassafras.

SASSAFRAS. — Bois de sassafras, de pavane, de laurier,
de canelle.—*Lignum sassafras.*—bois du *laurus sassafras.* L. *, fam. nat. des Laurinées.

Le bois de sassafras est en morceaux quelquefois très-
volumineux, recouverts d'un épiderme jaunâtre et résineux, et d'une écorce épaisse, d'un rouge brun ; le bois
est peu compact, léger, jaune grisâtre, composé de
plusieurs couches concentriques ; il exhale une odeur
aromatique, approchant un peu de celle du fenouil.
Cette odeur est surtout sensible dans l'écorce. Le bois
de sassafras provient du tronc et de la racine, le dernier est plus aromatique. Cet arbre originaire des forêts de l'Amérique tempérée, croît très-bien en France,
même à la latitude de Paris.

On obtient par la distillation du bois de sassafras, une
huile volatile jaunâtre, d'une odeur aromatique, d'une
saveur âcre et pénétrante ; qui rougit par le contact de
la lumière et qui est plus pesante que l'eau, et même
que l'huile de gérofles, une des plus pesantes des hui-

---

* L. *foliis deciduis, integris, trilobis, floribus dioicis.*

les volatiles. Le bois de sassafras est sudorifique, mais
a un degré plus faible que le gaïac ou la squine. On en
prépare un infusum ou un decoctum, à vase clos, après
l'avoir préalablement découpé en morceaux fort minces, ou après l'avoir rapé. Ses propriétés médicinales
sont les mêmes que celles des substances sudorifiques
précédemment décrites.

LAURIER. — Laurier noble. — Laurier des poëtes. —
Laurier d'Apollon. — Bois de laurier. — *Laurus
nobilis*. L., fam. nat. des Laurinées.

Le bois de laurier est dur, compact, blanchâtre, recouvert d'une écorce mince et d'un épiderme verdâtre ;
son odeur et sa saveur sont aromatiques ; ces qualités
appartiennent aux feuilles, aux bourgeons et à toutes
les parties de cet arbrisseau. Le laurier croît communément en Italie, en Espagne, dans l'ancienne Grèce
et dans l'Asie mineure ; on le cultive dans nos jardins
pour l'usage domestique : ses feuilles servent d'assaisonnement. Le bois de laurier est un sudorifique succédané de sassafras. Ce végétal a cela de commun avec
ses nombreux congénères. On en connaît aujourd'hui
quarante espèces.

BOIS DE GENÉVRIER. — Bois de genièvre. — *Lignum
juniperi*.

Bois d'un arbrisseau très - commun, (*juniperus communis*. L.), de la famille des conifères ; en morceaux,
ordinairement d'un à deux pouces de diamètre, recouverts d'un épiderme filamenteux, mince, brun et ca-
duque. Ce bois est léger, poreux, à couches concentriques très-distinctes, exhalant une odeur résineuse.

Le bois de genèvrier a des propriétés officinales très-analogues à celles des substances précédemment décrites; je l'emploie constamment dans le traitement des maux vénériens; j'en prépare une tisane qui est très-diaphorétique, surtout en faisant infuser dans son décoctum encore bouillant, une petite quantité de fleurs de sureau.

GRAMINÉES AROMATIQUES.

Les propriétés diaphorétiques, diurétiques et apéritives, appartiennent à un grand nombre de graminées indigènes et exotiques. La première de ces propriétés appartient particulièrement aux espèces aromatiques de cette famille; la propriété diurétique est plutôt l'apanage des espèces douces et sucrées, telles que le chiendent, la canne à sucre, les roseaux (*arundo*), et la plupart des véritables graminées. Le principe amer et aromatique se rencontre fréquemment dans les cyperacées, genre plus voisin des drymyrhizées, dans lesquelles ces qualités existent toujours. Dans ces végétaux (les cyperacées), qui ne sont qu'une sous-division des graminées, on trouve les racines pénétrées de principes aromatiques qui les rendent excitantes : ces principes existent toujours avec une plus ou moins grande quantité de fécule amylacée, dont il est fort difficile de les séparer. Cette fécule est abondante dans les racines des souchets et sert même d'aliment dans l'espèce commestible (*cyperus œsculentus*, L.) : elle est en très-petite quantité, si elle existe, dans les racines fortes et noueuses de quelques *carex* (*C. arenaria*, L. *C. disticha*, L. *C. hirta*, L. *) employées

---

* La première espèce est employée en Allemagne sous le nom de salsepareille d'Allemagne.

comme sudorifiques. On retrouve cette fécule imprégnée des principes aromatiques-amers, dans les racines de la seule plante de la famille des joncs qui exhale de l'arome (le calamus aromatique), égale, sans doute, à toutes les autres racines graminées, comme sudorifique. Ces racines contiennent d'ailleurs fort peu d'huile essentielle.

SOUCHET LONG. — *Cyperus longus.* L. *, fam. nat. des Cyperacées.

Racines traçant horizontalement, de la grosseur d'une plume à écrire, articulées, interrompues par des nœuds ou renflemens, placés à des intervalles inégaux ; épiderme brun ; corps de la racine d'un jaune foncé, ligneux, difficile à rompre ; d'une odeur et d'une saveur aromatiques, semblables à celles du calamus. On trouve cette plante dans les lieux marécageux, au nord de l'Europe et aux environs de Paris.

SOUCHET ROND. — *Cyperus rotundus.* L., fam. nat. des Cyperacées.

Racines composées de fibres noirâtres, interrompues par des renflemens plus ou moins volumineux, et dont quelques-uns ont la grosseur d'une châtaigne ; recouvertes d'un épiderme brun et d'une peau également brune et très-épaisse ; le tissu de la racine est compact, dur et ligneux, d'une odeur faiblement aromatique. Je ne suis pas certain que les racines que l'on vend chez

---

* C. *Culmo triquetro folioso. umb. foliosa supradecomposita, pedunculis nudis, spicis alternis linearibus.*

......, sous le nom de souchet rond, appartien-
t au *cyperus rotundus* de LINNÉE, ni même à une es-
..... de ce genre : cette espèce de racine vient de l'Asie-
...eure. On trouve le *cyperus rotundus* de LINNÉE aux
....virons de Montpellier.

Les souchets sont sudorifiques : on les emploie aux
mêmes usages, de la même manière et aux mêmes doses que les substances précédemment décrites.

CANNE.—Roseau canne. — *Arundo donax*. L. *, fam.
nat. des Graminées.

Racine fibreuse, traçante, articulée, ayant un ou
deux pouces de diamètre, recouverte d'un épiderme
jaune et brillant, et des impressions des radicules ; poreuse à l'intérieur, qui est cependant assez compacte, et
d'une couleur jaune ; saveur douce, un peu sucrée.
Cette plante croît en Espagne, en Italie et sur les côtes
d'Afrique. La canne contient de la résine, un peu
d'huile essentielle, un peu de sucre, du muriate et du
sulfate de chaux, de la silice, de l'extrait muqueux, etc.
Rien n'est plus en vogue que ce médicament dans
les maladies laiteuses : il n'y a pas une sage-femme à
Paris, qui ne fasse prendre la tisane de canne aux femmes
en couches, et particulièrement à celles qui ne nourrissent pas, afin de diminuer la sécrétion laiteuse. Ce
médicament est sans inconvénient ; peut-être n'a-t-il
d'autre avantage que celui d'être tout-à-fait inerte,
avantage incontestable entre les mains de l'ignorance et
du charlatanisme. DESBOIS DE ROCHEFORT, séduit par la

---

* A. *Cal. quinqueflor. panicul. diffusa, culmo subfruticoso.*

haute réputation de la canne, l'employa sans le moindre succès. Je n'ai point d'expérience sur l'action ? médicament, qu'il ne convient peut-être pas de rejeter entièrement de la matière médicale.

Roseau a balais. — *Arundo phragmites.* L. , fam. nat. des Graminées.

Ce roseau est très-commun dans nos rivières : il est facilement reconnaissable par ses feuilles terminées en longues pointes et par ses panicules de fleurs très étendues et dont on fait des balais. Ses racines sont longues, traçantes, articulées, fistuleuses, de consistance herbacée, blanches et légèrement sucrées.

Le roseau à balais a quelque réputation comme sudorifique : cette réputation est-elle appuyée par l'expérience ? Je l'ignore. C'est une opinion assez générale parmi les médecins, que les racines de cette espèce de roseau entrent, comme principal ingrédient, dans le fameux rob de LAFFECTEUR.

Fleurs de sureau. — *Flores sambuci.* — Fleurs du *sambucus nigra.* L. , fam. nat. des Caprifoliacées.

Les fleurs, les feuilles et les fruits ou baies de cet arbrisseau sont diaphorétiques à un degré très-marqué; on emploie surtout les fleurs; elles sont disposées en corymbes et composées d'un calice à cinq divisions, d'une corolle monopétale à cinq segmens, de cinq étamines et de deux pistils; blanches dans l'état frais, jaunes dans celui de dessiccation; répandant une odeur aromatique toute particulière. Le sureau fleurit en juin dans toutes les haies.

On prescrit ces fleurs en infusum aqueux et vineux ; préparations excitent promptement la diaphorèse. C'est un médicament très-favorable dans les maladies occasionnées par l'impression d'un air froid et humide sur la peau, et par la suppression de la transpiration habituelle ; dans les maladies fièvreuses, angineuses, catarrhales et rhumatismales, qui en sont souvent la suite. On emploie également cet infusum dans la rétrocession des exanthèmes aigus, tels que la variole, la rougeole, la scarlatine (ALIBERT) ; et pour rappeler à la peau les exanthèmes chroniques, fixés sur quelque viscère. Le célèbre TISSOT donnait fréquemment, dans ces diverses circonstances, à ses malades, un infusum de fleurs de sureau et de tilleul avec du miel. L'infusum de fleurs de sureau favorise l'expectoration. Ces fleurs sont employées à l'extérieur comme émollientes, résolutives et anodynes ; en cataplasmes, en fomentations et en fumigations ; dans les érysipèles et d'autres exanthèmes aigus ou chroniques, les ophthalmies, les esquinancies, les céphalalgies, les contusions, les ecchymoses, etc. Je prescris ordinairement, dans les ophthalmies chroniques où la rougeur chronique des paupières, des lotions, avec un infusum de fleurs de sureau et de melilot, aiguisé de quelques gouttes d'acétate de plomb.

Les feuilles de sureau ne s'emploient qu'à l'extérieur ou en gargarisme : elles ont à-peu-près les mêmes vertus que les fleurs.

Le rob de sureau se prépare avec le suc des fruits, épuré et réduit par l'ébullition : on y ajoute ensuite un sixième de sucre : on le prescrit par gros ou par once, selon l'action diaphorétique que l'on veut produire, et la gravité des maladies dans lesquelles on l'emploie.

FLEURS DE TILLEUL. — Fleurs du *tilia europœa*, fam. nat. des Tiliacées.

Fleurs supportées sur de longs pédoncules, garnis de bractées membraneuses, entières, longues et étroites, jaunâtres et demi-transparentes; calice à cinq parties, corolle à cinq pétales; étamines nombreuses (polyandriques); odeur suave, aromatique : ces fleurs s'épanouissent en juin, dans le même temps que celles de vigne, et parfument agréablement toutes nos promenades.

Les fleurs de tilleul sont sudorifiques et légèrement anodynes : on les prescrit en infusum dans les mêmes circonstances et aux mêmes doses que les fleurs de sureau. C'est la tisane commune des femmes en couche : elle excite une douce transpiration, qui leur est très-favorable.

BARDANE. — Glouteron. — Herbe-aux-teigneux. — *Arctium lappa.* L., fam. nat. des Flosculeuses.

Plante herbacée vivace, haute de deux pieds, velue; feuilles grandes, pétiolées, cordiformes, velues et un peu scabres ou rudes au toucher; calices globuleux, écailles terminées en crochets; fleurs rougeâtres; graines oblongues, un peu courbées, brunes; racines pivotantes, fibreuses, charnues, blanchâtres, recouvertes d'un épiderme brun et d'une écorce épaisse séparée de

---

* *T. flor. nectario proprio destitutis, foliis cordatis glabris.* Le *T. grandifolia*, ou tilleul de Hollande, n'est qu'une variété du précédent.

s central par une couche brune, caractère remar-
ble surtout dans les vieilles racines ; odeur et saveur
es. La bardane est commune aux environs de Paris.
outes les parties de cette plante sont sudorifiques et
rétiques : il est utile de les employer dans les affec-
ons qui réclament les remèdes de ce genre. M. le doc-
ur ALIBERT, qui a tant perfectionné le diagnostic et
e traitement des maladies de la peau, recommande
emploi de la bardane, pour rétablir la transpiration,
a moiteur et la souplesse de cet organe, affecté d'irrita-
on et d'aridité. La bardane est encore un médicament
diaphorétique salutaire dans le traitement de la syphi-
s, où elle peut remplacer les sudorifiques exotiques ;
ans celui de la goutte et des rhumatismes ; dans
atonie des voies intestinales ; dans l'empâtement et
obstruction des viscères, etc.

Les feuilles de bardane contiennent les mêmes principes que les racines. M. le professeur PERCY a employé avec le plus grand succès le suc de ces feuilles,
dans les éruptions muqueuses de la peau, les croûtes
de lait, la teigne squammeuse et les ulcères atoniques.
Il recommande d'appliquer sur ces ulcères, un onguent
préparé avec le suc de bardane non dépuré et l'huile,
à quantités égales, battues ensemble et à froid. Cet
onguent convient aussi pour panser les ulcères scrophuleux, les tumeurs hémorrhoïdales, et même les
cancers.

On applique aussi avec beaucoup d'avantage les
feuilles de bardane, sur les érysipèles languissans, et sur
toutes les éruptions chroniques de la peau. L'application
de ces feuilles a soulagé les douleurs goutteuses et rhumatismales.

Les graines de la bardane sont encore plus efficaces,

dans le traitement de ces diverses maladies, que les racines et les feuilles.

On donne la racine ou les feuilles de bardane en decoctum, dans la proportion d'une à deux onces par pinte d'eau, que l'on fait réduire au tiers. Le suc de bardane se prescrit par onces, seul ou mêlé à du bouillon. Les graines se donnent en poudre, en émulsum, en infusum aqueux ou vineux; je les recommande souvent dans les maladies vénériennes, mêlées aux semences de fenouil.

SAPONAIRE. — Savonière. — *Saponaria officinalis.* L., fam. nat. des Caryophyllées.

Plante herbacée vivace, à racines fibreuses, à tiges hautes d'un à deux pieds, glabres, rameuses; à feuilles lancéolées, entières, à trois nervures, opposées, sessiles; fleurs en panicules terminaux, roses; odeur nulle; saveur mucilagineuse, un peu amère, analogue à celle de la racine de bardane. Cette plante est commune dans toutes nos provinces.

Les racines de la saponaire sont les seules parties qu'on emploie; elles sont longues, menues, cylindriques, d'un blanc-jaunâtre, tendres et charnues, recouvertes d'une peau brune; d'une saveur fade et mucilagineuse, douces, savonneuses au toucher.

Les racines de saponaire sont diaphorétiques et diurétiques : on les emploie d'après ces propriétés essentielles, seules ou mêlées à d'autres médicamens analogues; on en prépare un decoctum et un extrait qui sont encore en usage. STAHL et BERGIUS regardent la tisane de saponaire comme la meilleure que l'on puisse administrer pendant l'usage du mercure. On prépare décoctum comme celui de la bardane ; on le prescrit à la même dose. La saponaire est aussi émolliente et adoucissante.

DOUCE-AMÈRE.—Morelle grimpante. — *Solanum scandens.* — *Solanum dulcamara.* L., fam. nat. des Solanées.

Plante souligneuse, volubile, pubescente sur les jeunes rameaux ; à feuilles ovales, lancéolées, cordiformes, quelquefois lobées ou hastées ; fleurs en corymbes, violettes ; étamines d'un beau jaune ; fruits ou baies oblongs, rouges ou violets à leur maturité ; tiges flexibles, frêles, recouvertes d'un épiderme grisâtre. Cette plante croît dans les buissons, et fréquemment sous les vieux saules : elle a une odeur nauséabonde, une saveur d'abord douce et sucrée, ensuite amère ; ses propriétés disparaissent en partie dans la dessiccation. La douce-amère est sudorifique, mais a un dégré si faible que des praticiens lui ont contesté cette propriété médicale ; je crois m'être assuré, par un examen très-attentif de sa médication, que cette plante n'est que faiblement narcotique, et la médication narcotique est souvent accompagnée ou suivie d'une abondante diaphorèse, comme j'en ferai la remarque en parlant des narcotiques en général. De cette médication diaphorétique, directe ou consécutive, résultent néanmoins les mêmes avantages pour l'économie, que de la médication toujours directe des diaphorétiques stimulans ; mais la douce-amère est un médicament peu énergique, et sur lequel il ne faut pas compter dans le traitement des maladies graves et rebelles ; les bienfaits que l'on a obtenu de son emploi, on les eut obtenu avec les plus faibles substances de ce genre, et je me range de l'avis de MM. Cullen, Desbois de Rochefort et Alibert, sur les vertus nulles ou presque nulles de cette substance médicamenteuse, que l'on doit à peine considérer comme auxiliaire.

On administre la douce-amère en decoctum, préparé comme les bois sudorifiques et aux mêmes doses.

Un grand nombre d'autres substances sudorifiques, beaucoup moins actives que les précédentes, méritent encore l'attention du médecin ; quelques-unes appartiennent à d'autres genres de médicamens.

Le bois de buis, *buxus sempervirens*, L., fam. nat. des euphorbiacées, est, au rapport de plusieurs médecins, du nombre desquels sont MM. Gillibert, de Lyon, et Bodard, un sudorifique que l'on peut substituer au gaïac ; on se sert du buis rapé en decoctum.

L'*astragalus exscapus*, L. *, fam. nat. des papilionacées, a été préconisé par Quarin, Storck, Girtaner, et d'autres praticiens allemands, comme un très-bon sudorifique ; il a été employé avec succès dans le traitement des maladies vénériennes. On prépare la racine par décoction. Cette plante, très-commune en Allemagne, en Hongrie et en Suisse, est rare en France, et ne se trouve pas dans le commerce ; mais il serait peut-être facile de la remplacer par une des deux espèces d'astragales connues, et dont plusieurs croissent en France.

L'asclépiade dompte-venin, *asclepias vincetoxicum*, L. **, fam. nat. des apocynées, est un très-bon sudori-

---

A. *acaulis, foliolis oblongis, obtusis, pilosis ; floribus sub pedunculatis, aggregatis, calicibus adpressis, pilosis, leguminibus oblongis lanatis.*

** *Cynachum* Wild. *Caule erecto, foliis acuminatis ovatis, margine tenuissimè ciliatis.*

que : ce sont les racines que l'on emploie ; elles sont fasciculées, blanchâtres, et composées d'un grand nombre de fibres arrondies, d'une saveur amère, un peu piquante. Cette plante croît communément dans nos forêts.

La camphrée de Montpellier, *camphorosma Monspeliaca*, L., fam. nat. des chénopodées. Plante sous-ligneuse, poussant des tiges de douze à dix-huit pouces, velues, blanchâtres, couvertes de bouquets de feuilles, petites, blanchâtres et fasciculées, exhalant une odeur d'ambre, et d'une saveur aromatique. Cette plante croît en Languedoc et en Provence ; elle est sudorifique, diurétique et emménagogue. On l'emploie en infusum aqueux et vineux.

Le souci, *calendula arvensis*, L., *c. officinalis*, L., fam. nat. des composées radiées. Cette plante est très-commune dans les champs cultivés, les vignes et les jardins ; elle exhale une odeur aromatique et pénétrante qu'elle conserve long-temps après sa dessiccation ; c'est un sudorifique assez actif, un médicament qui porte en même temps son action stimulante sur les organes génitaux et sur l'utérus ; aussi beaucoup de praticiens l'ont-ils recommandé comme emménagogue.

Thé, *thea viridis*, L. *, fam. nat. des camelliées. L'infusum du thé est légèrement amer, astringent et aromatique : cet infusum détermine promptement la diaphorèse et la diurèse, mais d'une manière passagère. Je ne connais rien de plus propre à exciter promptement les sueurs qu'un infusum de thé très-chargé, auquel on ajoute un peu de rhum ; on prend ce punch léger le soir en se couchant. Si le thé méritait quelque considération

---

* *Thea bohea*. L. T. *viridis*. L.

comme médicament, je crois que sa place ser*
parmi les narcotiques : mais on n'a point encore d*
cidé qu'elle est sa véritable manière d'agir sur l'éc*
nomie.

Cassis, feuilles du groseiller noir, *ribes nigra*, L. *
fam. nat. des groseillers. Ces feuilles sont aromatiques
et contiennent un peu d'huile essentielle ; leur infusum
est diaphorétique et antispasmodique.

La bourrache, *borrago officinalis*, L. ; la buglose,
anchusa officinalis, L., et la plupart des borraginées,
sont administrées comme diaphorétiques, dans les
fièvres, les phlegmasies, les maladies éruptives ; je
crois qu'il convient de les considérer seulement comme
adoucissantes, délayantes, et comme émollientes (*voy.*
ces genres); qu'elles ne sont diaphorétiques que parce
que leur principe mucilagineux passe facilement dans
la circulation, et par les émonctoires de la peau. Rien
dans ces plantes ne laisse penser qu'elles ont une médication active ou stimulante.

Scabieuse des champs, *scabiosa arvensis*, L., fam·
nat. des dipsacées. Plante herbacée vivace, de deux à
trois pieds, velue, rameuse, à feuilles grandes, profondément pinnatifides ; fleurs terminales, bleu-gri-
sâtres, à fleurons extérieurs irréguliers, munies de longues bractées. Cette plante croît dans toutes les prairies
et fleurit en juin.

La scabieuse a été préconisée pour le traitement des
maladies de la peau et des maladies vénériennes ; elle
n'a point perdu sa réputation, mais elle la mérite peu.
Je n'ai fait mention de ce médicament que parce qu'il

---

* R. *inermis foliis subtus punctatis, racemis laxis.*

vulgairement employé. On prétend que la scabieuse des bois ou mors diable, *scabiosa succisa*, L., a des propriétés plus énergiques.

ÉCORCE D'ORME PYRAMIDAL.—*Ulmus campestris*. L. *, fam. nat. des Amentacées.

L'écorce d'orme est en lanières longues, étroites et minces, composées de fibres parallèles ou en réseau, peu serrées, d'une couleur rousse ; sans odeur ; d'une saveur douce, légèrement astringente et très-mucilagineuse. On vend cette écorce en petits paquets d'environ une demi-once ; elle contient une grande quantité de mucilage, du tanin et de l'acide gallique.

L'écorce d'orme a été vantée comme un remède puissant dans le traitement des maladies de la peau. Les médecins sont aujourd'hui partagés d'opinion sur les vertus de cette substance et sur sa manière d'agir. M. le docteur ALIBERT dit l'avoir employée à l'hôpital Saint-Louis, sans obtenir aucun succès. DESBOIS DE ROCHEFORT prétend que tous les mucilagineux étant utiles pour la guérison des dartres, l'écorce d'orme doit par conséquent réussir. Cette écorce est encore très-employée aujourd'hui dans la médecine domestique. On la prescrit en decoctum ; la proportion est de deux onces pour une pinte d'eau.

---

* U. *foliis duplicato serratis, basi inæqualibus, floribus subsessilibus conglomeratis pentandris.*

RACINE DE SCORZONÈRE.—*Scorzonera hispanica*, L. * fam. nat. des composées Semiflosculeuses.

Racine fusiforme, charnue, blanche, laiteuse, recouverte d'un épiderme noir ; d'une saveur douce, sucrée et amère ; cultivée dans les jardins comme alimentaire. Cette racine a la réputation d'être sudorifique. On l'emploie fréquemment en decoctum dans le traitement des maladies éruptives qui ont le caractère aigu et inflammatoire.

HUILE ANIMALE DE DIPPEL.—Huile pyrozoonique.

Liquide blanchâtre quand il est récent, se colorant quand il reste exposé quelque temps à la lumière, en jaune, en roux, en brun et en noir; d'une consistance un peu épaisse, d'une odeur empyreumatique, ammoniacale, singulièrement fétide ; d'une saveur piquante, chaude, très-répugnante.

On retire cette huile des cornes, des cheveux, des parties musculaires, de la soie et de tous les organes des animaux distilés à feu nud. DIPPEL, son inventeur, la retirait de la corne de cerf; il vantait cette espèce d'huile comme une panacée propre à prolonger la vie.

L'huile de Dippel paraît être composée d'huile fixe, d'huile volatile, d'ammoniaque, d'eau et de carbone. Elle est très-stimulante : introduite au sein de l'économie et mise en expansion, par la chaleur vitale, elle

---

* S. *caule ramoso, foliis amplexicaulibus, lanceolatis, integris, basis subserruiatis.*

ètre, elle imprégne tous les tissus et toutes les humeurs ; son odeur se manifeste bientôt dans la sueur,
l'urine, la vapeur pulmonaire, et dans toutes les matières excrémentielles; son activité stimulante imprime
une excitation générale à tous les organes; elle provoque les nausées, le vomissement, la diarrhée, la salivation, augmente la circulation du sang et de la lymphe ,
la diaphorèse, la diurèse, et occasionne quelquefois la
fièvre. Cette substance manifeste aussi sa médication stimulante sur le système nerveux, elle est antispasmodique.

L'huile de Dippel porte son impression stimulante
sur les exhalans cutanés , avec tant d'activité et de
promptitude, que l'on doit la considérer comme un des
plus puissans diaphorétiques : on l'a employée, sous ce
rapport de propriété, avec beaucoup de succès dans
quelques maladies de la peau, chroniques ou scrophuleuses : l'application de cette huile à l'extérieur, a produit une amélioration constante dans les symptômes de
plusieurs maladies de ce genre. MM. ALIBERT et PAYEN,
ont appliqué, avec beaucoup de succès, cette huile sur
des dartres rongeantes scrophuleuses, qui avaient leur
siége sur diverses parties de la face : ce topique change,
à la manière des caustiques, le mode d'irritation, et
excite une supuration favorable.

L'huile de Dippel a paru aussi très-salutaire dans le
traitement des rhumatismes goutteux. J'ai recueilli, à
l'hôpital Saint-Louis, l'observation d'une guérison semblable, opérée en juin 1808, par M. le docteur ALI-
BERT , sur un nommé CHANET, ouvrier en peignes, âgé
de trente - quatre ans ; on administra à cet homme,
malade depuis un an , l'huile de Dippel à l'intérieur et
à l'extérieur; après trois semaines de traitement il
sortit bien guéri ; j'exprimerais difficilement le degoût

que cet homme éprouvait, toutes les fois qu'il prenait une nouvelle dose de ce médicament.

La guérison de l'épilepsie, par l'huile de Dippel, a été constatée par les plus grand praticiens. L'effet salutaire de ce médicament, dans une des maladies nerveuses les plus graves et les plus rebelles aux moyens médicinaux, est une chose digne de remarque; quelques épileptiques ont seulement vu diminuer le nombre de leurs accès; d'autres sont parvenus à les prévenir et à les faire avorter, en prenant l'huile de Dippel au moment où ils en sentaient les avant-coureurs. M. ALIBERT croit que ce remède n'est vraiment utile que quand l'épilepsie est sympathique.

On administre encore l'huile de Dippel avec succès, dans la sciatique nerveuse, dans les diverses espèces de névralgies et dans d'autres névroses.

On purifie l'huile de Dippel par plusieurs distillations successives; on la prive de sa partie alkaline, en la saturant avec l'acide muriatique, qui la décolore; on en corrige l'odeur et la saveur, en la mêlant avec l'esprit-de-vin, l'éther, l'essence de thérébenthine, et en la distillant avec cette dernière substance.

On donne cette huile pure, à la dose de 5, 10, 20 40 grains, et jusques à un gros par jour; on l'étend dans l'eau simple, ou dans une émulsion, que l'on édulcore convenablement : on l'emploie à l'extérieur, pure ou sous forme d'onguent. On lui donne cette consistance en la mélangeant avec de la cire, ou en la battant avec neuf fois son poids d'eau froide.

CHAIR DE SERPENS, Chair de couleuvre (*vipera coluber.*) — de la vipère (*vipera berus*), etc.

La chair des serpens, et particulièrement de la vipère, est pénétrée d'un principe volatil ammoniacal, qui rend stimulans et diaphorétiques les bouillons que l'on en prépare ; ces bouillons sont en même temps très-restaurans et réparent promptement les forces ; on les prescrit avec avantage, dans le traitement des maladies de peau invétérées, avec épuisement et atonie : on emploie ces reptiles dépouillés et privés de leurs entrailles ; on ajoute à leur decoctum du cresson, du bécabunga, et d'autres plantes antiscorbutiques. La chair de vipère entre dans la composition de la thériaque.

MOYENS DIAPHORÉTIQUES ACCESSOIRES.

L'eau est le meilleur délayant et le meilleur véhicule des médicamens sudorifiques : l'eau seule, élevée à une température supportable, prise à l'intérieur, ou administrée en bains ou en vapeurs, est constamment diaphorétique : ce liquide est presque indispensable à ce genre de médication. J'ai considéré l'eau, administrée sous forme vaporeuse, en traitant des bains. (*Voy.* les excitans, t. 1er.)

Les bains de *sable* et de *marc*, ne sont que des applications sur la peau, en forme de topique, de substances inertes ou stimulantes, élevées à un certain degré de température. On excite fortement la transpiration en se couvrant d'une couche de sable, échauffé par un soleil ardent, et dans un endroit abrité. Les bains de sable ressemblent beaucoup aux bains de boue, dont j'ai parlé en traitant des eaux sulfureuses.

Les bains de marc se préparent avec le marc du raisin et celui d'olives : on emploie ces marcs lorsqu'ils sont échauffés par la fermentation ; on y plonge le malade tout entier, ou seulement la partie malade ; on a

la précaution de ne lui faire respirer que le moins possible, les gaz qui s'élèvent de ces substances. Ces bai
excitent fortement la sueur, et conviennent spécialeme
dans les rhumatismes chroniques et les paralysies..

Le taffetas gommé, et tous les corps qui interceptent
la communication de l'air avec la peau, entretiennent
et fixent la chaleur naturelle de cet organe, excitent la
transpiration : la moiteur favorisée par cette application, relâche les pores exhalans, et les dispose à ver-
ser au-dehors plus de matières perspiratoires. Quand
on enlève le taffetas gommé, appliqué quelques heures
sur la peau, on le trouve couvert de cette matière.
Cette application procure tous les avantages de l'étuve
partielle ; on la recommande fréquemment dans les affections goutteuses et rhumatismales ; on trouve chez les
fabricans qui préparent cette espèce de tissu, des vêtemens complets et des parties de vêtemens de ce taffetas.

Thériaque. — Orviétan. — Poudre de Dower.

La *thériaque* est un des plus anciens électuaires employés en médecine ; c'est la réunion, ou l'ensemble de
tous les médicamens et de toutes les vertus toniques,
astringentes, amères, excitantes, aromatiques, balsamiques, sudorifiques, narcotiques ; il résulte de cet
assemblage bizarre, une vertu mixte, qui n'est relative avec aucun des composans, mais qui semble pouvoir les remplacer tous. La thériaque, et l'*orviétan*, qui
lui ressemble beaucoup, sont essentiellement excitans
et diaphorétiques. Comme excitans, ces médicamens
conviennent dans la faiblesse des voies digestives et dans
la langueur des digestions ; comme diaphorétiques, dans
toutes les affections causées par la suppression brusque

de la transpiration cutanée, telles que les affections muqueuses et catarrhales. La thériaque réussit constamment dans les diarrhées produites par la même cause , et je ne connais rien de plus efficace dans ces circonstances maladives, qu'un gros de thériaque, pris le soir en se couchant , dans un peu de vin tiède ; on réussit encore mieux en associant à ce médicament quelques grains d'écorces de simaruba.

La *poudre de Dower*, remède anglais, regardé avec raison comme un des plus puissans sudorifiques, se compose du mélange de sulfate et de nitrate de potasse fondus ensemble ; d'extrait d'opium, d'ipécacuanha et de réglisse : ces matières, finement triturées dans un mortier, constituent la poudre de Dower. (*Codex*, page 290.) Cette poudre convient dans le traitement de la goutte, des rhumatismes, de quelques fièvres, des phlegmasies cutanées languissantes, et dans toutes les circonstances où les diaphorétiques actifs ont paru utiles. Sa dose ordinaire est de 10 grains, donnés plusieurs fois successivement; on la porte jusqu'à un gros en vingt-quatre heures. On fait prendre cette poudre le soir ou le matin, en bols, dans un électuaire ou un sirop ; on couvre le malade pour le préserver de toute impression d'un air froid. Comme cette poudre provoque quelquefois le vomissement, on ne fait boire le malade que lorsqu'il commence à transpirer ; on lui fait prendre un infusum de camomille, de mélisse ou de thé : on entretient ses sueurs au moins pendant dix à douze heures; on préserve ensuite le malade pendant douze autres heures, de l'impression de l'air, en le faisant couvrir de vêtemens chauds, et en lui faisant porter sur la peau, des gilets et des caleçons de flanelle. (*V*. CULLEN, Mat. Méd., tome 2.)

LYMPHATIQUES.

J'ai donné le nom de *Lymphatiques*, aux médicamens qui agissent d'une manière spéciale sur les vaisseaux et sur les glandes lymphatiques, et sur l'ensemble
du système absorbant, qui augmentent sa force tonique
et sa contractilité, qui favorisent ses fonctions et remédient à ses diverses affections.

Les vaisseaux lymphatiques ressemblent beaucoup
aux vaisseaux veineux par leur organisation, mais ils
diffèrent entièrement des vaisseaux artériels. Leur vitalité, leurs fonctions, l'humeur qu'ils contiennent,
présentent les caractères les plus remarquables, et les
plus propres à les faire distinguer.

La lymphe est un liquide incolore, transparent, légèrement visqueux et salé, susceptible de se coaguler à
la chaleur, comme l'albumine ; contenant beaucoup
d'eau, un peu de fibrine et différens sels à base de
soude, de chaux et de magnésie. L'utilité de cette humeur dans l'économie, n'est pas encore bien connue ;
quelques physiologistes l'ont considérée comme très-
analogue au serum du sang, et comme ayant tout-à-
fait le même usage.

Le système lymphatique, chargé particulièrement de
la sécrétion ou du transport de la lymphe, est composé
d'une multitude de petits vaisseaux blancs, diaphanes,
de capacité différente, formés de deux tuniques, dont

intérieure offre, comme les veines, des replis valvulaires. Les vaisseaux lymphatiques forment partout deux couches, l'une superficielle, l'autre profonde, disposition remarquable, surtout aux membres et dans les gros viscères. Cet appareil vasculaire n'existe point dans le cerveau, et n'a pu y être encore démontré. Ces vaisseaux qui ont leur origine sur toutes les surfaces et dans toutes les cavités, y absorbent les différens fluides, qu'ils transportent et versent par leur extrémité opposée dans le sang noir ou dans les veines ; la plupart sont interrompus dans leur cours par des renflemens particuliers, formés d'un lacis ou plexus des mêmes vaisseaux, plus ou moins volumineux, et que l'on appelle glandes conglobées ou lymphatiques. Ces glandes sont très-nombreuses, et principalement placées aux aines, au cou, dans les cavités du thorax, de l'abdomen et du bassins. On compte plus de deux cents de ces glandes dans le mésentère et les épiploons, qui servent particulièrement à l'élaboration du chyle, et d'où partent les nombreux vaisseaux qui vont aboutir au canal thorachique.

L'origine des vaisseaux lymphatiques est extrêmement difficile à démontrer ; elle échappe à l'œil de l'anatomiste. A la surface du corps, cette origine se confond avec celle des pores cutanés, et ne peut point en être distinguée. Les mêmes difficultés se présentent quand on recherche l'origine des lymphatiques dans les cavités séreuses et cellulaires. On ignore si l'orifice de ces vaisseaux est doué d'une sensibilité propre ou élective, pour choisir ou rejeter les substances nutritives ou non nutritives, salutaires ou vénéneuses ; si ces orifices absorbent indifféremment, s'ils s'habituent peu-à-peu à l'absorption des substances les plus nuisibles,

Toute opinion à cet égard n'est appuyée d'aucune expérience directe ; mais il est bien démontré que les vaisseaux lymphatiques absorbent de toutes les surfaces, du
sein de toutes les cavités et qu'ils transportent dans toutes
les parties de l'économie, les fluides séreux, muqueux,
synovial, chyleux, aqueux, médicamenteux, nutritifs
et vénéneux ; qu'ils absorbent et transportent avec la
même facilité les odeurs et les miasmes contagieux ;
que l'absorption s'effectue de la même manière sur
toutes les surfaces, mais qu'elle est bien plus active
dans l'intérieur du corps et aux surfaces privées du
contact de l'air, abreuvées sans cesse de liquides séreux ou muqueux, qu'à la surface de la peau recouverte d'épiderme ; que cette dernière surface est d'autant plus absorbante, qu'elle est recouverte d'un épiderme plus mince, et pourvue d'un plus grand nombre
d'orifices absorbans.

Les veines sont-elles pourvues comme les vaisseaux
lymphatiques de la faculté absorbante ; ou cette faculté
leur appartient-elle exclusivement. Des physiologistes
très-célèbres, tels que HALLER, KAW-BOERHAAVE, attribuent cette fonction aux veines. Cette opinion a été
combattue par HUNTER. De nos jours, M. MAGENDIE
présenta l'opinion en faveur de l'absorption veineuse,
étayée d'un grand nombre de preuves expérimentales.

Le système lymphatique est sensible à l'action de
plusieurs agens physiques et médicinaux. Il répond
à cette influence par des signes très-sensibles de médication ; dans les maladies dont il est affecté, il offre
dans sa sensibilité et dans sa contractilité, tous les
symptômes d'altération des autres systèmes : ces facultés
sont augmentées ou diminuées, troublées ou détruites.
Dans quelques circonstances les plus graves, c'est le

tissu même qui est lésé ; et ces altérations organiques
sont fréquentes dans les affections scrophuleuses et
vénériennes, et dans les diverses hydropisies : dans
ces affections, c'est toujours le système des vaisseaux
et des glandes lymphatiques, et les organes chargés de
quelque exhalation, tels que les membranes séreuses,
le tissu cellulaire, etc. qui sont principalement lésés ;
les plus grands rapports lient ces organes entr'eux.
Le nom de *lymphatiques*, que l'on a donné à ces
maladies, est parfaitement conforme à leur nature.

La faiblesse, la débilité, l'atonie disposent particulièrement aux maladies lymphatiques ; cet état de faiblesse
et de relâchement, joint à la pâleur ou à l'extrême fraîcheur du teint, à la flaccidité des chairs, à la couleur des
cheveux, blonde ou rousse, à la rondeur des formes, au
volume des glandes, etc., caractérisent le tempérament
lymphatique. Toutes ces causes directement ou indirectement débilitantes, font naître les affections auxquelles ce tempérament prédispose ; on les observe plus
communément dans les lieux qui, par leur influence,
augmentent encore ces dispositions ; dans les climats
humides du Nord ou du Midi, au sein des villes mal
saines, et mal aérées, dans les rues basses et obscures,
au sein des familles pauvres ; plus sur les enfans et sur
les femmes que sur les hommes faits.

La nature des médicamens lymphatiques est relative
à celle des maladies pour lesquelles on les emploie ;
tous ces médicamens sont excitans, et tous portent particulièrement sur les vaisseaux et les glandes de ce
système leur impression médicamenteuse. Qui contes-
tera ce mode de médication au mercure ? dans quel
genre connu pourrait-il être placé, relativement à ses
effets sur l'économie ? Il fallait donc un genre nouveau,

différent des excitans , auxquels le mercure n'appartient que par une propriété commune à un grand nombre d'autres substances , différent des sialagogues, par
lesquels le rangeait CULLEN; différent des sudorifiq.
auxquels on l'associe le plus ordinairement, et qui o.
pu quelquefois produire tous ses effets salutaires. L.
mercure ne pouvant se ranger sous aucun de ces titres
j'ai cru qu'il convenait de le considérer sous un nouveau rapport , autant pour ses propriétés réelles , qui
n'appartiennent qu'à ce minéral, que pour ne pas être
réduit à la nécessité d'en faire un genre à part , isolé ou
séparé des autres genres de médicamens. Cet inconvénient de médicamens non classés , est très-grand pour
l'ordre des idées et pour la mémoire : j'ai tâché de
l'éviter.

La peau absorbe avec beaucoup de facilité les molécules des substances ou des médicamens appliqués à
sa surface ; l'augmentation du poids du corps, après un
bain, ou après que l'on est resté quelque temps au milieu
d'un air humide ; le gonflement des glandes inguinales
après l'immersion des pieds dans l'eau, ou leur refroidissement ; la prompte salivation après les frictions
mercurielles, en sont autant de preuves. Il n'est pas
nécessaire pour que cela ait lieu , que l'épiderme soit
enlevé, ni même altéré ; mais l'ablation de cette enveloppe insensible , rend l'absorption beaucoup plus facile : on sait qu'elle est très-prompte aux surfaces qui
en sont à peine recouvertes, telles que les lèvres, le
gland , etc. Cette absorption varie selon les âges, les
sexes, les saisons, les climats, les dispositions individuelles , l'état des forces, etc., etc. Elle est très-active
chez les enfans et chez les femmes ; beaucoup moins
chez les hommes faits et chez les vieillards , dont la

dure et peu sensible, s'ouvre plus difficilement à
l'abord des fluides. L'absorption est aussi plus forte pendant le sommeil que pendant la veille ; le matin que le
soir. La faiblesse favorise moins l'absorption, qu'elle ne
dispose à ses dangers : on sait qu'une grande énergie au
physique comme au moral, a été souvent le préservatif le
plus sûr des maladies contagieuses. L'absorption cutanée est aussi plus active aux surfaces où sont réunies en
plus grand nombre les vaisseaux lymphatiques, comme
aux parties internes des membres ; cette connaissance est
utile dans l'application des médicamens en frictions.
L'absorption interne se fait avec la plus grande activité ;
elle a lieu presqu'également sur toute l'étendue de la
surface des intestins. Les gros intestins absorbent presqu'avec autant de promptitude que les intestins grêles ;
on sait en combien peu de temps est absorbée l'eau
injectée dans le rectum. Cette activité des absorbans
internes les rend très-propres à transporter dans toutes
les parties de l'économie, les médicamens que le médecin emploie dans le traitement des diverses maladies.

De toutes les surfaces de la peau, des membranes
muqueuses et fibreuses, transpire une sérosité qui en
entretient la contiguïté et la souplesse ; cette fonction
appartient aux exhalans et aux membranes elles-mêmes ;
les absorbans reprennent l'excès de ces transudations
séreuses. Une surabondance de cette humeur est toujours nuisible, quand elle a lieu dans les organes creux,
ou les poches sans ouverture des membranes séreuses
et synoviales, des plèvres, du péritoine, de l'arach-
noïde, etc. Il est donc nécessaire qu'il existe un équilibre parfait entre l'exhalation et l'inhalation : toute
variation dans cet équilibre produit une maladie, un
grand nombre de causes peut y donner lieu, une sim-

ple compression, une inflammation locale, un défau
d'excitation, les diverses altérations du liquide exhalé
les diverses lésions vitales et organiques : c'est toujour
une de ces causes qui donne lieu aux hydropisies, maladies dans lesquelles le systême lymphatique est toujours très-sensiblement affecté, lors même qu'il n'en est
pas le siége primitif.

Les mêmes causes, le même tempérament, la même
faiblesse dans les organes et dans leurs fonctions, disposent aux maladies scrophuleuses, qui sont tellement
identifiées à la constitution, qu'elles se succèdent par
génération et deviennent héréditaires. Les scrophules
ne sont engendrées par aucun virus, et ne sont point
contagieuses *. La seule et unique cause de cette affection, est la faiblesse du systême lymphatique ; c'est par
suite de cette faiblesse que la circulation de la lymphe
se ralentit, que les glandes s'obstruent et s'ulcèrent, que
les mailles du tissu cellulaire s'engorgent. L'état scrophuleux est endémique dans tous les lieux humides, obscurs
et malsains, habités par la classe du peuple la plus pauvre et la plus malheureuse ; à Paris, la moitié des enfans
pauvres sont infectés de ce vice. Une des causes prédisposantes du vice scrophuleux, et qui est aussi très-fré-
quente au sein des grandes villes, c'est la faiblesse du
systême lymphatique, consécutive au traitement antivé-

---

* Les anciens étaient d'un sentiment contraire. Un médecin allemand fit quelques expériences à ce sujet ; il frotta le cou d'un enfant
sain, avec le pus provenant d'un ulcère scrophuleux ; il inocula un
autre enfant avec le même pus, sans qu'il en résultat aucune apparence d'infection. M. le docteur HEBRÉARD fit, sans aucun succès, de
pareilles expériences sur des chiens *.

* Essai sur les tumeurs scrophuleuses. Paris, an 11.

rien par les préparations mercurielles : les enfans qui naissent de parens qui ont subi un pareil traitement, sont fréquemment scrophuleux; il est même très-ordinaire que ceux qui leur ont donné naissance, ne présentent aucun symptôme d'affection scrophuleuse.

La faiblesse du système lymphatique, la pâleur, la bouffissure, la laxité de la peau et des chairs, l'augmentation de volume des glandes, et beaucoup d'autres altérations, n'appartiennent pas toujours au vice scrophuleux, et ne sont quelquefois qu'une disposition plus ou moins prochaine à cette maladie. Dans quelle circonstance cet état lymphatique se présente-t-il mieux que dans le crétinisme ? Cette maladie est endémique dans le Valais, dans quelques parties du Piémont et dans les Pyrénées; tout, dans ses symptômes, annonce la faiblesse et le relâchement des organes. Le Crétin (je parle ici du degré le plus avancé du crétinisme) ne se meut pas, ne marche pas; tous ses muscles sont relâchés, tous ses membres sont sans ressort; à peine se soutient-il sur ses jambes; ses bras sont pendans; sa tête affaissée et chancelante; sa peau flasque, pâle, terne, dépourvue de poils, exhale une sueur visqueuse et fétide; ses cheveux sont plats et en désordre; ses paupières épaisses et œdémateuses; ses lèvres tuméfiées, pendantes, couvertes de salive, qu'il n'a pas la force d'expuer; ses gencives sont gonflées; ses dents sales et vacillantes; son front est déprimé, rétréci; son cou volumineux, court et souvent goîtreux; enfin, la grosseur du corps, toujours très-remarquable dans les Crétins, l'obésité de l'abdomen, le volume considérable et la saillie des glandes, font reconnaître de suite a l'observateur l'affaissement et la débilité du système lymphatique dans ces êtres malheureux. Le même relâchement existe dans leur moral, et les réduit à l'apathie, à l'idiotisme ou à l'imbécillité la plus complète. Les Crétins vivent dans une extrême indolence, dans une entière indifférence de tout ce qui se fait autour d'eux, souvent même dans l'oubli des premiers besoins, et ne paraissent nullement affectés de leur état, bien qu'il n'en existe pas de plus triste ni de plus déplorable. Les naturalistes ont eu des opinions différentes sur les causes qui engendrent le crétinisme. Je crois avoir remarqué, pendant le séjour que je fis dans le Valais, que cette maladie s'y engendre sous l'influence de causes directement débilitantes, qui tiennent au climat et aux habitudes.

Les haut-valaisans, voisins des montagnes, rapprochés des glaciers, habitans d'un pays rude et sauvage, livrés par besoin à des travaux pénibles, sobres par nécessité, sont en général bien constitués, beaux, vifs, gais, hardis, fiers et courageux. Les bas-valaisans sont petits, contrefaits, sales, hideux, apathiques et sans la moindre énergie; ils habitent cependant au sein d'une terre extrêmement fertile, et placée sous le plus beau ciel.

C'est dans la partie de la vallée du Rhône, la moins déserte et la plus tempérée, que l'on rencontre les Crétins. Jamais aucun des symptômes communs au crétinisme ne s'est manifesté sur les individus des familles qui ont fixé leur habitation constante dans la région des Alpes, au-dessus de 5oo ou 6oo toises d'élévation.

Les femmes qui vont faire leurs couches à cette hauteur, ou mieux encore, qui prennent le parti d'habiter les Alpes, depuis l'époque de la conception, jusqu'à la terminaison de la grossesse, donnent le jour à des enfans toujours sains et vigoureux, si on a surtout la précaution de les élever dans ces régions, jusqu'à un certain

âge. J'ai vu quantité de ces enfans, la plupart appartenant à de riches familles du Valais, et que l'air sain
des Hautes-Alpes, la vie agreste et active que l'on y
mène, avaient rendus aussi forts, aussi robustes que
les montagnards, qui n'abandonnent presque jamais ces
climats glacés.

En descendant au fond des vallées, le nombre des
Crétins s'accroît sensiblement. On peut suivre cette gra-
dation depuis Lausanne, où on en trouve à peine un
millième, jusqu'aux environs de Sion, où leur nombre
surpasse quelquefois ce qu'il y a d'hommes sains.

Les vaisseaux et les glandes lymphatiques sont
encore le siége de cette affection singulière, appelée
maladie glanduleuse de Barbade, parce qu'elle est endémique dans cette île. Cette maladie, qui a son siége
dans le système lymphatique, et qui est occasionnée par
sa faiblesse, est caractérisée par le gonflement énorme
qu'acquièrent les jambes et les cuisses, par la roideur
des articulations, par la difformité des parties, par
la difficulté des mouvemens, par la disposition de
la lymphe à se coaguler : elle affecte aussi, mais plus
rarement, les extrémités supérieures, le bas ventre,
le scrotum, la poitrine et la face, qu'elle rend si
difforme, que l'on a cru devoir la comparer à celle du
lion (*leontiasis*). Quelquefois enfin cette maladie se
porte sur les viscères situés dans les cavités, sur le foie,
sur les intestins, sur la matrice, sur les membranes muqueuses. La peau laisse suinter par les crevasses qui s'y
forment, une matière ichoreuse et lymphatique,
trouble, blanchâtre ou limpide, de consistance aqueuse
ou gélatineuse.

Le médecin anglais qui a le premier décrit la maladie de Barbade (JAMES HENDY), fait remarquer que

les nègres y sont plus sujets que les blancs ; ces malheureux réduits souvent à la plus affreuse misère, o indifférens sur les soins de propreté , se couchen mouillés de sueur, sur la terre , et dans des lieux humides, pour se reposer des fatigues du jour : ce sont les lieux qu'ils choisissent , lorsqu'enivrés de rhum, ils sentent un penchant insurmontable au sommeil ; ils y reposent alors plusieurs heures , quelquefois la nuit entière, et jusqu'à ce que leur ivresse soit dissipée. L'habitude qu'ont la plupart de se plonger, à l'issu de leur travail, dans des étangs, les dispose à la maladie glandulaire : les mêmes causes produisent cette maladie chez les blancs de la classe indigente *.

Il existe beaucoup de ressemblance entre la maladie scrophuleuse et la maladie vénérienne : toutes deux ont leur siége dans le systême lymphatique, toutes deux affectent une préférence marquée pour la peau et pour les glandes. Des ulcérations plus ou moins étendues, le gonflement des os , leur carie, et d'autres accidens graves , sont produits également par la syphilis et par les scrophules : mais combien ces deux affections diffèrent essentiellement dans leurs causes et dans leur traitement. Les ulcères qui accompagnent la syphilis sont virulens et contagieux, pour tous les individus indifféremment, les ulcères scrophuleux ne le sont point.

---

* Des chevaux , des vaches ou d'autres animaux domestiques ont été attaqués de la maladie de Barbade; et pourquoi ces animaux , soumis aux mêmes influences prédisposantes , en seraient-ils préservés ? J'ai vu des chiens goîtreux, en Souabe et au Valais, où le goître est endémique. Il est pourtant assez rare que les animaux , plus sobres que l'homme , et plus sages sous presque tous les rapports, partagent ses affections.

l'état scrophuleux dépend de la disposition individuelle
et nullement d'un virus, dont l'existence d'ailleurs n'a
jamais été prouvée : la maladie vénérienne doit sa propagation à l'existence d'un virus particulier, mis en contact avec la peau, et absorbé par les orifices des vaisseaux lymphatiques ; il est transporté avec la lymphe,
sur toutes les parties de l'économie, où il exerce des ra-
vages signalés par un grand nombre de symptômes et de
lésions différens : vrai Prothée, il se montre sous toutes
les formes, comme pour embarrasser l'observateur : il
enflamme, ulcère, corrode les membranes muqueuses et
la peau ; couvre celle-ci de taches de diverses couleurs,
de pustules, de fissures, de condylomes, de rhagades ;
attaque les os, détruit leur périoste, produit des no-
dus, des tumeurs, le gonflement et la carie de leur
partie spongieuse, la nécrose, la chute des cheveux et
des ongles, l'atrophie des muscles, la paralysie des
membres, et d'autres accidens redoutables, qui reconnaissent tous pour cause, l'absorption d'un virus contagieux, et qui sont dus la plupart, à son impression sur le
système lymphatique et muqueux. Mais ces symptômes
ne paraissent que graduellement, et se développent avec
assez de lenteur, pour laisser le temps d'agir aux médicamens que l'on oppose à leurs progrès. Il n'en
était pas ainsi à l'époque de la première apparition de
la maladie vénérienne en Europe ; sa contagion était
alors si rapide, et les accidens qu'elle produisait si violens, que l'on prenait les plus grandes précautions et
les mesures les plus sévères, pour isoler les personnes
qui en étaient malheureusement affectées ; et à cette époque, on n'avait encore aucun moyen pour en combattre
les accidens redoutables. On peut prendre une idée
de la rapidité de sa contagion, dans les premiers temps

de son apparition, en lisant la description que le docteur
Bowmann a faite de cette maladie, lorsqu'elle commença
à se manifester au Canada, vers le milieu du XVIII
siècle. Elle y fut si contagieuse que les pères la trans-
mettaient à leurs enfans, qu'elle se transmettait également par les alimens et les boissons. Lorsqu'elle se
déclarait dans une famille, il était rare qu'elle épar-
gnât un seul individu ; les malades qui en étaient affectés, traînaient jusqu'à un âge avancé une déplorable
existence ; ils perdaient successivement le nez, les yeux,
les parties molles du palais ; et quelquefois même les
parties inférieures du crâne. Il existait en 1785, 5800
personnes infectées de cette maladie, dans les villes et
villages du Canada, pays dont la population ne s'é-
lève pas à plus d'un million d'âmes.

Cette relation de Bowmann, est toute en faveur de
l'opinion des médecins, sur l'augmentation de la gravité des symptômes de la maladie vénérienne, en se
propageant du Midi au Nord ; d'un climat où les corps
sont pour ainsi dire desséchés, par l'impression constante de la chaleur, dans celui où, abreuvés d'humidité, le système absorbant paraît toujours plus développé ou plus faible.

Ce n'est point la lymphe qui produit les maladies
lymphatiques ; cette humeur ne s'altère que quand elle
est hors de ses vaisseaux : c'est alors qu'elle se trouble,
qu'elle devient purulente, âcre, fétide, ichoreuse. J'ai
examiné avec beaucoup d'attention, cette lymphe claire,
limpide et filante, qui s'échappe de la peau altérée,
dans quelques maladies de cet organe ; je n'y ai remarqué ni l'odeur, ni la saveur, qui accompagnent ordinairement l'altération de cette humeur. Ces expressions
d'*humeurs âcres*, *putrides*, *alkalines*, *décomposées*, ne

vent point s'appliquer aux humeurs qui circulent dans leurs vaisseaux, et pas plus au sang qu'à la lymphe: mais la lymphe s'imprègne évidemment des germes morbifiques et des miasmes délétères, comme elle s'imprègne des parties actives des médicamens; elle leur sert de véhicule, elle les transporte dans toutes les parties de l'économie, et jusqu'au sein des viscères les plus cachés.

La médication des lymphatiques est accompagnée de signes bien évidens. Les mercuriaux produisent une excitation manifeste sur toute l'économie, fréquemment suivie de mal-aise et de fièvre; la salivation, les douleurs gastriques et abdominales, la purgation, sont fréquemment la suite ou l'effet de cette médication. (*V*. l'histoire du mercure.) L'administration du mercure produit une si prompte amélioration dans les symptômes vénériens, que le médecin qui doute encore de leur nature, en est bientôt instruit par ce changement favorable. L'excitation des organes digestifs par les sels alkalins, calcaires, compris dans les agens lymphatiques, etc., ressemble beaucoup à celle des excitans en général et des sels purgatifs.

Les organes lymphatiques sont sensibles à un grand nombre d'agens médicinaux. Les excitans sont fréquemment employés avec avantage dans le traitement de leurs maladies ; ils raniment l'absorption cutanée, favorisent la circulation de la lymphe , et la résorbtion de la sérosité épanchée dans les cavités séreuses et cellulaires. Cette impulsion des agens excitans a souvent conduit les praticiens à choisir des remèdes dans cette classe; l'instinct, plus fort que le raisonnement, les a quelquefois indiqués aux malades. Les scrophuleux recherchent les liqueurs spiritueuses, les alimens restaurans et

fortement assaisonnés, et même les substances amère
de la classe des alimens et des médicamens. Pourquo
la nature aurait-elle refusé à l'homme cet instinct
quand elle l'a donné aux animaux? J'ai traité ave
assez d'étendue de ce genre de médication, dans le
généralités sur les excitans : je renvoie à ce chapitr
de mon ouvrage.

Les sudorifiques stimulent fortement l'appareil lymphatique et absorbant; seuls, ils ont guéri la syphilis
et l'hydropisie; mais la première de ces maladies ne
cède que très-rarement, sous notre climat, à cet unique
moyen.

Les diurétiques ont aussi la prérogative d'exciter
l'action des lymphatiques, mais plus faiblement, sans
doute parce que leur action est moins directe, leur
excitation moins vive et moins générale. Il est probable
que quelques médicamens de ce genre, la scille, le colchique, l'acétate de potasse, etc., etc., ont une action
très-directe sur cet appareil, et qu'alors les reins ne
sont excités à sécréter d'avantage, que par la quantité
de liquide résorbé par les membranes séreuses, par les
lymphatiques, et versé ensuite dans la circulation.

C'est encore de la même manière qu'il faut concevoir
l'action des purgatifs dans les hydropisies; l'excitation
des intestins par les drastiques, se propage sympathiquement jusqu'aux organes vasculaires et membraneux
de l'appareil absorbant, dont ils favorisent l'action sur
les fluides épanchés.

Les lymphatiques, susceptibles des diverses modifications que leur font éprouver les médicamens, reçoivent aussi une influence très-remarquable de l'emploi
des moyens hygiéniques; c'est ainsi que l'on remédie
efficacement à la faiblesse et au relâchement de leur

pareil, par l'usage des bains froids, ou par l'impression d'un air froid sur la peau ; par l'usage des lotions
toniques, stiptiques, stimulantes, alkooliques, aromatiques, balsamiques, etc. ; par celui des frictions, des
compressions, de l'électricité, du galvanisme ; par celui
d'une nourriture restaurante, des boissons généreuses,
des vêtemens chauds, de l'exercice, etc. ; tous moyens,
non curatifs, du moins très-utiles auxiliaires des
moyens directement curatifs. On doit les employer
pour prévenir les maladies lymphatiques, et pour se
préserver des maladies contagieuses, en s'opposant à
l'absorption des miasmes délétères, soit au milieu
d'une épidémie mortelle, soit au sein des hôpitaux. Je
dois rappeler ici les excellens conseils d'un de nos plus
grands physiologistes : « Lorsqu'il règne une maladie
« contagieuse, le moyen le plus assuré de s'en préser-
« ver, est de ne point s'exposer aux foyers de l'infec-
« tion ; mais lorsque les circonstances exigent un service
« actif et assidu auprès des malades, on peut encore,
« et avec des attentions simples et faciles, se garantir
« de l'infection ; il ne s'agit que d'éviter toutes les
« causes qui tendent à débiliter la constitution, à sus-
« pendre, diminuer ou troubler la digestion, la trans-
« piration pulmonaire et cutanée ; on prévient ainsi
« l'absorption des miasmes contagieux, ou bien on en
« facilite l'excrétion, et on annule ainsi leur action dé-
« létère. Le courage, la fermeté de l'âme, la tranquillité
« de l'esprit sont les conditions premières ; on doit y
« ajouter un régime analeptique, fortifiant, et des atten-
« tions particulières dans la propreté * » (CHAUSSIER).

---

* On se préserve du contact immédiat des malades infectés de
contagion, en couvrant ses doigts de poudre de Lycopode (lycopa-

C'est sur tout par la voie des frictions, que l'on introdu
dans les vaisseaux lymphatiques les médicamens conven
bles au traitement de leurs maladies : on doit s'y prépar
par des bains tièdes, qui nettoient la peau, et l'amollisse
en ouvrant ses pores ; on rase les poils qui la couvrent, o
y pratique des frictions sèches qui, en altérant la struc
ture de l'épiderme, en soulevant ses papilles, augmen
tent en même temps l'activité des bouches absorbantes
on étend sur la peau les médicamens, on frotte légère
ment, et toujours dans le même sens, et de bas en haut
avec la main, que l'on a eu la précaution de garnir d'un
gant de peau ou d'une vessie, pour se préserver soi-
même de l'absorption. Ces frictions se pratiquent ordinairement le soir ou le matin, et durent vingt ou trente
minutes. On couvre ensuite le malade, qui garde le repos, ou se promène dans une chambre tempérée; on laisse
sur la peau le médicament que l'on y a appliqué ; on
la nettoie quand on veut pratiquer de nouvelles frictions.

On a intention, en pratiquant ces frictions, de produire

---

dium clavatum. L.), de talc ou craie de Briançon, ou d'une autre
poudre impalpable. On les enduit de beurre, d'huile, de mucilage
de graine de lin. Il y a environ un demi-siècle qu'un Anglais nommé
Condom, inventa ces enveloppes membraneuses, avec lesquelles on
peut facilement se préserver de l'infection vénérienne, en s'approchant d'une femme suspecte. Condom a bien servi l'humanité, quoique le préjugé ne soit pas en sa faveur ; comme s'il y avait moins de
honte à guérir une maladie honteuse, qu'à donner les moyens de s'en
préserver.—Une grande force physique et morale, s'oppose puissamment à l'impression et à l'absorption des agens délétères. On a vu
des hommes très-vigoureux, fréquenter impunément des femmes infectées. L'influence d'un climat chaud, en entretenant une transpiration continuelle, retarde beaucoup les progrès de l'infection vénérienne, au point que l'on y devient indifférent.

ne médication générale ou locale, d'agir sur les organes qui composent le système lymphatique, ou sur
d'autres organes de l'économie. On produit un effet
local en pratiquant ces frictions le plus près possible des
parties dont on veut renouveller l'activité ; sur l'hypogastre, pour produire la diurèse ; sur les glandes voisines de la mâchoire, pour produire la salivation ; sur
les parties engorgées, pour en provoquer le dégorgement, etc. , etc. On introduit par cette voie, au sein de
l'économie, les toniques, les émétiques, les purgatifs,
les diurétiques, les narcotiques, et tous les médicamens
que la médecine emploie dans la cure des maladies.

L'administration des médicamens lymphatiques présente trop de différences, relativement aux espèces,
pour que l'on puisse en traiter d'une manière générale : il en est ainsi de leur préparation et de leurs doses.
Quand on donne ces médicamens à l'intérieur on en
prépare des poudres, des infusum, des decoctum,
des teintures et des extraits : toutes ces préparations
conviennent également. On donne les sels mercuriels,
en solutum aqueux et alkoolique ; on en prépare des
pilules ; on les suspend dans un sirop sudorifique, qui
en favorise encore l'action.

Les médicamens lymphatiques s'emploient à l'extérieur, en frictions, réduits en poudres très-fines, incorporés à la salive, à l'axonge, au suc gastrique ; on en prépare des lotions, des bains, des emplâtres ; on favorise
l'absorption de ces médicamens, par des frictions, et en
enveloppant les parties sur lesquelles on les a appliqués, de cataplasmes émolliens, de flanelle, de
taffetas gommé, etc.

Mercure. — Vif argent. — Argent vif. — *Mercurius.
Hydrargyrum.

Métal liquide à la température ordinaire de l'atmosphère, brillant, d'un blanc légèrement bleuâtre, ressemblant beaucoup à l'argent; très-pesant, (13,568); volatisable à une chaleur de 80 degrés du thermomètre de Farenheit; entrant en ébullition à 550 degrés du thermomètre centigrade : se congélant à 40 degrés sous o du même thermomètre; cristallisant en octaèdres; n'ayant aucune action à froid sur l'air atmosphérique et sur l'oxygène gazeux, mais se transformant en deutoxyde rouge, quand on élève sa température. Le carbone et l'hydrogène n'ont aucune action sur le mercure.

On trouve le mercure à l'état natif, (m. vierge), dans presque toutes les mines qui renferment ce métal; il coule à travers les fissures des roches, et se réunit quelquefois en quantité assez considérable dans leurs cavités. On le trouve combiné à l'argent, (mercure argental d'Hauy); ou soufre, (sulfure de mercure, cinnabre); à l'acide muriatique, (mercure muriaté Hauy). On trouve des mines de mercure en France, en Allemagne, en Espagne, en Italie : celles d'Idria, en Carniole, sont les plus riches que l'on connaisse, et donnent deux ou trois mille quintaux de ce métal par an.

Les alchimistes qui regardaient le mercure comme un argent liquide, ambitionnant de le fixer, ont encore plus tourmenté ce métal que l'antimoine; les chimistes modernes se sont aussi beaucoup occupés de la recherche des propriétés du mercure, et en ont complété l'histoire de ce minéral.

Mercure cru ou métalli
Mercure combiné à l'o1
Mercure mélangé avec l'
    gris. — Sébate de me1
Mercure mélangé aux 1
    cum mercurio. Pilules
Mercure combiné au sou
Mercure combiné à l'ac
    Calomélas.
Mercure combiné à l'a
    sublimé corrosif. — E2
Mercure combiné à l'ac1
Mercure combiné à l'aci
    mercurielle. — Mercu
Mercure combiné à l'ac
    mercurielles de KEISE1
Mercure combiné à l'aci
Or.
Muriate de baryte.
Muriate de chaux.
Muriate de potasse.
Sous-carbonate de potass
Sous-carbonate de soude
Savons oléo-alkalins.
Eaux minérales fondante
Bains. lotions, fomenta
    phrécs, etc.
Excitation produite par 1
    émétiques, les purgatif
Insolation.
Frictions.
Compressions.
Exercice, etc. etc.

Le mercure dans son état métallique, n'a aucune action sur l'économie, il n'agit pas qu'il ne soit préalablement oxydé, ou dans un état de division extrême, dans son mélange avec les graisses, les résines, etc.

L'eau que l'on fait bouillir sur du mercure, acquiert une propriété légèrement laxative, et contient probablement un peu de mercure dissous, dont les molécules, pour être tenues en suspension, doivent être très-divisées, par l'action même du calorique, qui volatilise le mercure à une élévation de température beaucoup moindre que celle de l'eau bouillante. Cette eau mercurielle a été recommandée comme vermifuge.

Chauffé dans un matras (Enfer de Boyle), jusqu'au degré de chaleur nécessaire à son ébullition, le mercure se combine à l'oxigène de l'air, et se transforme en deutoxyde rouge, (précipité *per se*), ou en oxyde, offrant différentes nuances de rouge et d'oranger, et de très-petits cristaux micacés, qui conservent leur brillant métallique. On obtient le *précipité rouge*, en décomposant par une forte chaleur le nitrate mercuriel.

En triturant ensemble du mercure et de la graisse, on obtient une masse homogène, d'une couleur gris foncé, à laquelle on donne le nom d'*onguent mercuriel*, ou d'onguent *napolitain*, de *sébate* de mercure.

Le mercure ne se combine pas dans cette opération ; il n'est que mélangé ; il ne paraît pas même oxydé, puisqu'on le sépare par la simple fusion de la graisse. Le mélange à parties égales de mercure et de graisse, porte le nom d'*onguent napolitain double*. Le mélange d'une partie de mercure ou d'onguent mercuriel double, à sept parties de graisse, porte le nom d'*onguent gris* ou d'*onguent napolitain simple*.

Le mercure combiné aux résines, aux gommes-ré-

LYMPHATIQUES.

Mercure cru ou métallique.

Mercure combiné à l'oxygène de l'air. — Précipité *per se*. — Deutoxyde de mercure.

Mercure mélangé avec l'axonge. — Onguent mercuriel ou napolitain, simple ou double. Onguent gris. — Sébate de mercure.

Mercure mélangé aux résines, aux gommes-résines, aux gommes simples. Emplâtre de vigo *cum mercurio*. Pilules de BELLOSTE. Mercure gommeux de PLENK.

Mercure combiné au soufre. Etiops mercuriel. Cinnabre.

Mercure combiné à l'acide muriatique (acide hydrochlorique). Muriate de mercure doux. Calomélas.

Mercure combiné à l'acide muriatique oxygéné (chlore). Muriate de mercure sur-oxygéné, sublimé corrosif. — Eau phagédenique.

Mercure combiné à l'acide sulfurique. Sulfate de mercure. Turbith minéral.

Mercure combiné à l'acide nitrique. Nitrate de mercure. — Précipité de nitrate mercuriel. — Eau mercurielle. — Mercure soluble d'HAHNEMANN.

Mercure combiné à l'acide acétique. Acétate de mercure. Terre foliée mercurielle. — Pilules mercurielles de KEISER.

Mercure combiné à l'acide prussique, prussiate de mercure.

Or.

Muriate de baryte.

Muriate de chaux.

Muriate de potasse.

Sous-carbonate de potasse.

Sous-carbonate de soude.

Savons oléo-alkalins.

Eaux minérales fondantes, toniques, ferrugineuses, salines.

Bains, lotions, fomentations salines, alkalines, ammoniacales, toniques, stimulantes, camphrées, etc.

Excitation produite par les toniques, les astringens, les amers, les acides, les stimulans, les émétiques, les purgatifs, les diurétiques, les sudorifiques, les rubéfians, les cautérisans.

Insolation.

Frictions.

Compressions.

Exercice, etc. etc.

sines, forme l'emplâtre de Vigo, (*emplastrum de hydrargyro compositum — emplastrum de Vigo cum mercurio*), et les pilules mercurielles purgatives de BEL-
LOSTE, (*pilulæ de hydrargyro, scammoneo et aloe*),
où entrent le jalap et la scammonée. On prépare le
mercure gommeux de PLENCK, en triturant ce métal
avec de la gomme arabique, humectée de sirop diacode
ou de sirop de mures. Le mercure éteint dans la conserve de roses, le sucre, l'amidon, ou la poudre de réglisse, lui ressemble beaucoup. Dans ces dernières préparations, le mercure est plutôt mélangé, ou dans un
état d'extrême division, qu'oxydé ou combiné.

Le soufre trituré et chauffé avec le mercure, donne
pour produit une substance noire, appelée *ethiops de
mercure*. On obtient le cinabre, (sulfure de mercure
rouge), en projetant dans un creuset, qui tient du soufre en fusion, une pluie de mercure, que l'on fait passer
pour cela à travers une peau de chamois; on se sert
ordinairement des proportions de six parties de mercure pour une partie de soufre. On obtient ainsi une
masse noire (ethiops) que l'on sublime dans un matras, il se forme de longues aiguilles, d'une couleur violette, qui, pulvérisées, donnent une substance d'un
beau rouge (vermillon).

Les préparations les plus actives du mercure s'obtiennent, par la combinaison de ce métal avec les acides.
On prépare pour l'usage médicinal des muriates, des
sulfates, des nitrates, des acétates et des prussiates de
mercure, avec les acides muriatique, sulfurique, acétique et prussique.

MURIATE DE MERCURE. — Mercure doux. — Panacée
mercurielle.—Précipité blanc.—Calomélas.—Aquila
alba. — Proto muriate. — Protochlorure. — Deuto-
hydrochlorate de mercure.

Sel mercuriel, en cristaux solides, blancs, jaunissant à
la lumière, demi-transparens, tétraèdres, terminés par
des pyramides à quatre faces ; insolubles à l'eau ; sans
odeur ni saveur.

On prépare ce sel de différentes manières : la plus
simple est de triturer ensemble, avec un peu d'eau, une
partie de sublimé (d'euto-chlorure de mercure) avec
deux tiers de mercure métallique ; d'en faire une masse,
que l'on fait sublimer dans un matras et sur un feu de
sable, et dont on sépare par des lotions successives
d'eau distillée, les parties de mercure corrosif, qui n'ont
point passé à l'état de muriate doux. On donnait autrefois le nom particulier de panacée mercurielle au mercure doux, sublimé cinq à six fois.

MURIATE-SUR-OXYGÉNÉ DE MERCURE. — Sublimé corrosif. — Deuto-chlorure de mercure.

Sel mercuriel, ayant la forme de masses blanches,
compactes, demi-transparentes sur leurs bords, et
celle de cristaux blancs, aiguillés, cubiques ou prismatiques, très-apparens quand on opère la sublimation
avec lenteur ; peu altérables à l'air ; d'une saveur stiptique, âcre et caustique ; se volatilisant promptement à
la chaleur ; se dissolvant dans environ onze parties
d'eau froide et dans deux parties d'eau bouillante. Le
mercure sublimé contient plus de $\frac{12}{100}$ d'oxygène.

Pour préparer le sublimé, on prend cinq parties
d'acide sulfurique concentré, quatre parties de mercure,

autant de sel marin en poudre, et une partie de manganèse : on fait bouillir l'acide sur le mercure, jusqu'à
réduction de cinq parties : on mélange ce deuto-sulfate
au muriate de soude et au péroxyde de manganèse : on
l'expose ensuite dans un matras, sur un feu de sable,
pendant quinze à dix-huit heures ; le sublimé corrosif
s'attache à ses parois.

On prépare avec le sublimé corrosif, l'eau phagédénique (*voy*. les cautérisans), et le muriate de mercure
doux ou calomélas.

SULFATE DE MERCURE.

En faisant bouillir du mercure pendant trois ou
quatre heures, dans un excès d'acide sulfurique concentré, on obtient un sulfate de mercure (deuto-sulfate
acide), dont l'eau froide précipite une poudre jaune
insoluble (sous-deuto-sulfate acide), à laquelle on a
donné le nom de *turbith minéral*, en comparant sa
couleur à celle de la racine de turbith (*convolvulus turpethum*, L.)

NITRATE DE MERCURE.

On obtient le nitrate de mercure (nitrate de protoxide de mercure) en faisant bouillir, dans un matras,
de l'acide nitrique affaibli, sur un excès de mercure : il
est en cristaux blancs, très-âcres, très-stiptiques, et ne
tachent pas la peau. Si l'on fait bouillir le mercure avec
un excès d'acide, en réduisant cette dissolution en consistance sirupeuse, il se forme une masse, composée d'un
grand nombre d'aiguilles cristallines, dont plusieurs
sont jaunâtres ; c'est un deuto-nitrate de mercure, très-

...re, très-énergique, qui attaque la peau, et la colore
...en noir. On obtient, en calcinant ces différens nitrates, le
...récipité rouge de nitrate mercuriel[*] : et le *précipité*
blanc, en versant dans une solution de nitrate de
mercure, une solution saturée de muriate de soude ou
d'ammoniaque. Le proto-nitrate de mercure dissous dans
l'eau forme l'eau mercurielle, appelée aussi *remède du*
capucin, *remède du duc d'Antin*. On prépare aussi avec
le nitrate de mercure, le mercure soluble d'HAHNE-
MANN (oxyde gris de mercure), en décomposant la
dissolution mercurielle par le carbonate d'ammoniaque.
(*Voyez le Codex*, p. 217.)

ACÉTATE DE MERCURE.

L'acétate de mercure (acétate de protoxyde de mercure, mercure acété, terre foliée mercurielle), s'obtient
aussi du nitrate de protoxyde de mercure, que l'on décompose par l'acétate de potasse, après l'avoir préalablement dissous dans l'eau distillée ; il est sous forme
d'écailles brillantes et nacrées, peu soluble dans l'eau
froide ; d'une saveur mercurielle.

PRUSSIATE DE MERCURE. — Cyanure de mercure.

Cette préparation de mercure, est une des plus nouvellement usitées en médecine. M. le professeur CHAUS-
SIER a fait connaître son utilité, particulièrement dans le

---

[*] Le nitrate calciné à l'état de précipité rouge est moins âcre que
le nitrate blanc. On diminue sa causticité, en chauffant d'avantage ; on obtient alors un oxyde moins rouge et beaucoup moins
caustique appelé *arcane corrallin*.

traitement des maladies vénériennes. On prépare le cyanure de mercure, en faisant bouillir ensemble, dans douze parties d'eau distillée, deux parties de bleu de Prusse (cyanure de fer), et une partie de précipité rouge par l'acide nitrique, jusqu'à parfaite dissolution ; on concentre la liqueur, on filtre et on laisse cristalliser ; le prussiate cristallise en tétraèdres, blancs et opaques, et quand il est bien purifié, en aiguilles fines et groupées ; ce sel a une saveur très-stiptique, très - désagréable, excitant fortement la salivation : c'est un des plus dangereux poisons pour l'homme et pour les animaux.

Telles sont les préparations du mercure les plus en usage aujourd'hui ; un grand nombre d'autres préparations de ce métal, qui ne sont que très-rarement usitées, ou qui sont tout - à - fait abandonnées, n'appartiennent plus qu'à l'histoire de l'art : telles sont l'*ammoniure de mercure*, ou sel *Alembroth*, vanté par FOURCROY, comme un remède puissant ; le *borate* de mercure, qui a été employé avec succès par M. le professeur CHAUSSIER, dans le traitement des maladies vénériennes ; le *tartrate* de mercure, ou *liqueur de Pressavin* ; le mercure *sucré*, qui ressemble beaucoup au mercure gommeux de PLENCK ; le mercure *balsamique* qui est la combinaison du mercure avec les huiles essentielles et les baumes, etc., etc.

L'emploi du mercure en médecine ne remonte qu'au moyen âge ; les anciens, qui considéraient ce métal comme un poison, n'en faisaient point usage. On fait honneur à BÉRENGER DE CARPI, de la découverte de sa vertu antisyphilitique ; ce médecin l'employa en frictions, vers le commencement du seizième siècle (en 1512).

Le mercure hors de ses combinaisons, ou le mercure métal, n'a aucune action médicamenteuse sur l'économie ; cependant il agit, lorsqu'il paraît être seulement réduit à un état d'extrême division ; dans son mélange avec les graisses, avec la gomme, avec les substances résineuses. Le mercure, combiné à l'oxygène de l'air, aux acides et aux oxydes métalliques, développe une action très-énergique sur toute l'économie, sur les tissus organiques, et particulièrement sur le systême lymphatique. Mis en rapport avec les surfaces cutanéees et muqueuses, les molécules de ce médicament sont absorbées avec une promptitude surprenante ; elles imprègnent bientôt toute l'économie : cette absorption se fait d'autant plus promptement, que les préparations du mercure, contiennent ce minéral en plus grande quantité, et qu'elles sont plus actives. De cette imprégnation du mercure, résulte toujours une excitation générale, une fièvre plus ou moins vive, plus ou moins permanente, une circulation de la lymphe plus active, un accroissement de vitalité et de sécrétion des glandes salivaires. Les praticiens ont pensé que cette excitation procurait l'élimination du virus vénérien. D'autres, et particulièrement les médecins chimistes, ont pensé, que le mercure agissait en neutralisant ce virus par son oxygène ; mais ces explications ne peuvent pas satisfaire beaucoup l'esprit ; il n'est pas plus facile d'ailleurs d'apprécier avec exactitude l'action des substances médicamenteuses mercurielles, que celle de la plupart des autres genres de médicamens.

On emploie le mercure, dans le traitement des maladies les plus graves du systême lymphatique et cutané. Ce médicament a été employé dans le traitement de ce

dernier genre d'affections, long-temps avant que l'on y
eut recours pour celui des maladies vénériennes. C'est en
le ramenant à sa première destination, que des praticiens modernes sont parvenus à déraciner quelques
espèces de maladies cutanées, rebelles à tous les autres
moyens médicinaux.

Les maladies vénériennes ne connaissent pas de
meilleur remède que le mercure. Ce minéral en est
autant le spécifique que le soufre l'est de la gale ; cet
avantage sur les autres remèdes lui est d'autant plus
assuré, que l'on apporte plus d'attention à l'administrer
convenablement, en considérant la forme de la
maladie, son ancienneté, l'âge et la constitution du
malade, la saison, la température, etc., etc. ; varier
les préparations et les doses ; disposer au traitement
par un régime doux, mucilagineux et débilitant,
les personnes sanguines et irritables ; par un régime
tonique et stimulant, celles qui sont fort affaiblies ;
les soutenir par un régime fortifiant ; modérer les
accidens causés par l'usage du mercure, la fièvre, la salivation, etc., par tous les moyens indiqués dans les traités
sur la syphilis ; suspendre l'usage de ce médicament pendant quelques jours ou l'abandonner entièrement. Les
préparations mercurielles doivent être adaptées à différens cas des maladies vénériennes : les unes réclament
l'emploi des préparations les plus douces ; les autres les
préparations salines les plus actives. Si la plupart guérissent par l'usage des médicamens mercuriaux pris à
l'intérieur, d'autres ne guérissent que par leur usage
externe. Il y a des circonstances, rares à la vérité, où
le mercure n'a aucune prise sur la maladie vénérienne,
où il n'occasionne qu'une irritation préjudiciable, où il ne
guérit pas. Enfin il est quelquefois nécessaire, dans le

cours du traitement de ces maladies, de changer la forme des préparations mercurielles : la sensibilité se réveille toujours sous l'influence d'un médicament nouveau, lors même qu'il est moins actif que celui auquel elle s'est habituée.

La méthode du traitement antivénérien diffère suivant les pays : en Angleterre, on emploie presqu'exclusivement les frictions; en France, presque toujours le mercure à l'intérieur. Les médecins de ces deux pays, donnent la préférence aux onguens et aux muriates mercuriels (chlorures), sur les autres préparations; les médecins allemands accordent une préférence presqu'exclusive à l'oxyde gris de mercure, ou mercure soluble d'HAHNEMANN (nitrate mercuriel) : les graisses mercurielles et le sublimé sont les préparations les plus communément employées dans la médecine française.

L'usage modéré du mercure n'est jamais accompagné d'accidens redoutables; mais son excès produit au contraire les accidens les plus graves; il irrite alors l'économie; il trouble toutes les fonctions organiques; il cause une salivation excessive et opiniâtre, ulcère la bouche, ébranle les dents, occasionne de violentes attaques de nerfs, des convulsions, l'épilepsie, et cette fièvre d'irritation, appelée avec raison fièvre mercurielle, et dont le docteur SWÉDIAUR a si bien décrit les symptômes. Les préparations salines du mercure, sont des poisons âcres et corrosifs de la plus grande violence. L'histoire des symptômes que présente ce genre d'empoisonnement et des moyens propres à y remédier, appartient à la toxicologie. La meilleure manière de remédier aux autres accidens moins graves, causés par le mercure, c'est d'en cesser l'usage; de calmer l'irritation par des moyens doux et mucilagineux; de diminuer l'irritation fixée sur une partie de l'économie, par l'usage de purgatifs doux ; de remédier à l'épuisement et au relâchement, par l'usage des toniques et des astringens. Tous ces moyens doivent toujours être subordonnés aux circonstances ; le médécin qui sait le mieux en établir les rapports, est aussi le plus certain du succès.

Je vais entrer maintenant dans quelques détails, relatifs à l'administration des différentes préparations mercurielles.

La méthode de traitement de la maladie vénérienne par les frictions est la plus ancienne. On se sert ordinairement pour les pratiquer d'*onguent napolitain* ; on en frictionne les parties internes des membres, que l'on a préalablement rasées, et que l'on a nettoyées avec de l'eau tiède ou de l'eau légèrement savonneuse. On pratique les frictions le soir, immédiatement avant le coucher, ou le matin, dans un appartement tempéré, et pendant environ vingt minutes. On emploie un demi-gros à un gros d'onguent mercuriel, pour les frictions quotidiennes, et deux gros pour celles qui se pratiquent tous les deux jours ; on les continue tant qu'il reste quelque symptôme de maladie ; on en suspend l'usage, quand il survient quelque accident, par suite du traitement ; quand la peau se couvre de boutons érysipélateux, ce qui a lieu surtout, quand l'onguent a acquis de la rancidité. On emploie dans un traitement par frictions, de 3o gros à 100 gros d'onguent.

L'onguent mercuriel s'emploie à l'extérieur, au pansement des ulcères vénériens ; quand on le mêle avec un quart de son poids de fleurs de soufre, il a un avantage très-marqué dans le traitement des dartres et des gales vénériennes, et généralement de toutes les affections dar-

...uses et psoriques. On fait usage de l'onguent mercuriel en frictions, dans le voisinage des bubons vénériens et des engorgemens chroniques, pour en favoriser
la résolution.

On administre l'onguent napolitain à l'intérieur, d'a-
près la méthode de M. le docteur Sédillot aîné : on
prépare ces pilules avec l'onguent mercuriel, auquel
on ajoute les deux tiers de son poids de savon médicinal, et un tiers d'amidon et de poudre de réglisse ; on
fait les pilules du poids de quatre à six grains : elles
contiennent chacune un grain à un grain et demi de
mercure ; on en prend de deux à six par jour, jusqu'à
la fin du traitement, qui dure de vingt-cinq à trente
jours pour les maladies récentes ; de quarante à cinquante pour les maladies anciennes. Le savon tempère
l'activité du mercure et produit un effet laxatif. Cette
méthode de traitement est assez constamment accompagnée de succès, mais elle occasionne promptement la
salivation : on la prévient en suspendant l'usage du
mercure, lorsque l'haleine devient fétide, et que l'on
éprouve un sentiment de chaleur vers les glandes salivaires.

Le deuto-chlorure de mercure, ou *sublimé corrosif*,
fut introduit dans la matière médicale par Vanswieten, vers le milieu du dix-huitième siècle ; mais ce
praticien ne fit que rappeler l'usage d'un médicament
long-temps abandonné, à cause du danger de son administration, confiée, lors de sa découverte, à des mains
mal habiles. Ce remède est très en vogue aujourd'hui.
On prescrit ordinairement le sublimé en solutum, dans
l'eau distillée (liqueur de Vanswieten), dans la proportion de huit grains par livre d'eau : on prend cette
liqueur à la dose d'une demi-once, ce qui fait à-peu-

près un demi-grain de sublimé, une ou deux fois en vingt-quatre heures, dans de l'eau d'orge, de guimauve, du lait, dans un sirop sudorifique, etc., etc. La dose de sublimé, nécessaire pour compléter le traitement, est de quinze à vingt grains; quelquefois on la porte jusqu'à quatre-vingts, jusqu'à cent grains.

Il est bien essentiel de préciser ces doses : trop faibles, elles ne sont que palliatives; trop fortes, elles produisent des accidens graves. On recommande de faire dissoudre préalablement le sublimé dans l'alkool, l'eau-de-vie ou l'esprit de grain, avant de le mêler avec l'eau distillée. J'ai remarqué que ces liqueurs, en quantité si petite qu'elles soient, données tous les jours aux malades, leur causent beaucoup d'irritation : je préfère l'eau simple, que je me borne à faire bouillir et à filtrer. On fait prendre aux malades, assujettis à ce traitement mercuriel, des tisanes sudorifiques, composées de substances exotiques. Placé, dans les premières années de ma pratique, dans un quartier habité par des gens très-pauvres, je faisais préparer aux vénériens des tisanes avec des sudorifiques indigènes, la saponaire, le bois de genevrier, les racines de souchet, de calamus : j'ai eu cent occasions d'apprécier les vertus excitantes et sudorifiques de ces médicamens simples; et depuis dix ans, je n'en ai jamais prescrit d'autres, quelque soit la fortune de ceux qui viennent réclamer mes soins.

On donne le sublimé en pilules; c'est une préparation très-commode, et qui fatigue peu l'estomac : elle se fait avec le muriate, la fleur de froment et la poudre de gomme arabique : chacune de ces pillules doit contenir un sixième de grain. On en prend une matin et soir, en buvant ensuite un verre d'eau sucrée ou d'eau d'orge.

On emploie le sublimé en frictions, d'après la méthode de CIRILLO, médecin de Naples ; on incorpore ce sel dans l'axonge, dans la proportion d'un seizième à un huitième, en raison des progrès du traitement. On frictionne le soir, la plante des pieds, avec un gros à un gros et demi de cette pommade ; ce remède ne convient point aux personnes irritables, ni aux scorbutiques.

Les lotions ou les bains de sublimé, ne sont maintenant en usage, que pour favoriser la résolution des tumeurs vénériennes, osseuses ou charnues, ou pour favoriser la cicatrisation d'ulcères profonds et opiniâtres. Il serait dangereux de rendre ces bains généraux, l'absorption cutanée pouvant entraîner au sein de l'économie assez de substance pour causer l'empoisonnement. Les lotions ou bains locaux s'administrent avec une eau mercurielle, qui contient au plus dix à douze grains de sublimé par pintes *. On fait usage en Allemagne des lotions de sublimé, dans le traitement de la maladie des paupières appelée *psorophthalmie*, caractérisée par le gonflement chronique, la rougeur et le suintement muqueux et purulent de ces parties de l'œil : ces lotions sont composées d'un demi-grain de sublimé, dissous dans une once d'eau de rose ou de plantain.

Le sublimé est encore employé au traitement des dartres, de la gale, des scrophules, du tœnia. Ce sel entre

---

* Ces lotions resserrent et racornissent la peau. Le sublimé porte son action stiptique sur tous les tissus animaux ; il se combine avec eux. Il les tanne, il les liquefie ; il les rend inaltérables à l'air et aux diverses températures. On s'est servi avec beaucoup de succès de cette découverte, pour la conservation des cadavres humains.

dans la composition de l'eau de METTEMBERG contre la gale. Il est bien malheureux pour l'humanité, que l'efficacité de ce dernier remède ait acquis tant de réputation dans le traitement des maladies les plus vulgaires.

L'eau phagédénique est un mélange de sublimé corrosif et d'eau de chaux, dans la proportion d'un scrupule par livre. Cette eau prend une teinte jaune citron, et laisse déposer. On l'emploie pour le traitement des ulcères vénériens opiniâtres, et pour hâter la résolution du phimosis et du paraphimosis.

L'usage de la liqueur de VANSWIETEN, offre de grands avantages dans le traitement des maladies vénériennes : celui de guérir presque toujours, du moins aussi constamment et aussi promptement que les frictions ; celui d'être extrêmement commode, et de n'exiger que peu de soins, et pour ainsi dire aucun régime; celui enfin de produire moins d'accidens consécutifs que le traitement par frictions.

Les frictions guérissent aussi très-bien la maladie vénérienne, mais elles ont plusieurs inconvéniens , qui font souvent renoncer à leur emploi ; elles excitent promptement la salivation , elles altèrent la peau et y font naître des boutons et des éruptious érysipélateuses; elles la salissent ; et c'est sans doute ce qui répugne le plus aux malades; mais cette méthode de traitement mérite la préférence, quand les sujets sont faibles et irritables, quand la maladie a son principal siége dans les vaisseaux et les glandes lymphatiques , qu'elle a donné lieu à des engorgemens consécutifs, du sein, des testicules; à des tumeurs, à des exostoses, etc. Enfin les frictions sont la dernière ressource des malades , quand tous les autres moyens ont échoués.

Le *mercure doux* (protochlorure de mercure), jouit,

comme toutes les préparations mercurielles, de la vertu antivénérienne; on en fait usage à l'intérieur et à l'extérieur, toujours en poudre, à cause de son insolubilité dans l'eau ; on incorpore cette poudre dans quelque substance molle, ou dans la graisse. On l'administre en frictions comme l'onguent napolitain, en l'unissant à huit parties de cérat. On fait des frictions à l'intérieur des joues, avec le muriate seul, à la dose d'un demi à un grain, une ou plusieurs fois le jour, d'après la méthode de CLARE : cet auteur en promet beaucoup de succès ; il pense que quatre grains de calomélas, absorbés par cette voie, équivalent à quarante huit grains d'onguent mercuriel, administrés en frictions. Mais cette méthode occasionne une prompte salivation ; on ne doit l'employer que quand des circonstances forcent les malades à cacher leur état : mais alors la liqueur de VANSWIETEN, et le sublimé en pilules peuvent parfaitement convenir.

On administre encore le calomélas comme purgatif, apéritif et fondant, dans les maladies du foie, de la rate, des glandes lymphatiques; dans le carreau et les autres engorgemens abdominaux, et dans les diverses hydropisies; ce remède a été vanté dans le traitement de l'hydrocéphale. On le prescrit encore avantageusement dans celui des maladies vermineuses ou de la variole. M. le docteur DESESSARTZ regardait ce médicament, comme très-propre à modérer les symptômes de cette dernière maladie, et le recommandait à ceux qui se préparaient à l'inoculation. On prescrit le calomélas à la dose d'un à deux grains, aux enfans; de deux grains à un scrupule aux adultes : à cette dose, il agit comme altérant; c'est ainsi qu'on l'administre dans les affections chroniques. Le calomélas est très-employé par les praticiens anglais.

Le *nitrate de mercure* fait la base du sirop de BELET,

remède antivénérien, que le célèbre BOUVART a beaucoup accrédité, mais désagréable, et dangereux à cause de son âcreté. Le mercure soluble d'HAHNEMANN, espèce de nitrate mercuriel, a mérité l'éloge de beaucoup de praticiens ; mais cette préparation a le même inconvénient que le sirop de BELET ; cependant c'est un remède très-sur, et dont on peut d'ailleurs prescrire l'usage quand les maladies vénériennes sont récentes, et qu'elles ne font pas augurer une trop longue durée. On prend ce médicament par grains ou par fractions de grains, depuis un demi jusqu'à cinq par jour, en poudre ou en pilules ; cette préparation mercurielle est très-usitée en Allemagne.

Les dragées ou trochisques de KEYSER, se préparent avec l'acétate de mercure ; cette composition, que BRASSAVOLE avait déjà connue, eût beaucoup de vogue, d'après la protection signalée que les plus grands personnages lui accordèrent ; mais elle fut bannie de la matière médicale, comme beaucoup trop irritante et trop dangereuse.

Le *cyanure* ou *prussiate de mercure* est un médicament nouveau, doué de la plus grande énergie, et qui a réussi dans les maladies vénériennes invétérées, lorsque tous les autres médicamens avaient échoué. Ce sel s'administre rarement à l'intérieur, et seulement par grains et par fraction de grains, en pilules, ou dissous dans un véhicule gommeux ou sirupeux, qui en tempère l'activité. On l'emploie à l'extérieur en frictions, combiné à l'axonge, dans la proportion du sublimé, et seulement à la plante des pieds. On doit la plupart des connaissances relatives à la puissance antivénérienne de ce sel, à M. le professeur CHAUSSIER.

Le *mercure gommeux* de PLENCK, se prépare en tri-

... ce métal avec la gomme arabique ou adragant,
... qu'à extinction. On en fait un sirop, avec quatre
... ties de mercure, douze parties de gomme et seize
... ties de sirop diacode ; la dose est d'une once par
... ur ; c'est un remède très-doux, qui convient beaucoup
... dans le traitement des maladies vénériennes des enfans,
... moins cependant que les frictions d'onguent napolitain.

On administre le mercure, sous forme d'emplâtre,
composé de cire, de résines, de baumes, etc.; c'est l'emplâtre de Vigo, (*Codex*, p. 368) : bon fondant, bon
résolutif, et que l'on applique avec avantage sur les
engorgemens vénériens et scrophuleux, surtout quand
il n'y a pas d'inflammation.

On emploie encore avantageusement, sous forme
d'emplâtre ou d'onguent, l'oxyde rouge de mercure(précipité *per se*—protoxyde) mêlé au soufre et à l'axonge,
dans le traitement des ulcères vénériens atoniques et
fongueux, et des pustules vénériennes. L'usage interne
du précipité rouge est tout-à-fait abandonné. * Le cinabre paraît avoir le même mode de médication que
le précipité *per se*, et réussir également dans les applications externes : ce médicament entre avec d'autres
oxydes, dans la composition des diverses pommades
ophthalmiques ; et avec les sulfate et nitrate de potasse, dans la composition de la poudre tempérante de
STAHL.

---

* Les médecins du moyen âge, étaient plus hardis que nous, dans
l'emploi des oxydes mercuriels à l'intérieur. On trouve dans les
Traités de PARACELSE, de BRASSAVOLE, de N. MASSA, de J. DE
VIGO, de MATHIOLE, l'indication de l'usage interne de différentes
chaux ou précipités mercuriels, des nitrates, des sulfates, des
æthiops, des turbiths mercuriels, et d'autres préparations semblables,
réservées aujourd'hui pour le traitement des affections externes.

Une préparation mercurielle, encore généraleme[nt] usitée, et dont l'invention remonte au premier temps [de] l'emploi médicinal de ce métal, c'est celle des pilules [de] Belloste, du nom d'un chirurgien, qui n'en est pour[-] tant pas l'inventeur, mais qui les mit le plus en vogue[;] le mercure crud, le jalap, la scamonnée, l'aloès, so[nt] les principaux ingrédiens qui composent ces pilules[,] dont l'usage favorise beaucoup l'action des autres anti[-] vénériens; ce médicament entretient le ventre libre; i[l] est aussi très-favorable dans le traitement des blenno[-] rhagies chroniques.

Les fumigations mercurielles ont été employées, dè[s] les premiers temps que l'on fit usage du mercure, dans le traitement de tous les symptômes externes, des pustules, des gales, des dartres vénériennes, etc. On emploie dans ces fumigations le cinabre, le calomélas, les divers précipités mercuriels, et même le sublimé corrosif; mais ces applications doivent être faites avec beaucoup de soin, pour ne pas donner lieu aux acci- dens qui en sont fréquemment la suite.

Or. — *Aurum.*

L'or est un métal solide, d'une couleur jaune, bril- lante, sans saveur, sans odeur, tendre, extrêmement ductile et facile à réduire en feuilles, si minces, qu'une once suffit pour couvrir un fil d'argent de 444 lieues de long; chauffé jusqu'à la fusion, il ne se volatilise qu'à une forte chaleur (322 degré du pyromètre de Wedg- gwood); exposé à l'action de l'air, de l'oxigène, de l'hydrogène, de l'azote, du bore, du carbone et du soufre, il n'en est point altéré. Il n'est attaqué par au-

des acides oxigénés ; l'acide hydrochlorique le dissout ; l'eau régale (acide nitro-muriatique), composée
d'acide hydrochlorique et d'acide nitrique, en dissout
à-peu-près deux dixièmes de son poids. L'or s'allie à
l'argent, au cuivre, au plomb, au mercure et à quelques autres métaux : on le rencontre toujours à l'état
natif dans les mines : les principales sont dans le Nouveau Monde.

On fait usage de l'or, en médecine, dans les maladies
lymphatiques et vénériennes, après avoir préalablement fait subir à ce métal diverses préparations chimiques, pour le réduire à un état de division ou d'oxi-
dation convenable, pour agir sur nos organes. On en fait
un amalgame avec le mercure (une partie de mercure
sur huit d'or), qui a beaucoup de mollesse, et auquel
il est facile de donner quelle forme on désire.

On prépare l'oxide d'or, en le précipitant de l'hydrochlorate, au moyen de l'eau de baryte, de la potasse,
ou d'un autre alkali, et en faisant chauffer le mélange.

Le muriate d'étain (proto-hydrochlorate d'étain),
versé sur l'hydrochlorate d'or, forme un précipité rose,
rouge (pourpre de Cassius) ou brun, suivant les proportions que l'on emploie. On prépare le muriate d'or
(chlorure d'or) en versant sur des lames d'or très-minces, un mélange de deux parties d'acide muriatique à
22 degrés, et deux parties d'acide nitrique à 32 degrés, et en faisant dissoudre sur un feu doux *.

____

* Voici la préparation d'un muriate de soude et d'or, très-utile
dans les maladies vénériennes invétérées, d'après la formule de
Swédiaur :

Muriate de soude   ⎫
Or pur   ⎬ quantité égale.

Dissolvez-les dans l'acide nitro-muriatique, ajoutez le sel ; filtrez

La plupart de ces préparations, sont des médicame[ns]
de la plus grande énergie, qu'il ne faut employ[er]
qu'avec beaucoup de prudence; en frictions, par grain[s]
à l'intérieur, par fractions de grains, mélangés avec d[es]
poudres mucilagineuses, des électuaires, ou dissou[s]
dans un véhicule étendu.

M. CHRESTIEN de Montpellier * a employé l'o[r]
avec succès, dans les maladies vénériennes récentes, no[n]
invétérées, et dans quelques maladies lymphatiques,
que l'on avait tenté en vain de guérir par d'autre[s]
mo ens. Le traitement qui lui a paru le plus convenable et qui lui a réussi le mieux, est celui par frictions; il a fait faire ces frictions sur la langue et à l'intérieur des joues, en suivant la méthode que CLARE a
indiquée pour l'emploi du mercure doux. On ne saurait
trop applaudir au succès de ce praticien, en lisant la
relation des cures vraiment extraordinaires qu'il a opérées avec les préparations d'or; non-seulement les maladies vénériennes et scrophuleuses les plus graves, ont
cédé à l'emploi de ce remède; mais encore, ce qui
paraît d'abord peu mériter de croyance, les affections
squirrheuses de la matrice. M. CHRESTIEN a su trop
bien mériter l'estime et la confiance de ses confrères,
pour chercher à leur en imposer; et bien que je n'aie
jamais vu guérir de maladies de cette nature, je ne saurais douter des succès d'un remède, dont on doit désirer

et évaporez sur un feu doux jusqu'à siccité. La dose est de 2 à 20
grains par jour, incorporés dans du sirop de gomme arabique.

* Observations sur un nouveau remède dans le traitement des
maladies vénériennes et lymphatiques.

ailleurs que l'expérience confirme ses qualités salutaires et bienfaisantes.

MURIATE DE BARITE. — Proto-hydrochlorate de barium.

On prépare ce sel, en jetant par cuillerées, dans un
creuset rouge, un mélange à parties égales, de sulfate
de barite et de muriate de chaux, et en versant la matière fondue sur un marbre poli et chaud : on obtient
ainsi une masse solide, dure, sonore, d'une couleur
grise; on la fait bouillir dans six fois son poids d'eau
distillée, jusqu'à pellicule, et on la fait cristalliser. Le
muriate de barite est en cristaux octogones, peu réguliers et aplatis, d'une saveur âcre, piquante, d'abord
blancs, jaunissant à l'air, solubles dans quatre fois leur
poids d'eau à 15 degrés.

Le muriate de barite est irritant et venéneux ; son
action est intense : il occasionne fréquemment des nausées et des vomissemens, des douleurs d'entrailles et la
diarrhée. Ce médicament a néanmoins été recommandé
comme un puissant antiscrophuleux, fondant, apéritif,
dans les engorgemens et les obstructions des vaisseaux
et des glandes lymphatiques, dans les squirrhes, les
cancers, l'asthme, l'hydropisie, les affections vermineuses ; et à l'extérieur, dans le traitement des ulcères
fongueux et atoniques, et des exanthèmes chroniques.

On emploie la solution aqueuse de ce sel, une partie
sur trente-deux d'eau distillée, à la dose de six à vingt
grains, en vingt-quatre heures.

MURIATE DE CHAUX. — Hydrochlorate de calcium. —
Sel marin calcaire.

On obtient facilement ce sel, en saturant avec du
carbonate de chaux, l'acide muriatique, en dissol-

vant dans l'eau distillée le sel qui provient de cette combinaison, en filtrant la dissolution, et en faisant cristalliser ; on l'obtient également du résidu de la distillation de l'ammoniaque avec la chaux, après la préparation du carbonate d'ammoniaque : on trouve enfin ce sel tout formé dans l'eau de plusieurs fontaines d'eaux minérales, et dans les matériaux salpêtrés. Ce sel cristallise en prismes à six pans, striés, terminés par des pyramides aiguës : il a une saveur âcre, piquante, amère ; il est très-déliquescent, et est soluble dans le quart de son poids d'eau à 15°. Mêlé à la neige, il produit un froid artificiel très-intense. Le muriate de chaux est un très-bon fondant et un très-bon antiscrophuleux ; on a plusieurs fois obtenu par l'usage de ce sel, une diminution très-prompte des glandes lymphatiques tuméfiées : ses propriétés ont d'ailleurs beaucoup de ressemblance avec celles du muriate de barite, mais il n'est point vénéneux ; c'est pourquoi plusieurs praticiens ont proposé de remplacer ce dernier sel par le premier. Le célèbre FOURCROY a proposé le muriate de chaux comme fondant ; avant ce chimiste, ce sel n'était d'aucun usage en médecine. On l'emploie en solutum aqueux, à la dose de six grains à un gros, selon l'âge, la constitution, etc.

SOUS-CARBONATE DE POTASSE. — Sous-deuto-carbonate de potassium.

Ce sel est très-répandu dans la nature ; il existe tout formé dans les plantes, il entre dans la composition de leurs cendres, et fait la base des diverses potasses du commerce : il est solide, d'une couleur blanche, a une saveur âcre et caustique, et verdit fortement le sirop violettes ; il est un peu déliquescent et soluble dans une petite quantité d'eau froide ou chaude. Ce sel alkalin est excitant, apéritif, fondant, désobstruant et diurétique ; il est utile dans l'empâtement et l'engorgement des viscères, l'obstruction des glandes mésentériques, les scrophules, le carreau ; dans le traitement des fièvres entretenues par l'engorgement du foie, de la rate, ou d'autres viscères de l'abdomen ; dans celui de la goutte, des rhumatismes, des hydropisies : on le donne aussi, comme antiacide ou neutralisant, dans quelques espèces d'empoisonnemens, pour absorber les sabures et les gaz acides de l'estomac, et comme lithontriptique. La dose de cet alkali, est de vingt à soixante grains par jour, dissous dans l'eau, dans une tisane amère, apéritive, dans du vin blanc, ou dans une potion : on l'emploie à l'extérieur, comme excitant, dans le pansement des gonflemens et des ulcères scrophuleux, et dans celui des engelures, à la dose d'une demi-once dans une livre d'eau. On prépare, avec la potasse, les eaux salines artificielles, le sulfure de potasse, le sulfate et le muriate de potasse, la potasse caustique, l'alkool potassé, ou *lilium Paracelsi*, etc. Ce remède antiscrophuleux fatigue beaucoup les organes digestifs, et répugne toujours les enfans que l'on soumet à son usage.

On purifie le sous-carbonate de potasse, par sa dissolution dans l'eau froide, et par sa cristallisation : on obtient ce sel sous forme de prismes tétraèdres rhomboïdaux, terminés par des sommets dièdres ; il est soluble dans quatre parties d'eau froide. Ce sel est un peu plus énergique que le sous-carbonate non purifié, et devrait être préféré pour l'usage médicinal ; il purge à la dose de deux à trois gros.

Le muriate de potasse (deuto-hydrochlorate de potassium), que Jacques SYLVIUS fit connaître le premier, en lui donnant le nom de *sel fébrifuge*, a des vertus très-analogues à celles du carbonate, et convient par conséquent dans les mêmes circonstances.

Le sous-carbonate et le carbonate de soude (deuto-carbonate de sodium), ont, sous une infinité de rapports, la plus grande analogie avec les sous-carbonate et carbonate de potasse. On emploie ces substances minérales, dans les mêmes circonstances et aux mêmes doses.

MURIATE-SUR-OXYGÉNÉ DE POTASSE. — Deuto-chlorure de potassium.

On obtient ce sel, en faisant passer un grand excès de gaz muriatique oxigéné, à travers la potasse caustique ou la potasse du commerce, dissoute dans trois ou quatre fois son poids d'eau ; comme il est très-soluble à froid, il se dépose presque tout entier au fond du vase, sous forme d'écailles brillantes. On décante la liqueur et on lave le précipité.

Ce sel est blanc, d'une saveur fraîche et un peu acerbe ; il cristallise en lames rhomboïdales inaltérables à l'air ; il se dissout dans environ dix-huit parties d'eau à 15°, et dans deux fois et demi son poids d'eau bouillante. Projeté sur des charbons ardens, il en augmente singulièrement la combustion. Frappé sur une enclume, ou dans un mortier, il fulmine violemment. On obtient de ce sel de l'oxygène très-pur.

Plusieurs médecins ont dit avoir administré ce sel avec succès dans les maladies syphilitiques, mais il ne réussit pas seul ; il faut nécessairement lui associer les préparations mercurielles. Quelques praticiens croyent aussi avoir reconnu à ce sel une vertu antiexcitante, différente de celle que semble indiquer sa composition. Le muriate de potasse favorise beaucoup la sécrétion urinaire. Le muriate-sur-oxigéné de soude a la même action sur l'économie. On donne ces sels depuis dix grains jusqu'à un gros en vingt-quatre heures, en poudre ou dissous dans l'eau.

EMMÉNAGOGUES *.

On donne le nom d'emménagogues, aux médicamens qui ont la propriété d'exciter ou de provoquer l'écoulement des règles. On donne spécialement le nom d'*aristolochiques*, à ceux de ces médicamens qui favorisent l'écoulement des lochies.

La matrice, viscère creux, placé dans la cavité du petit bassin, et dans lequel le produit de la fécondation reçoit la vie et se développe, remplit une fonction des plus importantes, celle de la menstruation; fonction propre à la femme, nécessaire, indispensable même a la nutrition du fœtus, et dont l'absence est presque toujours l'indice certain de la stérilité. La loi qui soumet les femmes à cette évacuation, paraît être générale à très-peu d'exceptions près. Ce que rapportent quelques voyageurs, des peuples chez lesquels les femmes ne sont point du tout réglées, n'est point avéré : les régles sont une fonction naturelle et non pas un besoin factice, comme l'ont avancé quelques auteurs; cette fonction tient essentiellement à l'organisa-

---

* Syn. ménagogues.—Emménagogues. — *Menagoga.*—De εμμενα règles ; αγω je chasse. — *Aristolochiques*, d'αριστος bon λοχεια lochie. — *Ecboliques*, d'εκβαλλω, je chasse, je pousse au dehors.

tion de l'espèce humaine , mais les femelles de toutes les espéces d'animaux paraissent en être exemptes.

Les règles sont toujours l'annonce de la nubilité , et le signe ordinaire de la durée de la fécondité ; leur absence indique, que la nature n'exerce encore sur la matrice aucune action, qui la dispose à cette fonction , ou quelle ne l'exerce plus.

L'époque où la menstruation s'établit, n'est la même ni dans tous les climats, ni chez toutes les femmes ; elle est d'autant plus précoce, que l'on s'avance plus vers le Midi. Dans tous les pays situés entre les tropiques, les femmes sont réglées dès l'âge de huit à dix ans ; dans nos climats tempérés, vers treize à quatorze ans ; dans le Nord, de dix-huit à vingt ans : mais par une compensation nécessaire, le terme de la menstruation est d'autant moins éloigné, que le temps de son apparition a été plus précoce ; les femmes réglées à dix ans, ne le sont plus à trente-cinq ou quarante ans : chez nous, la menstruation se prolonge jusqu'à quarante-cinq et cinquante.

Une infinité de causes accidentelles devancent et retardent l'époque de la menstruation; elle varie selon la constitution du sujet, son genre de vie, son état moral. Les femmes de la ville sont généralement plutôt réglées que les femmes de la campagne, celles surtout qui restent oisives ou sédentaires, qui vivent d'alimens succulens, épicés, de vin et d'autres liqueurs excitantes; celles enfin qui fréquentent les bals, les spectacles, qui entretiennent leur imagination d'idées voluptueuses, et qui s'adonnent sans retenue aux plaisirs de l'amour ; elles sont aussi réglées plutôt et plus abondamment. Les règles anticipent toujours chez les femmes ardentes et douées d'un tempérament nerveux : elles retardent au contraire, chez les femmes faibles, lymphatiques, froides et cacochymes.

La quantité de sang épanché dans le flux menstruel n'est pas non plus la même dans les différens climats. Cette évacuation est peu abondante entre les tropiques et sous la zone glaciale : elle est au contraire fort abondante dans nos climats tempérés. On à remarqué que les femmes maigres, irritables et voluptueuses, ont des règles plus abondantes que les femmes grasses et robustes; que celles qui transpirent beaucoup, perdent moins de sang que celles qui transpirent peu. On évalue la quantité du sang menstruel évacué à chaque période, à trois à quatre onces *.

La durée de cette évacuation varie encore, selon les climats, les tempéramens, et par d'autres causes plus ou moins connues, et cela depuis deux jusqu'à dix jours. L'intervalle, entre chaque menstruation, présente la même variété ; chez le plus grand nombre de femmes de nos climats, les règles reviennent tous les mois lunaires, c'est-à-dire à-peu-près tous les vingt-huit jours. Il y en a qui voyent paraître leurs règles tous les vingt jours; d'autres tous les quinze jours. Chez les femmes qui usent immodérément du coït, les règles paraissent à des intervalles encore plus rapprochés; elles deviennent irrégulières, et s'accompagnent de phénomènes pathologiques, qui les font regarder comme de véritables pertes. Les femmes publiques, dont la matrice est continuellement excitée, présen-

---

* En Allemagne ce flux ne va qu'à une once pour les femmes de la campagne, et à trois ou quatre pour celles de la ville. HALLER. Il y a des femmes qui en rendent plusieurs livres, d'autres à peine quelques gouttes.

vent souvent cet état, qui les frappe de stérilité, et qui les dispose aux maladies les plus désastreuses.

Dans les pays situés tout-à-fait au Nord, la nature ne produit qu'une menstruation rare et peu abondante. Au rapport des voyageurs, les femmes Lapones et Samoïedes ne voyent leurs règles que deux ou trois fois par an. Nous avons quelques exemples dans notre climat, de femmes qui n'ont jamais été réglées et qui n'en ont pas été pour cela moins fécondes. DEVENTER et BAUDELOCQUE en ont connu qui n'ont été réglées que pendant leur grossesse. Enfin, on a plusieurs exemples de jeunes filles qui sont devenues grosses avant le temps de la menstruation ; et de femmes qui le sont également devenues, après la cessation de ce phénomène, et à soixante-dix et quatre-vingts ans.

La cause des règles et de leur périodicité est un des phénomènes de la physiologie humaine, qui a le plus occupé les naturalistes et les médecins ; il est resté néanmoins à-peu-près inexplicable : tout ce que l'on sait de certain, c'est que cette évacuation est artérielle, comme presque toutes les hémorrhagies qui se manifestent à cette époque de la vie ; c'est que le sang qui s'écoule est fourni par une exhalation des vaisseaux capillaires ; qu'elle dépend de l'augmentation de l'action vitale de la matrice, d'une espèce d'orgasme, de travail particulier, que la nature suscite tous les mois, au sein de cet organe, afin de le disposer à la fécondation : en effet, ce n'est qu'aux approches de la puberté, que la matrice éprouve cet excitement nécessaire, qui y fait affluer le sang menstruel. La nature ne produit pas cette évacuation, pour débarrasser la femme d'une pléthore surabondante, ni d'une humeur corrompue et malfaisante, comme l'ont cru les anciens.

La femme, à cette époque, éprouve différens symptômes, tels que la tension de l'abdomen, des tranchées ou des coliques vives, de l'engorgement ou une tension spasmodique dans l'utérus, des maux d'estomac, des céphalalgies, un malaise général, de la tristesse, une sensibilité plus vive pour toutes les impressions physiques et morales; les yeux se cernent; la gorge devient douloureuse, plus volumineuse et plus ferme, etc.

Le flux menstruel, depuis son apparition jusqu'à sa cessation, est le régulateur de la santé des femmes; son retard, sa suppression, hors le temps de la grossesse et de l'allaitement, sont presque toujours des symptômes fâcheux; un état de langueur, de débilité générale, de mécontentement moral, accompagnent toujours leur dérangement; la pâleur, la flétrissure, l'engorgement des glandes et du tissu cellulaire, un état chlorotique plus ou moins prononcé, en sont toujours la suite immédiate. Il est donc de la plus grande urgence de rappeler cet écoulement, par tous les moyens qu'offre la matière médicale et l'hygiène.

Dans quelques circonstances, le flux menstruel, détourné de l'utérus, prend un autre cours; ces sortes d'aberrations ou de déviations ont été observées depuis long-temps, et en ont souvent imposé par leur ressemblance avec des hémorrhagies essentielles : on a vu cet écoulement avoir lieu par les yeux, les oreilles, les narines, les gencives, les seins, l'anus, les vaisseaux hémorroïdaux ; par la peau, par les plaies, par le poumon; imitant ainsi une hémoptysie périodique; par l'estomac, l'ombilic, etc., etc.

L'évacuation menstruelle, quand elle est régulière, est un indice certain d'une bonne constitution et de la bonne santé de la femme : on dit alors que *la femme est bien réglée.* Les irrégularités menstruelles deviennent tantôt la cause, mais sont bien plus souvent l'effet, d'affections plus ou moins graves, et auxquelles participe toujours la matrice, organe sur lequel semblent réagir toutes les affections de la femme, d'après la pensée de Van-Helmont : *Mulier est utero id quod est.*

Les règles peuvent être diminuées ou supprimées (aménorrhée); elles peuvent être trop abondantes ou immodérées (ménorrhagie); ou éprouver diverses déviations. L'absence des règles ou l'aménorrhée a lieu, soit parce que les règles n'ont point encore paru, ou éprouvent de la difficulté à paraître (dysménorrhée), soit parce qu'elles sont supprimées par une cause quelconque, hors l'état de grossesse.

Les règles peuvent être retenues par une multitude de causes ; les plus communes sont une constitution molle et lymphatique, un état cachectique, le scorbut, l'anasarque, la leucophlegmatie, etc. L'aménorrhée se manifeste fréquemment, chez les personnes élevées au milieu des privations, au sein d'un air humide et malsain ; la mollesse, le luxe, l'oisiveté y donnent également lieu, par l'état d'inertie et d'épuisement où ils jettent les organes : les passions tristes, la frayeur, les changemens brusques de la température, les coups, les chutes, les grandes hémorrhagies , les maladies organiques, en sont encore des causes très-fréquentes. J'ai vu une femme, dont les règles se supprimèrent, par un gonflement scrophuleux des os du genou : on amputa la cuisse, la guérison s'opéra, et les règles reparurent. Combien doivent varier les moyens propres à remédier à une maladie qui reconnaît tant de causes différentes ;

combien par cela même, le médecin qui les prescrit doit être attentif et circonspect.

La rétention des menstrues produit une foule de maux, chez les jeunes filles surtout, dont la plupart des maladies sont accompagnées de leur suppression. Les constitutions nerveuses ou lymphatiques, disposent à l'aménorrhée; cette maladie reconnaît fréquemment aussi pour cause un état d'atonie ou de débilité générale : cet état est accompagné de langueur, de douleurs dorsales et lombaires, de borborygmes, de tranchées et de coliques; l'appétit devient irrégulier; la couleur vermeille du visage fait place à un teint pâle et plombé; les paupières sont bouffies; les yeux cernés; toutes les parties du corps sont flasques et bouffies; la peau se couvre fréquemment d'éruptions boutonneuses érysipélateuses : la plupart de ces symptômes caractérisent ce que les médecins appellent *chlorose* ou *pâles couleurs*, maladie qui paraît être moins l'effet, que la cause de l'aménorrhée.

Une constitution robuste, le tempérament éminemment sanguin, ont quelquefois disposé à l'aménorrhée; l'excitation des forces vitales, portée à l'excès, étouffe en quelque sorte les moyens de la nature : dans ces circonstances, les efforts qu'elle fait pour provoquer les règles, sont souvent accompagnés de fièvre inflammatoire ou d'une phlegmasie locale, maladies auxquelles cette éruption sert de crise.

L'écoulement des règles une fois établi, peut se supprimer par différentes causes; ou ce flux a lieu moins abondamment, ou il se supprime entièrement; ces causes sont bien plus nombreuses au sein des villes, par la vie molle, oisive et efféminée que les femmes y mènent, qu'au sein des campagnes, où cette suppression n'a presque mais lieu que dans le cas de grossesse ou de maladie grave. On peut rapporter à trois causes principales la rétention des règles et la suppression du flux menstruel : 1° à une constitution nerveuse, qui domine en général chez les femmes maigres, délicates, élevées au milieu de tous les plaisirs, de toutes les passions ; 2° à une constitution robuste et pléthorique, où les forces pèchent par un excès de vie, par la trop grande abondance du sang, par la plénitude des vaisseaux ou par la pléthore ; 3° à une débilité générale, presque toujours causée par une maladie longue ou chronique. Dans cette dernière circonstance, j'ai toujours considéré l'aménorrhée comme un symptôme du plus fâcheux augure.

Ces causes variées de l'aménorrhée, réclament l'usage de médicamens divers. Loin d'avoir exclusivement recours à ceux d'un seul genre, on doit choisir ceux des genres différens, dont l'action soit en rapport avec la cause occasionnelle de l'aménorrhée. Les agens emménagogues appartiennent à la classe des toniques, à celle des excitans, des antispasmodiques, des émolliens, des rafraîchissans, etc. Ces divers médicamens, employés avec méthode, peuvent favoriser avec le même succès l'écoulement des règles ; tantôt en augmentant l'énergie des forces vitales et de la nature médicatrice ; tantôt en diminuant la turgescence du système utérin, qui a lieu très-souvent à l'époque de la première apparition des règles ; quelquefois enfin en diminuant un état nerveux ou spasmodique, qui suspend ce mouvement fluxionnaire.

Les médicamens emménagogues, de quelque nature qu'ils soient, ont une action générale sur toute l'économie ; leur action sur la matrice paraît même ne pas différer des changemens qu'ils apportent à tous les autres systêmes d'organes. On ne peut nier cependant que quelques-uns ne soient doués de la propriété d'agir, non d'une manière spéciale et exclusive, mais d'une manière plus marquée sur l'utérus : tels sont les médicamens réputés emménagogues par excellence ; la sabine, la rhue, le safran, la matricaire, l'armoise, le dictame de Crête, etc., etc., dans lesquels il convient peut-être de considérer cette influence particulière, indépendamment de leur action générale.

On administre les emménagogues à l'intérieur et à l'extérieur. On applique ces médicamens, pour agir localement, à l'état liquide, vaporeux ou gazeux ; on les introduit dans le vagin ou dans le rectum ; on les applique immédiatement sur la région supubienne ; mais il n'y a que les substances très-aromatiques, très-excitantes qui peuvent réussir dans ces applications extérieures.

La médication des emménagogues, présente tous les phénomènes de la médication des stimulans. Les emménagogues actifs recèlent une grande proportion de principes volatils, qui, introduits dans l'économie, produisent une impression vive sur tous les appareils, et en développent les fonctions. Cette action sollicite particulièrement les fonctions de l'utérus, et détermine vers cet organe une congestion sanguine, par l'effet de la circulation générale augmentée.

On donne ces substances en infusum aqueux, vineux ou alkoolique ; ou en decoctum ; on les administre en poudres, en pilules, en électuaires plus ou moins composés, et à doses très-variables, selon la nature des substances, les constitutions, les âges, etc.

On choisit, quand on se propose de provoquer le flux menstruel, l'époque où ce flux a ordinairement lieu ; d'ailleurs c'est toujours de seconder la nature que se

propose le médecin, et non de la provoquer, par des
efforts préjudiciables et dangereux : elle nous fait souvent connaître elle-même l'insuffisance de nos moyens,
en faisant reparaître l'écoulement menstruel, alors que
l'on a employé en vain tous les moyens pharmaceutiques et les emménagogues les plus renommés. On doit
commencer par de petites doses, que l'on augmente
graduellement, que l'on continue long-temps, et
dont on favorise l'action, à l'aide des fomentations et des fumigations chaudes, dirigées sur l'utérus, des bains, des pédiluves et de tous les moyens
thérapeutiques que j'ai indiqués dans le tableau qui suit
ces généralités, etc. Et de quels avantages ne sont pas
encore dans cette circonstance, l'usage des bons alimens, l'exercice, les distractions agréables, le coït
modéré et tous les moyens de l'hygiène !

Les moyens propres à remédier au flux immodéré
des règles, appartiennent aux astringens et aux adoucissans ; je renvoie à ces deux genres de médicamens.

On a souvent recours, pour provoquer le flux menstruel, à des moyens médicamenteux, qui appartiennent à d'autres classes ; tels sont principalement les toniques et les excitans, lorsque les affections de l'utérus
dépendent de la faiblesse ou de la débilité générale.
On emploie les antispasmodiques, et les calmans pour
combattre un état nerveux ; les émolliens et les adoucissans, la saignée veineuse ou capillaire, toutes les fois
que ces affections sont inflammatoires, qu'il y a tension,
éréthisme, etc.

L'opinion commune, que les médicamens réputés
emménagogues, jouissent de la propriété exclusive
de provoquer les règles, quelque soit la cause qui les
supprime, a souvent porté à en faire usage des femmes

nouvellement enceintes et intéressées à cacher leur état, ces médicamens appelés abortifs, (*medicamenta abortiva*,) échouent presque toujours, et ne réussissent guère que chez quelques femmes extrêmement faibles et délicates, exposées par cette constitution même à avorter pour la plus légère cause. Il n'y a pas plus d'abortifs spécifiques que d'emménagogues spécifiques; aucun de ces moyens ne peut décider l'avortement d'une manière directe; on en acquiert la preuve tous les jours. Non seulement ces moyens pharmaceutiques ne réussissent pas, mais ils donnent encore lieu à des accidens fâcheux, presque toujours consécutifs à l'usage immodéré des substances âcres et irritantes.

Les anciennes pharmacopées réunissent aux emménagogues, les médicamens auxquels on a attaché la propriété de favoriser, après l'accouchement, l'écoulement des lochies; on leur donne le nom d'*aristolochiques*, (*aristolochica medicamenta*). Les aristoloches, végétaux doués de vertus amères et excitantes, tiennent le premier rang ; mais leur vertu spéciale aristolochique n'étant rien moins que prouvée, la médecine en a presqu'entièrement abandonné l'usage.

Les applications locales des médicamens emménagogues, se font le plus ordinairement par injection ; on se sert pour cela d'une seringue, d'un calibre moitié moins grand que celui des seringues ordinaires, et dont la canule courbe, de la longueur de sept à huit pouces, est terminée par une olive criblée de trous : cette canule étant introduite dans le vagin, on y pousse l'injection lentement, afin de donner au médicament le temps d'agir, par son application prolongée. J'ai obtenu de bons effets de ces médications locales.

EMMÉNAGOGUES.

---

* VÉGÉTAUX,

Sabine.
Rhue.
Safran.
Armoise.
Matricaire.
Tanaisie.
Aristoloches.
Dictames.
Souci.
Gommes-résines,

SABINE.—Savinier. — *Juniperus sabina*. L., fam. nat.
des Conifères.

La sabine est un arbrisseau peu élevé, très-ramifié,
dont les ramilles sont couvertes de feuilles petites, acu-
minées, sessiles, opposées deux à deux, en embrassant
leur support ; elles sont d'un vert triste, et persistantes.
Les fruits du savinier ressemblent à ceux du genièvre ;
les fleurs mâles et femelles sont sur des pieds différens,
d'où la distinction, de sabine à *fruits*, de sabine
vraie, de sabine *mâle*, et de sabine *stérile*, ou sabine
femelle. L'odeur et la saveur de la sabine sont très-
fortes, très-aromatiques, très-pénétrantes ; la poudre
des feuilles, appliquée sur la peau, y produit la
rubéfaction. Cet arbrisseau croît dans le midi de la
France, en Italie et dans les Alpes.

La sabine contient, jusqu'à deux onces par livre,
d'huile essentielle incolore, et d'une égale densité que
celle de thérébentine.

La sabine est puissamment excitante ; elle manifeste
cette propriété sur l'homme et sur les animaux, * par
une exaltation prompte de toute l'économie, par la
chaleur générale, l'élévation du pouls ; et quand on la
prescrit à trop grande dose, par tous les accidens de l'inflammation (ORFILA). L'action excitante de la sabine
sur l'utérus est très-remarquable, mais elle n'est probablement que l'effet de l'exaltation générale de l'organisme ; cependant tous les médicamens excitans au même
degré, ne font pas sur cet organe une impression aussi di-

---

* Les chevaux à qui l'on fait manger de la sabine, sont fougueux
et pleins d'ardeur.

tte. Un sentiment de chaleur à l'hypogastre, l'afflux du sang vers cette région, de vives coliques, l'éjection d'une urine brûlante, l'apparition des menstrues, sont les accidens qui accompagnent ordinairement l'administration de la sabine, et qui dénotent sa violente activité. Ce moyen employé comme abortif, n'est donc pas illusoire, bien qu'il soit assez rare de le voir réussir.

On prescrit la sabine, comme emménagogue ; en poudre, incorporée dans du miel, ou dans un électuaire, à la dose de dix grains à un demi-gros ; en infusum aqueux et vineux, dans la proportion d'un gros par livre de liquide, que l'on donne par cuillerée ou par verrée. On donne l'huile essentielle par gouttes, de cinq à vingt, sur du sucre, ou dans une émulsion. Les lavemens de sabine sont très-favorables dans l'aménorrhée spasmodique. La poudre de sabine, appliquée sur les plaies et sur les ulcères atoniques, en avive les chairs. On emploie cette poudre pour ronger les excroissances vénériennes.

Rhue. — *Ruta graveolens*. L., fam. nat. des Rutacées.

Plante herbacée, de un à deux pieds ; à tiges cylindriques, à feuilles éparses, deux fois ailées ; à folioles obtuses, cunéiformes ; à fleurs jaunes-verdâtres, en corymbes, à cinq pétales concaves ; capsules à cinq lobes ; graines petites, brunes. Couleur de la plante, vert-glauque ; odeur aromatique ; saveur chaude, amère. La rhue croît communément dans nos provinces méridionales. On la trouve aux environs de Paris.

La rhue est considérée après la sabine, comme le plus puissant emménagogue indigène : cette plante ne le cède point à la première par ses vertus stimulantes ;

elle donne lieu, comme la sabine, à divers accidens quand on la prend à trop forte dose : elle est au nombre des plantes suspectes, dont la vente publique a été long-temps défendue, et une de celles dont on a le plus souvent abusé, dans l'intention de provoquer les règles ou l'avortement.

On prescrit la rhue comme emménagogue, de la même manière et aux mêmes doses que la sabine, à laquelle on l'associe fréquemment : son huile essentielle a toutes les vertus de l'huile essentielle de sabine; ses graines paraissent contenir une très-grande proportion de ce principe. Les lavemens de rhue sont antispasmodiques : BOERHAAVE les recommande dans l'hystérie. On applique les feuilles en cataplasmes, sur l'hypogastre; on en prépare des bains aromatiques ; on les prescrit aussi en injections. On prépare encore dans les pharmacies, la conserve de rhue : cette conserve est un médicament précieux, pendant les saisons humides et froides, car la rhue perd alors presque toutes ses qualités ; ses feuilles, qui persistent malgré la température, sont à peine odorantes.

SAFRAN.—*Crocus sativus.*—*Crocus officinalis.* L., fam. nat. des Iridées.

Plante herbacée, à racines bulbeuses, d'où s'élève une touffe de feuilles linéaires, et des fleurs monopétales, sur un long tube, divisées profondément en six parties; d'une couleur violette. Les fleurs renferment trois étamines et un pistil divisé en trois stigmates frangés, d'une couleur orangée, d'une odeur * et d'une saveur

---

* Cette odeur ressemble beaucoup à celle des feuilles mortes que l'on respire dans les bois pendant l'automne.

aromatiques et particulières à cet organe : ce pistil est la seule partie du safran que l'on emploie. Cinq livres de ces pistils, dans l'état frais, se réduisent à une livre quand ils sont desséchés.

Le safran est originaire des contrées tempérées de l'Asie : les Arabes l'ont introduit en Europe. Il n'y a pas encore un siècle qu'on le cultive en France. Les plaines du Gatinais sont réservées à la culture de cette plante précieuse.

Le safran desséché se présente sous la forme de fila-mens longs, un peu roulés, d'une couleur orangée ou plutôt rougeâtre, mêlés de quelques fibres blanchâtres, qui proviennent des étamines et de la corolle.

Le safran contient un principe colorant, qui teint la salive en jaune, et qui prend différentes nuances, quand on verse dessus un acide : cette matière colorante a été nommée *polychroïte*. L'eau, le vin et l'al-kool, se chargent abondamment de ce principe colo-rant ; ce dernier véhicule prend alors une belle couleur rutilante. Le safran contient encore de la gomme, de l'albumine et un peu d'huile volatile.

Je crois le safran essentiellement stimulant ; cette opinion n'est pas celle du plus grand nombre des mé-decins, mais je la donne comme le résultat d'expériences faites sur moi-même avec ce médicament. A la dose de trente grains, le safran augmenta sensiblement mes facultés morales, et produisit une sorte d'ivresse qui me sembla avoir plus de rapport avec l'ivresse causée par les excitans, qu'avec celle des narcotiques; mes forces n'en furent point diminuées et mon appétit s'accrut beaucoup. Un de mes compagnons d'études, ayant pris la même dose de safran, éprouva de très-forts désirs vénériens et eut une pollution nocturne. Je n'ai jamais remarqué pendant la durée des diverses médications auxquelles je me suis soumis, la moindre augmentation de tristesse ou de gaîté, ni beaucoup de changement dans le pouls. Pendant ces expériences, l'urine se colorait en jaune ; l'haleine et la sueur avaient l'odeur du safran, et la conservaient long-temps. La propriété débilitante attribuée au safran, n'est peut-être qu'un effet secondaire de sa propriété excitante, qu'une asthénie indirecte. Les anciens, qui faisaient un grand usage du safran, et qui le faisaient entrer dans tous leurs assaisonnemens, le regardaient comme une substance excitante et aphrodisiaque. Le safran entre encore de nos jours dans quelques assaisonnemens, et dans la composition de quelques liqueurs de table très-stimulantes, telles que l'élixir de GARUS, l'*escubac*, etc.

Le safran est emménagogue ; il n'est aucun observateur qui ne lui accorde cette vertu. J'ai appris d'un marchand, qui parcourt tous les ans le Gatinais, pour faire le commerce de cette substance, que les *travailleuses* éprouvaient souvent de l'irritation aux organes génitaux, et des pertes utérines. Une femme de ma connaissance, ayant mangé un grand nombre de pastilles aromatisées avec le safran, eut une perte qui dura vingt-quatre heures. MURRAY donne pour exemple de la vertu emménagogue du safran, celui d'une femme qui mourut d'une hémorrhagie utérine, pour en avoir pris une dose trop forte. DESBOIS DE ROCHEFORT, à qui il faut s'en rapporter en fait d'expérience, dit que le safran excite le flux menstruel et les lochies ; mais cet auteur a peut-être tort de conclure de la vertu stimulante du safran, d'après la propriété reconnue à cette plante, de colorer les eaux de l'amnios et la peau du fœtus.

On donne le safran en poudre, en infusum aqueux,

vineux, alkoolique (alkool ou teinture de safran) : en extrait, en sirop, etc.; la poudre, de cinq à trente grains; l'infusum aqueux ou vineux, par tasses; la teinture, de dix à trente gouttes; l'extrait, de cinq à quinze grains; le sirop, par cuillerées.

La teinture de safran, appaise les douleurs nerveuses et rhumatismales. J'ai souvent prescrit avec avantage, dans ces dernières maladies, un cataplasme de farine de lin, couvert d'une couche légère de cette teinture.

Le safran entre dans la composition de la thériaque; dans les confections *hyacinthe* et *hyiera-picra*, dans les pilules de RUFUS, si éminemment emménagogues, dans l'élixir de GARUS, le laudanum de SYDENHAM, etc., etc.

Le safran a encore été recommandé comme tonique, fébrifuge, carminatif, expectorant. Tant de vertus l'ont fait décorer du titre de *roi des végétaux*, de *panacée végétale*, de *roi des poumons*.

ARMOISE. — Absynthe armoise. — *Artemisia vulgaris.*
L., fam. nat. des Corymbifères.

Plante herbacée vivace, à tige haute de deux à trois pieds, rameuse, à feuilles caulinaires pinnatifides, à lanières lancéolées, à feuilles florales entières, les unes et les autres sont d'un vert-foncé en dessus, et couvertes en dessous d'un duvet court, serré et blanchâtre; fleurs sessiles, nombreuses, disposées en grappes, à calices laineux, à fleurs d'un jaune-roux. L'armoise a une odeur faible, sa saveur est amère et aromatique : cette plante croit dans tous les buissons.

L'armoise est préconisée comme emménagogue, dans les ouvrages de DIOSCORIDE, d'HIPPOCRATE et de GALIEN; l'expérience confirme tous les jours ces vertus.

La réputation de l'armoise, comme propre à favoriser la sortie des lochies, après l'accouchement,
n'est point appuyée de preuves aussi évidentes : cette
vertu lui appartiendrait, qu'il faudrait presque toujour
renoncer à son emploi dans une circonstance, où un état
presque constant d'irritation et de phlogose, doit faire
proscrire tous les moyens excitans. Ces prétendus
aristolochiques sont des médicamens incendiaires, et
sont malheureusement les moyens de l'empyrisme
les plus usités et les plus vulgaires. L'armoise est antispasmodique, et convient dans l'hystérie.

On prescrit l'armoise en infusum aqueux et vineux,
par verrées et par cuillerées. On ajoute à ces infusum,
des teintures martiales, et d'autres substances excitantes
et aromatiques ; le sirop d'armoise est simple ou composé (*Codex*, 153) ; on le donne par cuillerées. On
applique l'armoise en fomentation sur l'hypogastre ;
on l'administre aussi en lavemens et en injections.

MATRICAIRE. — *Matricaria parthenium.* — *Pyrethrum
parthenium.* L., fam. nat. des Ombellifères.

Plante herbacée bisannuelle, haute d'un à deux pieds,
rameuse, paniculée, à feuilles ailées, à folioles pinnatifides, feuilles supérieures simplement ailées ou entières ; fleurs terminales, solitaires sur chaque ramille,
radiées, à disque jaune, à rayons blancs, ovales, bi-
fides. Odeur de toute la plante aromatique, un peu désagréable ; saveur amère, aromatique, pénétrante. La
matricaire croît aux environs de Paris ; elle est cultivée dans tous les jardins, et souvent sous le nom
de *camomille* : on l'emploie aussi pour cette plante ;
cette erreur est facile à reconnaître, et n'est point
préjudiciable.

La matricaire a été employée de tout temps comme emménagogue : les noms de matricaire, (chère à la mère, *matri cara.*), de *parthenium* ou *parthenicum*, *parthenixos*, plante vierge, ou plante des vierges, sont relatifs à cette propriété, proclamée par tous les médecins de l'antiquité. La matricaire convient surtout dans l'aménorrhée spasmodique ; cette vertu antispasmodique est commune à un grand nombre de plantes, qui ont une odeur forte, désagréable et fétide, (*voyez* les antispasmodiques). On prescrit aussi avec avantage la matricaire, dans les coliques nerveuses, l'hystérie et d'autres névroses. On la donne en poudre, à la dose d'un à 2 gros en vingt-quatre heures, en infusum aqueux et vineux : on en prescrit le suc par onces. On administre cette plante aussi en lavemens et en injections, etc.

TANAISIE. — *Tanacetum vulgare.* L., fam. nat. des Corymbifères.

Plante herbacée vivace, haute de un à deux pieds, rameuse, à feuilles ailées, à folioles linéaires, incisées, séparées par des folioles plus petites. Fleurs en corymbes, hémisphériques, à fleurons jaunes, sans rayons, ce qui leur donne l'apparence d'un bouton d'or. Odeur et saveur fortement aromatiques. Cette plante croît dans les lieux élevés et un peu arides : elle est commune aux environs de Paris.

La tanaisie a beaucoup d'affinités médicales avec les absinthes ; elle est comme ces végétaux, stimulante, tonique, fébrifuge, stomachique et carminative ; elle excite les forces vitales ; elle affermit le ton des parties solides. Cette plante est un excellent emménagogue ; elle convient particulièrement dans les affections spas-

modiques de l'utérus et dans l'hystérie : ses vertus vermifuges ont été constatées par un grand nombre d'observations. J'ai fréquemment prescrit avec succès, dan[s]
ces sortes d'affections, le vin de Tanaisie. On administr[e]
cette plante de la même manière que la précédente e[t]
aux mêmes doses. On choisit de préférence l'extrémit[é]
des rameaux , les fleurs et les graines.

ARISTOLOCHES.—*Aristolochia rotonda*. L.— *A. longa.*
—*A. pistolochia* , L. ou *A. tenuis*. — *A. clematitis.*
L. , fam. nat. des Aristoloches.

Le nom d'aristoloche a été donné à ces végétaux ,
d'après la vertu qu'on leur a attribuée, de favoriser
l'écoulement des lochies. Leurs racines particulièrement stimulantes, ce dont il est facile de s'assurer
par leur saveur amère , et souvent aromatique ;
la serpentaire de Virginie qui appartient aux excitans, est une espèce de ce genre. Notre aristoloche ,
(*A. clematitis* L.), a des racines fort amères, et légèrement aromatiques. Je n'ai aucun doute sur la vertu
emménagogue de ces végétaux; mais je ne connais
rien qui puisse justifier la préférence que quelques
médecins leur ont accordée sur les autres médicamens emménagogues. Les aristoloches ont été recommandées dans quelques affections goutteuses et rhumatismales, entretenues par l'atonie des voies digestives.
L'aristoloche ronde entre dans la composition de la
fameuse poudre de PORTLAND, recommandée dans le
traitement de ces maladies.

On donne les racines d'aristoloches en poudre, incorporée dans du miel, à la dose d'un demi gros à un
gros; en infusum vineux, par cuillerées.

DICTAME BLANC.—Fraxinelle.—*Dictamnus albus.* L.—
Dictame de Crète. — *Origanum dictamnus.* L.—
Origanum creticum. L.

La première de ces plantes, de la famille des rutacées, a un port élégant; ses feuilles ailées ressemblent
à celles du frêne, (*fraxinus excelsior*, L.); ses fleurs
sont grandes, roses ou blanches, disposées en grappes;
toutes ses parties sont couvertes de glandes qui contiennent une huile essentielle si abondante, qu'elles
s'enflamment quand on en approche un flambeau; ses
racines sont pivotantes et charnues. Le dictame et particulièrement ses racines, ont été employés comme de
très-puissans emménagogues; c'est à l'expérience à con-
firmer cette propriété. Cette plante n'est plus en usage :
elle croît dans le midi de la France.

Le dictame de Crète est une plante labiée, à feuilles
cotonneuses, d'une odeur suave, d'une saveur chaude,
aromatique, stimulante, et dont les vertus ont été cé-
lébrées par les poëtes; ces vertus ressemblent entièrement à celles qui sont communes à la plupart des individus de la nombreuse famille des labiées; la puissance emménagogue du dictame de Crète, n'est qu'un
effet direct de sa puissance stimulante, et non pas
une vertu spéciale, comme les anciens l'ont écrit.
Cette plante croît dans nos provinces méridionales et
dans les îles de la Méditerranée.

SOUCI DES CHAMPS. — Souci des jardins ou officinal. —
Calendula avensis. L. — *Calendula officinalis.* L.,
fam. nat des composées Radiées.

Plantes herbacées, à feuilles ovales, à fleurs
terminales, radiées, d'une belle couleur orangée; grai-

nes en couronne, hérissées d'aspérités. Les soucis une odeur aromatique, un peu fétide, et une saveur amère; ils fleurissent dans tous les champs et dans tous les jardins : l'espèce officinale est cultivée.

Le souci a été recommandé par un grand nombre de praticiens comme emménagogue, et comme sudorifique : ces deux effets médicamenteux du principe stimulant, sont souvent l'attribut d'un seul médicament. J'emploie fréquemment le souci dans l'intention d'obtenir l'un ou l'autre de ces effets; j'ai tous les témoignages de sa vertu sudorifique : je le crois trop faiblement stimulant dans l'aménorrhée par atonie.

On donne le souci, et principalement les fleurs, en infusum aqueux et vineux, par tasses et par cuillerées, en se servant de la proportion de 2 à 4 gros par pinte de liquide. On prépare un extrait de souci, que l'on donne par gros : je crois cette préparation très-active, en raison de son amertume et de son âcreté. On donne le suc par onces.

GOMMES-RÉSINES.

Les gommes-résines portent leur impression stimulante sur la matrice, et conviennent dans les maladies de cet organe par atonie, et dans l'aménorrhée qui dépend de défaut de ton, ou de la diminution des propriétés vitales. Ces substances conviennent encore dans l'aménorrhée, occasionnée par l'atonie du système nerveux, dans l'aménorrhée nerveuse ou spasmodique. Je donne mes soins dans ce moment à une jeune fille chlorotique, dont j'ai plusieurs fois provoqué les règles, en appliquant sur l'hypogastre une compresse trempée dans la teinture d'asa - fétida, ou en donnant des lave-

...ns avec un liquide chargé de ce principe médica-
...menteux. Quand on a l'intention de faire usage des
...gommes-résines, on doit donner la préférence à celles
qui ont une odeur fétide, telles que l'asa, le galbanum,
le sagapenum, l'opopanax, la myrrhe, que tous les
praticiens ont recommandée dans cette circonstance, et
qui réussit plus sûrement encore quand on la combine
avec les martiaux. Lorsque je ferai l'histoire des gommes-résines fétides, j'en indiquerai les préparations et
les doses. (*V.* les antispasmodiques.)

APHRODISIAQUES. *

Les passions dont la nature a doué les êtres organisés, seraient toujours pour eux la source des plus grands biens, s'ils en usaient avec modération ; l'homme s'abandonnant à leur attrait séducteur, quitte souvent la voie où la raison le guide, pour suivre aveuglément celle de l'erreur ; il cherche de nouveaux plaisirs, après en avoir pour ainsi dire épuisé la source ; et non content d'avoir anticipé, par des jouissances prématurées, sur le terme que la nature leur assigne, il les provoque jusque dans l'épuisement, sans attendre que la nature, qui marche trop lentement à son gré, ait réparé ses forces et sa sensibilité.

La reproduction des êtres organisés, est le but principal où tend la nature créatrice : le plaisir en est la condition essentielle ; ne faisant rien en vain, n'opérant rien sans résultat, elle a placé le plaisir dans cet acte, pour provoquer le rapprochement des êtres qui, sans cet attrait, le trouveraient une tâche pénible ou répugnante : non-seulement elle a conformé les organes génitau de la manière la plus convenable à son accomplissement **, mais elle les a encore doués d'une sensibilité

---

* D'Ἀφροδίτη Vénus.

** Lors même quelle a négligé les autres qualités corporelles, la grandeur, l'élégance des formes, la beauté et la régularité des traits,

A P

* VÉGÉTAUX.

Aromatiques.
Crucifères.
Ombellifères.
Solanées.
Orchidées.
Opium.
Chanvre.
Safran, etc.

** MINÉRAUX ET CORPS INOI

Phosphore.
Borax.
Fer.
Eau froide.

*** DU RÈGNE ANIM

Insectes coléoptères, cantharides,
Insectes hyménoptères, fourmis,
Insectes crustacés, écrevisses, hc
Insectes arachnides, etc.
Reptiles.
Poissons.
Quadrupèdes à odeur forte, bot
   cerf, civette.

particulière, qui n'appartient qu'à eux, ou qui les rend en quelque sorte indépendans de la sensibilité générale et de la volonté. Cette sensibilité exerce sur les êtres, et particulièrement sur l'homme, une puissance à laquelle ils voudraient en vain se soustraire, et qu'ils ne bravent jamais impunément. C'est ce mode de sentir des organes de la reproduction, qui les a fait considérer par le célèbre Buffon, comme un sens particulier, que ce grand naturaliste a appelé *sixième sens.*

Les plaisirs sont notre loi souveraine, et surtout les plaisirs de l'amour ; tout cède à leur attrait, force, puissance, ambition ; on leur sacrifie sa propre gloire, sa réputation et jusqu'à sa santé, sans doute le premier de tous les biens, et sans lequel il n'en existe aucun : tout se rend à ce charme entraînant ; l'amour soupire au sein des forêts avec le chant des oiseaux ; il embrâse de ses feux le poisson au fond des eaux ; il adoucit la férocité des lions, et donne aux animaux doux et timides un courage indomptable ; rien ne pare ses coups, rien ne leur résiste, ni la force de la raison, ni la crainte des lois, et des châtimens. L'amour frappe ceux qui sont distraits par le charme attrayant et frivole du luxe et des vanités, comme ceux qui cherchent dans la solitude un abri contre les passions.

Source de tout sentiment physique, des nerfs nombreux en se répandant sur les organes génitaux de l'un

---

elle a mis la plus grande perfection dans les organes génitaux. Les animaux mâles et femelles de la même espèce, les plus disproportionnés, ont ces organes, dans une proportion convenable pour la copulation ; on voit tous les jours des accouplemens féconds, d'animaux domestiques très-disproportionnés, et une très-grande différence de taille entre deux hommes, n'en apporte pas une bien sensible dans les parties de la génération.

APHRODISIAQUES.

* VÉGÉTAUX.

Aromatiques.
Crucifères.
Ombellifères.
Solanées.
Orchidées.
Opium.
Chanvre.
Safran, etc.

** MINÉRAUX ET CORPS INORGANIQUES.

Phosphore.
Borax.
Fer.
Eau froide.

*** DU RÈGNE ANIMAL.

Insectes coléoptères, cantharides, grillons, etc.
Insectes hyménoptères, fourmis, etc.
Insectes crustacés, écrevisses, homars.
Insectes arachnides, etc.
Reptiles.
Poissons.
Quadrupèdes à odeur forte, bouc, mouton,
    cerf, civette.

Follicules aromatiques, le musc, le castoréum.
Lait.

**** MOYENS MÉCHANIQUES, PHYSIQUES, SYMPATHIQUES, MORAUX.

Titillation.
Frictions.
Flagellation.
Electricité.
Galvanisme.
Massage.
Calorique.
Insolation.
Effluves ou odeurs des organes génitaux.
Vue ou souvenir d'objets voluptueux.

***** COMPOSÉS DE L'ART.

Vin et liqueurs fermentées et enivrantes.
Essence royale.
Essence de magnanimité.
Eau nuptiale.
Liniment de virilité.
Diablotins.
Pastilles de zinzin ou de Richelieu.
Cachundé.
Eaux balsamiques spiritueuses, etc.

et de l'autre sexe, ils les animent de tout ce que la sensibilité a de plus exquis : l'amour attend le développement complet des forces physiques, et l'homme sent alors une nouvelle vie. Semblable au végétal qui se couvre de fleurs, son être vient d'acquérir son dernier développement et sa dernière perfection ; c'est celle que lui assignait la nature, la reproduction étant son seul but ; c'est pour elle qu'elle a développé cet appareil de muscles, de fibres, de vaisseaux, de mouvemens ; c'est vers ce but qu'elle tend sans cesse, et les attraits de la volupté sont le signal assuré de la perfection des êtres sensibles.

Plaisirs rapides comme la pensée, et accompagnés des plus douces sensations ; plaisirs au-dessus de tous les plaisirs, et qui sont pour l'homme la source de tant de bonheur et de regrets ; ils épuiseraient les êtres, s'ils avaient une plus longue durée ; l'homme mourrait dans leur délire, s'il pouvait le prolonger à son gré : prévoyance admirable de la nature, qui a si sagement balancé nos jouissances avec nos forces physiques, leur durée avec la vivacité de nos désirs ; et qui dans toutes nos passions, dans nos appétits mêmes, a constamment suivi la même loi, et n'a accordé à aucun être, un privilége qui n'appartiendrait qu'aux dieux, si pourvus de nos organes, ils mettaient comme nous leur souverain bonheur, dans la jouissance des passions physiques *.

____

* La femme, douée de plus de sensibilité que l'homme, semble sentir plus long-temps que lui la volupté. Il faut penser, d'après ce que je viens de dire, qu'elle l'éprouve moins vivement que l'homme, dont la vivacité du plaisir, dans l'acte de la génération, est liée nécessairement à l'énergie qu'il doit développer pour en assurer le résultat. Il s'épuise bientôt, non pas comme l'ont pensé jusqu'à pré-

Les passions n'ont pour l'homme qu'une durée limitée ; l'homme est mort pour l'amour, long-temps avant
la fin de sa carrière. Moins heureux que ces êtres éphé-
mères, qui ne vivent que pour lui, et qui s'épuisent et
meurent avec lui, l'homme, avec une raison supérieure
à celle des autres classes d'êtres, a la triste prérogative
de pouvoir etendre sa pensée sur le passé qui n'est
plus ; il y jette un regard triste, et le souvenir de ses
plaisirs passés empoisonne son existence sans plaisirs ;
il réunit encore toute la force de son imagination,
pour ramener l'illusion des belles années de sa jeunesse,
mais en vain, quand l'âge ne répond plus à son espérance ; sa vanité, alors plus que ses passions, le conduit
à en détruire la cause.

La connaissance des médicamens, appelés aphrodisiaques, ou qui sont propres à reveiller les désirs vénériens,
a excité dans tous les temps la curiosité des hommes, toujours intéressés à provoquer leurs propres passions, à flat-
ter celles des autres, et à se procurer de nouvelles jouissances. Les médicamens ou les moyens aphrosidiaques, indiqués dans les auteurs anciens, sont très-variés ; les uns

---

tent, la plupart des médecins et des naturalistes, par la perte de la
liqueur séminale, mais par le spasme occasionné par le plaisir ; ce
spasme produit un épuisement semblable à celui qui a lieu chez les
personnes sujettes à des crises nerveuses ; la même faiblesse existe
chez les enfans enclins au vice de la masturbation, lorsqu'aucune
éjaculation n'a encore lieu. La femme qui n'a point de liqueur pro-
lifique, s'épuise aussi dans le coït, mais bien plus lentement que
l'homme, toujours étonné de la continuité et de la permanence de
ses jouissances, et que cet avantage ne lui soit point accordé comme
à l'être qui partage ses plaisirs. Il est infiniment probable, que la chaleur, dont la nature anime la matrice, pour la vivification du germe,
est la véritable cause de cette volupté prolongée, mais d'ailleurs
superflue, quand la fécondation est assurée.

consistant dans la prononciation de certains mots mystérieux, les autres dans l'usage des talismans, des philtres que des Thessaliennes, chez les Grecs, excellaient à préparer. On trouve dans les livres saints, quelques traces de cet usage, et le fameux *dudaim*, dont il est parlé dans la Genèse, avait au moins, s'il n'était pas aphrodisiaque, la vertu de favoriser la fécondation.

Un médecin célèbre a nié l'existence des aphrodisiaques [*]; mais il est évident, par l'exemple même des animaux, que cette propriété est inhérente à plusieurs substances, qu'ils recherchent avec avidité, pour s'exciter à l'amour, telles que le *marum* (*teucrium marum*, L.); la cataire (*nepeta cataria*, L.); la valerianne (*valeriana officinalis*, L.); que plusieurs alimens excitent fortement les oiseaux, tels que le sarrazin, le fenugrec, le chenevi, etc. Bloch fait remarquer, dans son histoire des poissons, que ces animaux sont plus disposés à frayer, quand on leur frotte l'anus avec du musc. On connaît aussi l'action énergique de plusieurs subtances animales et végétales, sur les organes sexuels de l'homme et de la femme.

C'est surtout dans les climats brûlans, que les médicamens aphrodisiaques ont été recherchés; c'est dans ces climats, où la nature procrée sans cesse, que l'épuisement qui résulte d'une puberté précoce et de l'abus des jouissances, en fait sentir le besoin et même la nécessité indispensable; c'est surtout au sein des villes, au milieu des sociétés, que nourrissent la luxe et la débauche, qu'ils ont été recherchés et accrédités.

---

[*] Cullen, Matière médicale, tom. 1.

L'action ou la médication des substances aphrodisiaques, s'exerce généralement sur toutes les parties de l'économie, quand elles sont introduites dans son sein, ou dans les voies digestives : leur médication locale n'est qu'un effet de cette médication commune ou générale ; c'est ainsi qu'agissent un grand nombre d'autres médicamens, et presque tous les excitans. Les aphrodisiaques déterminent beaucoup de chaleur et d'irritation ; ils augmentent le ton de l'estomac, et sont très-propres à favoriser plusieurs genres de fonctions. Quelques-uns, tels que l'opium, le café, etc., agissent sur le système nerveux cérébral, et en augmentent l'énergie : la circulation, les mouvemens du cœur, le dégagement de la chaleur vitale, sont aussi augmentés par cette médication ; et quand, ce qui est le plus ordinaire, les organes génitaux participent à cette excitation, ils deviennent le siége d'une sensibilité plus grande, et ils entrent en érection [*]. Ces phénomènes se présentent pendant que la médication a lieu, et répondent à son intensité ; ils ne se prolongent au-delà, que dans quelques circonstances

---

[*] Les organes, qui dans les deux sexes, sont le siége de la volupté, sont formés d'un tissu lâche et spongieux, qui favorise singulièrement l'abord du sang et des fluides ; ce tissu se gonfle ou s'érige (tissu rectile) par l'excitation ; sa sensibilité et sa chaleur augmentent ; la peau et l'épiderme qui le recouvrent se tendent, leurs plis s'effacent, ils prennent alors une teinte délicate et rosée ; ce tissu, doué d'une sensibilité exquise, existe aux parties génitales où il est très-remarquable, au gland, au clitoris et aux nymphes ; il existe également au mamelon et aux lèvres ; dans la vieillesse, il s'affaisse, se ride et disparait complétement, sa sensibilité sympathique est remarquable dans ces trois organes, que cette sensibilité lie entre eux, ce qui établit ces rapports si remarquables de sensations et de volupté.

rares, où l'abus de ces substances ou des plaisirs qu'elles ont fait naître, ont produit un état inflammatoire des organes génitaux, ou un priapisme opiniâtre : mais cette médication, comme toutes celles qui sont très - actives, a ordinairement très-peu de durée.

Les applications locales des aphrodisiaques, ont une action bornée aux organes sur lesquels on les dirige ; ce n'est qu'accidentellement, et par absorption, qu'elles stimulent ou enflamment des organes éloignés.

Il est peu de médicamens sans doute, moins déterminés que les aphrodisiaques ; il n'en existe aucun non plus dont on ait plus abusé ; et comment n'abuserait-on pas sans cesse de ces moyens mystérieux, que l'on n'emploie qu'en secret, et dont les personnes de l'un et l'autre sexe se promettent une vigueur inaccoutumée, et des jouissances excessives ? Le poëte Lucrèce, le sage et éloquent Lucrèce, périt empoisonné, par un breuvage aphrodisiaque, que lui présenta Lucilia, sa courtisane. Ambroise Paré rapporte l'histoire d'une autre courtisane, qui saupoudra secrètement de cantharides les mets de son amant. Le même auteur cite l'exemple d'un abbé, qui, pour se montrer preux chevalier de Vénus, périt d'une hématurie mortelle. Ces accidens ne suivent pas constamment l'usage des aphrodisiaques, mais l'épuisement où nous jettent les jouissances forcées, que ces médicamens provoquent, est lui-même un mal trop réel, pour qu'il soit raisonnable, dans quelque circonstance que ce soit, d'user de pareils moyens : cependant quelques médecins les ont recommandés, toutes les fois que l'impuissance dans l'homme, dépend de l'atonie des organes génitaux, ou de la diminution de leur sensibilité ; soit que l'on désire avoir des enfans, soit qu'il importe au bonheur des époux que les devoirs conjugaux soient bien remplis. Ce n'est qu'aux personnes molles et lymphatiques, qu'il faut prescrire ces médicamens; et à celles qui sont naturellement pesantes et oisives, que rien n'anime, que rien ne réveille, qui passent leur vie dans l'apathie et dans un engourdissement habituel. Il faut rigoureusement s'en abstenir, envers les personnes douées, au contraire, d'une constitution sèche ou pléthorique, frêle ou nerveuse, et qui sont naturellement très-excitables. Ce n'est que dans des circonstances rares que de telles personnes ont besoin de recourir à des moyens artificiels; leur tempérament leur laissant rarement le repos que donne le silence des passions.

DES APHRODISIAQUES EN PARTICULIER.

L'homme est, de tous les êtres créés, le plus inconcevable : cosmopolite, voyageur de tous les climats, propre à toutes les mœurs, s'habituant aux températures les plus opposées, usant indifféremment du langage et de la nourriture de chaque peuple, enviant aux animaux et leur disputant leur propre proie, dont il fait la sienne. Tel est l'homme de tous les pays, et tel il a été dans tous les siècles. Peu satisfait de tous ces avantages, et peu content du temps que la nature a mesuré à ses plaisirs, il a cherché à en prolonger la durée, et a fait taire, au gré de ses désirs et de ses caprices, sa voix maternelle et sacrée. Ainsi l'homme ne laisse point de repos à la passion de l'amour; elle est pour lui de tous les temps, lorsque les animaux ne sont appelés à s'y livrer, qu'à des époques régulières qui réveillent leurs désirs.

La nature a-t-elle assigné à l'homme un temps pour

l'amour? Est-il au moins pour l'homme tout à la nature, et encore dans l'état sauvage, une époque où il se livre davantage à cette passion ? Je le crois sincèrement ; et s'il m'était permis de prononcer d'après moi-même, je croirais qu'à deux époques différentes de l'année, sous notre climat, au printemps et en automne, l'homme y sent plus de penchant. Les accouchemens sont plus nombreux pendant les neuvièmes mois qui suivent ces deux temps de l'année, comme je l'ai observé à Paris, où un excès de civilisation et même de démo-ralisation, où l'entier oubli de la nature, ont tout per-verti, où plus qu'ailleurs, les femmes chargées du fruit de la conception, sont sans cesse troublées par des plai-sirs stériles et préjudiciables ; où le temps même de l'allaitement n'est point respecté : tristes avantages, que ne partagent aucune classe d'animaux : il ne nous reste en effet, qu'un faible souvenir de cet instinct pri-mitif. Le printemps est la saison de l'amour pour tous les êtres : c'est alors que la nature, déployant tout son luxe, embellit, enchante, échauffe, embrâse tous les cœurs, et jette dans le délire de la volupté. C'est alors que la verdure du feuillage paraît plus belle ; que les oiseaux chantent avec plus de tendresse, que tout s'em-bellit, que tout est en extase. Les plantes n'épanouis-sent leurs corolles, que pour cette saison fortunée ; et ne laissent à l'été et à l'automne, que leurs fruits et leurs feuillages : tout languit alors sous les feux d'un soleil ardent, ou froissé par des vents impétueux. Tout se tait, tout a cessé d'aimer, excepté l'homme, qui veut jouir sans cesse, et dont les désirs renaissent dans tous les temps *.

---

* Je connais un homme à Paris, qui depuis dix ans, s'approche de

C'est au printemps que l'emploi des moyens propres à exciter à l'amour doit être recommandé, comme on choisit l'époque du flux menstruel, pour administrer les emménagogues : la nature alors prépare à une cure heureuse.

La vue et la société d'une femme aimable, sont certainement, pour un homme jeune et vigoureux, les meilleurs stimulans des passions ; mais ce moyen pourtant si puissant et si naturel, ne réussit pas sur un homme épuisé ou déjà glacé par l'âge, s'il n'a été préalablement excité par des médicamens choisis pour cet usage. Ces médicamens, très-nombreux, appartiennent à la classe des corps organisés végétaux et animaux, et aux corps inorganisés ou minéraux. Je vais jeter un coup-d'œil rapide sur tous ces moyens, dont quelques-uns méritent réellement l'attention du médecin, tandis que d'autres ne peuvent servir qu'à sa curiosité.

APHRODISIAQUES VÉGÉTAUX.

Je place au premier rang des aphrodisiaques végétaux, ces médicamens nombreux, d'une odeur et d'une saveur si agréables, appelés aromates, et dont

---

sa femme soir et matin ; cet homme est grand, sec et paraît apathique. On sait jusqu'à quel excès certains hommes usent des plaisirs de l'amour. L'ouvrage si curieux et si original de VÉNETTE, en rapporte beaucoup d'exemples singuliers. Les anciens, gigantesques dans leurs passions comme dans leurs monumens, ont fait dans cette espèce de débauche, des choses prodigieuses, et dignes de la plume de PÉTRONE et de MARTIAL ; ils mettaient une sorte de vanité à ce genre de lutte et à ces preuves d'une extrême vigueur. OVIDE aimait à s'en vanter. *Et memini numeros sustinuisse novem.*

l'usage est journalier dans l'économie domestique; qui sont produits surtout par l'intéressante famille des sc/ taminées : les amomes, le costus, le gengembre, les r péracées, la zedoaire, les écorces et les fruits des lau rinées, et particulièrement la canelle ; enfin presq toutes les labiées. C'est probablement à une de ces f milles, qu'appartient la fameuse herbe indienne, don parle THÉOPHRASTE. Qu'il me soit permis de citer l traduction latine de cet auteur : *Herba ab indo allata qua 70 cœundi potestas favetur, in atlantis jugis occ dentalibus, quæ pars surnag ab incolis noncupatur hæc radix crescit. Aiunt super eam, si quis urinam red diderit, illicò turgere libidinibus. Virgines quæ præ sunt pascuis, si super eam sedeant, aut urinam faciunt, eis perindè rumpi naturæ membranam, atque si a viro fuerint vitiatæ.*

Ces substances, qui peuplent nos cuisines, communiquent à nos alimens, ces hautes vertus stimulantes, qui devraient les faire proscrire par toutes les personnes jalouses de la conservation de leur chasteté.

Les anciens attribuaient à l'*agnus castus* (*vitex agnus castus*, L.) de l'ordre des labiées, des vertus contraires aux espèces de cette famille. Mais cet arbrisseau est aromatique dans toutes ses parties, et produit une semence âcre, poivrée, que les Italiens appellent *piperi*, poivre. N'était-ce point pour exciter leurs passions que les prêtres forçaient les vestales du temple de Minerve à Athènes, de coucher sur l'*agnus castus?* ne serait-ce point là le véritable nœud de l'énigme

Les ombellifères passent en général pour être très-aphrodisiaques, (le chervi, le celleri, etc.) cette vertu stimulante réside principalement dans les fruits de ces végétaux; c'est à cette famille qu'appartient le fameux

ginseng des Chinois, qui n'a eu de la réputation que,
lorsqu'étant fort rare, en Europe, on vendait sa racine
au poids de l'or.

Les alliacées ont aussi la réputation d'être aphrodisiaques ; l'ail surtout, dont les qualités stimulantes pénètrent tous les tissus et toutes les humeurs ;
l'ail dont l'odeur se fait sentir dans la matière de la
transpiration, dans l'urine, dans le lait, et jusque dans
le sperme ; on peut donc s'en rapporter entièrement sur
cette substance au témoignage de MARTIAL :

Qui præstare virum Cypriæ certamine nescit,
Manducet bulbos, et benè fortis erit.

Les végétaux crucifères, liés par tant de rapports de
saveur ou de propriété avec les alliacées, doivent aussi
figurer parmi les aphrodisiaques ; les anciens esti-
maient surtout la roquette (*eruca*) pour provoquer au
combat de Vénus.

Excitat ad venerem tardos eruca maritos.

Quelques solanées, comme le capsique, les datura,
les atropa, paraissent propres à produire le même effet
médicamenteux, quoique cela ne soit pas ordinairement le privilége des végétaux narcotiques et assoupissans ; mais ils agissent tous à la manière de l'opium
moins par leur stimulance directe, qu'en excitant une
réaction.

Les Orientaux, qui font habituellement usage de
l'opium, le regardent comme très-propre à exciter
à l'amour ; les Turcs s'onivrent jusqu'à la fureur
de cette substance, soit qu'ils veulent se livrer à l'a-
mour, soit qu'ils marchent contre leurs ennemis. Mais

en animant beaucoup la faculté générative, l'opium ne
tarde pas à l'épuiser, en causant des illusions noctu...
et voluptueuses, en énervant le corps par la langue...
générale qu'il produit. Les Orientaux préparent ave...
l'opium, les étamines du chanvre, et les pistils du sa...
fran, une liqueur qui les jette dans la plus douce ivres...
se, et dans une sorte d'enchantement et de transport.
J'ai mentionné la vertu aphrodisiaque du safran dans
l'histoire des emménagogues.

Je ne rappellerai point ce que les anciens et leurs
commentateurs ont écrit sur les racines des orchidées ;
la forme singulière de ces racines a sans doute donné
lieu à l'opinion, commune encore aujourd'hui, touchant
les puissantes vertus aphrodisiaques de ces racines *scrotiformes* ; elle a beaucoup servi au système ridicule des
médecins signés, *medici signatores*, sur lesquels
Linnée a jeté tant de ridicule. Il faut pourtant convenir, que quelques plantes de cette famille, sont pénétrées
de principes stimulans, telles que l'orchis odorante, *orchis odoratissima*, L. ; les gousses de la vanille, *epi-
dendrum vanilla*, L. ; et leurs bulbes mêmes, qui contiennent une fécule très-restaurante, dont on fait le
salep en Orient.

Les champignons alimentaires, les agarics, les bo-
lets, l'oronge, la truffe, la morille, sont très-aphrodisiaques ; ils sont difficiles à digérer, et échauffent
beaucoup : mais ils sont aussi doués d'une vertu propre
excitante, que l'on augmente encore par les assaisonnemens épicés. Les peuples de la Sibérie, au rapport d'un
voyageur russe, s'excitent à l'amour, par l'usage du
mousseron *agaricus muscarius*, L., champignon très-vénéneux dans notre climat. Mais combien d'ailleurs sont
propres à exciter cette passion, les moyens les plus

constamment employés à notre usage, tels que les alimens sains et restaurans ; le vin généreux, l'entretien d'une chaleur constante et tempérée, les vêtemens chauds, et toutes ces commodités de la vie, qui amènent toujours à leur suite un surcroît de force et d'excitation, véritable aliment des passions.

APHRODISIAQUES ANIMAUX.

Quelques insectes jouissent évidemment de la propriété d'exciter puissamment les organes de la génération, et de provoquer les désirs vénériens. Tout le monde connaît l'effet qui résulte de l'emploi des cantharides : ces insectes ont une propriété si irritante, et tellement permanente, que même après la mort, comme CABROL en rapporte un exemple, les organes irrités par leur usage, demeurent encore dans l'érection. Les cantharides donnent lieu souvent à l'hématurie ou pissement de sang, et à la strangurie ; les hommes paraissent plus exposés que les femmes à cette influence délétère ; celles-ci n'ont que trop souvent abusé de ce moyen pour exciter des désirs, (VÉNETTE, AMBROISE PARÉ, WÉDÉLIUS). D'autres insectes partagent avec les cantharides ce mode d'excitement. ANGELUS DE SALA attribue aux grillons, avalés par mégarde, tous les accidens d'un priapisme violent. Les femmes kamtchadales, au rapport de quelques voyageurs, se disposent à la fécondité, en avalant des arraignées. On attribue la même propriété à la morsure de la tarentule. Les fourmis contiennent un principe très-propre à produire l'irritation des organes génitaux ; elles sont la base d'une essence fameuse chez les libertins, appelée *essence de magnanimité*. Enfin, il n'est pas jusqu'aux insectes crustacés, qui ne soient fortement excitans, ou au moins très-analeptiques, comme on le voit dans l'usage recommandé aux personnes convalescentes ou affaiblies, des écrevisses, des crevettes, des homars, etc.

La chair des reptiles, imprégnée d'ammoniaque, celle des poissons, imprégnée de molécules phosphoriques celle des oiseaux sauvages, possèdent des vertus très-excitantes et très-aphrodisiaques. Les anciens ont beaucoup vanté la chair de scinc (*scincus officinalis*). Indépendamment de cette propriété excitante, la chair des poisson a encore celle de favoriser une abondante sécrétion de sperme, ce qui rend raison de la salacité extraordinaire, et de ce que les voyageurs rapportent, de la prodigieuse fécondité des peuples mangeurs de poissons, ou ichtiophages. On peut en dire autant de la chair des animaux qui exhalent une odeur forte, au temps du rut, tels que le mouton, le bouc, le cerf; de la chair des oiseaux sauvages, de leurs œufs, des follicules inguinaux, voisins des organes sexuels, dans la civette, le musc et le castor. L'homme exhale aussi à la même époque une odeur forte et virile, qui est quelquefois très - sensible; celle des organes génitaux dans les femmes, doit avoir une grande influence sur l'acte générateur ; elle est surtout remarquable chez les personnes ardentes et passionnnées; quelques soins qu'elles mettent à s'en préserver. C'est sans doute dans l'intention de provoquer ces désirs que les femmes voluptueuses, prodiguent ces odeurs dans leur parure et dans leur toilette la plus secrette. Déjà dans l'antiquité, les moralistes ont déclamé contre ces abus, qui sont autant de violations des lois de la nature et de la pudeur, et qui conduisent à la stérilité et à l'épuisement.

APHRODISIAQUES MINÉRAUX ET CORPS INORGANIQUES.

Je range sous ce titre tous les corps non organisés, solides, liquides ou fluides, qui ne sont ni végétaux ni animaux. Le genre des aphrodisiaques contient peu de ces substances ; si l'on en excepte le phosphore, que l'on doit proscrire, à cause des accidens qu'il peut occasionner, et le borax, que Vénette place au nombre des remèdes qui excitent fortement à l'amour. Ces mé-dicamens, ou moyens excitans, n'agissent sur les or-ganes de la génération, qu'en vertu d'une action générale ou commune sur tous les organes de l'économie. Les bains froids et les lotions d'eau froide ; l'application du froid, de la neige, de la glace, soit générale, soit lo-cale, jouissent d'une vertu tonique très - marquée ; ces moyens peuvent être avantageusement employés dans l'atonie des organes générateurs, pour réveiller leur énergie affaiblie ou éteinte. Le fer et toutes ses prépa-rations, jouissent d'une vertu tonique permanente, moins propre cependant à exciter ces organes qu'à seconder l'action des médicamens promptement et directe-ment excitans, et à la soutenir. Les agens, essentiel-lement toniques, doivent être continués long-temps*.

---

* On prépare avec tous les médicamens dont j'ai parlé dans ces généralités, plusieurs compositions aphrodisiaques ; remèdes fameux, dont le charlatanisme a su tirer un très-grand parti. Quelques-unes de ces compositions sont régulières, et doivent faire partie du formulaire médicinal : telles sont *la teinture de cantharides com-posée, les tablettes de :inzin, les diablotins aphrodisiaques, l'eau impériale, l'eau nuptiale, l'alkool de magnanimité, le liniment de virilité, le cachundé,* etc., etc. Voyez mes Formules manuscrites.

MOYENS APHRODISIAQUES SYMPATHIQUES, PHYSIQUES ET MORAUX.

Après avoir employé envain, pour rappeler le feu de l'amour, tous les médicamens recommandés comme aphrodisiaques, les hommes, dont l'imagination toujours féconde à trouver de nouveaux incitateurs à volupté, ont employé des moyens physiques; ils ont eu recours aux titillations, à la flagellation, aux frictions, etc., souvent plus sûres que les médicamens; et l'amour, qui eut toujours ses vertus et ses vices, a cherché des plaisirs jusque dans les tourmens.

Ces artifices, pour exciter l'orgasme vénérien, ont été déjà connus chez les plus anciens peuples, que la dépravation a conduit à de tels usages; les brosses à frictions, les martinets, les verges, étaient employés par toutes les prostituées de Babylone, de Tyr, d'Athènes et de l'ancienne Rome; les Russes et les Persans sont encore aujourd'hui dans l'usage de flageller ou de battre leurs femmes, pour les rendre plus lascives.

Des auteurs très-connus rapportent l'histoire de plusieurs personnes, qui ne pouvaient se rendre propres au coït, qu'après avoir été battues de verges, et même jusqu'à l'effusion du sang; et chez lesquelles, l'aiguillon de la volupté, ne s'éveillait que par celui de la douleur. On trouve de pareilles observations dans les ouvrages de CAMPANELLA, TIRAQUEAU, RHODRIGINUS, PIC-DE-LA-MIRANDOLE, et dans l'ouvrage si intéressant de MEIBOMIUS *.

---

* *De flagrorum usu in re medica et venerea*. Les lombes, les reins et les parties génitales sont liés par une sympathie intime; l'irritation des uns détermine l'irritation des autres. C'est dans les

Mais de quelle fécondité l'imagination ne s'est-elle pas montrée, dans la recherche de tous ces moyens excitans; et jusqu'où ne s'est-elle pas égarée, quand la raison a cessé de la gouverner et de la conduire. On aime avec exaspération sa maîtresse, on jouit avec une sorte de fureur érotique de tous les charmes que sa nudité offre aux yeux, et de là cet honteux égarement, que réprouvent la nature et le véritable amour, objet d'un goût bizarre et tant recherché des Grecs, des Romains et des trop fameuses Lesbiennes : de là ces postures si variées et si indécentes, dignes de l'imagination fougueuse et du pinceau de l'Arétin, de Jules-Romain, de Carrache et du Titien *.

------

reins que les anciens pensaient que se forme la semence. On lit dans la Genèse ces mots remarquables : *reges de lumbis tuis egrediuntur,* et dans le livre des Psaumes : *lumbi mei impleti sunt illusionibus.* — *Lumbos precingere,* proverbe qui, chez les Hébreux, signifiait renoncer à l'impureté, conserver sa pudeur. — *Diaboli virtus in lumbis est* a dit Saint Jérôme. — On observe qu'en serrant ses reins chaudement, on a de fréquentes érections. Ceux qui se couchent sur le dos, sont sujets à des pollutions nocturnes. Quelques modernes ont préconisé les topiques froids appliqués sur les lombes, pour y remédier. Galien donne le même précepte aux athlètes.

* La position la plus naturelle, celle qui est la plus ordinaire, est aussi la plus convenable à la fécondation, quoiqu'en ait dit le poëte Lucrèce :

> .... *nam more ferarum*
> *Quadrupedumque magis ritu plerumque putantur.*
> *Concipere uxores, quia sic loca sumere possunt*
> *Pectoribus positis, sublatis semina lumbis.*
>
> De rerum Natura. Lib. iv.

La position naturelle est conservée sur la plupart des médailles antiques; les femmes y sont représentées aussi, couchées mollement sur le côté gauche et inclinées sur le dos; mais les postures indécentes étaient toutes connues. Le peintre Elephantis en varia

DES ANTIAPHRODISIAQUES.

Il convient, après avoir parlé des médicamens propres à exciter l'amour, de dire quelque chose de ceux que l'homme a quelquefois mis en usage, pour calmer cette passion exaltée. Il est extrêmement rare aujourd'hui, lorsque toutes les classes de la société jouissent d'une très-grande liberté, et qu'une partie n'est plus condamnée à gémir dans la retraite des cloîtres, que l'on ait besoin de ces moyens répressifs; la possession de l'objet aimé, en est pour l'un et l'autre sexe, le véritable remède. Il est même assez ordinaire que l'on n'attende pas que le consentement des parens ait légitimé cette union, et que les lois l'ait affermie; cette contrainte seule devrait faire employer les moyens calmans, si elle devenait absolument nécessaire; c'est alors qu'il faudrait recourir à toutes ces substances, qui ont aussi eu leur temps et leur mode, et dont le succès ne répond pas toujours à l'espoir du médecin *. On a employé

---

les dessins pour l'Empereur Tibère, qui en orna ses jardins de Caprée, et qui en faisait imiter les postures à des jeunes gens façonnés à ces obcénités. Le philosophe Sénéque nous a conservé un exemple bien extraordinaire de cette coupable dépravation, à laquelle les plus grands hommes et les plus grands poëtes n'étaient pas étrangers.

Atque alias centum non sine crimine amavi. Ovid.

* Dans quelque lieu que vive un homme lascif, dit Vénette, il est toujours embrâsé de son tempérament amoureux. La vertu ne peut rien où l'amour agit naturellement; la religion même ne réussit qu'imparfaitement à éloigner les objets amoureux, dont son imagination est échauffée. La femme nubile qui fuit les hommes, est souvent victime de cette sagesse outrée: l'enfer est le partage de celles qui meurent vierges.

tour-à-tour les nénuphars (*nimphœa alba et lutea*, LINN.)*, l'*agnus castus*, L.**, l'opium, la jus-

---

* Nénuphar blanc, rose des étangs, *nymphœa alba*. L., fam. bat. des nymphéacées.

Plante herbacée vivace, à racines charnues, cylindriques, horizontales, couvertes de cicatrices brunâtres, provenant de l'insertion des pétioles; d'un tissu tendre et poreux; d'une saveur fade, *cucurbitacée*; à feuilles radicales cordiformes, obtuses, vertes en dessus, brunâtres en dessous, glabres, surnageant l'eau, supportées sur de longs pétioles radicaux; fleurs grandes, extrêmement belles, composées d'un calice à trois ou quatre feuillets, et d'une corolle à douze ou quatorze pétales, d'un beau blanc, et disposées en roses; étamines jaunes; fruits capsulaires. Ces fleurs n'ont point d'odeur. Le nénuphar blanc croît sur les rivières et les étangs.

Le nénuphar jaune, *nymphœa lutea*. L., ne diffère essentiellement de l'espèce précédente que par ses fleurs, dont les pétales sont courts, arrondis, d'une couleur jaune, et peu nombreux; ses fleurs sont odorantes. Il croît d'ailleurs dans les mêmes lieux.

Les propriétés calmantes et sédatives du nénuphar, ont été connues des anciens; il est bien remarquable que l'opinion sur les vertus antiaphrodisiaques de ces végétaux, soit la même chez presque tous les peuples; mais cette opinion est plus un préjugé que le fruit de l'expérience. Que peuvent toutes les ressources de la médecine et tous les moyens pharmaceutiques contre la plus impérieuse des passions. L'homme qui suit librement et sans obstacle ses inclinations amoureuses, y eut-il jamais recours ? D'ailleurs ces moyens artificiels d'appaiser les sens, contraignent la nature et ne sont jamais sans danger. Dans les couvents, le régime antiaphrodisiaque faisait naître des maux sans nombre. « J'ai fait la médecine, « écrit DESBOIS DE ROCHEFORT, dans une maison de Carmelites, où l'on faisait un grand usage de nénuphar : la plupart des religieuses digéraient très-mal, étaient pâles, bouffies, disposées aux infiltrations séreuses, à l'hystéricisme par faiblesse. » On a fermé heureusement l'ouverture de ces gouffres, où la superstition entassait des milliers d'êtres, victimes de l'intérêt des familles ou de leurs propres sacrifices.

** Arbrisseau à feuilles opposées, palmées, à cinq ou sept folioles sur leur pétiole commun; d'un vert-foncé, un peu tomen-

quiame, et tous les remèdes que les Grecs appelaient hypnotiques ; le camphre, que quelques auteurs ont nommé *ligatura* et *vinculum veneris*, n'est rien moins qu'antaphrodisiaque (*voy*. les antispasmodiques); le nitre,
regardé par quelques auteurs comme le plus puissa
antaphrodisiaque, n'a cette propriété, qu'en détou
nant, par dérivation, la sensibilité des organes génitaux
mais il agit toujours directement par une qualité stimulante : les émulsions tempérantes et huileuses, préparées avec les semences du melon, de la citrouille,
du concombre et des autres cucurbitacées ; les decoctum
de pourpier et de laitue ; les boissons acidulées et mucilagineuses ; les bains doux, etc. ; mais dans aucune circonstance, ces moyens artificiels n'ont eu l'effet que
produisent la jouissance et la satiété des plaisirs. OVIDE,
après avoir prescrit des lois à l'amour [*], donne ensuite
les remèdes propres à guérir cette passion funeste [**] ;
remèdes qui, selon la pensée d'un moderne, ne sont pas
sans poison : nouvel artifice plus propre à enflammer
les passions qu'à les éteindre, en ornant d'épisodes voluptueuses un livre qui, comme son titre l'indique, devrait être froidement didactique. Parmi les préceptes
qu'il donne pour remédier à l'amour, on trouve ceux
excellens, d'en fuir l'objet, de se distraire, de prendre
beaucoup d'exercice, de fuir également la solitude et
les lieux habités par celle que l'on aime; de faire di-

---

teuses; fleurs en panicules ; odeur et saveur de toutes les labiées
aromatiques : ces propriétés sont très-remarquables dans la graine. L'agnus castus croît en Italie et en Sicile, dans les lieux marécageux.

[*] *Ars amandi.*

[**] *Remedium amoris.*

...version à cette passion funeste, soit en s'occupant sérieusement des choses qui lui sont étrangères, soit en
faisant sa cour à plusieurs femmes à-la-fois.

En recommandant l'abus des plaisirs comme remède,
Ovide savait bien que l'usage trop fréquent de la volupté en affadit le sel, et que la satiété engendre bientôt le dégoût. Il en est toujours ainsi des passions très-
vives; l'indifférence suit de près les jouissances excessives. Que je suis loin cependant d'approuver le conseil
que donne ce poëte, pour se dégoûter promptement de
sa maîtresse, d'étudier scrupuleusement ses défauts physiques, en exposant ses charmes au grand jour * : quel
est l'homme assez dépourvu de respect, pour oser braver
ainsi, lors même qu'il est rassasié de plaisirs, les lois sa-
crées de la pudeur; il faudrait donc qu'il restât étranger
au bonheur si doux qui suit la possession de l'objet
adoré *. Ovide est bien plus sage, quand il donne le
conseil d'opposer le remède au mal, quand il n'est pas
encore invétéré; de le proscrire quand la fièvre du
cœur est dans toute sa violence; mais d'y recourir sans
aucun retard, quand elle a perdu de sa force, et qu'elle

---

* *Tunc etiam jubeo totas aperire fenestras,*
Turpiaque admisso membra notare die.

      De Remed. amoris, lib. 2.

** *. . . . . In gremium qui sæpe tuum se*
Rejicit, æterno devinctus volnere amoris;
Atque ita suspiciens, tereti cervice repostâ,
Pascit amore avidos, enhians in te, Dea, visus;
Eque tuo pendet resupini spiritus ore.
Hunc tu, diva, recubantem corpore sancto,
Circumfusa super, suaves ex ore laquelas.

    Lucrèce, *de Rerum naturâ, lib. 1.*

diminue insensiblement, soit par le temps, soit pa[r]
l'habitude.

SPERMATOPÉES *.

Les anciens ont donné ce nom aux médicamens qui
favorisent la sécrétion de la liqueur séminale ; on a
vanté successivement les substances de la classe des
alimens qui donnent beaucoup de chyle et qui nourrissent beaucoup, comme le lait, le sucre, la chair de
poisson ; les bains chauds, les fomentations tièdes,
émollientes, qui favorisent le cours des humeurs ; les
médicamens du genre excitant, le thym, le marum, le calament, l'érysimum, l'origan de Crète ; les
alimens échauffans, les épices, les aulx, les oignons, l'a-
nis, le fenouil, le satyrium ; les testicules et le cerveau
des animaux lascifs, du bouc, du coq. Les anciens
croyaient que tous ces médicamens engendraient la
semence : BOERRHAVE fait à ce sujet une réflexion, qui
explique parfaitement leur manière d'agir : *notandum
est, ista non propriè semen generare, sed solummodo,
nervos stimulando, seminis secretionem promovere.*
On a observé que l'usage des fruits acidules (des cerises, des groseilles) favorise beaucoup la sécrétion
du sperme.

---

* De σπερμα semence, ποειεν, faire, engendrer.

EXPECTORANS *.

Placés dans la cavité du thorax ; séparés de tous les autres viscères par des os, des muscles, des membranes ; ne communiquant à l'extérieur que par la trachée-artère ; les poumons ne reçoivent que difficilement l'action des agens médicinaux ; ce n'est que quand on a réduits ceux-ci en vapeurs, que mêlés à l'air atmosphérique, ils peuvent, sous cette forme, pénétrer dans ces organes et être appliqués immédiatement à leur surface **. La membrane muqueuse qui tapisse les bronches, et qui, probablement, se prolonge dans chaque cellule pulmonaire, reçoit, dans toute son étendue, la partie vaporeuse des médicamens. Cette membrane est douée d'une sensibilité propre ; elle s'irrite par le moindre stimulant étranger à l'air, à la mucosité bronchique, et provoque cette espèce de mouvement convulsif que l'on nomme la toux, et dont le but est de débarrasser le poumon, par l'expectoration, des matières étrangères qui l'irritent.

On donne le nom d'expectorans, de béchiques ou de pectoraux, aux substances qui portent leur médi-

---

* Syn. Expectorans.—Pectoraux.—Béchiques. — Pulmonaires.—Thorachiques. — *Pulmonaria, bechica, expectorantia medicamenta.*—Béchiques, de βηξ, toux.

** On dirige les médications expectorantes sur le poumon et ses dépendances ; le larynx, la trachée-artère, les bronches et les plèvres.

cation sur le poumon. On donne particulièrement le nom d'expectorans, à ceux de ces médicamens qui favorisent la sortie des matières contenues dans les cavités des bronches.

Les moyens thérapeutiques employés pour agir sur le poumon sont très-variés, et diffèrent autant que les maladies même de cet organe ; les uns sont excitans, les autres sont adoucissans, d'autres astrigens, émétiques, purgatifs, résineux, etc.

On ne peut pas dire qu'aucun de ces nombreux médicamens pectoraux, affecte spécialement le poumon, puisque, d'ailleurs, aucun n'agit immédiatement sur cet organe ; mais par une propriété qu'ils développent uniformément sur tous les organes avec lesquels on les met en rapport. On a cependant reconnu que parmi les genres de médicamens, dont l'emploi est indiqué dans les maladies pulmonaires, quelques espèces exercent une médication plus constante, et que par conséquent, le choix n'en est pas arbitraire ; que le lière terrestre, l'hysope, le marube, sont plus directement expectorans que les autres labiées ; que les feuilles et les fleurs des borraginées, des malvacées, les fruits mucoso-sucrés, les gommes, les graines émulsives, les huiles douces, sont plus expectorans que beaucoup d'autres remèdes doux et mucilagineux : que parmi les excitans, quelques substances agissent sur le poumon avec une prédilection marquée, y produisent une médication plus constante ; ainsi, rien de plus manifeste que l'action médicamenteuse pectorale du polygala de Virginie ; que celle du soufre et de toutes les préparations sulfureuses, parmi les minéraux excitans.

L'appareil respiratoire est sujet à un grand nombre

d'affections différentes, que l'on peut rapporter à quatre principaux modes de lésion ou d'altération de sensibilité; à son augmentation, à sa diminution, à son aberration ou à son abolition; les médicamens, dont ces diverses lésions réclament les secours, doivent être aussi doués de propriétés différentes : les uns diminuent l'excitation de l'organe et des différens tissus du poumon ; ce sont les pectoraux adoucissans; les autres augmentent l'excitation, le ton de cet organe; ce sont les pectoraux toniques, astringens, stimulans; les aberrations dans la sensibilité du poumon, qui sont occasionnées par une lésion organique ou inorganique des nerfs (les névroses pulmonaires), réclament l'emploi des antispasmodiques. L'abolition absolue des fonctions du poumon, a lieu par l'interruption de l'air respirable, comme dans l'asphyxie par submersion, par strangulation, par l'impression d'un air vicié de miasmes méphitiques ou des gaz non respirables, par l'impression du froid et de la chaleur, etc. L'histoire de ces lésions et l'indication des moyens propres à y remédier sont presqu'entièrement du ressort de la physiologie et de la toxicologie.

Les maladies aiguës du poumon, présentent, comme les maladies aiguës des autres systèmes d'organes, trois périodes distinctes; celle d'irritation, celle de coction, celle de crise : ces trois périodes sont principalement remarquables dans le catarrhe pulmonaire; elles modifient les indications thérapeutiques, qui doivent varier, comme je viens de le dire, suivant les différentes affections, mais encore suivant les différens états que présentent ces affections.

La médication des pectoraux est peu sensible. Une douce chaleur se développe dans la poitrine, quand on a pris quelqu'excitant aromatique, un verre de liqueur spiritueuse ou de vin généreux. Les acides occasionnent une titillation qui excite la toux ; les émolliens et les adoucissans diminuent, appaisent la douleur occasionnée par la présence d'un corps irritant ou par une inflammation. Les agens médi-camenteux agissent d'une manière plus immédiate et plus prompte, en les introduisant sous forme vapo-reuse, par les voies respiratoires, et donnent des signes de medication plus manifestes ; car la surface interne du poumon est douée d'une faculté absorbante très-énergique et très-prompte, comme le prouve le trans-port rapide dans les parties les plus éloignées de l'éco-nomie animale, des gaz ou vapeurs odorantes que l'on a respirées ; et l'action prompte de ces vapeurs alkooliques sur le cerveau, des narcotiques sur les nerfs, des balsa-miques sur les reins. Ordinairement l'expectoration critique, et celle qui est provoquée par l'usage des ex-pectorans, sont accompagnées d'une légère dyspnée, d'une toux plus facile suivie d'une expectoration mu-queuse, et d'un pouls inégal : la peau est en même temps halitueuse, et l'urine trouble.

On fait usage des expectorans : 1°. pour provoquer ou pour calmer la toux ; 2°. pour favoriser l'expecto-ration ; 3°. pour modifier la nature des mucosités, du sang et des autres humeurs pulmonaires ; 4°. pour augmenter l'excitation du poumon ; 5°. pour dimi-nuer cette excitation ; 6°. pour calmer les spasmes et les autres anomalies nerveuses de cet organe ; 7°. pour remédier à ses lésions organiques.

L'application des expectorans est presque toujours indirecte ; à l'exception de l'air chargé de molécules vaporeuses, rien ne pénètre dans la poitrine. Les

'decins ont profité avec avantage des rapports sympathiques qui lient le poumon aux autres organes, et
de l'influence particulière qui résulte pour celui-ci de
l'influence générale des médicamens sur toute l'économie.

L'estomac entretient avec les poumons des rapports
sympathiques très-remarquables; plusieurs affections
sont communes à ces deux organes, et la santé de l'un dépend presque toujours de l'intégrité des fonctions de l'autre; la faiblesse, l'état saburral, l'irritation, l'inflammation, les maladies organiques de l'estomac, occasionnent
constamment quelque altération dans l'ordre des fonctions et dans la sensibilité du poumon; les maladies de
celui-ci influent aussi sur l'état de l'estomac, mais
moins constamment et d'une manière moins manifeste;
les affections catarrhales prolongées, les toux nerveuses,
la pneumonie bilieuse, dépendent très-souvent de l'état
muqueux, bilieux, inflammatoire de l'estomac; c'est
donc sur cet organe que doivent être dirigés tous les
moyens médicamenteux indirects, puisqu'il est le
siége ou la cause première de ces affections éloignées ou
symptômatiques; c'est encore sur lui et par son entremise, qu'on doit faire agir les médicamens pectoraux, quand le poumon seul est lésé, et cette pratique
est fondée sur les mêmes rapports de sensibilité et de
sympathie.

D'autres organes ont aussi des rapports sympathiques de sensibilité avec le poumon, mais aucun,
après l'estomac, n'entretient de relation plus nombreuses que la peau : c'est sur la connaissance de ces
rapports, qu'est fondée la pratique habituelle de
l'application des rubéfians, des vésicans et des cautérisans, sur le grand nombre de parties de l'organe

a dirigé sur cet organe le gaz azote*, et a obtenu de s
application quelques succès. Le même auteur a obtenu
guérison radicale d'une phthisie trachéale, en faisa
respirer fréquemment au malade qui en était atteint
du gaz acide carbonique. D'autres expériences ont ét
tentées avec le gaz hydrogène, et avec ces différen
gaz, mélangés à diverses proportions d'air atmosphé
rique; mais les succès n'ont point été assez constant
pour que l'on puisse compter encore sur leur emplo
thérapeutique; cependant on ne saurait trop répéter ces applications directes, surtout dans le traitement des maladies organiques du poumon, qui son
restées jusqu'à présent au-dessus de toutes les ressources de la médecine. On respire les médicamens
vaporeux, à l'aide d'un entonnoir placé au-dessus de
l'eau que l'on tient en ébullition; au moyen de l'appareil à vapeur de Mudge (Chirurgie de BELL, trad.
par BOSQUILLON, t. IV); ou au moyen de l'appareil
beaucoup plus simple, que l'on emploie pour respirer les gaz, et qui consiste en un flacon à deux tu-
bulures, dont l'une plonge dans le liquide qui le
remplit à moitié, et l'autre, courbée horisontale-
ment, sert à aspirer l'air qui s'élève de ce liquide,
après en avoir traversé les couches, et s'être chargé de
ses molécules. On introduit au sein du poumon, au
moyen de cet appareil, toutes les espèces de médicamens vaporeux, aromatiques, balsamiques, acides,
émolliens, éthérés, etc., relativement aux affections qui en reclament l'emploi.

---

* Ce gaz, ainsi que les gaz carbonique et hydrogène, agissent
par des qualités sédatives, et ralentissent la circulation. Ils peuvent
être employés très-utilement dans les maladies du poumon, accompagnées d'une grande irritation.

X ET GAZ.

IMAUX.

YMPATHIQUES ET
[VANS.

HYGIÉNIQUES.

EXPECTORANS.

* VÉGÉTAUX EXCITANS.

Polygala de Virginie.
———— amer.
———— vulgaire.
Lierre terrestre.
Lamier blanc.
Capillaire de Montpellier.
———— de Canada.
———— trichomane.
———— rhue de murailles.
———— célérach.
Lichen d'Islande.
———— pulmonaire.
Pignons doux.
Pistaches.
Arum.
Choux rouges.

VÉGÉTAUX EXPECTORANS DOUX.

Tussilage.
Bouillon blanc.
Pied-de-chat.
Pulmonaire.
Navet.
Lys.
Dattes.
Jujubes.
Sébestes.

Figues.
Raisins de Corinthe.
Amandes douces.

** MINÉRAUX ET GAZ.

Sulfures alkalins.
Kermès minéral.
Gaz oxygène.
———— azote.
———— carbonique.

*** ANIMAUX.

Colimaçons.
Mou de veau.

**** MOYENS SYMPATHIQUES ET DÉRIVANS.

Vésicatoires.
Cautères.
Sangsues à l'anus.
Purgatifs doux.
Sudorifiques.

***** MOYENS HYGIÉNIQUES.

Déclamation.
Navigation.

POLYGALA DE VIRGINIE. — P. Seneka. — *Polygala Senega.* L. *, fam. nat. des Pédiculaires.

Racines souligneuses, brunes, tortueuses, de la grosseur d'une plume à écrire, blanchâtres en dedans, recouvertes d'une écorce épaisse, remarquable par un repli membraneux, qui se prolonge dans quelques racines, sur toute leur longueur; saveur âcre et légèrement sucrée; odeur peu sensible. Le polygala croît dans les forêts de la Virginie, de la Pensylvanie et du Canada.

La racine du polygala mâchée, provoque une abondante sécrétion de salive et produit une impression semblable à celle de la pyrethre, très - sensible sur l'œsophage et sur l'estomac. Ces effets sont fortement ressentis par l'appareil pulmonaire, au point d'y faire naître une espèce de turgescence et de phlogose passagère qui ressemble à une péripneumonie. C'est d'après la connaissance acquise de ces propriétés, que BOUVART et TENNENT, le premier, médecin français, le second, médecin écossais, tentèrent l'administration de ce médicament dans quelques affections du poumon. Les prompts et heureux succès qui suivirent son usage, ont été constatés par de nombreuses expériences ; mais le polygala n'est réellement salutaire que dans les affections atoniques et chroniques de cet organe, dont il favorise l'expectoration et les fonctions vitales, de manière à faire penser que cette médication est l'effet d'une

---

* *P. flor. imberbibus , spica terminali filiformi , caule erecto herbaceo , simplicissimo , foliis oblongo lanceolatis.*

action spéciale. DESBOIS DE ROCHEFORT a vanté le polygala dans le traitement des phthisies aiguës. BOUVART
prescrivait aussi cette racine dans les affections aiguës
du poumon. KREYSIG, médecin allemand, cité par
M. ALIBERT, a principalement recommandé le sénéka
dans le traitement de la péripneumonie nerveuse.

On administre la racine de polygala, en infusum
aqueux et vineux, dans la proportion de deux gros par
livre de liquide : on donne l'infusum aqueux par verrées,
l'infusum vineux par cuillerées. On associe au polygala, la gomme ammoniaque et l'oxymel scillitique : on
édulcore l'infusum de cette substance, avec le sirop
d'hysope, de lierre terrestre, ou de baume de Tolu.
Les Américains regardent le polygala comme un puissant antidote, contre la morsure des serpens.

Les racines du polygala amer et du polygala vulgaire,
tous les deux indigènes à la France * sont aussi pourvues
de vertus actives et expectorantes. J'ai employé avec
beaucoup de succès les racines de ces deux espèces,
dans le traitement des affections catarrhales chroniques : elles provoquent assez constamment des selles.

LIERRE TERRESTRE.—*Glechoma hederacea.*, L. fam. nat.
des Labiées.

Plante herbacée, vivace, rampante, à feuilles réniformes, d'un vert foncé, quelquefois rougeâtres ; crénelées et légèrement velues ; fleurs axillaires, grandes,

---

* *P. amara.* L. — *P. vulgaris.* L. La première espèce croît communément sur les rochers des Basses-Alpes. La dernière, qui a des
fleurs très élégantes, bleues, roses ou blanches, paraît au printemps dans tous les bois. On connaît aujourd'hui près de cent
espèces du même genre.

...ues, bleues, rouges ou violettes; odeur et saveur ...tement aromatiques et désagréables; suc propre d'un ...t foncé. Cette plante croît auprès des vieux murs et ... bord des bois.

Le lierre terrestre jouit de la même vertu excitante ...e les autres plantes labiées; mais ici cette faculté paraît ...xercer plus particulièrement sur le système de la res...ration : l'emploi thérapeutique de ce végétal confirme ...tte assertion de tous les praticiens. Le lierre terrestre ...t généralement regardé comme un médicament pec...ral très-actif; mais il ne convient de l'employer que ...ns les affections par atonie ou chroniques du poumon, ... la fin des catarrhes, des péripneumonies; dans les ...phthisies muqueuses, dans l'asthme humide, etc.

On administre le lierre terrestre en infusum aqueux; ...on en extrait le suc, que l'on prend dans du lait. On ...prépare un sirop de cette plante, qui est très-usité. On ...applique avec avantage les feuilles contusées, sur les ...plaies et sur les ulcères atoniques.

ORTIE BLANCHE. — Archangélique. — Fleurs d'ortie blanche, ou Lamier blanc. — *Lamium album*. **L.**, fam. nat. des Labiées.

Plante herbacée, vivace, haute d'un pied, à feuilles en cœur, aiguës, à grandes dents, ressemblant à celles de la grande ortie (*urtica dioica*, **L.**); fleurs verticil-lées; calice à dents très-longues et ciliées; corolles la-biées, grandes, blanches, tachées de noir; d'une odeur faiblement aromatique : le tube de la corolle est rem-pli d'une matière sucrée, abondante. Cette plante fleu-rit au printemps dans les buissons. Ses fleurs sont bé-chiques, expectorantes et conviennent dans les affec-

tions catarrhales légères : on les prend en infusum. On
a préconisé les vertus vulnéraires du lamier blanc.
LINNÉE parle avec admiration des vertus de cette plante
dans le traitement des leucorrhées, mais cette autorité
ne doit point en imposer ; elle est toute puissante en bo-
tanique; elle n'est presque rien en matière médicale ; et
le savant MURRAY, en exaltant le mérite de son maître,
savait bien faire la différence du médecin et du botaniste. L'hysope et le marrube blanc (*m. vulgare*, L.)
ont été recommandés dans les affections chroniques et
atoniques du poumon. Les vertus de ces labiées ne diffèrent pas essentiellement de celles des autres végétaux
de cette famille naturelle. (*Voy.* l'Hist. des Excitans.)

CAPILLAIRE DE MONTPELLIER. — Adianthe. — *Adianthum capillus veneris*. L., fam. nat. des Fougères.

Plante herbacée, vivace, à tiges hautes d'un pied,
grêles, noires, brunes, luisantes, garnies de feuilles
cunéiformes, obtuses, crénelées, minces, délicates,
d'un beau vert-lisse, et imperméables à l'eau ; leurs surfaces inférieures sont couvertes des organes de la fructification ; odeur nulle; saveur légèrement acerbe. Cette
espèce de capillaire croît sur les rochers, dans toutes
les provinces de France qui touchent à la Méditerranée.

Le capillaire de Montpellier contient du mucilage,
mélangé à un principe astringent et légèrement balsamique : l'impression de ce médicament sur les organes
est faible, mais elle favorise l'action vitale du poumon et l'expectoration. Il est aussi un des béchiques les plus en usage. Le capillaire de Montpellier
manifeste encore sa médication sur les exhalans cuta-

, en provoquant constamment une douce diapho-
, favorable dans les affections catarrhales, et toutes
 fois que l'on veut rétablir la transpiration cutanée.
 On administre cette plante en infusum aqueux, dans la
 proportion d'une demi-once pour deux livres de liquide.
 On en prépare un sirop qui est très-agréable, et que l'on
 recommande aux femmes en couches, pour détourner
 par les sueurs la sécrétion laiteuse. On associe le capillaire aux fleurs de tussillage, de guimauve, de bouillon
 blanc, au lichen, etc.

 On emploie avec le même avantage, et pour remplir
 les mêmes indications thérapeutiques, le capillaire vulgaire, *asplenium trichomanoïdes*, L. *; le capillaire
 noir, *a. adianthum nigrum*, L. ; le capillaire rhue
 des murailles ou sauve-vie, *a. ruta muraria*, L. **;
 le cétérach ou dauradille, *a. ceterach*, L. ***; le capillaire du Canada, *a. pedatum*, L. Les quatre premières espèces croissent communément dans toutes les
 provinces françaises; la dernière, qui est très-estimée
 des pharmaciens, est envoyée sèche de l'Amérique
 septentrionale. Un grand nombre d'espèces du même
 genre croissent dans d'autres parties du globe, et occupent la même place dans la matière médicale de ces
 contrées : ainsi on emploie au Pérou, comme pecto-
ral et diaphorétique, le *polypodium calaguala*; et au
 cap de Bonne-Espérance l'*adianthum æthiopicum*.

---

* Feuilles radicales, ailées, folioles arrondies légèrement crénelées.

** Feuilles radicales, deux fois ailées, à folioles incisées, lobées
ressemblant aux feuilles de rhue.

*** Feuilles radicales, sinuées, épaisses, recouvertes entièrement au-dessous d'écailles roussâtres et brillantes.

LICHEN D'ISLANDE. — *Lichen Islandicus*. L., fam. na[t.]
des Lichens.

Lichen membraneux, à expansions coriaces, divisée[s]
en lobes obtus, entiers ou bifurqués, relevés, ciliés su[r]
leurs bords. La couleur de ce lichen est blanchâtre ou
brun clair ; la partie inférieure est quelquefois tachée
de rouge ; sa saveur est amère ; il croît en grande
quantité dans les provinces du nord de l'Europe, et dans
quelques provinces de France et de l'Italie. Le lichen
d'Islande contient, d'après l'analyse de M. BERZELIUS,
près de moitié de son poids de fécule coagulable, environ
un vingtième de matière extractive colorante, de la
gomme, et un principe amer. Le principe féculant du
lichen d'Islande est très-nourrissant. Les peuples du
Nord réduisent ce lichen en poudre, qu'ils font cuire
dans l'eau ou dans du lait. C'est pour eux un aliment
salubre et journalier. Ces mêmes peuples employaient
depuis long-temps le lichen d'Islande, dans les maladies
de poitrine, quand LINNÉE proclama dans sa Flore de
Laponie, les propriétés de ce végétal. Le lichen d'Islande
réunit en même-temps deux propriétés bien évidentes, celle des substances mucilagineuses, et celle des
substances amères et toniques. L'impression tonique de
ce médicament sur l'estomac et sur les intestins, ranime la
contractilité de ces organes, augmente l'appétit, favorise
la digestion, et occasionne quelquefois une légère purgation. On tire avantageusement parti de la propriété
tonique de cette substance, dans le traitement de la faiblesse des organes digestifs, dans la dyspepsie muqueuse,
les coliques flatulentes, les diarrhées, la dyssenterie
chronique, etc. Les bons effets du lichen sont prin-

cipalement marqués dans les maladies du poumon ; quelques praticiens ont même tellement exagéré les vertus pectorales du lichen, que d'après leur assertion, les malades les plus désespérés ont recouvré la santé, par l'usage de ce médicament salutaire ; mais dans les maladies organiques du poumon, et surtout dans la phthisie confirmée, les remèdes, quels qu'ils soient, restent toujours impuissans. Mais le lichen, par ses propriétés nourrissantes et toniques, adoucit la toux, rend la respiration plus facile, augmente la force tonique de tous les systêmes organiques ; et par suite de cette bienfaisante influence, la fièvre se calme, la diarrhée et la sueur diminuent, et le malade éprouve une amélioration remarquable dans son état. Le lichen est très-avantageusement prescrit, dans les affections catarrhales anciennes ou chroniques, dans la toux avec expectoration puriforme, qui, dans les enfans, succède quelquefois à la rougeole : dans l'hémoptysie, quand il y a absence absolue d'irritation ou de phlogose. On prescrit enfin ce médicament dans toutes les affections du poumon, accompagnées de la faiblesse de cet organe, ou de faiblesse générale et d'émaciation.

On administre le lichen en poudre, par gros, en decoctum, que l'on prépare avec l'eau et le lait. On lui enlève une partie de son amertume, en le faisant préalablement macérer dans l'eau bouillante ; le decoctum préparé avec le lait est plus doux que celui préparé à l'eau ; les proportions sont d'une à deux onces pour trois livres de liquide, que l'on fait réduire à deux livres. On édulcore ce decoctum avec le miel, le sucre, le lait, le sirop : on le prend par verrées. On prépare avec le lichen, une gelée très-nourrissante, très-analeptique, et que l'on donne, même aux malades, qui ne peuvent pas digérer d'autre aliment. On en prépare aussi des crèmes, des pastilles, des biscuits, du chocolat, etc., etc. On associe quelquefois au lichen, d'autres médicamens expectorans, des médicamens toniques, amers, mucilagineux, narcotiques, etc.

On substitue au lichen d'Islande, le lichen pulmonaire (pulmonaire de chêne, herbe à poumons, thé des Vosges, *lichen pulmonarius*, L. *Lobaria*, Décand), espèce de lichen très-commun dans nos forêts, et dont les expansions foliacées, ressemblent à la surface lobulaire des poumons; le lichen en entonnoir, *l. pyxidatus*, L. (*Scyphophorus*, Décand.), et la plupart des lichens à expansions charnues et arborescentes (L. *caninus, prolifer, fimbriatus, cocciferus, rangiferinus,* etc., etc., qui croissent communément sur les pelouses sèches de nos bois et de nos pâturages.

PIGNONS DOUX. — *Nuces pinei.—Cocculi pini.* Fruits du pin-pignon.—*Pinus pinea.* L. *

Noix osseuses, oblongues, sillonnées, jaunâtres, recouvertes d'une pellicule rousse, renfermant une amande oléo-résineuse, émulsive, d'une saveur douce, aromatique, agréable ; ces noix sont contenues dans des cones assez volumineux, arrondis, à écailles épaisses et ligneuses. Le pin-pignon croît en France, principalement aux environs de Bordeaux ; en Espagne et en Italie ; on mange ces pignons comme les noisettes ; c'est un aliment un peu excitant ; il fortifie l'estomac en y produisant un sentiment de chaleur remarquable. Les

---

* *P. foliis geminis, primordialibus ciliatis, conis ovatis, nucibus duris.*

ignons laissent aussi quelquefois une âcreté désagréable
sur la gorge ; l'usage des pignons doux, excite la vitalité
du poumon, et favorise l'expectoration ; ces fruits conviennent dans les affections atoniques et chroniques de
cet organe. On én prépare une émulsion avec l'eau bouillante, la gomme arabique et le sucre. On trouve les
mêmes propriétés médicinales dans les fruits du pin cem-
bre (*pinus cembra*, L.), du pin sauvage (*p. sylvestris*, L.),
et généralement de tous les pins. Les fruits du pistachier,
pistacia vera, L. *, huileux, résineux, balsamiques,
émulsifs, ont encore des propriétés médicinales analogues à celles des pignons doux. On prépare avec les
pistaches, un looch émulsif appelé *looch vert*.

GOUET PIED DE VEAU.—*Arum maculatum*. L, fam. nat. des Aroïdes.

Plante herbacée vivace, à racines tubéreuses, féculentes, blanches ; à feuilles radicales pétiolées, hastées,
épaisses, lisses, ressemblant à celles de l'épinard ; à
fleurs renfermées dans une spathe membraneuse et jaunâtre. La saveur de cette plante est âcre et *lancinante*.
L'arum croît dans tous les bois humides.

Les racines d'arum contiennent une grande quantité
de fécule amylacée, imprégnée d'un suc blanc, âcre et
caustique ; cette fécule, purgée de ce suc par la pression,
la dessiccation ou la cuisson, est très-nourrissante ; cette
propriété nutritive est commune à presque toutes les
espèces de ce genre, et particulièrement aux racines de
l'*arum colocasia*, L., qui croît en Egypte, à celles
de l'*arum œthiopicum*, L., et à quelques autres espèces

---

* *P. foliis impari pinnatis, foliolis quinis ovatis.*

exotiques. L'arum est doué d'une vertu stimulante qui se manifeste par sa saveur âcre, et par son impression sur l'estomac et sur les intestins ; cette impression est aussi très-marquée sur l'appareil pulmonaire. L'arum convient dans les affections atoniques des organes qui composent cet appareil ; il en augmente la vitalité, en favorise l'expectoration, et semble réunir au plus haut degré, les qualités des médicamens appelés *incisifs*. On recommande ce médicament dans les catharres pulmonaires chroniques, dans l'asthme humide, dans l'hydrothorax, dans la phthisie muqueuse, dans les vomissemens glaireux. Il faut en user sobrement ; par grains, quand il est frais ; par gros quand il est desséché ; en infusum aqueux ou vineux ; on le fait aussi macérer dans le vinaigre, pour en diminuer l'âcreté.

L'arum appliqué sur la peau, la rubéfie et y fait naître des ampoules ; on peut tirer parti de cette propriété pour ranimer la sensibilité des plaies atoniques. En Italie, on applique la fécule d'arum sur les taches de rousseur, pour les faire disparaître.

CHOU ROUGE. — *Brassica capitata rubra*. Fam. nat. des Crucifères.

Feuilles réunies en tête, d'une couleur rouge violet ; c'est une variété du chou ordinaire, cultivée dans les jardins. Le chou, comme la plupart des crucifères, produit une impression stimulante sur l'appareil pulmonaire ; quelques médecins chimistes ont pensé que la vertu de ces végétaux dépend du gaz hydrogène carboné ou sulfuré, dont ils sont imprégnés et qui se dégage en abondance pendant leur cuisson ; on a attribué au même principe stimulant, l'action médicamenteuse de quel-

ques substances animales sur le poumon, des colimaçons, du mou de veau, etc.; on remarque en effet, quand
on fait bouillir ces différentes substances dans des vaisseaux d'argent, qu'elles colorent ce métal, comme le fait
le gaz hydrogène sulfuré, et que l'odeur particulière à
ce gaz fétide, est alors très-sensible. Je n'ai point formé
d'opinion en faveur de cette doctrine, ni qui lui soit
opposée; je ne crois pas même qu'il soit bien important
de s'y arrêter. On prépare un sirop de chou rouge,
avec le suc tiré par expression de ce végétal, cuit à
vase clos, et uni au sucre : on le prescrit avec avantage dans les maladies chroniques du poumon, et
comme expectorant.

Tussilage pas d'ane. — *Tussilago farfara.* **L.**, fam.
nat. des composées Radiées.

Plante herbacée, vivace, à feuilles radicales pétiolées,
grandes, échancrées, lobées, taillées en fer à cheval,
glabres en-dessus, cotonneuses en-dessous; hampes radicales, écailleuses, terminées par des fleurs grandes,
solitaires, à calices glabres, renfermant des fleurs radiées, à disques et à fleurons jaunes, ayant peu d'o-
deur; d'une saveur fade, un peu amère. Les fleurs du
tussilage paraissent après les derniers froids, et long-
temps avant les feuilles (*filius antè patrem*), dans les
champs humides et argileux.

Le tussilage est renommé comme béchique et expectorant, dans les rhumes, les toux avec irritation, les
chaleurs de poitrine; aucune plante ne convient mieux
par ses vertus adoucissantes et légèrement stimulantes,
pour favoriser l'expectoration des mucosités bronchiques. On prescrit les fleurs en infusum aqueux; on les

fait aussi infuser dans du lait; on les associe à d'autres
fleurs béchiques : elles entrent, avec celles de guimauve,
de bouillon blanc, de violette, de coquelicot, de pied
de chat, dans la composition des espèces dites *pectorales* (les quatre fleurs pectorales). Je ne connais point
les vertus antiscrophuleuses du tussilage, préconisées
par quelques médecins modernes. On administre quelquefois les fleurs de pas-d'âne en fumigations vaporeuses.

On prescrit encore comme béchiques et expectorans, un grand nombre de médicamens qui appartiennent à la classe des *atoniques*, et que la plupart des
praticiens employent de préférence dans les phlegmasies de la poitrine. Telles sont les fleurs de guimauve
(*althœa officinalis*, L.), et de mauve (*malva sylvestris*, L.), les fleurs et les feuilles de bourrache (*borrago
officinalis*, L.), et de pulmonaire (*pulmonaria officinalis*, L.), les fleurs de bouillon blanc (*verbascum
thapsus*, L.), les fleurs de pied de chat (*gnaphalium
dioïcum*, L.), jolie petite plante à fleurs rouges ou
blanches, disposées en ombelles, et composées, comme
celles du tussilage, dont elles ont les propriétés adoucissantes et légèrement stimulantes; les fleurs du lys
(*lilium album*, L.), dont l'infusum aqueux est un des
plus doux expectorans que l'on puisse recommander
aux malades affectés de catarrhes aigus; enfin le suc du
navet (*brassica napus*, L.), tout à la fois adoucissant
et sucré, et que l'on tire par expression de cette racine,
cuite sur un feu nud.

FRUITS PECTORAUX.

On a qualifié ainsi plusieurs espèces de fruits doux et sucrés ; ceux que l'on emploie le plus ordinairement, sont :

1°. Les fruits du dattier (*phœnix dactilifera*, L. *) ou les dattes, *dactyli frutus*, *phœnicobalani*. Fruits oblongs, de la grosseur du pouce, jaunes, bruns ; composés d'une pellicule mince ; d'une pulpe jaunâtre, grasse, onctueuse, ferme, d'une saveur douce, mucilagineuse et sucrée ; et d'un noyau oblong, sillonné, très-dur. Le dattier est originaire des provinces les plus chaudes de l'Asie ; on le trouve en Syrie, en Arabie, en Egypte : on le cultive en Italie et même en Provence, les fruits mûrissent, mais ne se conservent pas.

2°. Les fruits du jujubier (*rhamnus zyziphus*, L. **) ou jujubes. Drupes rouges, de la grosseur d'une olive ; l'épiderme est rouge-brun ; la pulpe est jaunâtre, visqueuse, sucrée, d'une saveur très-agréable ; le noyau est oblong. Le jujubier est un arbrisseau des provinces méridionales de l'Europe.

Les fruits du sébestier (*cordia mixa*, L. ***. Fruits arrondis, de la grosseur d'une cerise, d'une couleur noirâtre ; leur pulpe est rougeâtre, douce, mucilagineuse et sucrée : elle recouvre un noyau comprimé, à

---

* Fam. nat. des palmiers. *P. frondibus pinnatis inermibus, foliolis complicatis, lineari lanceolatis, strictis.*

** Fam. nat. des frangulacées. *R. aculeis geminis, alterno recurvo ; foliis ovatis, retusis, dentatis, glabris.*

*** Fam. nat. des borraginées. *C. foliis ovatis supra glabris, corymbis lateralibus, calicibus decem-striatis.*

quatre angles obtus, renfermant une amande douce, émulsive, ayant la saveur de la noisette. Le sébestier est un arbre commun en Egypte et aux Indes orientales.

4°. Les fruits du figuier (*ficus carica*, L. *) ou figues. Espèce de baie piriforme, recouverte d'un épiderme brun, blanc, jaune, violet, verdâtre, de couleur uniforme ou variée, et formée par une pulpe épaisse, charnue, mucilagineuse, sucrée, renfermant une multitude de graines ovales et fort petites. Ce fruit a plusieurs variétés : on préfère les figues qui sont les plus riches en principes muqueux, et que l'on connaît dans le commerce sous le nom de *figues grasses*. Le figuier croît dans toutes les provinces méridionales de l'Europe. Les figues de notre climat sont des fruits dégénérés.

5°. Les raisins secs, fruits de la vigne, *vitis vinifera*, L., desséchés au soleil, privés ou non privés de leurs rafles, à grains plus ou moins volumineux et plus ou moins colorés.

On connaît plusieurs variétés de raisins secs ; le raisin d'*Arck* ou au *soleil* ; les raisins de *caisse*, *passés* ou *jubis* ; les raisins de *Calabre* ; ceux de *Corynthe*, que l'on préfère pour l'usage médicinal, et qui sont en petits grains noirs, pisiformes, ridés, privés de leurs rafles ; les raisins *muscats* ; ceux de *Damas*, etc. Toutes ces variétés ont une saveur sucrée, légèrement acide et vineuse ; elles croissent dans le midi de l'Europe et dans les îles de l'Archipel.

---

* **Fam. nat. des urticées.** *F. foliis cordatis, triquinque lobis, repando dentatis, lobis obtusis, supra scabris.*

Tous ces différens fruits sont composés de mucilage, de sucre, de gomme et de parenchyme. Ces trois premiers élémens sont très-solubles dans l'eau bouillante. Le mélange du mucilage et du sucre donne un produit mixte (mucoso-sucré), en même temps nourrissant et laxatif. Les dattes sont la nourriture habituelle des habitans des déserts brûlans de l'Asie et particulièrement des Arabes-Bédoins. Les figues et les raisins sont aussi très-nourrissans : ces derniers sont laxatifs, comme tous les acides doux, mais ils perdent cette propriété par la dessiccation.

Les fruits dont je viens de parler, sont tous adoucissans : on les prescrit avec avantage dans toutes les maladies du poumon, accompagnées d'irritation, de phlogose et d'inflammation ; dans les toux sèches, les ardeurs de poitrine, les crachemens de sang. L'usage du decoctum de ces fruits produit toujours très-promptement l'amélioration de ces symptômes ; le malade sent une douce chaleur dans la région du poumon, expectore bientôt après des crachats muqueux, qui sortent facilement des bronches ; la respiration est plus égale, le sang circule mieux, et le pouls reprend son rithme habituel. On recommande les fruits expectorans dans les irritations et les phlegmasies de l'estomac, des intestins, des reins, de la vessie, et de tous les organes internes, et dans les phlegmasies aiguës de la peau : ces moyens thérapeutiques, considérés sous le rapport de cette propriété générale, rentrent dans la classe des atoniques et particulièrement dans la classe des adoucissans.

On administre ces fruits en decoctum, dans l'eau et dans le lait : on fait infuser dans ces liquides d'autres substances végétales du même genre. On prépare avec la pulpe des dattes et des jujubes, des pâtes et des sirops.

La pâte de jujube des confiseurs et de la plupart d[...]
pharmaciens, n'est autre chose qu'un mélange de su[...]
bien cuit et de gomme arabique. On emploie le deco[...]
tum de figues grasses dans le lait, en gargarisme, da[...]
l'angine inflammatoire.

AMANDES DOUCES ET AMÈRES.—Fruits de l'amandier.—
Amygdalus communis. L., fam. nat. des Rosacées.

Fruit ou drupe ovale, composé d'une enveloppe
extérieure, coriace, un peu charnue et veloutée ; d'une
enveloppe ligneuse ou noyau, dure ou flexible, cre-
vassée à sa surface ; d'une amande, dont les cotylédons
blanchâtres, oléagineux, d'une saveur douce, agréable,
sont recouverts d'un tégument de couleur brune. L'a-
mandier est originaire des provinces chaudes de l'Asie
et des côtes d'Afrique. On le cultive en France, presque
partout, avec succès.

Les amandes contiennent un peu plus de moitié de
leur poids d'huile fixe (huile d'amandes douces), environ un cinquième d'albumine, un vingtième de sucre,
et un trentième de gomme (VOGEL). Les amandes amères contiennent, outre ces élémens composans, de
l'huile volatile et de l'acide prussique ; principes d'où
dépend leur grande amertume, et qui leur donne une
propriété active et en même temps narcotique et vénéneuse (*Voy.* ORFILA.)

Les amandes sont émollientes et adoucissantes : ces
propriétés s'exercent sur tous les organes, sur tous les
tissus de l'économie ; mais c'est presque toujours dans
les affections aiguës du système pulmonaire, que ce médicament est administré. On en prépare une émulsion,
en versant sur les amandes, mondées de leur enveloppe

pilées , une certaine quantité d'eau bouillante (une
livre par once d'amandes) : on édulcore avec le sucre ;
on aromatise avec l'eau de fleurs d'orange. On prépare
avec cette émulsion et le sucre , le sirop d'orgeat. L'é-
mulsion d'amandes calme l'agitation du sang, diminue
l'excitation des organes , affaiblit les forces digestives,
les forces nerveuses, et même l'irritabilité des organes
génitaux. En se mélant aux humeurs du poumon, elle
favorise leur sécrétion et l'expectoration. L'usage des
loochs émulsifs, est en quelque façon devenue vulgaire , dans les affections aiguës de la poitrine. On emploie encore fréquemment l'émulsion, dans le traitement
des phlegmasies de l'estomac , des intestins et des organes urinaires. Je ne connais rien qui calme davantage et plus promptement l'irritation vénérienne que
ce médicament, après un bain tiède. On ajoute à l'é-
mulsion d'amandes douces, de la gomme arabique ou
adragant , et quelquefois du sel de nitre , du sirop
diacode, de la poudre de jalap, de scammonée , etc.

L'huile que l'on obtient des amandes, par expression, est d'une couleur opaque, et a une odeur et une
saveur agréables : cette huile est adoucissante, et convient dans les phlegmasies du poumon et dans les
phlegmasies des autres organes de l'économie. Rien ne
convient mieux que ce remède pour calmer l'irritation
des voies intestinales ; mais à certaine dose, il produit
un effet laxatif, comme la plupart des huiles fixes, et
affaiblit la contractilité des voies intestinales ; voilà
pourquoi l'usage de cette huile, dans le traitement des
coliques des enfans, devient quelquefois nuisible , en
rendant imparfaite la digestion du lait. Quand on administre cette huile à l'intérieur , on la mêle à un sirop
adoucissant. On l'administre seule en layemens, et par

onces. On l'applique sur la peau, en fomentation et de
friction.

SULFURES.

Le soufre, les sulfures alkalins et la plupart des
préparations sulfureuses, ont une action médicamenteuse très-marquée sur le poumon. J'ai déjà parlé des
phénomènes de cette médication (*Voy*. l'histoire du
sulfure de potasse, tom. 1er.); et de l'opinion de quelques médecins sur la présence de l'hydrogène sulfuré
dans quelques substances expectorantes, végétales et
animales. Le kermès minéral doit, sans doute en partie,
à la présence du soufre, qui entre dans sa composition,
ses vertus éminemment expectorantes. J'ai souvent recommandé l'usage du soufre dans les affections catarrhales, qui passent à l'état chronique, et dans quelques
rhumes opiniâtres avec expectoration difficile, en poudre, réduite en pastilles, ou en decoctum, dans la proportion d'une demi-once, la fleur de soufre bien
lavée, pour deux livres d'eau : une ébullition de trente
minutes communique à ce liquide une odeur de soufre
très-remarquable. On peut, avant son refroidissement, y faire infuser des espèces végétales.

KERMÈS MINÉRAL.—Oxyde hydro-sulfuré d'antimoine.
— Sous-hydro-sulfure d'antimoine.—Hydro-sulfure
rouge d'antimoine. — Antimoine hydro-sulfuré.—
Poudre des Chartreux.-*Hydro-sulfuretum antimonii*.

Le kermès minéral est une poudre d'une couleur
brune et veloutée, d'une odeur et d'une saveur de
soufre. On rencontre quelquefois le kermès dans les
mines d'antimoine ; il paraît en cristaux filamenteux ou

...yeux, d'une belle couleur brune ; mais celui dont on ...ait usage en médecine, s'obtient par un moyen artifi-...iciel. On a beaucoup varié les procédés pour la prépa-...ration du kermès ; le meilleur est celui de M. Cluzel : ...il consiste à faire bouillir dans deux cent cinquante ...parties d'eau, purgée d'air, vingt-deux parties et demie ...de carbonate de soude, et une partie de sulfate d'anti-...moine bien pulvérisé ; on prolonge l'ébullition trente ...à quarante-cinq minutes ; on filtre la liqueur chaude, et ...on la reçoit dans des terrines échauffées à l'eau bouil-...lante ; on laisse déposer ; on décante la liqueur aussitôt le ...refroidissement ; on met la poudre déposée sur une ...toile ; on la lave d'abord à l'eau froide, puis à l'eau ...tiède privée d'air ; on exprime, on sèche à l'étuve de ...vingt-cinq degrés de température ; on conserve dans un ...flacon bien fermé. Le kermès, ainsi préparé, contient le ...maximum d'hydrogène sulfuré. M. Thénard a trouvé ...cette substance composée, d'un cinquième d'hydro-...gène sulfuré, de quatre centièmes de soufre, d'envi-...ron sept dixièmes d'oxide d'antimoine, et d'environ ...deux centièmes d'eau.

Le kermès est un excellent béchique, qui favorise de la manière la plus manifeste l'expectoration des muco-sités du poumon : ce médicament augmente l'énergie vitale de cet organe, et en même temps celle de tous les organes de l'économie ; il est par conséquent très-bien indiqué dans toutes les affections atoniques, dans les catarrhes chroniques, les cachexies, les leu-cophlegmaties, les engorgemens glandulaires, les obstructions, etc. Le kermès, donné à petite dose, augmente sensiblement l'appétit, la digestion et les sé-crétions ; à grande dose il occasionne des nausées et des purgations, rend les urines troubles, et provoque les sueurs. La propriété excitante de cette compositi[on] minérale, dépend principalement de la présence de l'h[y-] drogène sulfuré ; sa propriété émétique, purgative [et] sudorifique, de celle de l'antimoine. Le kermès est u[n] excellent médicament dans le traitement de l'asthm[e] humide ; mais comme il provoque toujours une abon[-] dante sécrétion de mucosités bronchiques, il est bien im[-] portant que son action médicamenteuse donne en mêm[e] temps assez d'énergie au poumon, pour que cet organ[e] puisse s'en débarrasser par l'expectoration. On obtien[t] assez constamment cet heureux résultat de médica- tion, en donnant le kermès à petites doses, que l'o[n] répète, suivant les circonstances, plus ou moins fré- quemment, et en favorisant l'action pulmonaire pa[r] tous les moyens accessoires. Ce mode d'administration est d'ailleurs conforme à la manière d'agir du kermès, dont l'action est prompte et a peu de durée.

On administre le kermès en poudre, dans une potion, à laquelle on donne, au moyen de la gomme, de l'huile douce, d'une émulsion ou d'un sirop, assez de consistance, pour que ce médicament reste en sus- pension : on trouve des potions diversement composées dans les pharmacopées. On donne le kermès à la dose d'un à cinq grains, en vingt-quatre heures ; à un ou deux grains, il agit avec peu de signes sensibles de médication : c'est la dose ordinaire des potions expec- torantes. On prépare dans les pharmacies des pastilles et des pillules de kermès, qui peuvent très-bien tenir lieu des pastilles d'ipécacuanha.

Le kermès est, avec le tartre émétique, le médica- ment composé d'antimoine, qui ait conservé une répu- tation plus constante, et sur lequel l'opinion des pra- ticiens ait le moins varié. Ce n'est que vers le com-

...mencement du dernier siècle que l'on commença à
... en faire usage.

... Le tartre émétique est lui-même un excellent expec-
...rant ; il est le principal agent dans la potion expec-
...torante de STOLL, qui se compose avec deux grains de
... ce sel, cinq onces d'infusum de sureau, cinq onces
...d'oxymel simple et une once d'oxymel scillitique.

COLIMAÇONS. — Limaçons. — Escargots des vignes. —
Limax.—Cochlea.—Helix pomatia.

Mollusque céphalé, gastéropode, la plus grosse des
espèces de ce genre qui habitent notre climat ; facile à
reconnaître, par la couleur grise et rougeâtre de sa peau.
Le corps du limaçon est chagriné, grisâtre, de la grosseur du pouce ; sa chair est tenace et visqueuse ; cuite,
elle a une saveur agréablement parfumée ; sa chair
est souvent employée en médecine comme béchique
adoucissant, dans le traitement des maladies de
poitrine, accompagnées d'irritation : on en prépare des
bouillons et un sirop ; mais comme elle est très-glai-
reuse, il est nécessaire de la faire préalablement dégorger dans l'eau bouillante.

MOU DE VEAU.—POUMON DE VEAU.

Organe spongieux, cellulaire, surnageant l'eau,
d'une couleur rosée, contenant beaucoup de gélatine
et de mucus animal. On prépare avec le mou de veau,
des bouillons, et un sirop, qui passent pour être très-
expectorans. On prépare le bouillon en faisant bou illir

dans deux pintes d'eau, une demi-livre de mou de
veau bien lavé, avec trois à quatre onces de fruits
pectoraux, jusqu'à la réduction d'une pinte de liquide. On fait prendre ce bouillon par tasses, d'heure
en heure. Le sirop de mou de veau est un médicament
encore très-usité.

MÉDICAMENS PHLEGMASIQUES.

Les médicamens phlegmasiques, diffèrent de ceux qui appartiennent aux ordres et aux genres précédens, par leur manière d'agir, et par le lieu de leur application. Les excitans les plus forts manifestent leur médication sans produire aucune lésion sur les organes ; les médicamens phlegmasiques produisent toujours une lésion plus ou moins profonde : les premiers sont presque constamment introduits dans les voies digestives ; les phlegmasiques sont presque toujours appliqués sur la peau, ou introduits dans des orifices ou des cavités peu profondes. L'action des premiers, après leur introduction au sein de l'économie, est en quelque sorte libre et abandonnée à la nature ; l'action des derniers, beaucoup plus énergique, est toujours, ou du moins peut-être toujours subordonnée à la volonté du médecin, et à la nécessité qui lui est suggérée de la maintenir ou de la suspendre. Ces différens genres de médicamens, et particulièrement les deux ordres des stimulans, avec ou sans lésion des organes, ont de très-grands rapports entr'eux : ceux du premier ordre agissent avec l'intensité de ceux du second, quand on les donne très-concentrés à l'intérieur, ou qu'on les applique sur la peau ; ceux du second ordre stimulent les organes, sans causer aucune lésion, quand on les administre dans un véhicule abondant, très-peu concentré, ou à petites doses. Les écorces, les fruits et les huiles aromatiques, rubéfient, vésiquent, cautérisent la peau; tandis que la moutarde, l'ammoniaque, les cantharides, le nitrate d'argent, ne produisent qu'une simple excitation : tout ici est relatif aux doses, et c'est moins sur la manière d'agir de ces médicamens qu'est fondée leur classification, que sur leur emploi habituel.

Les médicamens épispastiques, appliqués sur la peau, présentent trois phénomènes remarquables : 1° celui de la rubéfaction ; 2° celui de la vésication ; 3° celui de la cautérisation. Le premier effet est le résultat constant de l'application d'un épispastique, et même d'un fort stimulant; les deuxième et troisième effets, sont le résultat de l'application d'agens plus énergiques, ou de l'application prolongée des agens rubéfians. Ces trois médications ne peuvent avoir lieu que successivement, et ne sont réellement que des nuances d'une action médicamenteuse, qui au fond, est toujours la même *.

ÉPISPASTIQUES.

La peau sur laquelle ces médicamens sont appliqués, jouit de beaucoup de sensibilité, en raison du grand nombre de filets nerveux qui la pénètrent dans tous les sens, et qui viennent y aboutir. Cet organe a des liai-

---

* *Medicamenta quæcumque dolorem excitentia, a primo gradu titillationis usque ad summum destructionis, gradu solo differunt; quatenus scilicet quædam magis, alia minus violenter operantur.* BOERRH. Tractat. de virib. medicamentorum.

tions sympathiques avec les principaux appareils organiques ; les pores ou la multitude de suçoirs absorbans,
dont elle est criblée, favorisent d'une manière très-im-
médiate, le transport des molécules médicamenteuses
que l'on applique à sa surface : ces propriétés organiques et physiologiques, doivent faire considérer la peau
comme une des parties de l'économie la plus propre à
répondre à l'action stimulante des médicamens, et au
moyen de laquelle le médecin peut opérer sur l'économie en général, des changemens très-importans.

Les médicamens épispastiques, compris dans les trois
divisions génériques des rubéfians, des vésicans et
des cautérisans, sont extrêmement nombreux et extrêmement variés dans leur intensité, bien que la plupart agissent d'une manière uniforme, et ne diffèrent que par l'énergie de leur activité.

Ces médicamens produisent des effets locaux et des
effets généraux très-remarquables, liés essentiellement
à leur médication.

Les effets locaux sont les plus remarquables et les
premiers à se manifester ; ils consistent dans la rubéfaction, la vésication et la cautérisation. J'ai établi
la division de cet ordre d'après ces phénomènes, etc.
J'examinerai successivement l'action locale de ces médicamens.

Ces agens ne bornent pas leur influence à cet effet
local ; leur action médicamenteuse se porte au loin et
se fait sentir sur les divers appareils organiques ; ils
modifient leur sensibilité, augmentent leurs mouvemens et influent souvent à-la-fois sur tous les systèmes
et sur toute l'économie. Ils produisent une action médicatrice, soit par le transport de leurs molécules au
loin, par la voie des absorbans, soit par la sympathie

que les organes entretiennent avec les surfaces sur lesquelles on les applique *.

L'action générale des irritans épispastiques, èst une
augmentation marquée de la vitalité des organes ; celle
des mouvemens du cœur et des artères, de la chaleur,
de la coloration et des forces. Leur impression stimulante est quelquefois plus décidément marquée sur
quelques organes en particulier, sur le cerveau, sur les
intestins, sur les organes génitaux et urinaires, sur les
capillaires sanguins, sur les glandes, etc., etc. Ces
moyens thérapeutiques exaspèrent les accidens inflammatoires, augmentent la fièvre, causent une soif vive,
l'agitation, le délire, les convulsions, des hémorrhagies : ils donnent lieu à ces accidens chez les indivi-

---

* Voici les principaux rapports sympathiques dont la connaissance
est utile dans l'emploi des épispastiques :

Le cuir chevelu avec l'encéphale.

La nuque avec les yeux et toutes les parties de la face.

Le derrière des oreilles (région mastoïdienne), le tragus avec les
yeux et l'oreille interne.

Le cou avec la trachée-artère.

Le thorax avec les viscères thorachiques.

Le bras avec la poitrine ou la tête.

La région précordiale avec le cœur.

La région épispastique avec l'estomac.

La région hypogastrique avec les intestins.

Les mamelles avec l'utérus.

Les lombes avec les parties génitales.

Le périnée et le bout du gland avec les organes urinaires et
seminifères.

L'anus avec le poumon.

Le nez avec le diaphragme et les intestins.

L'intérieur des cuisses avec la poitrine.

Les pieds et les jambes avec les viscères abdominaux.

La peau avec les muscles qu'elle recouvre immédiatement.

lus jeunes, sanguins, pléthoriques, irritables et déjà affectés de symptômes inflammatoires ; il faut donc les proscrire au début des maladies, même des maladies asthéniques ; dans les fièvres inflammatoires bilieuses ; au début des fièvres muqueuses, adynamiques, ataxiques, lorsque le pouls est tendu, que la face est rouge, que la sclérotique est engorgée, que l'haleine est brûlante, le malade agité, etc. On prépare le malade à leur administration par la saignée, les bains et d'autres moyens antiphlogistisque.

C'est ordinairement par le transport des molécules irritantes sur les organes, par voie d'absorption, qu'elles deviennent des agens irritans pour toute l'économie : ces effets généraux peuvent provenir aussi de leur action locale ; l'excitation se propage alors de ce point irrité, comme elle se propage d'un phlegmon et d'un bubon, en occasionnant une agitation et une fièvre générales. Les phénomènes de la médication de ces sortes d'excitans. ne sont pas exactement en rapport avec leur action locale ; une simple rubéfaction produit quelquefois l'effet de la vésication ; la vésication celui de la cautérisation ; une douleur faible fait cesser une douleur forte, une douleur morbifique est détournée par une douleur artificielle de la même intensité ; une irritation continue agit plus sûrement qu'une douleur forte et momentanée.

Les médications phlegmasiques sont principalement indiquées dans les circonstances suivantes :

1°. Pour déterminer la douleur sur un point de l'économie.

2°. Pour remplacer une phlegmasie locale, une dartre, un érysipèle, la variole qui menace de délitescence.

3°. Pour déterminer le développement d'une phlegmasie critique.

4°. Pour déterminer l'adhérence de parties contiguës.

5°. Pour changer le mode d'inflammation de la peau ou d'un autre organe.

6°. Pour prévenir ou faire cesser la douleur ou la maladie d'un organe éloigné.

7°. Pour provoquer un état fébrile.

8°. Pour détourner un mouvement fluxionnaire, qui se porte sur quelque viscère, dont la lésion peut être accompagnée des plus grands dangers.

La peau et le tissu cellulaire sous-cutané, sont les seuls organes, sur lesquels on applique les médicamens rubéfians et vésicans. Ce n'est que dans des circonstances rares qu'on les introduit dans quelque cavité de l'économie, dans le conduit auditif, dans la gorge, l'urèthre, le vagin. On ne les injecte dans la cavité séreuse des testicules, que pour favoriser le collement de ses parois, après l'opération de l'hydrocèle. Les médicamens cautérisans sont portés sur toutes les parties de l'économie, externes ou internes, sur la peau, le tissu cellulaire, les muscles, les tendons, les cartilages et les os.

On se sert avantageusement des rubéfians et des vésicans, dans toutes les maladies caractérisées par la faiblesse, quand il y a atonie et prostration des forces ; quand le pouls est faible et que les forces languissent. Ces médicamens sont avantageusement employés dans les fièvres adynamiques, vers le cinquième ou sixième jours : on préfère dans cette circonstance les rubéfians aux vésicans, à cause de la facilité qu'ont ceux-ci de dégénérer en plaies gangreneuses.

On rend ces moyens permanens, quand il importe d'établir un point constant de suppuration sur un organe, afin d'appeler dans cette direction, une fluxion sanguine ou humorale, qui menace de se porter sur quelque organe plus important. C'est surtout dans la fièvre ataxique et le typhus, que cette dérivation devient nécessaire, pour prévenir les congestions cérébrales.

C'est par leur influence générale, en communiquant à toute l'économie une force impulsive, que ces moyens deviennent si avantageux dans les phlegmasies cutanées, dans la rougeole, la variole, l'érysipèle, les dartres, etc. Dans la délitescence ou la disparution de ces éruptions, tout annonce un pressant danger pour les organes les plus importans à la vie, il faut rappeler l'éruption à la peau, et appliquer des rubéfians et des vésicans sur le lieu même qu'elle occupait. Ces moyens employés comme rubéfians, favorisent singulièrement le développement de l'éruption, quand celle-ci languit par la faiblesse du sujet.

Ce que j'ai dit des phlegmasies cutanées, convient également à celles des membranes muqueuses, et en particulier, à celles du poumon. On connaît l'utilité des vésicatoires appliqués au thorax, au cou, aux cuisses, aux jambes, dans les diverses affections de cet organe. C'est avec le même avantage que l'on applique des vésicatoires à la nuque, à la région mastoïdienne, au cou, dans l'ophthalmie, l'odontalgie, l'otite, l'angine, etc.

Des vésicatoires appliqués sur l'abdomen, calment les coliques, suppriment les diarrhées rebelles et les accidens consécutifs à la dyssenterie aiguë.

On emploie les épispastiques, comme moyens révulsifs, dans les phlegmasies des membranes séreuses : on les applique aux jambes dans la frénésie, aux cuisses dans la goutte, au thorax dans la pleurésie; quelquefois sur le siége même du mal, comme le pratiquait le célèbre DESAULT, pour combattre les accidens consécutifs à la commotion du cerveau; sur le thorax dans la péripneumonie, surtout quand l'expectoration se supprime, que la suffocation est imminente; mais dans ces circonstances graves, il ne faut jamais perdre de vue l'état inflammatoire, qu'il faut faire disparaître avant d'en venir à ces moyens stimulans.

Les épispastiques conviennent aussi beaucoup dans les affections rhumatismales, soit qu'elles aient leur siége dans les articulations, soit dans les muscles; les vésicatoires y apportent presque toujours un prompt soulagement; c'est dans ces circonstances que les ventouses sont particulièrement utiles. Les sinapismes sont particulièrement recommandés dans la goutte vague, lorsque cette fluxion se déplace, pour se porter à l'intérieur et sur quelque organe important.

Les épispastiques ont été employés avec succès, pour détourner l'afflux du sang vers le poumon, dans l'hémoptysie; on les applique au bras ou au thorax; ils agissent comme dérivans. On les applique aux cuisses pour exciter le système utérin, dans l'aménorrhée.

Les épispastiques sont d'excellens antispasmodiques, et peuvent être employés avantageusement dans les névroses, pour détourner ou dissiper les spasmes qui affectent quelque organe essentiel. C'est ainsi que l'on y a recours dans les convulsions, les névralgies, les vomissemens spasmodiques, les coliques nerveuses, les céphalalgies opiniâtres, la paralysie. C'est encore à titre de dérivans, qu'ils agissent avec tant davantage dans les affections comateuses, l'apoplexie, etc. Ces

moyens appliqués sur les fluxions hydropiques, favorisent, par le ton et l'excitation qu'ils communiquent
aux membranes séreuses et au système lymphatique,
la résorbtion de la sérosité épanchée ; mais il faut que
l'emploi de ces moyens thérapeutiques soit secondé
par l'usage de tous les autres moyens diurétiques, diaphorétiques, excitans, toniques, etc. ; et n'y recourir
d'ailleurs, que dans l'absence de toute complication.

On voit par cette énumération des cas pathologiques
qui réclament l'emploi des épispastiques, combien ces
cas sont nombreux et variés : ce n'est qu'en traitant de
ces médicamens en particulier, que j'entrerai dans tous
les détails relatifs à leur emploi thérapeutique.

RUBÉFIANS.

———

QUAND on applique un rubéfiant sur la peau, il irrite cet organe, épanouit le réseau capillaire sous-épidermoïque, y fait affluer le sang; la chaleur et la rougeur de la peau augmentent; celle-ci se gonfle; une titillation agréable ou douloureuse s'y manifeste; elle se couvre de sueur. Cet état fluxionnaire et légèrement inflammatoire dure plusieurs heures ou plusieurs jours, selon l'activité du médicament et le degré d'irritation de la partie sur laquelle on l'applique : quand cette cause d'irritation n'existe plus, la peau reprend peu-à-peu son état naturel.

Les rubéfians s'appliquent ordinairement à l'état mou ou liquide; on réduit les graines en poudre; on en fait une pâte avec du levain et du vinaigre; on la délaie dans l'eau bouillante; on y fait dissoudre des sels (muriate de soude); on écrase les plantes fraîches, les feuilles ou les racines (celles de sedum, de gouet, d'ail, etc.), dans un mortier. On applique sur la peau des morceaux de flanelle trempés dans le suc de ces mêmes plantes, dans l'ammoniaque, dans les huiles essentielles. On étend sur de la peau la poix de Bourgogne. Ces applications ne doivent avoir qu'une durée limitée, par l'effet même du rubéfiant : on ne doit les laisser en contact avec la peau, que six à huit heures, le plus ou moins de temps de cette application, est d'ailleurs subordonné, aux forces et à la sensibilité du malade.

LANS.

Ammoniaque liquide.

Acide muriatique (V. les acides).

Muriate de soude.

*** ANIMAUX.

Fiente d'oiseaux.

Chairs d'animaux.

Huile de cire.

———— de cheveux.

———— de corne de cerf.

———— de Dippel.

Fourmis.

**** RUBÉFIANS PHYSIQUES.

Titillations. } Voyez les excitans.
Frictions.   }

Flagellation (V. les aphrodisiaques).

Douches sèches et vaporeuses.

Ventouses sèches.

———— scarifiées.

** Succion.

Calorique libre et convergent.

Calorique combiné au sable, au charbon, au fer.

RUBÉFIANS.

* VÉGÉTAUX.

Semences de moutarde,
—— de cresson.
—— de poivre.
—— de staphisaigre.
Racines de raifort.
—— d'arum.
—— de gengembre.
—— de pyrèthre.
—— de sceau de notre-dame.
Dentelaire.
Joubarbe âcre.
Ortie.
Pois à grater.
Huile essentielle de gérofle.
—— de canelle.
—— de buis.
—— de tabac.
—— de gayac.
—— de thérébentine.
Poix.

** MINÉRAUX ET CORPS INORGANIQUES.

Eau bouillante.
Huile bouillante.

Ammoniaque liquide.
Acide muriatique (V. les acides).
Muriate de soude.

*** ANIMAUX.

Fiente d'oiseaux.
Chairs d'animaux.
Huile de cire.
—— de cheveux.
—— de corne de cerf.
—— de Dippel.
Fourmis.

**** RUBÉFIANS PHYSIQUES.

Titillations.
Frictions. } Voyez les excitans.

Flagellation (V. les aphrodisiaques).
Douches sèches et vaporeuses.
Ventouses sèches.
—— scarifiées.
Succion.
Calorique libre et convergent.
Calorique combiné au sable, au charbon,
au fer.

SINAPISMES.

On prépare les sinapismes, espèce de topiques rubéfians ou vésicans, avec la graine de moutarde (*sinapis
nigra*, L.), pulvérisée et réduite en pâte mélangée avec
le levain ou le vinaigre, ou au moyen de pédiluves,
en délayant cette poudre dans l'eau. L'action des
sinapismes diffère de celle des vésicatoires cantharidés,
1°. parce qu'elle est plus prompte ; 2°. parce qu'elle
est locale, et que ses effets éloignés sont dus seulement
à la réaction vitale, et non pas à l'absorption des molécules absorbées ; 3°. parce que les plaies qui résultent de
cette action ont plus de peine à se cicatriser.

Les sinapismes rubéfient la peau, et y font naître des
ampoules, suivant le temps que l'on maintient leur application : ordinairement ils produisent ce dernier effet,
après cinq à six heures d'application.

Les sinapismes raniment, d'une manière efficace, la
sensibilité ; ils agissent promptement, et peuvent être
sans inconvénient, appliqués et étendus sur de grandes
surfaces. On prescrit ces topiques, dans le traitement des
fièvres malignes et ataxiques, dans les phlegmasies adynamiques et la variole confluente ; dans les transports du
sang au cerveau, au poumon ou sur quelqu'organe essentiel ; dans les congestions cérébrales ; dans les céphalalgies
intenses et opiniàtres, etc. On applique ordinairement
les sinapismes aux jambes, sur les malléoles, sous forme
de topiques ou de bains (pédiluves sinapisés), et dans
quelques circonstances, aux mollets, aux cuisses, aux
bras, etc. On n'entretient pas ordinairement les plaies
provenant de ces espèces de vésicatoires. Une demi-
livre de moutarde est la dose ordinaire pour un pédiluve,

ou pour une application en cataplasme. On ajoute quelquefois à la moutarde, du levain, du vinaigre et du sel marin ; j'ai vu obtenir de très-bons effets, d'un topique composé de partie égale de levain bien fermenté et de sel marin.

On applique sur la peau, pour produire la rubéfaction, soit seules, soit mêlées à la moutarde, les semences de cresson, de poivre et de staphysaigre *, la pulpe de racine de raifort, d'arum, de gengembre, de pyrèthre, d'ail, de sceau Notre-Dame (*tamnus communis*, L. **).

ORTIES, *urticæ.* Les tiges et les feuilles de la plupart des végétaux de ce genre, sont garnies d'aiguillons très-acérés, qui pénètrent la peau, et versent dans les plaies, qui proviennent de leurs piqûres, une humeur jaunâtre et limpide, contenue dans des glandes, placées à leur base ; mécanisme qui ressemble beaucoup à celui qui a lieu dans la morsure des serpens. Le derme irrité par la présence de cette liqueur, s'enflamme et se gonfle ; on sent bientôt à l'endroit des piqûres, une chaleur caustique et douloureuse ; on voit se manifester successivement tous les phénomènes des inflammations spécifiques et vénéneuses. Dans quelques circonstances, toute l'économie participe à l'irritation locale, et la fièvre a lieu avec beaucoup d'agitation. Ces divers phénomènes, auxquels on a donné le nom d'*urtication* (*urticatio*), sont quelquefois avantageusement suscités, pour remédier

---

* *Delphinium nectariis tetraphyllis, petalo brevioribus, foliis palmatis, lobis obtusis.*

** T. *foliis cordatis indivisis.* Les racines de cette plante sont blanches et charnues ; elles ont une saveur âcre et brûlante. Quand on en applique la pulpe sur la peau, elle y cause une vive démangeaison et la rubéfie. On fait avec avantage cette application sur les contusions et sur les tumeurs indolentes.

l'atonie et à la paralysie des organes. J'ai vu employer l'urtication dans une hémiplégie, et les symptômes de cette maladie furent singulièrement améliorés par l'usage plusieurs fois renouvelé de ce moyen. L'urtication est très-favorable, pour ranimer la vitalité des organes génitaux, dans l'anaphrodisie. (*Voy.* les aphrodisiaques). On produit l'urtication, en frappant avec force les parties affectées avec une poignée d'orties, recueillies par un temps chaud et sec : on répète cette espèce de flagellation tous les deux jours, en modérant l'inflammation trop vivement excitée. Quelques praticiens ont employé l'urtication, pour dissiper l'assoupissement qui survient dans quelques fièvres ataxiques. On doit employer de préférence l'ortie dioïque ou la grande ortie (*urtica dioica*, L.). La piqûre de quelques espèces étrangères, est infiniment plus cuisante que celle de notre grande ortie. J'ai ressenti les douleurs les plus vives, après m'être piqué involontairement avec l'ortie à feuilles de chanvre (*u. cannabina*, L.), que l'on cultive au jardin des plantes. L'irritation occasionnée sur la peau par le pois à gratter * ressemble beaucoup à celle de l'ortie, mais elle n'a rien de vénéneux, et ne produit qu'une irritation momentanée.

Poix. Quand on maintient long-temps la poix appliquée sur la peau, elle y occasionne une rubéfaction légère, et qui soulage le malade, sans lui causer aucune

---

* On connaît aujourd'hui plusieurs espèces de fruits légumineux, dont les panneaux sont couverts de poils soyeux et sétacés, qui pénètrent facilement sous l'épiderme, et occasionnent à la peau une forte démangeaison et une inflammation plus ou moins forte. Le pois à gratter des boutiques est le fruit des *stizolobium urens* et *pruriens*, plantes herbacées volubiles des Indes Orientales.

gène, aucune sensation, qui ne soit très-supportab[le].
On choisit de la poix très-pure, la poix dite de Bourgog[ne],
on l'étend sur un morceau de peau ; on chauffe ce to[pi]
pique, et on l'applique sur la peau où on le maintie[nt]
très-long-temps ; s'il se détache, on l'applique de nou[-]
veau : c'est ordinairement sur le thorax, dans les affec[-]
tions chroniques des poumons, et sur les abcès et le[s]
phlegmons indolens, que l'on place les topiques de poix[;]
il faut leur donner beaucoup de surface.

JOUBARBE ACRE.—Vermiculaire brûlante. — Pain d'oi-
seau. — *Illecebra.* — *Sedum acre.* L., fam. nat. des
Crassulacées.

Plante herbacée, vivace, à tiges redressées, de trois
à quatre pouces, flexueuses, tendres, couvertes de
feuilles sessiles, charnues, graniformes, obtuses, rougissant dans la vieillesse ; fleurs terminales, attachées sur
les divisions de la tige, d'un jaune foncé ; odeur nulle,
saveur âcre : cette saveur se développe principalement
à l'époque de la maturité de la plante.

La vermiculaire est tellement âcre, que son suc, pris
à l'intérieur, occasionne très-promptement le vomissement et de très-violentes déjections, ce qui a fait renoncer à l'usage interne de cette plante : on l'a employée avec plus de succès en topique, sur les ulcères
atoniques, scorbutiques et carcinomateux. Les avantages de cette application, dans les deux premiers cas,
sont incontestables ; les chairs s'animent, prennent une
couleur vermeille, et se cicatrisent. Les succès, déjà pré-
conisés par les anciens, de l'application du sédum sur
les ulcères carcinomateux sont plus douteux ; messieurs
ALIBERT et BIETT ont fait plusieurs expériences, dont les
résultats ont été assez heureux, mais que la faiblesse ou

...patience des malades, n'ont point permis de continuer, assez long-temps.

On applique les feuilles de la petite joubarbe, réduites en pulpe, et mêlées avec un peu d'huile d'olives
ou d'huile de lin. On applique sur les plaies, pour en
favoriser la cicatrisation, la *joubarbe orpin* ou *reprise*
(*sedum telephium*, L.) et la *joubarbe des toits* ou
grande joubarbe ou *artichaut sauvage* (*sempervivum tec-*
torum, L.) Ces végétaux sont excitans, propriété due
à la présence de l'acide malique (malate de chaux)
qu'ils contiennent en assez grande quantité, et à celle
d'un principe particulier, âcre ou astringent : c'est un
remède vulgaire ou domestique, qui ne convient réellement que dans le traitement des plaies languissantes.

DENTELAIRE. — Herbe au cancer. — *Plumbago Euro-*
pœa. L., fam. nat. des Plombaginées.

Plante herbacée, à tiges hautes de deux pieds, cannelées, purpurines; feuilles amplexicaules, dentelées,
sinueuses, vertes ou rougeâtres, d'une saveur âcre et
caustique; corolle rougeâtre, monopétale, à cinq divisions; calice à cinq divisions; racine grosse, fibreuse,
longue, charnue, d'une saveur piquante, âcre, brûlante,
comme aromatique : cette plante croît dans le midi de
l'Europe, dans les lieux maritimes.

Quand on mâche les feuilles, et surtout la racine
de dentelaire, elles excitent une abondante salivation,
et développent une saveur très-âcre : introduite dans
l'estomac, cette substance détermine le vomissement;
il suffit, comme je l'ai éprouvé moi-même, d'en mâcher quelque temps les feuilles, pour éprouver des nausées. Quoiqu'il en soit de ces propriétés stimulantes et

énergiques, la dentelaire n'est point employée comme médicament interne. On l'emploie à l'extérieur pour guérir la gale. Pour se servir avec avantage de ce remède, on verse sur une demi-livre de feuilles, ou mieux de racines fraîches de dentelaire, réduites en pulpe, une livre d'huile d'olive bouillante; on agite pendant quelques minutes, on passe avec expression. On frotte les boutons de gale, une ou deux fois le jour, avec le même nouet qui contient la pulpe exprimée, en le trempant dans cette huile chaude : cette application fait bientôt naître une légère irritation et une nouvelle irruption de boutons; mais au bout de quelques jours, tous ces boutons se dessèchent et tombent. On ajoute quelquefois un peu de sel marin à cet infusum huileux; mais la présence de ce sel occasionne trop d'irritation.

L'application de l'*eau chaude* sur la peau produit des effets salutaires; ce moyen a souvent réussi à faire cesser les paroxysmes des fièvres intermittentes. On l'applique presque bouillante, et par lotions, avec une éponge que l'on promène rapidement sur toutes les parties du corps du malade. On éprouve aussitôt une chaleur très-vive, suivie immédiatement d'un grand froid. On essuie le malade, puis on le met dans un lit bien chaud et bien couvert; la peau devient rouge, turgescente, et se couvre bientôt d'une sueur abondante. Le meilleur moment de pratiquer ces lotions, est pendant la période du froid. On favorise la transpiration par l'usage des boissons excitantes; on soutient l'action stimulante de cette application par celui des boissons toniques. On peut se servir utilement de ce moyen, toutes les fois que l'on veut opérer une prompte révulsion.

J'ai pratiqué moi-même avec beaucoup de succès

lotions rubéfiantes, sur un homme robuste, affecté depuis deux mois d'une fièvre intermittente tierce, et contre laquelle on avait envain dirigé tous les moyens pharmaceutiques.

Quand on refléchit à la médication de l'eau bouillante dans ces circonstances, on reconnaît de suite la plus grande analogie, entre les effets de l'eau à cette température et de l'eau froide. L'une et l'autre font une impression vive sur la peau, et sollicitent par conséquent une vive réaction; toutes les deux occasionnent la rubéfaction, la turgescence de cet organe, et provoquent la transpiration; toutes les deux enfin, produisent des mouvemens salutaires, et sont adaptées avec le même avantage au traitement des fièvres. L'impression du froid produit une sorte de brûlure, au moins la sensation paraît la même, et les effets sont tout-à-fait semblables.

Ammoniaque. L'alkali volatil (ammoniaque liquide) appliqué sur la peau, y produit une vive excitation, et une rubéfaction prompte; on tempère cette action en mélant cette substance avec de l'huile, dans la proportion d'un dixième d'ammoniaque; c'est le liniment ammoniacal : on prépare également avec l'ammoniaque liquide, uni au savon de moëlle de bœuf (*voyez* le Codex, p. 268), à l'alkool, au camphre, et à quelques huiles essentielles, le baume au savon *opodeldoch*, dont l'action sur la peau est beaucoup plus active que le liniment d'ammoniaque et d'huile. On emploie l'ammoniaque pure, pour produire une prompte vésication. On en fait particèulirement usage dans le traitement des fièvres adynamiques et ataxiques, dans le coma, la syncope, l'asphyxie, les rhumatismes chroniques, les tuméfactions articulaires, l'anasarque, etc., etc. On

emploie l'ammoniaque liquide pure, pour brûler les morsures d'animaux et les piqûres d'insectes. Le topique ou
pommade ammoniacale du docteur GONDRET, se compose de six gros de graisse de mouton, de deux gros
d'huile d'amandes douces, et d'une once d'ammoniaque
liquide ; on fait liquefier la graisse et l'huile dans un
flacon, à une douce chaleur, et on ajoute peu-à-peu
l'ammoniaque en agitant ; il résulte de ce mélange un
savon très-blanc, facile à étendre ; ce médicament est
tout à-la-fois irritant, rubéfiant, visicant et cautérisant,
selon la dose que l'on emploie, l'épaisseur que l'on
donne à ce topique ammoniacal, et la durée de son
application sur la peau. Il faut au plus un quart-d'heure
ou une demi-heure, pour produire la vésication ; trois
quarts d'heure ou une heure pour déterminer la cautérisation : ces divers effets sont bien constans ; ils ont
lieu sans le moindre danger, sans être accompagnés des
accidens consécutifs à l'absorption. Ici cette absorption
n'a pas lieu, l'action est tout-à-fait locale, et s'étend
fort peu au-delà du lieu de son application.

Muriate de soude. Le muriate de soude ou sel marin,
produit sur la peau une excitation vive, suivie de rubéfaction ; on fait cette application, au moyen de l'eau
très-chaude, dans laquelle on fait dissoudre environ deux
onces de sel par pinte, mais on varie de proportion
jusqu'à la saturation .J'ai quelquefois employé des topiques de sel broyé et chauffé, sans intermède. On mélange le sel marin à la pâte fermentée, et à la poudre
de moutarde. (*Voyez* les Sinapismes.)

Rubéfians du règne animal. On rubéfie la peau, en
appliquant à sa surface, de la fiente de pigeons ou de
poules ; la chair encore chaude des animaux récemment égorgés ; les huiles volatiles ammoniacales, de cire,

cheveux, de corne de cerf, de Dippel ; c'est l'usage dans les campagnes, d'appliquer, comme dernière ressource, dans des maladies désespérées, des pigeons ou des lapins récemment égorgés à la plante des pieds : je n'ai pu apprécier encore l'avantage de ce remède topique, mais l'opinion ou le préjugé sont tout en sa faveur.

La piqûre des fourmis et particulièrement des fourmis rousses (*formica rufa*), produit une rubéfaction douloureuse, et une excitation qui se propage évidemment jusqu'aux organes génitaux ; cette excitation est due à la présence d'un acide particulier (acide formique) uni à l'ammoniaque, et dont ces insectes sont tellement imprégnés, qu'ils laissent des traces rougeâtres, en traversant une feuille de papier, teinte avec le tournesol. Les fourmis ont été recommandées comme un puissant aphrodisiaque. (*Voyez* ce genre de médicamens.)

Ventouses.

On donne le nom de ventouse, (*cucurbicula*,) à un petit vaisseau de verre, d'argent ou de cuivre, en forme de cloche, à bord libre, que l'on applique sur la peau, après avoir placé dans l'intérieur un morceau de papier, de coton ou d'étoupe enflammés, ou après y avoir introduit un peu d'alkool, que l'on enflamme à une bougie. L'air contenu dans la ventouse se raréfie, celle-ci s'attache en même temps fortement à la peau, qui se gonfle et en remplit en partie l'orifice ; cette partie irritée s'enflamme, et devient douloureuse ; le sang y afflue, elle prend alors une couleur rouge vive, ou bleuâtre. Les ventouses appliquées ainsi, se détachent d'elles-mêmes, après quinze ou vingt minutes, quelquefois après plusieurs heures ; mais il est facile de détacher, en les penchant un peu, et en appuyant la partie de la peau, voisine de l'ouverture, pour favoriser l'entrée de l'air. Quelquefois on donne issue au sang attiré par la succion des ventouses, en pratiquant des mouchetures sur la peau, ou en y appliquant des sangsues *. Ces ventouses se nomment ventouses *humides*, ventouses *scarifiées*, ventouses *étoilées*. Les ventouses appliquées sans scarifications, portent le nom de ventouses *sèches* **. L'effet dérivatif des ventouses sèches est momentané, et cesse par le reflux du sang ; la peau cesse d'être sensible et colorée après cinq à six jours. L'effet des ventouses humides est permanent, et ressemble beaucoup à celui de la saignée ou plutôt des sangsues; elles produisent en même temps une action irritante et évacuative. Quelquefois la succion des ventouses, occasionne chez les personnes très-sanguines, une transudation du sang à travers l'épiderme, comme j'en ai eu récemment un exemple.

L'action principale des ventouses est d'opérer la dé-

---

* Le sang qui s'échappe de ces mouchetures, se trouvant exposé à l'action du gaz carbonique, noircit de suite et se caille.

** Les ventouses de M. le docteur GONDRET, sont des cloches à tubulure étroite, à orifice rond ou oval, ayant différens diamètres ; à la tubulure est fixée une virole, à laquelle s'adapte l'instrument connu sous le nom de *pompe à sein.* On fait le vide comme avec la machine pneumatique, sans se servir d'un corps enflammé. On détache facilement cette espèce de ventouse, en faisant rentrer l'air dans son intérieur, au moyen d'une ouverture ménagée dans le corps de la pompe, et fermée par un bouchon. *Voyez* le Mémoire concernant les effets de la pression atmosphérique sur le corps humain, et l'application de la ventouse dans les différens ordres de maladies, par L. F. GONDRET. Paris. 1819.

...ation : elles produisent beaucoup d'effet sans affaiblir sensiblement le malade *, et cet effet paraît s'étendre assez loin par-delà le lieu de leur application ; c'est aussi le remède le plus efficace que l'on puisse employer dans les maladies aiguës où la saignée est indiquée par le besoin d'évacuation, et contre indiquée par la faiblesse du malade. Les ventouses sont les meilleurs rubéfians locaux ; les ventouses scarifiées sont souverainement efficaces dans les maladies et les fluxions inflammatoires ; on les applique avec succès dans le traitement des fièvres angio-téniques, pour détourner l'afflux du sang du cerveau ou de la poitrine : on les emploie dans les fièvres muqueuses et adynamiques, pour exciter l'économie ; dans les fièvres ataxiques, pour rétablir l'équilibre du système nerveux ; dans les fièvres intermittentes, pour prévenir le paroxysme, ou pour en diminuer l'intensité, en appliquant les ventouses sur l'endroit même ou le frisson commence à se manifester; dans le traitement des phlegmasies locales, pour dériver l'irritation et la congestion du sang. LANCISI parle des bons effets des ventouses, appliquées sur le côté douloureux, dans la pleurésie. J'ai souvent réussi, dans le traitement des péripneumonies bilieuses, en faisant précéder l'usage des émétiques de l'application sur la poitrine, des ventouses scarifiées. On les applique à la nuque, dans l'otite et l'ophthalmie, dans les éruptions boutonneuses et érysipélateuses à la face ; dans l'angine, l'odontalgie, l'éruption tardive des dents, etc.; à l'épigastre, dans l'inflammation de l'estomac ; au bas-ventre, dans la dyssenterie

---

* *Neque corpus ullâ qualitate labefactat, neque vires infringit.* FERNEL.

et la diarrhée, comme le conseille AVICENNES, qui considère alors les ventouses comme un remède astringent.
HIPPOCRATE donne le conseil d'appliquer les ventouses
aux mamelles, pour arrêter les hémorrhagies utérines.
Appliquées aux cuisses et aux jambes, elles favorisent
les éruptions cutanées, et préviennent les accidens qui
les accompagnent. Il n'y a pas de meilleur moyen que
les ventouses pour hâter la maturation et la suppuration des tumeurs indolentes, des bubons pestilentiels et
malins; c'est alors qu'AMBROISE PARÉ recommande les
ventouses *grandes avec grande flambe*. Les ventouses
ont une action très-marquée sur l'appareil nerveux;
elles calment les spasmes, les céphalalgies, les céphalées, les convulsions; dissipent les vertiges, les douleurs
violentes qui accompagnent les névralgies faciales et le
tic douloureux; elles dissipent aussi très-promptement
les douleurs rhumatismales, et ont quelquefois suffi
pour guérir la sciatique et pour pallier les symptômes
de la goutte. Les ventouses font cesser et disparaître
très-promptement le sentiment d'ardeur brûlante, de
douleur pongitive, qui accompagne souvent les affections internes, inflammatoires ou nerveuses, et qui
occasionnent aux malades beaucoup de malaise et d'a-
gitation. Les ventouses ont aussi beaucoup de succès
dans le traitement des tumeurs articulaires indolentes,
rhumatismales ou scrophuleuses. J'ai obtenu d'heureux
résultats de cette application, dans ma pratique particulière. Les ventouses sont très-heureusement employées pour remédier au relàchement des ligamens de
la matrice et à l'atonie de cet organe. *Les ventouses
restituent l'amarry en son lieu*, dit AMBROISE PARÉ.
DURET et BAILLOU appliquaient des ventouses sur le
nombril pour remédier à la chute de la matrice. HIP-

CRATE préserva par ce moyen une femme d'avorte-mens, constans vers le deuxième mois, dans plusieurs grossesses successives (HIP. *lib. de superfœtatione*). MERCATUS les recommande dans la suppression des lochies. Je les ai employées trois fois avec succès, pour favoriser une menstruation difficile.

Il y a beaucoup d'autres circonstances qui précisent l'application des ventouses, telles que les catarrhes chroniques, l'asthme, l'hydropisie ascite, pour laquelle maladie j'ai vu ce moyen réussir, ou favoriser au moins puissamment la guérison, préparée en même temps par les diurétiques. Les ventouses sont une des grandes ressources de la thérapeutique; les Anciens mettaient ce moyen médicateur au-dessus des vésicatoires et de la saignée * : elles ont tout l'effet des premiers, sans reporter au loin leur action caustique, sans agir spé-cialement sur aucun organe, sans occasionner aucune lésion à la peau; elles ont tout l'effet de la seconde, sans affaiblir le malade; car on est libre d'évacuer le sang attiré par les ventouses, ou de le laisser rentrer dans la circulation **. Elles agissent d'ailleurs avec une promptitude qui doit les rendre, dans certains cas,

---

* La perte du sang évacué par l'application de chaque ventouse scarifiée, ne s'élève pas à plus d'une once ou une once et demie.

** PROSPER ALPIN a très-bien précisé les circonstances qui ren-dent directement utile l'emploi des ventouses. *Cucurbicula potest evacuare materiam, dolorem solvere, minuere phlegmonem, infla-tionem discutere, revocare appetentiam, ventriculo infirmo robur recu-perare, animi liberare deliquio; ab alto fluxiones transferre, rese-careque, sanguinis eruptiones cohibere, facultates mensium corrup-trices extrahere, ac denique menses ipsos levare.* De medic. Ægypt. lib. II.

infiniment préférables aux vésicatoires, dont la lent[e]
est quelquefois très-préjudiciable. On multiplie les v[en-]
touses selon le besoin. En Allemagne, où j'ai [.....]
souvent pratiquer cette application, on y dispose or[di-]
nairement les malades, en les mettant dans un bain tiè[de.]
On applique quelquefois les ventouses sur la morsu[re]
des sangsues, pour favoriser l'écoulement du sang, o[u]
pour produire plus d'irritation. On les emploie aus[si]
pour déterger les abcès et pour extraire le sang [et]
le pus épanchés dans les cavités.

La *succion* peut être regardée comme une espè[ce]
de ventouse : on s'est quelquefois servi de ce moyen
pour extraire le sang et le pus des plaies saines ou en[-]
vénimées. On s'en sert encore fréquemment pour débar[-]
rasser les seins d'un lait surabondant : on a invent[é]
pour cela des ventouse à bec, avec lesquelles les per[-]
sonnes malades, peuvent se succer elles-mêmes.

Calorique. Les corps enflammés ou incandescens,
tenus à une très-petite distance de la surface de la peau,
y produisent très-promptement la rubéfaction. On l[es]
excite au moyen du fer rouge (cautère objectif), du[.]
charbon incandescent, ou des rayons solaires convergens, la peau ou les organes soujacens, recouverts ou
dénudés. On emploie avantageusement ce moyen, dans
le traitement des abcès et des ulcères atoniques, des
ulcères scrophuleux, des tumeurs blanches, et des
rhumatismes chroniques. (*Voyez*, pour l'application
du feu à l'économie, les cautérisans.)

VÉSICANS.

***

Les médicamens employés pour produire la vésication, font sur la peau une impression plus forte et plus profonde que les rubéfians, dont ils diffèrent par une intensité plus grande. Leur puissance médicatrice se proportionne, comme celle de ces derniers, à l'énergie et à la vigueur des personnes sur lesquelles on les applique et au degré de vitalité de la peau. Les vésicans agissent lentement sur les individus affaiblis ; ils n'agissent nullement sur ceux dont les forces sont dans un degré extrême de prostration. Les plaies qui résultent de leur action sont, dans les premiers, rouges, vives et douloureuses ; dans les derniers, pâles, blafardes, indolentes, et prennent souvent l'aspect gangreneux. Ces médicamens n'agissent pas du tout sur les personnes dont la vie est presqu'éteinte : leur action est plus marquée sur les enfans que sur les vieillards ; sur les femmes que sur les hommes.

Les médicamens vésicans, rubéfient, irritent la peau, y déterminent une vive inflammation et un afflux de matière lymphatique et perspiratoire, qui soulève l'épiderme plus ou moins régulièrement, et se convertit en une substance gélatineuse, jaunâtre et transparente, recouvrant immédiatement le réseau muqueux, qui paraît rouge, enflammé et gorgé de sang. Ce n'est qu'après quelques jours d'une application successive de topiques, propres à entretenir une irritation consta[nte] du derme, que la suppuration s'établit régulièrement; [la] surface dénudée prend alors un aspect blanchâtre, [et] perd beaucoup de sa sensibilité.

VÉSICANS.

***

* VÉGÉTAUX.

1. Garou.
2. Renoncules.
3. Euphorbes.
4. Chélidoine.
5. Clématite.
6. Toxicodendron.

** MINÉRAUX ET CORPS INORGANIQUES.

Eau bouillante.
Acide acétique.
Liniment émétique d'Anteurieth. (*V*. l'hist. de l'émétique).
Pâte fermentée.

*** ANIMAUX.

Cantharides et coléoptères à ailes vertes.

DAPHNÉS.—Garous.—Méséréons.—Bois gentils.—Joli
bois. — *Daphne mesereum.* — *D. Cnidium.* — *D.*
Alpina. — *D. Cneorum.* — *D. Tartonraira.* L.
fam. nat. des Thymelées.

Les daphnés sont des sous-arbrisseaux dont les fleurs
s'épanouissent au premier printemps; elles sont composées d'une corolle monopétale à quatre segmens, et
sont colorées en rouge, en rose, en blanc ou en verdâtre.
Elles répandent, la plupart, une odeur suave; leurs
feuilles sont entières, oblongues; quelques-unes sont
disposées en rosettes au sommet des tiges et au-dessus
des fleurs. Toutes les parties de ces végétaux sont âcres
et caustiques. Les garous croissent dans les bois : on emploie l'écorce de ces végétaux, et principalement celle des
deux premières espèces (*D. mesereum* et *Cnidium*). On
préfère celle qui recouvre les racines : elle est blanchâtre, molle, fibreuse, et recouverte d'un épiderme
poli. Cette écorce, macérée dans le vinaigre, l'alkool
et l'éther, perd une partie de sa saveur âcre et de son
activité : on en sépare ainsi une matière colorante jaune,
et un principe extractif et résineux. L'écorce des garous, appliquée sur la peau, la rubéfie, y fait naître
des empoules, et en détruit l'épiderme; mais ces derniers effets ont lieu assez lentement, et quelquefois
après plusieurs jours d'applications réitérées. Ainsi,
pour provoquer la vésication avec le garou, on prend
un segment de son écorce, d'environ un pouce carré;
on le fait tremper dans l'eau ou dans le vinaigre, jusqu'à ce qu'il soit ramolli; ensuite on l'applique sur la
peau en l'y maintenant au moyen d'une feuille de lierre
ou de plantain et d'une compresse. On renouvelle les

pansemens, que l'on fait avec de nouvelles écorces, matin et soir, et seulement toutes les vingt-quatre ou quarante-huit heures, quand le mouvement fluxionnaire est établi : ce moyen, aussi simple que commode, suscite quelquefois une inflammation érysipélateuse, et occasionne des démangeaisons insupportables, accidens qui cèdent à l'usage des lotions adoucissantes. On prépare, avec l'écorce des daphnés, l'onguent épispastique, dont on se sert communément pour favoriser la suppuration des vésicatoires. Le meilleur procédé pour sa préparation, est celui de M. LARTIGUE, pharmacien de Bordeaux. On prend cinq livres d'écorces de garou, que l'on contuse et que l'on fait bouillir pendant une heure, dans trois à quatre livres d'eau, pour les ramollir; on les pile de nouveau, et on les fait bouillir doucement pendant dix à douze heures, et en les agitant, dans dix livres d'huile d'olive pure, et jusqu'à la complette volatilisation de l'eau ; on passe ensuite avec expression, et l'on obtient une huile verte d'une odeur vireuse. On mêle à huit livres de cette huile, trois livres de cire blanche, sur un feu doux, et l'on obtient la pommade dite *de garou :* elle a une couleur jaune-verdâtre. Les baies du garou sont violemment émétiques et purgatives. (*V*. l'histoire des émétiques en particulier.) L'usage interne du bois et de l'écorce a été quelquefois prescrit, dans le traitement des maladies scrophuleuses, et de l'induration des glandes.

RENONCULES. — *Ranunculi.* Ces végétaux herbacés sont âcres et caustiques ; leurs feuilles, appliquées sur la peau, y produisent promptement la vésication, avec une impression brûlante, qui dénote une qualité très-vénéneuse. Dans les traités de Toxicologie, on cite un grand nombre d'empoisonnemens occasionnés par les

renoncules, sur l'homme et sur *les* animaux : ces eff
ont été particulièrement produits par la renoncule s
lérate, ou grenouillette d'eau (*r. sceleratus*, **L.**), pla
qui croît communément dans nos marais ; par la reno
cule âcre (*r. acris*, **L**), et par la renoncule tubéreu
(*r. tuberosus*, **L.**). On pourrait utiliser dans quelqu
circonstances, cette propriété des renoncules ; mais leu
action sur la peau produit des plaies ou des espèce
d'ulcères, dont la guérison est très-difficile : cependan
les renoncules ont été employées comme rubéfians ré
vulsifs, dans le traitement des affections goutteuses ,
des céphalées opiniâtres et des fièvres intermittentes ;
on s'est servi de leur suc avec avantage, dans celui des
ulcères atoniques, et pour détruire les callosités et les
verrues.

EUPHORBES. — *Euphorbiæ.* Ces végétaux contiennent un suc propre, blanc, laiteux, gommo-résineux,
âcre et caustique, lequel appliqué sur la peau, y produit la vésication, ou en détruit promptement l'épiderme. Ce caustique est employé vulgairement pour
détruire les verrues, et pour corroder la pulpe nerveuse des dents cariées : cette dernière application est
presqu'aussi dangereuse que celle des acides minéraux.
L'euphorbe s'emploie à l'intérieur comme émétique.
(*V.* l'histoire des espèces émétiques.) On emploie particulièrement comme caustique, le suc de l'euphorbe
réveille matin (*euphorbia helioscopia*, **L.**), celui de
l'euphorbe des marais (*e. palustris*, **L.**), et de l'euphorbe pin (*e. cyparissias*, **L**), plantes qui sont
toutes fort communes.

CHÉLIDOINE. — Éclaire. — Herbe à l'hirondelle.—*Chelidonium majus.* L., fam. nat. des Papavéracées.

Plante herbacée vivace, à racine fibreuse et charnue, d'une couleur jaune ; à tiges annuelles, d'un à deux pieds, rameuses et velues, à feuilles pinnatifides, à lobes arrondis, glauques en-dessous, d'un vert foncé en-dessus ; fleurs en corymbes, à quatre pétales jaunes ; l'odeur de cette plante est désagréable ; sa saveur âcre et corrosive : elle est remplie d'un suc propre d'une couleur orangée. Elle croît dans tous les buissons et au pied des vieux murs.

La chélidoine agit, comme tous les caustiques végétaux, sur l'épiderme et sur la peau. Ce végétal est un excellent topique, dans le traitement des dartres rebelles, des plaies et des ulcères atoniques ; elle en modifie les propriétés vitales, et favorise la cicatrisation des derniers. L'application du suc de chélidoine sur les verrues, les détruit assez constamment : mais dans toutes ces applications sur l'épiderme, il convient de ramollir préalablement cette membrane ou ses végétations, avec une eau alkaline ou l'eau de savon, comme je l'indiquerai en parlant de l'application des acides caustiques sur la peau. La chélidoine a été administrée à l'intérieur dans le traitement de la jaunisse, de l'hydropisie ascite, des scrophules et des maladies vénériennes : mais il faudrait que de nouvelles expériences confirmassent ces propriétés d'un médicament encore très-peu connu dans ses effets, bien qu'il eût été employé par tous les médecins de l'antiquité. Il est inutile sans doute, que je rappelle ici la haute faveur dont a joui long-temps la chélidoine, dans le traitement des maladies des yeux.

On ne sait pas assez combien on a abusé de ce remède
caustique, et combien en abusent encore ceux qui, ne
voyant aucune différence dans les maladies d'un même
organe, y adaptent indifféremment le même remède.

On emploie la chélidoine en decoctum aqueux, dans
la proportion d'une once de racines sur vingt onces
d'eau. On prépare un collyre avec un gros de suc de
cette plante, délayé dans trois onces d'eau de rose ou de
mélilot : ce médicament est utile dans les ophthalmies
chroniques et scrophuleuses.

CLÉMATITE. — Vigne blanche. — Herbe aux gueux. —
Clematis vitalba. L., fam. nat. des Renonculacées.

Plante ligneuse, grimpante, volubile; à feuilles
ailées; à pétioles volubiles, s'accrochant aux corps voisins; à folioles cordiformes, marquées de trois nervures :
fleurs paniculées, blanchâtres, grandes, terminées par
une arête soyeuse et tordue, qui donne à ces panicules
la forme d'un plumet. Saveur de toute la plante âcre et
brûlante. La clématite croît partout, dans les haies. On
connait environ trente espèces de ce genre, qui sont la
plupart âcres et caustiques.

Les feuilles de clématite, appliquées sur la peau, l'irritent, la rubéfient, et y font naître des vessies. On se
sert dans quelques provinces de ce moyen vésicant, et
les expériences de plusieurs médecins observateurs con-
firment l'utilité de ce remède, peut-être moins nuisible
que tous les autres vésicans végétaux. Des malheureux,
pour exciter la commisération, se font quelquefois des
plaies sur diverses parties du corps, en y appliquant des
feuilles de clématite; c'est pourquoi on l'appelle *herbe*

gueux. On emploie dans le midi de la France des
ctions pour guérir la gale, faites avec le suc de clé-
matite, mêlé à l'huile d'olives. Cette plante a été admi-
nistrée à l'intérieur, dans le traitement de l'atonie et
des engorgemens glandulaires, dans l'hydropisie ascite,
mais à doses très-faibles, en poudre ou en extrait.

TOXICODENDRON. — *Rhus toxicodendron*. L. — *Rhus
radicans*. L., fam. nat. des Térébintes.

Cette espèce de sumac, est un arbrisseau grimpant,
à feuilles ternées, à folioles pétiolées, ovales, très-
entières ou anguleuses, et d'un beau vert. Il croît dans
l'Amérique méridionale, et est cultivé dans nos bosquets,
à cause de la beauté de son feuillage. Toutes les parties de
ce végétal et particulièrement les racines, contiennent
un suc propre, d'une odeur et d'une saveur désagréables.
Ce suc appliqué sur la peau, y fait naître très-promptement des pustules et la fait gonfler considérablement :
les miasmes que cette plante exhale produisent le même
effet. M. VAN-MONS, pharmacien de Bruxelles, qui
s'est particulièrement occupé de l'analyse chimique de
ce végétal, croit avoir reconnu que ses effets nuisibles,
sont produits par une substance gazeuse (gaz hydrogène carboné). Les feuilles du *rhus toxicodendron*
peuvent être employées comme rubéfiantes et vésicantes, dans le traitement des dartres rebelles : il faut
alors les réduire en pulpe, et les mêler avec de l'huile
d'olives*. Le rhus toxicodendron a été préconisé comme

* Voici la recette d'un très-bon épispastique, publiée par M.
PELLETIER, pharmacien, dans le journal de pharmacie. Juillet 1818.
Graisse de porc, une livre.

un médicament salutaire, administré à l'intérieur, [...]
le traitement des mêmes affections et de la paraly[...]
on l'administre ainsi en extrait, à la dose de dix gr[...]
à un et plusieurs gros, en vingt-quatre heures On l'[...]
ministre aussi en poudre. On en prépare aussi un [...]
fusum, en mettant macérer à chaud, pendant quin[...]
jours, dans l'huile d'olives, les feuilles de toxicode[...]
dron avec les fleurs de narcisse des prés et la raci[...]
de jusquiamme. Du Caractère et de la Cure de[...]
dartres par l'usage du *rhus radicans*, par M. Duvres[...]
noy. Paris, 1798.

VÉSICATOIRES.

On donne le nom de vésicatoires, à des substances ou
à des topiques, qui ont la propriété de produire des ves-
sicules (*vesicæ*), ou des phlictènes sur la peau, avec laquelle on les met en contact. Un grand nombre de substances produisent ce phénomène, mais les médecins
donnent particulièrement ce nom au topique vésicant
préparé avec les cantharides.

Les cantharides ou mouches cantharides (*Cantharis
vesicatoria*, Geoffroy; *Litta vesicatoria*, Fabricius; *Me-
loe vesicatorius*, L.), sont des insectes coléoptères, remarquables par leurs belles couleurs vert-doré métallique *,

---

Cire, six onces.
Huile d'olives, deux onces.
Feuilles de sabine récente, quatre onces.
Feuilles de *rhus radicans*, quatre gros.

* On a remarqué qu'un grand nombre de scarabées de couleur
métallique et à élitres mous, ont une propriété vésicante très-prononcée. On peut se servir des espèces de plusieurs genres analogues:
tels que les buprestes, les richards, les carabes, les cicindelles, les

par la longueur de leurs élytres, la forme cylindrique
de leur corps ; enfin par leur odeur pénétrante et désagréable. Ces insectes vivent en grandes familles sur les
frênes, les lilas, les saules, les chèvre-feuilles, et n'habitent que les climats chauds ou tempérés. On récolte
les cantharides aux mois de juin et juillet, on les fait
périr à la vapeur du vinaigre, et on les conserve dans
un endroit bien sec.

Le principe vésicant de la cantharide est, suivant
M. Robiquet, à qui nous devons la meilleure analyse
de cet insecte, une substance blanche particulière, cristalline, insoluble dans l'eau, soluble dans l'alkool
bouillant, dans l'éther et dans l'huile. Le même chimiste a découvert dans cet insecte, des phosphates de
chaux et de magnésie, de l'acide acétique et de l'acide
urique.

L'impression de la cantharide sur l'économie est fortement stimulante : cette substance appliquée sur les
tissus, les rubéfie, y fait naître des empoules, et les en-
tame à la manière des substances corrosives. On remarque l'action spéciale des cantharides sur l'appareil urinaire et génital, comme une des plus évidentes et des
plus uniformes. A quelque distance de ces organes que
l'on applique un emplâtre vésicant de cantharides, ceux-
là en sont toujours plus ou moins affectés, et les moyens

---

scorites, les moloës, les cérocomes, les mylabres, etc., etc. Dans
plusieurs contrées, le proscarabée (*meloë maïalis*) remplace les
cantharides ; c'est encore un vésicant très-usité des médecins vété-
rinaires. C'est au genre *mylabris* qu'appartient la cantharide des
anciens, le mylabre de la chicorée, (*m. chicorii*) dont Pline
nous a laissé la description, et qui est encore employé de nos jours
chez les Chinois et les Napolitains.

que l'on a proposés pour prévenir cette espèce de médication, m'ont toujours paru insuffisans. Cette propriété
stimulante est tellement adaptée à ces organes, que des
personnes ont été affectées de strangurie et de priapisme, après avoir respiré quelques instans l'odeur des
cantharides, pendant les chaleurs de l'été, et pour s'être
endormi sous des arbres qui en étaient chargés. A grande
dose, les cantharides produisent tous les accidens des poisons corrosifs. Doit-on s'étonner d'après ces faits de l'hési-
tation des praticiens, pour administrer les cantharides à
l'intérieur ? cependant administrées ainsi, elles sont dans
quelques circonstances d'une utilité incontestable. **Leur**
impression stimulante sur les organes urinaires et génitaux, les rend très-recommandables dans l'atonie et la paralysie de ces organes. Des praticiens dont l'autorité est **du**
plus grand poids, en ont vanté l'efficacité. Malheureusement on a trop abusé de ce médicament, et cet excitant de
l'irritabilité vénérienne est devenu un agent meurtrier
entre des mains mal-habiles (*Voy*. les aphrodisiaques).
Les cantharides ont encore été données avec succès à
l'intérieur, dans la blénorrhagie chronique, la leucorrhée, la dysurie, la pyurie, l'incontinence d'urine et
dans le traitement d'autres maladies des voies urinaires.
On a également administré avec beaucoup de succès
les cantharides à l'intérieur, dans quelques maladies atoniques du système lymphatique, particulièrement dans
l'anasarque et l'hydropisie ascite.

L'usage des épispastiques vésicans et particulièrement des cantharrides, est après celui des purgatifs,
ce que l'on prescrit le plus souvent; j'ose dire ce qu'il
y a de plus vulgaire. Les effets produits par les vésicans varient, suivant la constitution du malade, sa force,
son irritabilité, et suivant la composition du topique.

vésicatoires cantharidés, agissent ordinairement [dè]s la première heure de leur application, et pro[dui]sent la vésication après la septième ou la huitième [he]ure : la médecine connaît des moyens plus prompts, [don]t je parlerai à la fin de ce chapitre.

Les vésicatoires que l'on n'applique sur la peau que le [te]mps nécessaire (six à quinze heures), pour produire [u]ne rubéfaction intense ou une vésication légère, por[te]nt le nom de *vésicatoires volans* ou *ambulans*. Ceux [qu]e l'on applique, dans l'intention d'obtenir une forte vésication, et d'en maintenir la suppuration, portent le nom de *vésicatoires exutoires* ou *permanens*.

Les vésicatoires agissent immédiatement sur la peau, [e]t y font naître tous les phénomènes que j'ai mention-nés, en parlant de la médication générale des vésicans. Ils agissent médiatement sur l'ensemble de l'économie, et y produisent une excitation bien manifeste. J'ai déjà signalé quelques accidens produits par l'usage interne des cantharides : ils se manifestent encore, quand on applique ces vésicans sur la peau ; ils produisent une excitation générale, la chaleur, la tension du pouls, la fièvre, l'oppression et la difficulté de l'expectoration, la sueur, et une soif ardente que BAGLIVI a signalée sous le nom de *soif des vésicatoires*. Ces accidens sont moins fréquens quand on emploie les vésicatoires an-glais, ou le taffetas-vésicatoire de BAJET : ils n'ont ja-mais lieu quand on emploie les vésicans qui n'ont qu'une action locale, tels que l'alkali volatil, l'acide acétique très-concentré, l'eau bouillante. L'action des vésicans cantharridés n'a plus lieu, dès l'instant que l'é-piderme est soulevé, car ils cessent alors d'être en con-tact avec la peau.

Les vésicatoires sont avantageux aux individus d'
complexion molle et lymphatique, dans les affec
atoniques, chroniques, catarrhales, etc. Ils nui
constamment aux individus d'une complexion maig
nerveuse, irritable, affectés de phlegmasies, ou su
aux convulsions.

On emploie les vésicatoires 1° pour produire l'e
citation locale; 2° pour produire une suppuration l
cale ou un exutoire; 3° pour produire une excitatio
générale; 4° pour dériver une irritation ou une dou
leur locale; 5° pour prévenir les congestions, le
métastases, etc.

Les vésicatoires volans, produisent une irritatio
plus légère et plus passagère que les vésicatoires per
manens : on les emploie, quand il est nécessaire de pro
duire la vésication successivement ou en même-temps
sur plusieurs points, ou quand on craint qu'ils ne pas
sent à l'état gangreneux.

Les vésicatoires permanens, quand ils sont une fois
établis, n'agissent plus que localement; alors ils diminuent les forces au lieu de les ranimer. On les emploie,
1° pour établir un exutoire; 2° pour détourner ou affaiblir une irritation avec suppuration, portée sur quelque
organe; 3° pour rappeler sur un point de l'économie
une suppuration supprimée.

On applique les vésicatoires sur les endroits qui sympathisent le plus avec les parties affectées, ou sur le siége
primitif des maladies répercutées; on place les exutoires aux endroits où ils gênent le moins les malades,
quand on est libre de choisir. On fait suppurer les vésicatoires exutoires, quelquefois les vésicatoires dérivans,
jamais les vésicatoires employés comme excitans.

On applique particulièrement les vésicatoires, dans

traitement des fièvres muqueuses, dans celui des fièvres putrides et adynamiques. Il ne faut jamais, dans le
traitement de ces fièvres, recourir trop promptement à
l'emploi de ce moyen ; leur invasion est presque toujours accompagnée de plus ou moins d'irritation, et
quelquefois d'un état bien décidément inflammatoire,
dans les jeunes sujets, ce qui nécessite l'emploi de la
saignée et des boissons délayantes. Les vésicatoires
sont constamment nuisibles, quand l'adynamie est portée à un très-haut degré, que la prostration des forces
est extrême, car ne donnant plus lieu à aucune réaction, l'excitation qu'ils produisent est en pure perte
pour le malade, et contribue à son épuisement. On
emploie avec un égal succès les vésicatoires, dans les
fièvres ataxiques et les fièvres intermittentes et pernicieuses : ces moyens puissans sont quelquefois très-
avantageusement appliqués sur la tête. Les vésicatoires
favorisnet aussi l'éruption critique ou métastatique des
parotides, si fréquentes dans les fièvres putrides et
ataxiques.

Les vésicatoires ne sont jamais mieux indiqués, que
pour rappeler la direction naturelle des forces vitales
sur le système dermoïde : ils conviennent aussi très-
bien dans les maladies éruptives, qui marchent lentement, ou dans les éruptions qui menacent de délitescence, la variole, la rougeole, l'érysipèle, les dartres, etc.
Les vésicatoires appliqués ainsi, sont très-recommandables, pour détourner une phlegmasie qui menace
un organe important : ainsi on les applique aux tempes,
à la nuque, dans l'ophtalmie, l'otite, et les phlegmasies de la face ; au cou, dans l'angine et le croup ;
sur l'abdomen et le sacrum, dans les diarrhées opiniàtres et la dyssenterie chronique ; au périnée et aux cuis-

ses, dans les catarrhes vésicaux, vaginal et uréth
aux cuisses, aux jambes, aux bras et sur toute l'éte
du thorax, dans la toux opiniâtre, les catarrhes p
monaires, les pleurésies, les péripneumonies. Dans
phlegmasies bilieuses du poumon, ils ne convienn
qu'après l'emploi des vomitifs : dans les affections i
flammatoires, ils ne conviennent qu'après la saign
L'usage des vésicatoires doit être prolongé indéfin
ment dans les phlegmasies chroniques, et souvent bi
au-delà de la cessation des symptômes apparens et de l
douleur (BROUSSAIS). On emploie encore les vésica
toires, dans le traitement des rhumatismes chroniques
dans celui des hémorrhagies, et particulièrement d
l'hémoptysie passive. Ces moyens thérapeutiques con
viennent dans les névroses, tantôt pour dériver une
douleur nerveuse intense et opiniâtre, tantôt pour
réveiller la nature opprimée, dans les affections comateuses, ou pour ranimer la sensibilité éteinte dans le
organes génitaux. Dans les maladies organiques, les
vésicatoires, soit ambulans, soit permanens, ont été
souvent employés pour tenir lieu de la cautérisation
ignée, que je regarde comme infiniment plus utile, plus
sûre et plus expéditive.

Les vésicatoires sont très-utilement recommandés
dans les commotions du cerveau et de la moëlle épi-
nière. J'ai vu dans ces circonstances, couvrir la tête
d'un large vésicatoire, dont on entretenait long-temps
la suppuration. On applique ces mêmes topiques le long
de la colonne vertébrale, ou bien on y pratique des frictions avec la teinture de cantharides ou l'alkali volatil.

Il est aussi très-utile d'appliquer les vésicatoires sur
les plaies envenimées, après les avoir préalablement
cautérisées ; ils y excitent une abondante suppuration,

laquelle l'escarre est entraînée avec le principe vénéneux : il faut entretenir long-temps cette suppuration.

On administre les cantharides à l'intérieur, en poudre, incorporée dans une confection mucilagineuse, dans une émulsion, et en pilules. La dose de cette poudre ne doit pas être de plus de quatre à cinq grains en vingt-quatre heures. L'alkool de cantharides s'administre par gouttes ; l'alkool affaiblit l'action et l'âcreté de ce médicament, et cette préparation doit, dans beaucoup de circonstances, être préférée.

On applique les cantharides à l'extérieur, sous forme d'emplâtre, soit en se servant d'un mélange de poix blanche, de thérébentine et de cire, ou simplement de pâte fermentée ou de levain, que l'on étend sur un morceau de peau ou de toile, et que l'on soupoudre de cantharides ; soit en mélangeant la poudre de cantharides à une substance emplastique, simple ou composée, comme dans les vésicatoires anglais (*Codex*, 265). Avant d'appliquer les vésicatoires, on rase la peau, on l'anime, en la frottant avec de la flanelle sèche, ou avec du vinaigre ; on maintient le topique, au moyen de compresses et de bandes roulées ; quand il a produit son effet, on l'enlève avec précaution, on enlève ensuite l'épiderme et la couche albumineuse, pour laisser le derme à découvert* ; cette opération est douloureuse ; il faut y apporter bien des ménagemens. Cependant la manière la moins pénible au malade est de pincer l'épiderme et de le soulever, en l'arrachant jusqu'au bord de la plaie , que l'on pense ensuite

---

* Dans les vésicatoires ambulans, il est inutile d'enlever l'épiderme.

avec du beurre bien frais, étendu sur une fe
de poirée (*Beta cycla. Atriplex hortensis*), ou
un quarré de linge fin. L'irritation de l'empl
vésicant suffit pour entretenir la suppuration de
trois jours; il faut alors, quand le vésicatoire
rester à demeure, panser avec une pommade
irritante, telle que celle de garou, ou toute a
pommade épispastique, que l'on mélange d'abord a
partie égale de beurre ou de cérat, et qu'ensuite
emploie seule. Quand la suppuration du vésicato
languit, il faut la ranimer, en soupoudrant légèrem
l'emplâtre, qui sert aux pansemens journaliers, avec
la poudre de cantharides : quand il se manifeste u
trop vive irritation, on panse avec le cérat simpl
et avec le cérat soufré, si l'inflammation est dartreus
on fait des lotions avec l'eau de sureau, quand l'i
flammation est érysipélateuse, etc. Il ne faut jam
nettoyer avec de l'eau tiède, les plaies des vésicatoire
elles se sécheraient alors trop promptement. On absorb
le pus avec un morceau de linge, tendu et appliqué dou
cement à la surface suppurante. On panse avec le cérat
les vésicatoires que l'on veut supprimer : quand il
y a long-temps qu'ils sont établis, il est prudent,
pour prévenir les accidens, qui quelquefois en son
la suite, de faire prendre aux malades des tisanes
laxatives, et de surveiller attentivement leur santé.
Quand les vésicatoires sont trop douloureux ou trop
gênans sur une partie du corps, on les transporte ailleurs. L'étendue des emplâtres vésicans doit être en raison
du genre des maladies et des surfaces; l'étendue la
plus ordinaire est de deux à trois pouces de diamètre.
Depuis quelques années, les pharmaciens ont beaucoup varié la composition des vésicatoires. De toutes

... compositions ; les plus remarquables sont celles
... taffetas vésicatoire de BAJET, et des vésicatoires
... *Anglais*. Le taffetas vésicatoire de BAJET se pré-
... en étendant sur du taffetas collé, plusieurs couches
... extrait alkoolique de cantharides, préparé avec l'al-
... affaibli, de dix-huit à vingt degrés : cette prépara-
... tion a l'avantage de faire naître une vésication sûre, ré-
... gulière, et de ne point se fondre sur la peau, ni par con-
... séquent la sillonner ; mais, son action étant locale, elle
... ne peut pas remplir toutes les indications du vésicatoire
... ordinaire. Les vésicatoires anglais, tels que les compose
M. LECOMTE, pharmacien, à Paris, rue Neuve-des-
Petits-Champs, ont beaucoup d'avantages sur toutes les
compositions de ce genre, dont j'ai étudié l'action : l'action de ces vésicatoires est constante, elle a lieu complettement en douze ou quinze heures ; la vésication
est bien égale, sans sillons ; l'emplâtre se détache facilement de l'épiderme ; appliqué ailleurs, il produit encore la vésication, et quelquefois trois fois de suite ;
enfin, l'action stimulante de cette composition vésicante, s'étend au loin, comme celle des cantharides,
qui en sont probablement la partie essentielle : il est
bien à souhaiter qu'elle soit généralement adoptée
par les pharmacopées françaises. Il y a encore plusieurs
autres compositions vésicantes usitées ; quelques-unes
ont pour base les cantharides, telles que le vésicatoire
perpétuel de JANIN, l'emplâtre vésicatoire de VILLER-
MAY ; d'autres n'en contiennent pas, telles que le vésicatoire de WAUTERS, composé d'oliban, de poivre,
de sel marin et de savon ; le vésicatoire de BONVOISIN,
qui n'est que de l'acide acétique concentré, étendu
sur du taffetas d'Angleterre ; le vésicatoire ammoniacal,
composé de savon de chaux, délayé dans l'alkali vo-

2.   28

latil *. La préparation vésicante la plus active, est
teinture éthérée de cantharides, que l'on prépare,
faisant macérer, quarante-huit heures, quatre onces
cantharides en poudre, dans une livre d'éther sulfuriq
à cinquante degrés. Un linge trempé dans cet infusum
appliqué sur la peau, fait naître une cloche, en dix o
vingt minutes ; ce moyen est précieux, quand il e
urgent de produire une vésication instantanée. L'éth
acétique cantharidé (Formulaire magistral, p. 103)
est un médicament dont les vertus sont à-peu-prè
analogues.

---

* Voyez le Formulaire magistral par M. le chevalier CADET D
GASSICOURT.

CAUTÉRISANS *.

LES cautérisans sont des médicamens violens, qui désorganisent ou détruisent la texture des organes, avec lesquels on les met en contact, les privent de la vie et les convertissent en escarre.

On appelle cautérisans ou cautères *actuels*, ceux dont la propriété ou l'agent actif, sont sensibles et évidens, comme le feu, dans le fer rougi ; et cautérisans ou cautères *potentiels*, ceux dont la propriété reste latente, tant qu'ils ne rencontrent pas de corps qui la mettent en jeu, et avec lesquels ils se combinent : cette distinction sent un peu la subtilité scholastique.

L'escarre varie en étendue, en épaisseur, en densité, en couleur ; elle se forme avec plus ou moins de rapidité, tombe plus ou moins facilement, selon les moyens qu'on a employés, et la susceptibilité individuelle. Le fer incandescent et l'alun calciné, forment une escarre mince, superficielle et rougeâtre ; la potasse caustique, une escarre grise et épaisse ; l'eau bouillante, une escarre blanche-jaunâtre ; les acides,

---

* Syn. caustiques, *caustica*, de καίω je brûle. — Escarotiques, *escarotica* d'εσχαρα escarre.—Cathérétiques, *catheretica*, de καθαίρω, je consume, je détruis.

une escarre jaune ; le moxa, une escarre brune ou noire. Leur épaisseur est proportionnée à l'activité du médicament et au temps de son application ; l'application momentanée ne produit qu'une escarre superficielle.

On applique les cautérisans sur la peau, sur le tissu cellulaire, sur les membranes muqueuses de l'œil, du nez, de la bouche, de l'urèthre, sur les os, sur les muscles, sur les vaisseaux sanguins, sur les nerfs.

On détermine les escarres, au moyen des médicamens cautérisans ; elles peuvent être l'effet d'un virus, d'une inflammation, d'une contusion, de la mortification, de la gangrène ; mais je ne ferai mention que des escarres produites par les médicamens escarotiques.

L'escarre présente tous les phénomènes de l'inflammation ; on peut très-bien la comparer au phlegmon ; elle s'entourre comme lui d'un cercle inflammatoire et de tuméfaction ; elle suppure comme lui. L'escarre se détache en commençant vers ses bords ; la peau se détache avant le tissu cellulaire, qui est toujours très-adhérent ; cette chute de l'escarre est un ouvrage de la nature, et qu'elle seule effectue sans être aidée ; l'incision est le seul moyen de favoriser cette chute : les cataplasmes, et simplement un morceau de sparadrap, favorisent beaucoup cette séparation. On ne fait usage des cautérisans qu'à l'extérieur ; on les emploie pour obtenir des effets locaux ou des effets généraux.

Il faut avoir égard, dans l'application des caustiques, aux qualités physiques et chimiques des substances que l'on emploie, à leur énergie, à leur dose, au temps de leur application, et à la nature des tissus et des organes sur lesquels on les fait agir. Comme la plupart des caustiques agissent sur l'économie avec toute la violence des poisons, on ne saurait apporter trop d'atten-

tion en les administrant, à prévenir les accidens funestes occasionnés par l'absorption de leurs molécules,
en calculant rigoureusement les doses et la durée de
leur application. Il est encore de la plus grande importance, quand on veut cautériser une partie d'organe, carcinomateuse et ulcérée, d'employer assez de
substance caustique à la fois, pour détruire cette partie
viciée, jusqu'à sa base ou sa racine, et de la faire pénétrer jusqu'aux parties saines, sans léser celles-ci. Le
médecin doit dans cette circonstance, comme dans tant
d'autres, suppléer par l'habitude à ce qui manque à la
théorie et au précepte. Ces moyens agissent sur les
organes, immédiatement ou par sympathie. On les emploie, dans l'intention d'enlever des portions d'organes
malades ou superflues, des sarcomes, des tumeurs
fongueuses, des cancers, des polypes, des exostoses, la
peau qui recouvre un liquide purulent, afin de donner
issue à celui-ci; pour détruire les brides du canal de l'urèthre, qui empêchent le passage de l'urine. On fait encore
usage des cautérisans, pour produire un effet contigu
ou sympathique, pour augmenter la vitalité et l'énergie
des parties ou des organes tombés dans l'inaction, et
pour diminuer, changer, anéantir une douleur superficielle ou profonde; pour changer le mode d'irritation
des plaies ou des ulcères, dont la cicatrisation est tardive, et pour en augmenter la vitalité; pour cautériser
les plaies envenimées; enfin, pour ouvrir des tumeurs
indolentes et des abcès par congestion : dans cette dernière circonstance l'action des caustiques provoque un
travail inflammatoire très-favorable.

Les médicamens cautérisans sont sous forme solide
ou liquide, pulvérulente ou en masse; leurs parties actives bornent ordinairement leur médication à la sur-

face sur laquelle on les applique ; quelquefois elles sont
absorbées, et donnent lieu à divers phénomènes ou accidens préjudiciables ; elles ont besoin de plus ou moins de
concentration ou de chaleur, et de rester appliquées plus
ou moins de temps : cette durée est subordonnée a l'activité du médicament, aux circonstances individuelles,
et à la nature du tissu. Le beurre d'antimoine escar-
rifie instantanément une surface muqueuse ; il lui
faut douze heures environ pour escarrifier le derme.
(SCHWILGUÉ.)

On applique les acides avec un pinceau ou une pointe
de verre, ou au moyen d'une boulette de coton, imprégnée de la substance caustique ; on donne aux substances
cautérisantes la forme pilulaire, en les pétrissant avec de
la mie de pain frais, que l'on humecte avec de l'eau gom-
mée ; on leur donne alors la forme de grains d'avoine,
de cônes, de sphères, de cylindres, et la forme platte ou
de trochisques. On applique les caustiques déliquescens, comme la potasse caustique, à l'aide d'un sparadrap troué ; on les maintient avec un autre sparadrap entier ; on préserve les parties voisines du contact
de ces corps, à l'aide de petites compresses mouillées,
ou en lavant les parties avec du lait ou une eau mucilagineuse. On introduit les caustiques dans l'urèthre,
à l'aide d'une sonde, dont l'extrémité est concave.
Enfin on applique le feu ou le calorique, au moyen
de corps liquides, élevés à une haute température, tels
que l'eau, l'huile, les résines ; ou au moyen de corps
en iguition, tels que le charbon enflammé, le moxa ;
au moyen des rayons solaires convergens ; au moyen
des corps métalliques incandescens, tels que le cuivre,
le fer, l'acier, etc.

CAUTÉRISANS.

Acides
- Nitrique à 30ª
- Sulfurique à 66ª
- Muriatique à 30ª
- Muriatique oxigéné.
- Arsénieux.

Alcalis caustiques ou cautères potentiels.
- Potasse caustique.
- Soude caustique.
- Ammoniaque liquide. (V. les vésicans.)
- Chaux vive.

Sels ou oxydes métalliques et alkalins.
- Nitrate d'argent fondu.
- Muriate d'antimoine.
- ———— de mercure suroxydé.
- Eau phagédenique.
- Nitrate de mercure.
- Oxyde rouge de mercure.
- Sulfate de cuivre.
- Carbonate de cuivre.
- Sulfate de fer.
- Sulfate d'alumine ou alun calciné.

Le fer et autres corps incandescens.
- Le cautère igné ou actuel.
- ———— cylindrique ou en roseau.
- ———— olivaire.
- ———— conique.
- ———— cultellaire.
- ———— en plaque.
- ———— en couronne.
- Charbon incandescent.
- Moxa.
- Rayons solaires convergens.

Solutions de continuité pratiquées avec l'instrument tranchant.
- Scarrifications.
- Cautères.
- Sétons.

Acides. On emploie les acides minéraux, pour chang[er]
le mode d'irritation des tissus ; on les emploie en out[re]
pour escarrifier les plaies, les ulcères, les pustules ma[-]
lignes, ou pour escarrifier les parties saines ; pour dé[-]
truire les végétations vénériennes, les verrues et le[s]
excroissances d'une autre nature. On applique ces acides,
au moyen d'un tube de verre effilé ; on ramollit le[s]
parties que l'on veut escarrifier, par l'application des ca[-]
taplasmes émolliens ; on ramollit les verrues et autre[s]
végétations épidermoïques, en les faisant tremper quel[-]
ques temps dans une eau légèrement alkaline, ou dan[s]
l'eau de savon ; on préserve les parties saines du contact
des acides, en étendant à leur surface, une couche de
cire, de suif ou de vernis des graveurs. Les acides ni[-]
trique et muriatique sont préférables à tous les autres
acides minéraux. L'acide sulfurique dessèche et racor-
nit les tissus ; l'acide arsénique, le plus dangereux de
tous, ne doit être employé que dans les circonstances
les plus graves.

Acide arsénieux.—Oxyde d'arsénic.—Arsénic blanc.
On emploie cet oxyde, comme caustique, en poudre, ou
sous forme molle : on lui donne cette dernière forme,
en le pétrissant avec de la mie de pain fraîche et de
l'eau ; on mêle la poudre à neuf fois son poids de sucre,
d'amidon ou de gomme arabique. L'arsénic blanc forme
la base de la *poudre caustique du frère* Côme, composée d'oxyde d'arsénic, de cinabre, de sang-dragon
et de cendre de vieilles savattes ou de peau tannée.
M. le professeur Dubois prépare une poudre analogue,
avec seize parties de cinabre, huit parties de sang-dragon, et une partie d'oxyde d'arsénic ; cette préparation
qui ressemble à celle de la poudre de Rousselot,
aux proportions près, lui réussit très-bien. On réduit ces

substances en poudre ; on fait avec cette poudre et de la salive, une pâte, que l'on applique sur les parties affectées, et que l'on y maintien, avec un peu de charpie ou de toile d'araignée. On employe particulièrement ce caustique, dans le traitement des ulcères cancéreux ; quand les bords de ceux-ci sont endurcis ou calleux, on les ébarbe avec l'instrument tranchant, avant d'y appliquer la pâte arsénicale. Quand on a fait l'amputation d'un organe cancéreux, on applique la pâte arsénicale sur la partie de la plaie frappée de ce vice, et dont on a pu faire entièrement l'ablation, au moyen de l'instrument tranchant. Cette pâte tombe spontanément, après six à huit jours d'application : on en fait une seconde, une troisième application, si l'aspect de l'ulcère les fait juger utiles. L'application de la pâte arsénicale est douloureuse, et quelquefois suivie de syncopes, de convulsions, de fièvre lente, et d'autres symptômes formidables, quand on n'a pas pris tous les ménagemens nécessaires dans son application, et que l'absorption a entraîné les molécules arsénicales dans la circulation. La poudre arsénicale de JUSTAMOND est composée d'oxyde d'arsénic, de sulfure d'antimoine et d'opium (Formulaire magistral, p. 225). La poudre arsénicale de PLUNCQUET se compose d'arsénic blanc, de fleurs de soufre, de renoncule (R. *flammula*, L.) et de maroute (*anthemis cotula*, L.), (*id.*, page 226). On voit que l'on a beaucoup varié la composition de ces poudres escarrotiques ; mais celle du frère CÔME, rectifiée par M. le professeur DUBOIS, doit obtenir la préférence sur toutes les autres.

L'arsénic entre aussi dans la plupart des poudres ou pâtes épilatoires, dont se servent les femmes turques, sous le nom de *Rusma*. Un de ces médicamens épila-

toires se compose, avec un mélange d'une once de sulfure d'arsenic ou orpiment, de douze onces de chaux
vive, et de dix onces d'amidon. On réduit ces substances
en poudre ; on en fait une pâte très-molle avec de l'eau
ou du blanc d'œuf; on l'applique sur les parties de la
peau, que l'on veut dégarnir de poils ; quand elle est
sèche, on l'enlève avec de l'eau tiède. Un autre épila-
toire se compose, d'un mélange de quatre onces de miel
blanc, de trois onces d'acide acétique concentré, et de
deux onces de vert de gris ; on fait bouillir dans un
vase de cuivre jusqu'à la fin de l'effervescence, et jusqu'à
ce que le mélange prenne une couleur rouge.

POTASSE CAUSTIQUE. — Potasse fondue. — Pierre à
cautère. — Hydrate de deutoxyde de Potassium.

On prépare ce caustique, en faisant bouillir un quart
d'heure, dans seize livres d'eau, une livre de carbonate
de potasse, et trois livres de chaux vive; on filtre et l'on
évapore lentement jusqu'à siccité ; on fond ce résidu
dans un creuset, et l'on coule sur une table de marbre
huilée, ou dans une lingotière. Cette substance est
d'une couleur grise, et a la dureté de la pierre; elle a
une saveur caustique et brûlante : on la conserve dans
des flacons bien fermés. On l'applique sur les parties
que l'on veut escarrifier, à l'aide d'un morceau de
sparadrap troué. Elle agit promptement, en occasionnant
une douleur semblable à celle d'un bouton de feu appliqué sur la peau : cette douleur dure de vingt à quarante
minutes, selon la grosseur de la pierre et sa promptitude
à agir. Cette action caustique cesse dès que l'escarre est
formée ; mais cette action irradie au loin, et du centre
de son application, elle réveille la contraction de tous les

organes voisins. Cette action de la pierre à cautère, ressemble beaucoup à celle du feu, c'est celle au moins qui en approche le plus. Il est par conséquent très-prudent de ne jamais recourir à ce caustique, dans le traitement des affections aiguës, des phlegmons et des abcès inflammatoires, etc., et très-convenable d'y recourir dans le traitement des mêmes affections, chroniques, atoniques et indolentes, dans celui des plaies et des excroissances fongueuses, etc. La pierre à cautère est fréquemment employée pour ouvrir les abcès et les bubons; pour pratiquer les cautères ou fonticules. On peut employer ce caustique à l'état liquide, en le laissant se liquéfier à l'air, ou en le laissant fondre dans l'eau distillée. On en imbibe une boulette de charpie, que l'on applique ensuite sur la peau : il est plus facile de modérer l'action de ce caustique, appliqué ainsi. On emploie les alkalis caustiques comme excitans, en appliquant sur les tumeurs indolentes, des compresses trempées dans leur solutum aqueux. On emploie de pareilles applications, dans le traitement des plaies envenimées et de quelques maladies de peau opiniâtres : ces applications sont aussi utiles dans le traitement des engorgemens laiteux. Un grain de potasse dissous dans une once d'eau distillée, forme un collyre propre à détruire les taies et les petits ulcères de la cornée. Dans quelques cas de gonorrhée, on injecte dans l'urèthre ou le vagin, un solutum très-léger de cette substance minérale.

La soude caustique a la même propriété que la potasse caustique.

Les acides et les caustiques alkalins, manifestent leur action corrosive sur les parties vivantes et sur les parties mortes ; cependant ils ont bien évidemment une action moins étendue sur celles-ci. Cette action ne paraît être qu'une forte tendance à la combinaison de quelques-uns de leurs élémens avec les tissus animaux. Les acides et les oxydes, leur cèdent leur oxygène, le fer incandescent son calorique. Les alkalis absorbent avec la plus grande avidité le carbone dont ils sont privés, en se combinant avec les tissus qu'ils transforment, comme le chimiste MACQUER l'a remarqué le premier, en un véritable savon. Les caustiques se neutralisent dans cette combinaison, et perdent bientôt leur puissance. La nature réagit contre ce violent stimulant; les parties cautérisées s'enflamment, se gonflent, suppurent, et présentent, après la chute de l'escarre, tous les phénomènes qui accompagnent la cicatrisation des plaies simples.

CHAUX VIVE. La chaux est escarrotique; elle forme sur la peau une escarre jaunâtre, quelques heures après son application : on l'emploie en morceaux, taillés en rondelles plates; et en poudre, que l'on réduit en consistance de pâte, avec de l'eau ou du savon.

NITRATE D'ARGENT. — Nitrate d'argent fondu.—Pierre infernale.

Sel incolore, cristallisé en lames minces, larges, de formes variées, inaltérables à l'air, solubles à-peu-près dans leurs poids d'eau ; d'une saveur amère, âcre, caustique; produisant sur la peau des taches violettes. Ce sel s'emploie à l'intérieur, comme antispasmodique. (*Voyez* ce genre de médicament.) On l'obtient en faisant dissoudre de l'argent pur ou de coupelle, dans un léger excès d'acide nitrique pur, étendu dans une fois son poids d'eau ; on rapproche la dissolution, et on laisse cristalliser.

On obtient la pierre infernale (nitrate d'argent fondu) en faisant fondre doucement ses cristaux dans un creuset ; quand ils ont la consistance d'une cire liquide, on les coule dans une lingotière ; on obtient ainsi des cylindres d'une couleur gris-noirâtre, présentant dans leur intérieur une cristallisation rayonnée, ils ont une consistance dure, sont peu fragiles et non déliquescens à l'air. La pierre infernale est un des escarrotiques, dont l'action sur l'économie a le plus de promptitude.

On l'emploie pour détruire les chairs fongueuses, les callosités des plaies, qui en empêchent la cicatrisation, les chancres vénériens, les poisons animaux, pour changer le mode de sensibilité des ulcères, entretenus par la présence d'un virus, et pour pratiquer des cautères, etc.

On applique ordinairement la pierre infernale à l'état solide ; on mouille un peu la partie sur laquelle on fait cette application ; mais lorsqu'elle est trop humide, il faut en enlever l'humidité surabondante, avec la charpie ou le papier gris. L'escarre déterminée par la pierre infernale est d'abord blanche, puis noire ; elle est peu douloureuse et occasionne peu d'inflammation. On emploie ce caustique à l'état liquide, en le faisant fondre dans un peu d'eau distillée ; quand on veut prolonger son application, on le maintient avec le sparadrap. On injecte ce caustique dans les fistules ; on l'applique sur la peau, pour détruire les éruptions locales et opiniâtres de cet organe, et pour en enlever les taches. On emploie quelquefois le nitrate d'argent fondu à l'intérieur, comme excitant antispasmodique.

BEURRE D'ANTIMOINE.—Muriate d'antimoine.—Proto-hydrochlorate d'antimoine.

Corps onctueux, blanc grisâtre, demi-transparent,

fusible au-dessous de la chaleur de l'eau bouill[...]
cristallisable en tétraèdres.

On prépare le beurre d'antimoine par plusieur[s pro]cédés ; le plus ancien, et celui qui est encore le [plus] usité, consiste à distiller à un feu doux, dans [une] cornue, un mélange d'une livre d'antimoine en po[udre] et de deux livres de sublimé corrosif. On obtient [par] cette opération, à-peu-près le tiers de beurre d'a[nti]moine ; le résidu contient du mercure coulant et d[e la] poudre d'antimoine.

Le beurre d'antimoine est un des plus violens cau[s]tiques ; appliqué sur les tissus animaux, il agit avec u[ne] extrême promptitude, en occasionnant beaucoup de do[u]leur, sans cependant escarrifier profondément. Son e[s]carre est blanche. On emploie ce caustique pour d[é]truire les chairs fongueuses et les callosités, pour a[r]rêter la carie, pour brûler les morsures d'anima[ux] venimeux ou enragés, pour détruire le staphylom[a,] mais il faut beaucoup d'attention dans l'application [de] ce caustique sur un organe aussi délicat qu'est l'œi[l ;] il faut aussitôt son application, laver celui-là avec d[u] lait tiède.

Muriate de mercure suroxygené (sublimé corrosif). On emploie ce sel comme escarrotique ; appliqué su[r] la peau, il y produit une escarre blanche, en causan[t] beaucoup de douleur et d'inflammation, et quelquefoi[s] des accidens formidables, quand ses molécules son[t] absorbées. On l'emploie en poudre, étendu dans u[n] peu d'amidon et de sucre. On en prépare des trochis[-] ques, avec de la mie de pain et de l'eau distillée ; quelquefois on colore ces trochisques avec un peu de minium (deutoxyde de plomb). Les trochisques son[t] particulièrement destinés à agrandir les ouvertures fis[-]

leuses : on leur donne la forme de grains d'avoine.
En mettant dans une livre d'eau de chaux, trente
grains de sublimé corrosif, on forme l'*eau phagédénique*, liquide, d'un jaune-orangé, d'une saveur àcre,
métallique, caustique, brûlante, acerbe. Ce solutum
mercuriel est très-irritant, mais il détruit très – difficilement les tissus ; c'est un escarrotique faible : on
l'emploie pour animer les ulcères atoniques, et pour en
détruire les fongosités, et quelquefois dans le traitement
de la teigne et de la gale invétérées.

Le nitrate de mercure (deuto - nitrate) et l'oxyde
rouge de mercure (deutoxyde) sont fort peu employés
comme escarrotiques. On forme avec le dernier, mêlé
à quarante parties de cérat, une pommade très—efficace dans les ophthalmies chroniques. La pommade
ophthalmique de DESAULT, se compose, avec un gros
d'oxyde rouge de mercure, un gros d'oxyde rouge de
plomb (oxyde demi - vitreux, deutoxyde), un gros
d'alun calciné, et douze grains de sublimé corrosif ; on
porphyrise ces sels, et on en fait une pommade avec
du cérat.

**SULFATE DE CUIVRE. — Vitriol bleu. — Vitriol de
Chypre. — Deuto-sulfate de cuivre.**

Sel de couleur bleue, en cristaux rhomboïdaux,
d'une saveur âpre, styptique, métallique, cuivreuse ;
soluble dans trois parties d'eau. On prépare ce sel, en
faisant agir directement l'acide sulfurique sur la limaille de cuivre.

Le vitriol bleu est faiblement escarrotique : on l'emploie pour détruire les chairs fongueuses des plaies et
des ulcères, et comme styptique, sous forme d'injection.

dans la gonorrhée; comme collyre, dans les ophtalmies chroniques, en faisant dissoudre deux grains de ce sel dans quatre onces d'eau camphrée. A l'intérieur ce sulfate est un poison violent. A petites doses il agit comme styptique et antispasmodique. (*Voyez* ce genre.)

Le *carbonate de cuivre* ou *vert de gris* (sous-deuto-carbonate), est un sel d'un beau vert-bleuâtre, qui se forme à la surface du cuivre, exposé à l'air humide, ou en contact avec un acide végétal ; et au sein de la terre, en masses nuancées, que l'on connaît sous le nom de *malachite*. Ce sel a une saveur âcre et métallique ; c'est un poison violent. On l'emploie à l'extérieur, comme excitant et escarrotique doux, pour détruire les chairs fongueuses et pour exciter la cicatrisation. Le baume vert de Metz, dont cet oxyde constitue la partie active, est très-bien adapté à cet usage : on l'étend sur un morceau de peau, à l'aide d'une chaleur douce, et on le maintient appliqué sur les plaies et les ulcères. Cet oxyde cuivreux entre aussi dans la composition de l'onguent égyptiac, de l'emplâtre divin et du collyre de Lanfranc.

SULFATE DE FER. — Vitriol vert.

Le sulfate de fer est un escarrotique doux et styptique, qui agit sans irriter, et sans occasionner de douleur ni d'inflammation : on l'emploie pour détruire les chairs fongueuses, et pour changer le mode d'irritation des surfaces suppurantes. L'emploi de ce caustique, favorise beaucoup la cicatrisation des ulcères vénériens. J'en fais usage fréquemment dans cette circonstance. Le solutum de sulfate de fer dans l'eau, convient pour arrêter les hémorrhagies capillaires, et celles des membranes mu-

...euses. On l'emploie aussi en collyre dans les ophthal-
...es chroniques. (*Voyez* l'histoire du sulfate de fer,
...x espèces astringentes minérales.)

ALUN CALCINÉ. — Sulfate d'alumine calciné. — Alun
brûlé.

Substance blanche, en poudre assez légère, inodore, d'une saveur astringente et caustique. Cette poudre est un escarrotique très-doux, qui effleure à peine les surfaces sur lesquelles on l'applique. On emploie l'alun calciné, et toujours sous forme pulvérulente, dans le traitement des plaies et des ulcères à bords fongueux, et dont la cicatrisation languit. On l'emploie aussi de préférence, dans le traitement des ulcères fongueux des gencives. On prépare l'alun calciné, en chauffant de l'alun dans un creuzet, jusqu'à ce qu'il ait perdu toute son eau de cristallisation, et en réduisant en poudre la masse blanche, légère et poreuse qui résulte de cette opération.

CAUTÈRES ACTUELS.

L'application du feu dans le traitement des maladies et particulièrement des plaies, remonte à la plus haute antiquité. Ce moyen appartenait à la médecine des peuples les moins civilisés, qui aujourd'hui encore ont recours à cet agent puissant et salutaire. HIPPOCRATE regardait le feu comme une ressource extrême ; et comme incurables, les maladies qui résistaient à son action, *quæ medicamenta non sanant, ferrum; quæ non ferrum, ignis; quæ non ignis, insanabilia.* Les successeurs d'HIPPOCRATE proclamèrent les avantages de la médication ignée ; les Arabes portèrent au plus haut degré de splendeur l'art du cautérisme, qui tomba ensuite en discrédit, et fut même proscrit par quelques chirurgiens. Ce n'est que vers la fin du dernier siècle, qu'il reprit faveur ; et c'est encore à la chirurgie française qu'il faut en rendre hommage.

La cautérisation par le feu, s'opère avec divers instrumens ; les plus ordinairement employés par les chirurgiens modernes sont le moxa, et les cautères métalliques. La cautérisation opérée par ces moyens, est lente ou instantanée.

La cautérisation lente se pratique au moyen du *moxa*. Les Chinois et les Japonnais ont donné ce nom, à une opération qui se pratique fréquemment dans leur pays, ou à l'instrument qui sert à la pratiquer, et qui consiste en un cylindre de coton ou de duvet de plusieurs espèces d'armoises, (*A. chinensis*, WILD. *A. indica*, WILD) que l'on fait brûler lentement sur la peau. Ce mot a été conservé dans la chirurgie moderne, et désigne la même opération. On prépare le moxa avec le coton, la laine, le linge, la charpie, l'agaric ou l'amadoue, la moëlle spongineuse de l'*helianthus annuus*, L., ou grand soleil, et la mèche des canonniers, comme l'a proposé M. le professeur PERCY *. Les cylindres préparés avec ces substances ont un pouce de diamètre et un pouce de hauteur. Il est quelquefois plus avantageux d'apposer plusieurs moxas d'un plus petit diamètre, au lieu d'un seul, afin de multiplier les points d'irritation, et de compléter ainsi, par plusieurs appli-

---

* Pyrotechnie chirurgicale. — Cet ouvrage contient les meilleurs préceptes sur l'art d'appliquer le feu dans les maladies ; il est le seul à la hauteur des connaissances de notre siècle.

...cations successives, les effets souvent incomplets d'une
seule application. Ces cylindres sont nus ou enveloppés dans une carte ; on les applique sur la peau, légèrement humectée de salive, et on les maintient en place.
On allume les moxas, au moyen d'une bougie, par l'extrémité supérieur, et l'on souffle légèrement, pour entretenir la combustion, avec la bouche, ou au moyen
d'un tube à souder : bientôt la chaleur se communique
à la peau, qui se couvre d'une abondante sueur ; des
picotemens s'y font sentir, et bientôt après, une douleur vive et profonde ; sa superficie se gerce, se fen-
dille, et éclate avec un bruit particulier. Cette cautérisation lente, dure de quatre à huit minutes, elle est
plus prompte, quand on l'opère avec des substances
imprégnées de nitre, comme l'amadoue et la mèche des
canonniers. Il est rare que les personnes les plus cou-
rageuses supportent cette opération sans beaucoup se
plaindre et s'agiter : j'en ai entendu, qui poussaient d'af-
freux hurlemens. La peau seule est intéressée dans cette
opération ; elle présente une escarre desséchée et aride,
rugueuse ou fendillée, noire au centre, jaune à la circonférence et qui a l'aspect d'une brûlure profonde. Mais
la peau n'est point intéressée dans toute son épaisseur,
par l'application d'un seul moxa. L'escarre se détache
avec lenteur, et laisse une plaie large, qui se cicatrise
lentement. Quelques praticiens ont proposé, d'appliquer sur cette escarre récente, de l'ammoniaque affaiblie, pour prévenir une trop longue suppuration ;
j'ignore ce que cette méthode a d'avantageux.

Le moxa est un des moyens les plus actifs, que la médecine emploie contre les maladies rebelles ; et le plus
puissant dérivant des douleurs profondes ; enfin un des
plus puissans moyens excitateurs des organes : son effi-

cacité est en raison de la durée et de l'intensité de la douleur, peut-être même, comme l'a pensé très-judicieusement un grand praticien, que les bons effets obtenus de l'application du moxa, ne dépendent que de la douleur qu'il occasionne, et non des effets consécutifs.

La cautérisation instantanée, ou la cautérisation actuelle, s'opère au moyen de corps incandescens, ou chargés de calorique, qu'ils transmettent aux parties de l'économie, avec lesquelles on les met en contact; au moyen du charbon incandescent, du fer, de l'acier rouge. On donne communément la préférence à ces métaux, parce qu'en prenant au feu différentes teintes, depuis le rouge sombre et la couleur rouge cerise, jusqu'au blanc, l'œil peut juger ainsi de leurs différens degrés de chaleur. On divise les cautères, en *objectifs*, en *transcurrens* et en *inhérens*. Les premiers sont mis en regard avec la partie malade, et font l'office de rubéfians. Les seconds, en parcourent légèrement la superficie, et y produisent une légère escarre; les derniers s'appliquent sur les parties, y sont maintenus fixés, jusqu'à ce qu'ils aient fait une escarre profonde, ou produit une solution de continuité. Ces instrumens sont composés, d'un manche, creusé d'une mortaise carrée, dans laquelle on fixe le cautère; celui-ci est formé d'une tige de fer ou d'acier, ordinairement de neuf à dix pouces de longueur, et terminée par un corps également métallique, qui a la forme d'un cylindre, *cautère cylindrique* ou *en roseau*, celle d'une olive, *C. olivaire*, ou *bouton à feu*; celle d'un cone, *C. conique* ou *pointe de feu*, celle d'un couteau, *C. cultellaire* ou *couteau de feu*; celle d'une plaque, *C. à plaque* ou *plaque de feu*; celle d'une couronne, etc. A ces principales formes appartiennent un grand nombre de variétés, relatives aux différens cas de maladies, et à la commodité de l'opérateur. On chauffe ces cautères avec le charbon de bois, et dans un fourneau portatif. Le degré de chaleur convenable à la cautérisation et la manière de pratiquer cette opération, varient, suivant la nature de la maladie, la situation et la forme de la partie malade. On garantit les parties voisines, au moyen d'éponges ou de linges humides, de cartons minces, battus et polis, et de canules de fer. On se sert particulièrement de ce dernier moyen, pour la cautérisation des os et des tumeurs hémorrhoïdales.

On appose le cautère *objectif* à la partie malade, jusqu'à ce qu'on ait produit la rubéfaction de la peau, et que l'on ait suffisamment excité sa vitalité.

La cautérisation *transcurrente* consiste, à faire sur la peau, avec le cautère, des traces linéaires, ou *raies de feu*; on fait ces traces assez légèrement, pour ne point entamer la peau, ce qui affaiblirait son élasticité et produirait des escarres trop profondes. On évite cet inconvénient, en ne croisant point les premières raies.

La cautérisation *inhérente* s'emploie, pour la destruction complète des tissus organiques; cette espèce de cautérisation s'applique à un si grand nombre de cas différens, et d'après des procédés si variés, qu'il n'est pas possible de réduire à des préceptes généraux, ce qu'il convient de faire dans la multitude de maladies qui les réclament : c'est à l'intelligence du chirurgien à y suppléer. Dans presque toutes les circonstances, il faut employer le cautère rougi à blanc; circonscrire exactement les parties sur lesquelles on l'applique; maintenir le malade dans une position fixe, surtout pendant l'ustion de la peau, qui est toujours extrêmement douloureuse; multiplier les cautères, quand on doit les employer successivement, ou que l'on doit cautériser profondément.

Le feu est un agent excitant, dont l'efficacité ne peut être remplacée par aucun autre moyen thérapeutique; il anime avec la plus grande force l'action des tissus; il excite une fièvre locale; détermine un centre d'irritation, qui irradie au loin, et produit sur tous les organes une médication très-intense, et dont les résultats sont pour l'économie du plus grand avantage; il agit localement, en augmentant la force tonique des tissus, en dissipant leur humidité surabondante et morbifique. C'est à la douleur, à la forte excitation, à l'action tumultueuse du feu, qu'il faut attribuer les grands effets du cautérisme. La suppuration n'est qu'un effet secondaire de son application, qui n'a pas plus d'importance, que la suppuration qui dépend de toute autre cause. Les praticiens ne sont plus aujourd'hui partagés d'opinion, sur les avantages à accorder aux cautères actuels sur les cautères patentiels; elle est toute en faveur des premiers. Il faut avouer cependant, que la cautérisation ignée est une opération effrayante, dont l'appareil seul inspire de l'horreur aux malades; mais on a sans doute exagéré les douleurs de cette opération. J'ai ouvert des abcès et des bubons par la cautérisation lente et instantanée, et je suis bien persuadé aujourd'hui, que la première est plus insupportable aux malades que la dernière; que si la douleur est moins vive, la somme des douleurs est bien plus grande. La douleur de la cautérisation actuelle, n'est d'ailleurs difficilement supportable, que quand on applique le feu sur la peau; une fois cet organe détruit, le malade supporte très-bien l'action du cautère. « J'ai lardé des « glandes de pointes de feu, dit M. le professeur PERCY,

« j'ai pénétré dans le corps graisseux, dans les muscles
« mêmes, avec des cautères ; j'ai tailladé des masses po-
« lypeuses, calciné des tumeurs sarcomateuses, et pres-
« que toujours sans faire souffrir les malades. Je
« suis bien persuadé, qu'un cautère bien rouge *, opé-
« rerait sur la peau, l'escarre la plus profonde qu'il
« soit donné au moxa de produire, sans causer plus,
« peut-être, sans causer autant de douleur, vu la cé-
« lérité de son action.

On emploie la cautérisation ignée, dans un grand
nombre d'affections du domaine de la médecine et de
la chirurgie; ordinairement le but que se propose l'opérateur est de rappeler la sensibilité sur un organe frappé
d'atonie ou de paralysie, de détourner un irritation
ou une douleur profondes et opiniâtres, et de prévenir
ainsi, l'altération organique qui en est souvent la conséquence directe ; de détruire les parties altérées, désor-
ganisées, privées de vie, et qui ont acquis un développement qui les rend difformes et génantes ; dévacuer
le pus ou la sérosité de quelque cavité ; de détruire les
virus, en scarifiant les parties sur lesquelles les virus
sont appliqués ; de faire cesser un état spasmodique.

On emploie la cautérisation actuelle, dans le traitement des douleurs fixes, chroniques et opiniâtres, des
spasmes violens, de l'épilepsie, de l'amaurose **, des

---

* Les anciens apportaient beaucoup d'attention à ne chauffer les
cautères que jusqu'à un certain degré, et à en amortir l'activité : mais
il est constant que plus le cautère est chaud, et moins il fait souffrir.
On produit des escarres profondes, en passant avec rapidité un fer
rougi à blanc sur les tégumens. La crainte du malade le tourmente
plus que la douleur qu'il ressent.

** M. le docteur Gondret a appliqué avec le plus grand succés
au traitement de cette maladie, la cautérisation sincipitale. (*Voyez*
le mémoire qu'il a publié à ce sujet, Paris, 1819.)

abcès, des tumeurs blanches et des luxations spontanées, des exostoses, de la carie, des plaies envenimées,
de la gangrène; dans celui des affections catharrales et de
la phthisie pulmonaire, de l'empyème, des ulcères carcinomateux, des hémorroïdes, etc.; on emploie particulièrement le moxa, dans le traitement des névralgies
et des névroses des sens, dans les douleurs nerveuses,
dans la phthisie pulmonaire et la consomption dorsale,
dans la paralysie du système locomoteur, etc., etc. Il
ne faut jamais appliquer le moxa sur aucune partie du
crâne, ni sur les parties des membranes et des cartilages,
qui sont placées immédiatement sous la peau; tels que
les cartilages du nez, des oreilles, des capsules articulaires. Dans le traitement des douleurs nerveuses, on
applique le moxa sur le trajet des nerfs qui se distribuent aux parties souffrantes. Je suis obligé de ren-
voyer, pour les détails de ces diverses applications, à
l'excellent ouvrage de M. le professeur PERCY, et aux
articles *feu* et *moxa* du Dictionnaire des Sciences
Médicales.

SCARIFICATIONS. — MOUCHETURES.

On obtient une abondante déplétion des vaisseaux,
en incisant les capillaires superficiels de la peau; on
pratique pour cela, avec la pointe d'un scapel, ou le
tranchant d'un bistouri courbe, à la surface du derme,
des incisions parallèles ou cruciales; le sang coule abondamment; on favorise cet écoulement par l'application
des ventouses, sur la surface scarifiée. Les scarifications
raniment les forces vitales et l'énergie musculaire; elles
opèrent en même temps une forte dérivation: on y a
recours pour produire ces deux effets, dans l'atonie des

organes ; pour rappeler une humeur sur le lieu qu'elle occupait primitivement ; pour détourner une inflammation ; quelquefois pour faire disparaître une affection nerveuse ou spasmodique. On s'est servi long-temps, pour pratiquer les scarifications, d'un instrument appelé *scarificateur*, avec lequel, au moyen d'un mécanisme particulier, on fait un grand nombre d'incisions à la fois, mais l'usage en est presque généralement abandonné.

Les mouchetures, que l'on fait aux jambes des hydropiques, procurent quelque soulagement à ces malades, en favorisant l'écoulement de la sérosité, qui gonfle le tissu cellulaire de ces parties ; mais cette espèce de scarification, détermine quelquefois la gangrène des tégumens.

Cautères.—*Cauterium.*—Exutoire.—Fonticule.

Les cautères sont des petits ulcères artificiels, des exutoires permanens, que l'on établit sur quelque partie du corps, pour y entretenir une irritation fixe et une suppuration régulière. Les cautères diffèrent des vésicatoires, parce qu'au lieu de borner leur action à la surface de la peau, ils l'étendent jusqu'au tissu cellulaire ; en ce qu'ils étendent aussi plus loin leur influence médicamenteuse, bien qu'ils fournissent dans le même temps, beaucoup moins de matière purulente que les vésicatoires, puisqu'ils irritent beaucoup moins que ces derniers. Il faut définir le cautère, considéré sous le rapport de son action médicatrice, un point d'irritation, qui appelle tous les mouvemens fluxionnaires ; car c'est vers ce point que les fluxions sanguines et humorales viennent aboutir ; c'est ce point qui les rappelle de

leur dérivation, qui les fixe, qui les détourne par
conséquent, de se porter sur quelqu'organe plus essentiel à l'entretien de la vie. Les cautères produisent
dans l'économie, l'effet des forces lentes appliquées
aux masses, et dont la permanence produit des effets
graduels, mais bien plus grands que les forces vives.
On emploie les cautères, dans les affections catarrhales,
l'hémoptysie, la phtisie, dans quelques maladies de
la peau, dans un grand nombre de fluxions inflammatoires, aiguës ou chroniques, dans les congestions
sanguines, les anomalies nerveuses, l'apoplexie, la paralysie, les diverses névralgies, la céphalalgie, l'anasarque, les maladies du rachis, des articulations, etc.
Les cautères sont très-utiles dans les pays dont la température est extrême, soit en froid, soit en chaud; et
dans ceux, où la température est sujette à des changemens brusques : dans ces diverses circonstances, l'action des capillaires mise fréquemment en jeu, rend
les mouvemens fluxionnaires très-fréquens.

On applique les cautères, sur diverses parties du
corps; on choisit celles qui ont quelque correspondance
avec les parties affectées; celles où le tissu cellulaire est
le plus abondant; celles qui paraissent devoir le moins
gêner les mouvemens du malade. On place ordinairement les cautères, qui doivent être long-temps à demeure, au bras, au-dessous du muscle deltoïde (sous
acromio-huméral); à la cuisse, dans la dépression
qui est au-dessus du genou; à la jambe, entre le ju-
meau interne (bifémoro-calcanien), et le tendon du
couturier (ilio-prétibial).

On pratique les cautères avec la lancette ou le
bouton à feu (cautères actuels); on pince la peau
et l'on y fait une incision ; on applique entre ses bords,

une boule de cire ou de charpie, que l'on remplace, quand la suppuration est établie, et que le cautère est formé, par de petites sphères d'iris, d'orange, de daphné ou par des pois ordinaires (*pisum sativum*, L.); ces petits corps sont traversés par un fil, qui rend facile leur extraction de la plaie; on leur donne quelquefois la forme hémisphérique, parce qu'étant ainsi moins épais, ils exercent moins de pression; on en fabrique de différentes grosseurs, que l'on connaît sous les numéros 1, 2, 3, 4, 5, 6, 7, etc. On maintient les pois à cautères dans leurs fonticules, au moyen d'une feuille de lierre (*hedera helix*, L.), ou d'un morceau de sparadrap; et d'une compresse, serrée avec une bande, que l'on déroule tantôt de droite à gauche, tantôt de gauche à droite, afin que le cautère n'éprouve sur ses bords aucune pression plus forte dans un sens que dans une autre, et ne change pas de place : on recouvre l'appareil, d'une plaque de corne ou de métal. Les pansemens se font deux fois en vingt-quatre heures, une fois seulement en hiver. Quand la suppuration languit, on anime le cautère, en couvrant le pois d'une couche légère d'un onguent irritant. On place quelquefois plusieurs pois dans la même fonticule; si une inflammation s'y manifeste, il faut la calmer; s'il s'élève des fongosités sur ses bords, il faut les détruire avec un caustique; si le cautère est douloureux et que le malade ne puisse pas le supporter, il faut le changer de place.

On pratique les cautères avec les boutons à feu; on attend la chûte de l'escarre, et on place un pois dans sa cavité. On les pratique avec la pierre caustique, avec la pierre infernale, avec le muriate d'antimoine, avec l'acide nitrique, que l'on fixe sur la peau, au moyen d'un petit cylindre creux. On pratique aussi des cautères, en appliquant sur la peau, dépourvue de son épiderme, un petit globe, formé d'un mélange d'oxyde de cuivre et de cire, ou simplement un pois ordinaire, que l'on tient sur cette surface ; ce dernier moyen, qui ne réussit pas toujours, est de tous le plus douloureux. Le meilleur est sans contredit l'incision avec le fer tranchant, et ensuite le bouton à feu. On supprime les cautères, en diminuant graduellement le volume des pois, et en usant des précautions que j'ai indiquées en traitant des vésicatoires. On a beaucoup trop exagéré le danger de cette suppression ; mais ce préjugé est tout dans l'intérêt des médecins, pour lesquels les cautères sont ordinairement une espèce de rente perpétuelle, garantie par les inquiétudes continuelles de leurs malades.

SÉTONS.

Les sétons ont avec les cautères la plus grande analogie ; c'est peut-être ce qui les fait presqu'entièrement proscrire de la médecine de l'homme ; on ne peut cependant contester leur avantage dans certains cas, sur ces derniers ; leur action est plus profonde et plus prompte ; ils causent plus d'irritation ; ils entretiennent une suppuration plus abondante. On établit le séton, en traversant la peau, à laquelle on a préalablement fait un pli de la hauteur d'un travers de doigt, avec un bistouri, ou une aiguille à lame tranchante, et terminée par une ouverture, dans laquelle on place une bandelette de toile effilée sur les deux bords ; cette bandelette traverse la plaie, qui doit pénétrer jusqu'au tissu cellulaire ; on recouvre le tout de compresses; on panse quand la suppuration est établie, au bout de deux à trois jours : ce pansement consiste, à tirer de quelques pouces la bandelette, qui a ordinairement deux à trois pieds de longueur, afin d'extraire de la plaie, la portion chargée de pus, pour en introduire une autre portion, que l'on enduit de cérat, afin que le frottement soit moins douloureux. On renouvelle ces pansemens, ordinairement toutes les vingt-quatre heures. En ôtant tout-à-fait la bandelette du séton, celui-ci se cicatrise comme une plaie ordinaire. On pratique les sétons à la nuque, entre la première et la deuxième vertèbres cervicales, dans le traitement des ophtalmies chroniques et d'autres maladies des yeux; dans les congestions cérébrales, et autres affections de la face et du cerveau. On pratique des sétons au sein des abcès et des tumeurs phlegmoneuses, pour entretenir la suppuration, jusqu'au recollement des parties entr'elles, et jusqu'à ce que leur cicatrisation soit consolidée. Dans les phthisies commençantes, il serait peut-être très-avantageux de pratiquer un ou plusieurs sétons dans le tissu cellulaire qui avoisine le rectum, pour imiter la nature qui, dans ces maladies, provoque vers cette partie, des abcès et des fistules, dont l'entretien devient alors une condition essentielle de l'existence prolongée des malades. J'ai vu des paysans suisses, pratiquer des sétons semblables, aux bestiaux menacés de consomption, et entretenir ces exutoires artificiels, en mettant dans les plaies, des morceaux de racine de veratrum (*V. album*, L..) ou de grande gentiane.

ATONIQUES *.

Les genres de médicamens, qui sont compris dans les ordres précédens, sont formés de substances qui ont toutes une propriété commune; celle d'exciter les organes, et d'augmenter leur contractilité et leur tonicité. C'est dans des circonstances entièrement opposées à celles qui réclament l'emploi de ces médicamens, que l'on fait usage des médicamens atoniques. On donne ce nom à ceux qui diminuent l'état d'excitation, ou l'excès des propriétés vitales organiques.

Les médicamens atoniques, lorsqu'ils sont employés pour diminuer lesd ouleurs ou malaises, causés par une excitation ou une inflammation trop vives, sont connus sous le nom d'*adoucissans* et de *calmans*.

Lorsqu'on les applique sur la peau, et sur les membranes muqueuses contigues, pour diminuer l'état d'éréthisme des fluxions inflammatoires de cet organe ou des organes sous-jacens, on leur donne le nom d'*émolliens*, de *relâchans*.

Quand enfin on administre ces médicamens, dans l'intention de diminuer la chaleur du corps et la pléthore, on leur donne le nom de *rafraîchissans*, de *réfrigérans*, d'*antiphlogistiques*.

---

* Asthén ques, antiphlogistiques, débilitans, rafraîchissans, tempérans, adoucissans, calmaus, relâchans, humectans, démulsif, *demulcentia*, etc.

A ces trois divisions, se rattachent naturellement tous
les médicamens atoniques, de quelques espèces qu'ils
soient. Il est facile de voir les nombreux rapports
de propriété que ces médicamens ont entre eux. Leur
médication tend au même but, c'est toujours pour diminuer la tension, la chaleur, la douleur et la pléthore,
phénomènes ordinaires de l'inflammation. Tous ont
pour but essentiel, de diminuer l'excitation et la
chaleur animale, ou de les ramener à leur état ordinaire, quand elles sont trop exaltées : tous ont une
action générale ou locale ; tous peuvent être administrés intérieurement ou extérieurement : tous, quand on
en abuse, plongent les organes dans la débilité et dans
l'affaissement.

Il faut encore remarquer, que ce n'est point en vertu
d'une force active, que ces médicamens exercent leur
médication : celle-ci est presque nulle ou du moins très-
peu sensible sur des organes sains et robustes. Elle ne
produit sur des organes faibles et délicats que la faiblesse et la débilité. Ce n'est donc point une *vertu*
qui agit dans la médication atonique ; ce mot employé
pour désigner l'action des substances excitantes, ne
convient pas à celles-ci. J'ai cru devoir y substituer
celui de *propriété* *.

Les médicamens atoniques sont composés d'élémens mucilagineux, gommeux, huileux, gélatineux,
albumineux, graisseux, inodores., d'une saveur fade,
visqueuse, sucrée ; il n'entre dans leur composition,
aucun des élémens toniques, astringens, acides, amers

---

* Est-il rien de moins exact dans la langue médicinale que les
expressions d'*activité*, de *vertu*, de *puissance*, de *force*, appliquées aux adoucissans, aux émolliens et aux rafraîchissans.

ou stimulans des genres précédens ; et si quelques-u
les contiennent, c'est à une si faible proportion, qu'el
n'influe pas sensiblement sur leurs facultés émollie
tes, adoucissantes ou calmantes.

Les médicamens atoniques conviennent dans u
grand nombre de circonstances, qu'il serait difficile d'é
numérer ; ce sont des médicamens généraux, applicable
à tous les systèmes d'organes : ils conviennent dan
toutes les maladies aiguës, inflammatoires, dont l'usage
des excitans ne ferait qu'exaspérer les symptômes ; dans
les fièvres, dans les phlegmasies, dans les névroses
dans les hémorrhagies, etc., toutes les fois que l'action
des organes, leur exhalation, leur sécrétion, etc., etc.,
sont troublées ou interrompues, par un excès d'excitabilité ou un état inflammatoire, état qui contre-indique
nécessairement l'emploi des excitans, carminatifs, diurétiques, sudorifiques, emménagogues, antispasmodiques, etc.; lorsque l'accumulation des gaz, dans les intestins, la suspension de la sécrétion urinaire et sudorifique,
celle des menstrues, la perversion des mouvemens
nerveux, tiennent à la même cause d'excitation.

L'emploi des moyens atoniques, exige une attention
très-grande de la part du médecin. Il faut toujours
avoir présent devant soi, la propriété relâchante, dont sont
donés ces médicamens ; cette impression est marquée
sur tous les organes où on les applique ; sur l'appareil
digestif, par la faiblesse de l'estomac et des intestins,
par la difficulté et la lenteur des digestions et des évacuations ; sur l'appareil circulatoire, artériel et capillaire, par la diminution de la force d'impulsion du
sang dans les artères, et par celle de leurs contractions ; sur
l'appareil respiratoire, en modérant ses mouvemens, son
état inflammatoire, l'irritation des bronches, la toux ;

sur l'appareil dermoïque, en relâchant le tissu de l'épiderme, de la peau et du tissu cellulaire ; sur l'appareil nerveux, par l'affaiblissement de sa vitalité ; et par une conséquence directe ou sympathique, en affaiblissant tous les appareils organiques qui vivent sous son influence. Continués long-temps, ces médicamens amènent un état de relâchement et de faiblesse dangereux ; ils pervertissent l'énergie des fonctions de l'économie, détériorent les solides et les humeurs, diminuent le mouvement des uns, altèrent la nature des autres, occasionnent la langueur, la pâleur et la cachexie. Le médecin qui emploie ces médicamens, doit toujours établir un parallèle rigoureux, entre les forces du malade et la propriété affaiblissante de ces substances : il est quelquefois plus dangereux de débiliter que d'exciter l'économie ; dans l'une et l'autre circonstances, on s'oppose aux mouvemens salutaires de la nature, en usant ou en paralysant ses ressources*.

---

* L'emploi des médicamens atoniques, est subordonné aux variétés dépendantes du degré d'excitation ou d'affaiblissement des propriétés vitales. C'est ainsi qu'il est des fièvres angioténiques, des phlegmasies aiguës, des hémorrhagies actives, qui n'en réclament pas l'usage; tandis que d'autres, sont si intenses, qu'elles pourraient menacer d'une fin funeste, si l'on employait des moyens atoniques. Dans tous les cas, il faut que ces moyens soient gradués d'après le degré d'irritation. C'est ainsi surtout, que le médecin doit savoir conjecturer, quel est le degré de forces nécessaires, pour que la maladie puisse se terminer heureusement. Le but des moyens atoniques porte son influence, non seulement sur l'organe avec lequel on les met en contact, mais encore sur tout l'organisme. SCHWILGUÉ, Mat. médic., tome II.

ÉMOLLIENS.

L'APPLICATION immédiate des substances adoucissantes et mucilagineuses, sur la peau et sur les membranes muqueuses du nez, de la bouche et des intestins, etc., diminue la force de cohésion, de tonicité,
ou la régidité de ces parties; les rend plus lâches
et plus flexibles : on donne le nom d'émolliens aux
médicamens qui jouissent de cette propriété. Les émolliens ne diffèrent des adoucissans, que par leur application. Du reste, les mêmes substances appartiennent
à l'un et à l'autre genre; d'ailleurs, mêmes formes,
mêmes propriétés physiques et chimiques, même absence de toute saveur aromatique, de toute vertu excitante, enfin même préparation; mais la manière de
les employer est différente. Les émolliens sont des adoucissans externes, les adoucissans des émolliens internes.

Les émolliens agissent sur les parties solides, en les
amollissant et en les pénétrant, ou en s'insinuant
dans leurs interstices : c'est ainsi qu'ils en diminuent la
densité et la force de cohésion; cette propriété des
émolliens est prouvée par ce qui arrive dans leur médication; les parties deviennent plus molles, plus sou-
ples, plus flexibles; les vaisseaux capillaires plus dilatés
laissent un libre cours aux fluides que l'irritation y a at-
tirés. Une tumeur aiguë, accompagnée de tous les symptômes propres à l'inflammation, de gonflement, de rou-

...eur, de chaleur, de tension, de douleur pulsative, se dé-
...end par l'application d'un cataplasme émollient, que l'on
...laissé pendant quelques heures sur la peau ; les dou-
...leurs cessent, et le malade soulagé, retrouve au moins
...pour un temps, le sommeil et le repos; c'est toujours
...ainsi qu'agissent ces médicamens : sous leur impression,
...la sensibilité diminue et devient obtuse et comme en-
...gourdie; les tissus se relâchent. Cette sorte de détente
...et de relâchement des fibres, est constamment le ré-
...sultat immédiat de la médication émolliente.

Les médicamens émolliens, appliqués sur les tissus
...des organes internes, donnent lieu à une médication ana-
...logue; ils agissent sur l'estomac et sur les intestins,
...comme ils agissent sur la peau. CULLEN nie cette médica-
...tion des émolliens; mais tous les jours la pratique fournit
...des preuves de cette action médicamenteuse. Presque
...toujours le calme succède à une vive excitation des
...forces vitales. Quand on fait prendre à un malade une
...boisson émolliente ou mucilagineuse, ce médicament
...ne diminue-t-il pas sensiblement la chaleur animale?
...son usage long-temps continué ne cause-t-il pas la pâ-
...leur, le relâchement, et une faiblesse quelquefois pré-
...judiciable?

On administre les substances émollientes, pour pro-
...duire plusieurs modes de médication; tantôt pour faire
...cesser un état d'excitation locale, une phlegmasie de
...la peau ou du tissu cellulaire sous-jacent : il est présu-
...mable que l'action de ces médicamens externes, s'étend
...peu au-delà du lieu de leur application, et qu'ils ne
...diminuent la tension des parties, situées immédiatement
...sous la peau, qu'en relâchant la peau elle-même. On les
...emploie pour remédier à une excitation générale, à un état
...inflammatoire, à une irritation nerveuse ; ces médicamens

sont alors pris à l'intérieur. On les applique soit en ba[..]
soit en lotions sur toutes la surface de la peau. On e[m]
ploie encore les émolliens, lorsque par une disposit[ion]
inflammatoire, l'exhalation et l'absorption sont suspe[n]
dues ; ce qui produit un état de sécheresse très-sensib[le]
lorsque la sécrétion des organes est empêchée, com[me]
cela arrive dans le poumon, l'intestin, les reins, [af]
fectés de phlegmasie. On fait agir les émolliens p[ar]
révulsion, lorsque dans une métastase goutteuse, occa[..]
sionnée par l'irritation douloureuse des articulatio[ns]
affectées, on rappelle vers celles-ci l'humeur goutteus[e]
par l'application de ces médicamens ; c'est encore [de]
cette manière qu'agissent les émolliens, lorsque le[ur]
vapeur est dirigée vers l'utérus, pour rappeler vers c[et]
organe, l'afflux menstruel, détourné par trop de tensio[n]
et d'érétisme. Dans ces circonstances, les émollien[s]
déterminent, par le relâchement des tissus, les fluide[s]
à y aborder, et diminuent beaucoup leur propension [à]
se porter ailleurs ; c'est ainsi qu'agissent ces médicamen[s]
appliqués sur la peau, pour favoriser la transpiration [;]
c'est encore de cette manière qu'ils diminuent la forc[e]
contractile du cœur et des artères, et la fréquence d[e]
leurs mouvemens ; qu'ils dissipent les spasmes des par[-]
ties internes, qui ont avec la peau une connexion par[-]
ticulière et des rapport sympathiques ; ceux du bas[-]
ventre, des intestins, excités par une colique, une in[-]
flammation ; rien de plus propre en effet à calmer ou [à]
affaiblir l'irritation nerveuse, que de diminuer la tension
et la tonicité des organes, que d'envelopper les partie[s]
nerveuses d'une atmosphère humide et relâchante. Les
médicamens émolliens disposent les organes à moins[‑]
ressentir les impressions des substances ou des corps[,]
qui agissent sur eux, en affaiblissant leur sensibilité. Les

personnes qui font un usage habituel d'alimens farineux, de substances mucilagineuses émollientes, ont peu d'activité, peu de passions, peu d'imagination, beaucoup de mollesse et de nonchalance, et sont singulièrement disposées aux affections cachectiques et aux infiltrations cellulaires ; enfin, l'abus de ces substances est fort préjudiciable à l'économie.

D'après cette exposition générale des effets immédiats des médicamens émolliens et de leurs propriétés médicinales, il est facile de connaître les affections pathologiques dans lesquelles ils doivent être prescrits; ils conviennent très-bien pour calmer la diathèse phlogistique des fièvres inflammatoires et bilieuses, l'état d'éréthisme qui accompagne les fièvres des autres ordres à leur début; ils sont d'un très-grand avantage, appliqués à l'extérieur, dans les phlegmasies cutanées, ils modèrent l'éruption, calment la chaleur ardente de la peau et l'assouplissent. Ils conviennent également, appliqués ainsi, pour modérer l'inflammation occasionnée par une plaie, une contusion, le tiraillement des parties musculaires ou tendineuses. Cette médication des émolliens sur la peau est aussi marquée, aussi utile pour les membranes muqueuses, dans les phlegmasies de ces membranes. On connaît les bons effets de ces médicamens employés en boissons, en gargarismes, en fomentations, en lavemens, dans l'angine, l'entérite, la dyssenterie, la néphrite, la gastrite, et toutes les affections aiguës des viscères parenchymateux ou membraneux, les hémorrhagies actives, les névroses, etc., etc.

La propriété affaiblissante des émolliens, doit rendre très-circonspect sur leur emploi trop prolongé dans les phlegmasies ; la faiblesse qui succède à cet état, peut être encore augmentée, par l'usage abusif de ces substances ; c'est au médecin à balancer exactement ces deux états si opposés, et à prévenir les suites fâcheuses auxquelles pourrait donner lieu la mauvaise administration des émolliens. On doit les proscrire, toutes les fois que les maladies sont accompagnées de faiblesse et d'adynamie, toutes les fois que les malades sont faibles, languissans et lymphatiques.

Les émolliens appartiennent au règne végétal et animal ; ces médicamens, très-différens pour le caractère physique, ont entr'eux les plus grands rapports chimiques et médicinaux ; ils sont tous mucilagineux, gommeux, huileux, farineux, amylacés, aqueux ; ils jouissent tous d'une propriété émolliente uniforme. La plupart des végétaux émolliens sont d'un tissu mou et lâche, leur saveur est fade ; ils sont sans odeur ; ils s'ammollissent promptement par la macération dans l'eau bouillante, à laquelle ils abandonnent facilement leurs principes. Aucune de ces substances ne peut se conserver long-temps sans s'altérer, et sans perdre tout-à-fait ses caractères ; la dessiccation, en dissipant leurs sucs, les dénature entièrement. Quelques émolliens sont mélangés de principes étrangers, faiblement irritans, astringens et narcotiques, comme les racines bulbeuses de l'oignon, du poireau ; l'hyèble, la morelle, la jusquiame, etc., etc. Cette association naturelle, rend ces médicamens utiles, quand on a à remplir deux indications à-la-fois. Rien n'est plus convenable pour calmer les douleurs vives causées par un phlegmon, que les émolliens narcotiques.

On administre les émolliens en substance ; on réduit en pulpe les feuilles, en les écrasant ou en les froissant : on réduit les graines en farine ; on en extrait le mucilage, ainsi que celui des racines, par l'infusion et l'ébul-

...tion ; l'eau est le seul excipient de ces médicamens : on ... prépare, à l'aide de ce liquide, des cataplasmes et ... boissons ; l'application des premiers doit être ...maintenue long-temps sur la peau. On doit souvent les ...renouveler ; leur température doit être élevée, et tou-...jours entre le quinzième et trentième degrés du ther-...momètre de RÉAUMUR. Froide, l'eau n'a aucun effet ...émollient ; trop chaude, elle irrite la peau et la rubéfie.

...Cette propriété émolliente de l'eau et des substances ...avec lesquelles elle est mélangée, est d'autant plus ...marquée, qu'elle s'approche le plus de la température ...que la peau peut supporter sans douleur. Les émolliens ...vaporeux ont aussi une propriété très-grande pour amol-...lir et relâcher les solides : les vapeurs pénètrent plus ...puissamment les tissus que les substances liquides ; et ...l'on sait que le corps humain supporte la chaleur vapo-...reuse à un plus haut degré que la chaleur liquide. On ...dirige ces vapeurs sur les parties affectées, au moyen ...d'un entonnoir, qui couvre l'orifice du vase, d'où s'élè-...vent les vapeurs, pendant ou après l'ébullition ; on ...peut y adapter un tuyau de gomme élastique ou d'étain, ...que l'on introduit dans les fosses nazales, les oreilles, ...la bouche, ou dans toute autre cavité, ou conduit externe.

On applique les substances émollientes sur la peau, ...soit immédiatement, soit enfermées entre deux linges : ...on trempe des flanelles dans les decoctum, on les appli-...que ensuite sur les surfaces affectées.

On donne une température tiède aux liquides émol-...liens, administrés à l'intérieur, excepté dans le cas ...d'hémorrhagie avec irritation ; on les aromatise quel-...quefois, quand l'estomac a peine à les digérer ; on les ...édulcore, pour les rendre plus agréables au goût ; on ...donne les huiles et les émulsions à la température or-

dinaire de l'atmosphère, une plus grande chaleur l[...]
altérerait promptement.

Les substances animales de la classe des émollien[...]
agissent de la même manière, que les substances végé[...]
tales; ces médicamens s'altèrent, et se rancissen[...]
promptement par la chaleur du corps, et doiven[...]
être souvent renouvelés.

L'eau, surtout quand elle est réduite en vapeur[...]
possède évidemment la propriété émolliente, et peu[...]
seule, dans presque tous les cas, remplacer ces mé[...]
dicamens.

ÉMOLLIENS.

---

* VÉGÉTAUX,

Mauve à feuilles rondes.
Mauve sauvage.
Guimauve.
Alcée ou Rose trémière.
Chénopode.
Seneçon.
Acanthe.
Poireau.
Oignon de lys.
Huiles fixes.
Semences de lin.
———— de chanvre.
———— de coingt.
———— de psyllium.
Farines de fenu-grec.
———— de lupin.
———— de haricots.
———— de fèves.
———— de lentilles.
———— de sarrazin.
———— de bled.
Son.
Pulpe et fécule de pommes de terre.
Amydon.

** ANIMAUX.

Axonge.
Beurre.
Blanc de baleine.
Ichthyocole.
Jaune d'œuf.
Eau de tripes.

ÉMOLLIENS NARCOTIQUES.

Hyèble.
Jusquiame.
Morelle.
Pavot somnifère.

MAUVE A FEUILLES RONDES. — Petite mauve. — *Malv*
rotundifolia. L., fam. nat. des Malvacées.

Plante herbacée annuelle, couchée, longue de un
deux pieds, presque glabre; feuilles arrondies, à cinq
lobes crennelés, à longs pétioles; fleurs petites, violettes
pâles; odeur nulle; saveur fade, mucilagineuse. Cette
plante croît dans tous les lieux stériles, près des mâ-
sures, des vieux murs.

MAUVE SAUVAGE. — Mauve des bois. — Grande mauve.
— *Malva sylvestris*. L.

Plante herbacée vivace, à tiges hautes d'un à deux
pieds, dressées; feuilles grandes, d'un vert foncé, pétiolées, à cinq ou sept lobes arrondis; fleurs axillaires,
par bouquets, grandes, purpurines.

La grande mauve se plaît dans les terrains cultivés
et bien fournis d'engrais; elle est moins commune que
la petite mauve.

Le principe mucilagineux des mauves réside principalement dans leurs feuilles et leurs fleurs. Ce mucilage des mauves paraît être plus émollient que celui de
toute autre espèce de plantes et que celui des gommes
mucilagineuses *. On l'emploie avec le plus grand avan-

---

* On désigne sous ce nom générique, les sucs des végétaux, qui
ont des qualités physiques, semblables à celles du solutum aqueux
de la gomme arabique; ils sont ordinairement incolores, sans odeur,
d'une saveur douce et fade, d'une consistance mucilagineuse; filant
entre les doigts; solubles à l'eau, insolubles à l'alkool; s'altérant
à l'air, sans passer à la fermentation alkoolique; donnant avec l'a-
cide nitrique, et à l'aide de la chaleur, de l'acide mucique; se des-

gange, dans le traitement des phlegmasies, soit à l'intérieur, en boissons et en lavemens ; soit à l'extérieur, en
fomentations, en lotions, en bains et en cataplasmes.
Dans les phlegmasies du poumon, je ne connais rien
qui adoucisse plus promptement les douleurs déchirantes ressenties par le malade, que l'application sur
toutes les parties du thorax, de compresses trempées

séchant sans présenter aucune trace de cristallisation, formant sur
les corps un vernis, en plaques unies et fendillées.

On trouve le mucilage dans la plupart des végétaux herbacés, et
dans tous leurs organes ; dans les fruits des végétaux ligneux, et surtout dans les drupes : il est très-abondant dans les jeunes plantes :
on le trouve dans les graines du lin, du coingt, du psyllium, du
fenu-grec, du gremil, du sesame (*sesamum orientale*. L.) Dans
les *lichen islandicus*, *pulmonarius*, *physodes*, *prunastri*, *glaucus*,
caninus, *fraxineus*, *hirtus*. Dans les *fucus*, les tremelles, les
ulves, etc. Il est très-pur dans les gommes, et surtout dans la
gomme arabique, et la gomme adragant ; il est moins pur dans
la mauve, la guimauve, la graine de lin, la consoude ; dans beaucoup d'autres végétaux, ce mucilage est toujours mêlé à divers
principes amers, astringens, salins, acides, qui modifient ses propriétés physiques, chimiques et médicamenteuses.

Les mucilages sont très-adoucissans ; c'est d'après cette propriété
qu'on les prescrit pour calmer l'irritation des organes ; en s'étendant sur leurs parties lésées, ils deviennent en quelque sorte une
enveloppe artificielle, qui les met à l'abri du contact des corps extérieurs ; ils passent facilement dans la circulation, et portent leur
medication sur les organes éloignés, sur le poumon, les reins,
la vessie ; ils calment l'irritation des vaisseaux capillaires sanguins,
en font cesser leurs hémorragies actives, aussi promptement et peut
être plus constamment que les astringens font cesser les hémorragies passives des mêmes vaisseaux. Les mucilages s'administrent par les voies ordinaires : on les administre souvent aussi en
lavemens, on les applique à l'extérieur, ordinairement avec les
feuilles ou les farines des végétaux qui les contiennent ; on les prend
à l'intérieur en infusum aqueux : il est nécessaire de les étendre
dans une grande quantité de véhicule, et d'y ajouter beaucoup de
sucre, parce qu'ils fatiguent l'estomac et sont difficiles à digérer.

dans un decoctum tiède de feuilles de mauve ; rien qui procure un soulagement plus marqué, dans la constipation, les chaleurs d'entrailles, les coliques, le ténesme, que des lavemens de mauve ; rien de plus salutaire enfin que les bains partiels (bains de siége) préparés avec ce végétal, dans les coliques de matrice, la dysménorrhée aiguë, l'inflammation des reins, de la vessie et de l'urèthre. J'ai entendu dire à un grand praticien : *il faudrait élever des autels à la mauve* ; et certes je partage bien sincèrement son enthousiasme. Les anciens, qui avaient de ce végétal la plus haute opinion, croyaient que toutes les maladies devaient céder à son efficacité : ils l'appelaient *omnimorbia*, remède à tous maux. Le mucilage de mauve est parfaitement adapté au traitement de l'empoisonnement par les substances âcres et corrosives.

On prépare des cataplasmes avec les feuilles de mauve, ramollies dans l'eau bouillante, ou réduites en pulpe, et mêlées avec de l'huile d'olive ; des infusions, avec les feuilles et les fleurs ; on préfère celles-ci pour l'usage interne. Les anciens faisaient entrer la mauve dans leurs alimens ; elle remplaçait l'épinard qu'ils ne connaissaient pas.

Il croît en France et aux environs de Paris, plusieurs espèces de mauves (*malva alcea; m. moschata*, etc.), qui ne sont pas usitées. Dans tous les pays où croissent les malvacées, on emploie ces végétaux comme émolliens ; en Afrique, les feuilles du boabab ; en Asie, celles des *hibiscus*, celles des *sida*, dont on connaît plus de cent espèces.

Ja GUIMAUVE. — *Althœa officinalis.* — L., fam. nat. des Malvacées.

Plante herbacée vivace, haute de deux à trois pieds, simple, couverte d'un duvet court, serré et blanchâtre; tiges rondes, pleines; feuilles ovales, anguleuses, plissées, crennelées, molles; fleurs en épis, blanches ou roses, à calice double; odeur nulle; saveur fade, mucilagineuse. Cette plante croît naturellement en France, en Suisse, en Allemagne, en Italie, et dans d'autres contrées de l'Europe. On emploie ses racines, ses feuilles et ses fleurs. Les racines fraîches de guimauve sont pivotantes, fibreuses, recouvertes d'un épiderme jaune-pâle, et d'une écorce épaisse et spongieuse; le corps est blanc, fibreux, onctueux au toucher; d'une odeur particulière; d'une saveur fade. Ces racines, desséchées, sont blanches, couvertes de fibres très-menues, et assez faciles à réduire en poudre.

Toutes les parties de la guimauve contiennent un mucilage abondant, qu'il est facile d'en séparer par leur macération dans l'eau : toutes ces parties indistinctement sont adoucissantes et émollientes; on en prépare des decoctum, des infusum, dont on fait usage à l'intérieur et à l'extérieur. Les feuilles font partie des espèces émollientes; les fleurs, des espèces pectorales; les racines sont très-riches en mucilage; on en compose des fomentations et des lavemens : on les fait mâcher aux enfans, pour favoriser la rupture des gencives et la dentition. On prépare dans les pharmacies, un *sirop de guimauve* très-en usage; la pâte de guimauve n'est composée que de sucre et de gomme arabique; l'onguent d'*althœa* ne contient pas non plus de guimauve.

ALCÉE. — Rose trémière. — Rose papale. — *Malva ar bo-
rea.—Alcea rosea.* L., fam. nat. des Malvacées.

Plante herbacée bisannuelle, à tiges cylindriques, creuses, hautes de trois à huit pieds, droites, hérissées; les feuilles sont pétiolées, grandes, découpées en cinq ou sept lobes, et crenelées, d'une couleur vert foncé; fleurs grandes à pédoncules courts, à pétales cunéiformes, d'une couleur rouge, rose, jaune, brune, etc.; fleurs simples ou doubles. Cette plante est originaire d'Orient, et cultivée dans tous nos jardins. On emploie les fleurs comme adoucissantes et comme émollientes, en infusum aqueux et en cataplasmes. J'ai employé souvent avec avantage, un topique composé de ces fleurs et de gros vin, dans le traitement des tumeurs inflammatoires, qui passent de l'état aigü à l'état chronique.

CHÉNOPODE BON HENRI. — Épinard sauvage. — *Chenopodium bonus Henricus.* L., fam. nat. des Cheno-
podées.

Plante herbacée, haute de un à deux pieds, rameuse, un peu rougeâtre, couverte d'une poussière glauque et brillante, comme la plupart des plantes de ce genre; feuilles triangulaires, hastées, glabres, pétiolées; fleurs herbacées, en grappes, formant un épi terminal, composé. Cette plante croît dans tous les endroits pierreux.

Le bon Henri est une plante émolliente, adoucissante et un peu diurétique; cette dernière qualité dépend peut-être du nitrate de potasse qui entre dans ses élémens chimiques. On l'administre à l'extérieur, en cataplasmes, en fomentations, en bains; rarement à l'intérieur.

La plupart des chénopodes, possèdent des propriétés analogues, tels que les *C. urbicum, murale, hybridum, album, glaucum,* etc., espèces qui croissent toutes aux environs de Paris; les feuilles de ces végétaux sont nourrissantes : on mange celles du bon Henri dans quelques provinces; le *chenopodium quiloa*, au Chili; les baselles (*basella rubra et cordifolia*), qui sont de la même famille, dans les Indes; l'épinard (*spinacea oleracea*), la poirée (*atriplex hortensis*), la bette (*beta cycla, b. vulgaris*), dans toute l'Europe. Les feuilles de ces végétaux sont aussi de très-bons émolliens.

SENEÇON VULGAIRE. — *Senecio vulgaris*. L., fam. nat. des composées Radiées.

Plante herbacée annuelle, à tige dressée, rameuse, haute d'environ un pied, glabre, tendre, fistuleuse; à feuilles pennatifides ou sinuées, épaisses et tendres; à fleurs paniculées, jaunes; à aigrettes très-blanches. Plante commune dans les champs et les jardins. Le seneçon est émollient et adoucissant : on l'emploie fréquemment en bains et en lavemens, jamais à l'intérieur.

ACANTHE MOLLE. — Branc-ursine. — Pied d'ours. — *Acanthus mollis*. L., fam. nat. des Acanthacées.

Plante herbacée vivace, à tiges hautes de trois à quatre pieds; à feuilles radicales, grandes, larges, sinuées, et d'un beau vert; à fleurs en épis, bilabiées, blanches-grisâtres, soutenues par des bractées épineuses; odeur nulle; saveur fade, mucilagineuse. Cette belle plante est originaire du midi de l'Europe : elle a été usitée de temps immémorial, comme émolliente. On l'emploie en cataplasmes, en bains et en lavemens.

Poireau ou Porreau. — *Allium porrum.* L., [fam.] nat. des Alliacées.

Plante herbacée bulbeuse, à racines cylindriqu[es] à feuilles lancéolées, creusées en gouttières ; à ham[pe] renflée, supportant des fleurs en tête ; odeur et save[ur] alliacées. Cette plante est composée d'un principe émol[l]ient et d'un principe excitant ; mais celui-ci y est r[é]pandu en si petite proportion, qu'il modifie à peine [la] propriété adoucissante et laxative du premier. On em[-] ploie le porreau en topique et en lavement : ce médi[-] cament a été souvent prescrit avec avantage, dans le[s] affections aiguës et inflammatoires des organes urinaire[s] et particulièrement de la vessie. La cuisson dissipe pre[s-] qu'entièrement le principe volatil et stimulant du poirea[u.]

Oignon de lys. — *Lilium candidum.* L., fam. nat. de[s] Liliacées.

Bulbe écailleux, à écailles oblongues, aplaties, con[-] caves, imbriquées, blanches, demi-transparentes [;] odeur nulle ; saveur douce, mucilagineuse.

Le bulbe du lys est émollient et adoucissant : o[n] l'applique sur les furoncles, les phlegmons, les cor[s] douloureux, les abcès, les panaris, après l'avoir fai[t] cuire sous la cendre et l'avoir réduit en pulpe. On peu[t] remplacer le bulbe du lys par celui de l'oignon blan[c] (*allium cœpa*, L.), mais il est un peu plus stimulant.

Huiles fixes.

Substances grasses, visqueuses, filantes, plus légè[-] res que l'eau, ordinairement liquides à une tempéra[-] ture modérée ; inflammables, insolubles à l'eau, miscibles [a-]

[...]e liquide par l'intermède du sucre, de la gomme, [...] l'albumine ; composées de carbonne, d'hydrogène, [...] d'une faible portion d'oxygène ; ordinairement ino[...]res, et d'une saveur fade. Les huiles fixes appar[...]nnent au règne végétal et au règne animal. Les huiles [...]es du règne végétal sont :

L'huile d'*amandes douces* ; d'une couleur blanc-ver[...]âtre ; d'une saveur douce ; ne se congelant qu'à 10° de RÉAUMUR : elle s'altère promptement.

L'huile d'*olive* ; d'une couleur jaune-verdâtre, se congelant au-dessous de 8° de RÉAUMUR.

L'huile de *noix*, d'un blanc-verdâtre ; inodore ; d'une saveur très-agréable.

L'huile de *lin*, d'un blanc-verdâtre ; très-onctueuse ; d'une odeur particulière.

L'huile de pavots, h. d'œillet ; d'un blanc-jaunâtre ; très-limpide ; inodore ; saveur amandée, liquide à o, du thermomètre de RÉAUMUR.

L'huile de *colsa* ou de *navette*, (*brassica napus*, L.) *b. oleracea*) jaunâtre, visqueuse ; d'une odeur et d'une saveur analogues à celles des plantes crucifères.

L'huile *de chanvre ou de chenevis*, épaisse, verdàtre ; d'une odeur et d'une saveur désagréables.

L'huile *de faine*, (fruits du hêtre, *fagus sylvatica*, L.) ; limpide, couleur jaunâtre ; saveur douce, un peu acerbe, agréable, inodore ; elle s'altère et se congèle difficilement.

L'huile ou *beurre de cacao*, (*theobroma cacao*, L.) concrète ; d'un blanc-jaunâtre, d'une saveur douce, agréable.

Toutes ces huiles fixes, sont éminemment adoucissantes et émollientes, il suffit d'en étendre une goutte sur un tissu enflammé, pour le relàcher et

2.

31

en appaiser la douleur. Prises à l'intérieur, ces h[...]
sont facilement digérées, mais quand on en prend [...]
forte dose, ou que les voies intestinales remplissent [...]
leurs fonctions, elles provoquent des nausées, des [...]
missemens et des purgations, effets de la faiblesse ou [...]
l'atonie, à laquelle donnent lieu ces substances [...]
même effet émollient et adoucissant se manifeste [...]
tous les tissus et sur tous les organes internes. On adm[...]
nistre les huiles douces dans les phlegmasies et l'irrit[...]
tion des organes, de l'estomac, des intestins, des voi[...]
urinaires, des poumons, de la peau, etc. On les appliq[...]
avec beaucoup d'avantage en fomentation et en top[...]
que, sur les tumeurs aiguës, les plegmons, les p[...]
qûres d'insectes vénéneux; appliquées à l'extérieur, le[...]
huiles fixes produisent tous les effets des médicame[...]
émolliens, en assouplissant et en relâchant les tissu[...]
Je mêle souvent ces liquides à la pulpe des végétaux d[...]
ce genre; mais il faut que ces applications soient faite[...]
avec des huiles bien fraîches. Quand ces liquides son[...]
altérés, ils produisent de l'irritation, et quelquefois don[...]
nent lieu à une inflammation érysipélateuse. Les huile[...]
et en général tous les corps gras, ont la propriété d[...]
donner aux cheveux et aux poils plus de souplesse[...]
mais ces substances ne les font pas croître, et n'en pré[...]
viennent pas même la chute. L'application de l'huil[...]
en friction, provoque quelquefois l'urine et la sueur[...]
cette application a paru utile à quelques praticiens, dan[...]
le traitement de l'anasarque et de l'hydropisie. On a[...]
cru remarquer que ces frictions huileuses, prévenaient[...]
la contagion de la peste; mais les expériences qui constatent l'efficacité de ce moyen prophylactique, ne sont
encore ni assez nombreuses, ni assez authentiques.

On donne les huiles en substance, et par cuillerées,

depuis un gros jusqu'à plusieurs onces. On les édulcore, on les aromatise, on les réduit en lochs, et en émul- sions. On les mêle à l'eau pour les administrer en lave- mens. On en prépare dans les pharmacies, des cérats, des pommades, des linimens, etc., etc. L'huile ou beurre de cacao, étant une substance concrète, on en fait guère usage qu'à l'intérieur, en liniment, en pom- made cosmétique et adoucissante, et en suppositoire, pour favoriser l'évacuation des intestins, ou pour adou- cir les douleurs causées par les hémorrhoïdes. On prescrit également ce médicament à l'intérieur ; on le donne en pilules ou en électuaire : c'est avec la graine de cacao que l'on prépare le chocolat. Cette graine provient d'un arbre qui croît au Mexique, à la Guiane et dans les îles d'Amérique.

On emploie comme émolliens et adoucissans, les graines et les farines de plusieurs végétaux.

Les graines ou semences de lin, *semina lini usitatis- simi* *, graines plattes, ovales - oblongues, lisses, lui- santes, brunes, recouvertes d'un mucilage abondant; contenant une farine jaunâtre, huileuse, d'une saveur amandée. La plante qui fournit cette graine est cultivée partout. L'eau froide et chaude dissolvent très–bien le mucilage qui recouvre l'envelope de la graine de lin. Cette eau devient épaisse et filante. On l'emploie en lotions ou en fomentations, sur les surfaces irritées ou enflammées, ou qui recouvrent des organes affectés d'inflammation; on l'emploie aussi à la préparation des ca- taplasmes faits avec des feuilles, des fleurs et des racines réduites en pulpe. L'eau de graine de lin est très-adou-

---

* *Linum usitatissimum ; calycibus capsulisque mucronatis, petalis crenatis , foliis lanceolatis alternis , caule subsolitario.*

cissante ; on la prescrit particulièrement dans les maladies aiguës des voies urinaires, ainsi sa propriété diurétique, dépend entièrement de sa qualité émolliente. On
prépare la tisane de graines de lin avec une once de ces
graines, que l'on fait bouillir, enveloppées dans un nouet,
dans un litre d'eau, pendant quelques minutes ; en
prolongeant cette décoction, l'eau se charge trop de
mucilage, et fatigue l'estomac ; on corrige quelquefois
cette propriété indigeste, en ajoutant un peu de vin à
cette préparation. On administre le decoctum de graines de lin très-chargé, en lavemens, dans toutes les
irritations des voies digestives. Le mucilage de lin sert
à enduire les doigts du chirurgien qui touche des parties infectées de quelque virus. L'huile de lin est employée avec avantage à l'intérieur, dans les phlegmasies.
BAGLIVI a vanté l'utilité de ce remède dans la pleurésie.
On donne cette huile par cuillerées, mêlée à quantité
égale de sirop adoucissant.

Les graines de chanvre, *cannabis sativa*, L., ont
à-peu-près les mêmes propriétés sur l'économie que
la graine de lin ; comme elles contiennent beaucoup
moins de mucilage, leur decoctum ne fatigue pas l'estomac et passe facilement dans la circulation. SWÉDIAUR
leur donne la préférence sur les premières, dans le traitement de la blennorrhagie. Je prépare la tisane de
chenevis, en versant sur une once de ces graines concassées, un litre d'eau bouillante.

Semences de coingt, (*semina pyri cydoniæ*). Les
semences du coingt, sont enveloppées d'une couche
épaisse de mucilage, qui a beaucoup d'analogie avec
la gomme arabique ; l'eau dans laquelle on agite ces
graines, devient épaisse, visqueuse ; on l'applique avantageusement sur la surface de la peau irritée, enflam-

...ée et dénudée par l'action d'un visicatoire ou par une ...ûlure : c'est un excellent topique dans l'ophthalmie ...iguë.

... Semences de Psyllium ou herbe aux puces, *Plantago Psyllium*, L.* Graines petites, oblongues, convexes d'un côté, sillonnées de l'autre, brunes, lisses, ...ressemblant à des puces ; elles sont très-mucilagineuses ; on les emploie comme les graines précédemment mentionnées. Le plantain puce croît au midi de la France, mais ce n'est point la seule espèce de ce genre qui fournisse des semences mucilagineuses.

Les farines émollientes et résolutives, que l'on emploie le plus communement en topiques, sont celle de fenu-grec, *Trigonella fœnum-græcum*, farine jaunâtre légèrement aromatique ; celle de lupin, *lupinus albus* ; de haricots, *phaseolus vulgaris* ; de fèves, *vicia faba* ; de lentilles, *ervum lens* ; du sarrazin, *polygonum fagopyrum* ; du bled, *triticum hybernum*. On prépare aussi des cataplasmes émolliens, avec la pulpe et la fécule des pommes de terre, la fécule de bled ou amydon, et toutes les autres fécules amylacées **.

---

* *P. caule ramoso herbaceo, foliis subdentatis recurvatis, capitulis aphyllis.*

** La fécule (Fécule amylacée. — Farine alibile — *Farina alibilis.—Amylum*), est une matière très-abondante dans tous les végétaux farineux, dans les graines de toutes les graminées et des légumineuses, dans les racines d'arum, de bryone, de la pomme de terre, etc. ; elle a la forme d'une poudre blanche ou jaunâtre, et est composée de molécules cristallines ; elle est insipide et sans odeur ; inaltérable à l'air, insoluble à l'eau froide, dans l'alkool et dans l'éther ; soluble à l'eau chaude, qui la réduit en gelée transparente. On donne à la fécule tirée des plantes céréales le nom d'amydon. On sépare ce principe des parties des végétaux qui le contiennent, par des lotions

Son, *furfur*. Partie corticale du bled, de l'orge, seigle ou de toutes autres graines fromentacées, composée de très-petits fragmens aplatis ; jaunes d'un côté, blancs de l'autre ; d'une odeur et d'une saveur fade, s'épaississant par la macération dans l'eau, et donnant à celle-ci une consistance épaisse et mucilagineuse, et une couleur trouble et blanchâtre. Le son est un adoucissant : on en prépare des lotions et des bains, pour assouplir la peau et diminuer son irritation. Cette préparation doit souvent précéder l'application des autres médicamens sur cet organe. J'ai vu un grand nombre d'éruptions papuleuses et boutonneuses, céder à un remède aussi simple. On rend l'eau de son, légèrement excitante, en y faisant bouillir un peu de fleurs de soufre

---

et par la fermentation. Toutes les fécules sont identiques, elles ne diffèrent seulement que par les principes étrangers auxquels elles se trouvent mélangées; principes colorans, amers, vénéneux, etc. et dont il est souvent difficile de les débarrasser. Les fécules sont toutes alimentaires ; quand elles sont pures, elles se convertissent entièrement en chyle et ne fournissent presque rien d'excrémentiel. Les fécules les plus en usage comme aliment, sont celles de pomme de terre, de salep, que l'on extrait des racines d'orchis, de sagou, du tronc des palmiers ; de tapioca, de la racine du manioc, *jatropha manihot*, L. Dissoutes dans l'eau, les fécules forment un mucilage émollient, dont on peut se servir avec beaucoup d'avantage en topique, sur les tissus enflammés. Les fécules ont la propriété de supprimer la diarrhée et même le flux dyssenterique : est-ce à la seule qualité émolliente qu'il faut attribuer cette propriété ? est-ce à une vertu astringente, développée dans la substance féculente, par l'action même des organes, de la température et des humeurs? Jamais des lavemens composés de substances émollientes n'ont agi dans cette circonstance, ni aussi promptement, ni aussi constamment. Le riz qui n'est composé que de fécule, présente dans sa manière d'agir toutes les vertus médicinales des astringens; comme ces derniers médicamens il supprime les diarrhées, les hémorrhagies, les leucorrhées, resserre les intestins, et occasionne quelquefois une constipation opiniâtre.

...ées, une once ou deux par pinte ; de la fleur de melilot, de sureau, etc.

Graisses animales. Il existe la plus grande analogie physique, chimique et médicamenteuse, entre ces substances et les huiles grasses extraites des végétaux ; elles n'en diffèrent réellement, que par la propor-tion de leurs principes constituans, qui sont une ma-tière solide, (stéarine) plus ou moins analogue à la cire, et une matière liquide, éminemment huileuse, (élaine) qui donne à ces corps la couleur, l'odeur et la saveur qui les caractérisent. La graisse animale est une substance blanche ou jaunâtre, plus ou moins consistante ; d'une saveur douce, fade et variable ; insoluble dans l'eau, dans l'alkool et dans l'éther. On trouve de la graisse dans tous les animaux ; dans les poissons, elle a une con-sistance fluide et huileuse, (huile de poisson). On conserve pour l'usage pharmaceutique et médicinal, les graisses de bœuf, de mouton, et surtout celle de co-chon, connue sous le nom d'axonge, et qui est presque la seule employée à la préparation des onguens et des pommades. On se servait autrefois des graisses d'ours, de loup, de blaireau, d'homme, etc. Ces graisses n'ont aucune des vertus particulières et soi-disant miraculeuses qu'on leur attribuaient. Les graisses animales sont émollientes et adoucissantes, et ont toutes les pro-priétés des huiles fixes et végétales.

On extrait du *jaune d'œuf*, à l'aide de la décoction et de la pression, une *huile* d'un jaune - orangé, lim-pide ; d'une odeur agréable, d'une saveur très-douce, qui, d'après l'analyse de M. PLANCHE, offre, avec les graisses et les huiles végétales, une grande analogie de composition : cette huile n'a pas non plus de propriété particulière ; on l'emploie pour adoucir la cuisson occa-

sionnée par les crevasses et gerçures de la peau, ou
la brûlure. On l'injecte dans l'oreille, comme anod
dans les douleurs de cet organe. On forme avec la j
d'œuf frais, l'eau bouillante et le sucre, une émul
très-adoucissante, à laquelle on donne le nom de
de poule, et que l'on prescrit pour calmer la to
dans les rhumes opiniâtres.

Le *beurre* est une substance huileuse, concrète, d'u
couleur citrine; d'une saveur oléagineuse, agréabl
émolliente et adoucissante, dont les propriétés sont tr
analogues à celles des graisses et des huiles. On emplo
fréquemment le beurre en liniment, pour assouplir
peau, et calmer ses phlegmasies : ces fomentatio
hâtent la suppuration des boutons et la chute des croûte

Le *blanc de baleine* ou *sperma-ceti*; matière grass
concrète, blanche, douce au toucher, que l'on trouv
dans le cerveau du cachalot, est très-peu employée au
jourd'hui.

La *colle de poisson* ou *ichthyocolle*. Membrane in
terne de la vessie natatoire de quelques grandes espèc
de poissons, et particulièrement de l'esturgeon; cette sub
stance contient une gélatine abondante et très-pure, qu
l'on peut employer avec avantage, comme émolliente
et adoucissante, en fomentations, en lotions, en bains
en lavemens ; et à l'intérieur, en sirop ou en tablettes

Bains de tripes. On prépare ces bains avec les issues
des bêtes à cornes, que l'on fait cuire dans l'eau, qui en
dissout la graisse et la gélatine : cette eau peut alors
être élevée à un degré plus grand de température que
l'eau simple, et conserver plus long-temps sa chaleur.
Quand on prépare ces bains, il faut les laisser refroidir
plusieurs heures avant d'en faire usage ; ils conservent
long-temps le degré de chaleur nécessaire à leur applica-

tion. On les emploie dans quelques phlegmasies de la peau, lorsque cet organe est dans un état d'irritation et de sécheresse; dans les doulenrs articulaires, les rhumatismes chroniques et quelques paralysies. On trouve, à Paris, ces bains tout préparés.

HYÈBLE. — Sureau hyèble. — *Sambucus herbacea.* — *Sambucus ebulus.* L., fam. nat. des Caprifoliacées.

Tige herbacée vivace, de deux à trois pieds, simple; feuilles ailées avec impaire; sept à ncuf folioles, lancéolées dentées; à bases inégales; fleurs blanches en panicules; étamines violettes; odeur de sureau, mais plus désagréable et comme vireuse. L'hyèble croît dans les terres fortes et aux bords des chemins. Cette plante est émolliente : on ne l'emploie qu'en cataplasmes. Elle contient un principe légèrement narcotique et anodin, ce qui la rend très-utile dans le traitement des tumeurs et des inflammations douloureuses. On prépare aussi des topiques anodins et calmans, avec les feuilles narcotiques de la jusquiame, de la morelle (*solanum nigrum*) et du pavot somnifère ou pavot des jardins. *Voyez* les Narcotiques

ADOUCISSANS.

On a donné ce nom à un genre de médicamens qui jouissent de la propriété de calmer l'irritation et la douleur, par leurs qualités douces et mucilagineuses ; ces qualités sont les seules essentielles aux véritables adoucissans ; les narcotiques produisent le même effet, mais d'une manière toute différente, et doivent par conséquent être rangés dans une autre classe. Les adoucissans agissent sur les organes, par des propriétés douces, mucilagineuses, émollientes ou émulsives ; ils ont beaucoup de rapports avec les médicamens émolliens, mais ce n'est pourtant pas dans l'intention d'amollir les tissus, ni de diminuer la chaleur générale qu'on les prescrit, bien qu'ils agissent souvent comme émolliens et comme rafraîchissans ; la seule indication que le médecin se propose de remplir en les prescrivant, est de diminuer l'irritation produite sur toute l'économie, ou sur les organes en particulier, par l'inflammation, ou par la présence d'une matière âcre et irritante. On attribuait autrefois cet état d'irritation à l'âcreté des humeurs. Ceux qui admettaient cette acrimonie, tant en faveur dans l'école de Boerrhaave, lui donnaient différens caractères, âcres, acides, alkalins, muriatiques, et croyaient que les adoucissans corrigeaient ces qualités, en enveloppant les molécules irritantes, de leurs parties douces et visqueuses. Cullen, qui partage cette opinion, paraît fonder sa

... croyance sur ce qu'il a observé, lorsqu'on mélange ensemble des corps acides ou alkalins avec des gommes et
des mucilages, ou des acides à des corps huileux, qui
mitigent et adoucissent leur âcreté; d'ailleurs quelle est
la nature de cette âcreté? on ne l'a jamais étudiée, et
la chimie n'a point de prise sur une substance purement
imaginaire; est-elle dans le sang, dans la lymphe, dans la
bile? J'ai examiné la première de ces humeurs, dans un
grand nombre de circonstances différentes, sur des
dartreux, des scrophuleux, des fébricitans, des ga-
reux, sans y reconnaître la moindre âcreté, ni la moindre altération *.

Les humeurs ne deviennent véritablement âcres ou
acrimonieuses, que lorsqu'elles sont épanchées hors de
leurs vaisseaux; elles s'altèrent alors dans leur couleur, dans leur consistance, dans leur nature, elles deviennent purulentes, fétides, et sans doute qu'elles
acquièrent alors des qualités âcres et irritantes. Des
molécules étrangères et vénéneuses peuvent aussi se
mêler au sang ou à la lymphe, irriter les vaisseaux,
être portées sur les organes, ou y produire également
de l'irritation; c'est ainsi que les alimens échauffans
produisent une irritation qui s'étend jusqu'à la peau;
que les boissons acides provoquent la toux; que les
médicamens excitans portent leur vertu médicameu-
teuse sur les organes les plus éloignés, etc.

La propriété des adoucissans, dépend entièrement
de la qualité douce, mucilagineuse, sucrée, émulsive
des substances de cette classe; ces principes entraînés
dans nos humeurs, sont portés avec elles sur les or-

---

* Voyez l'Histoire générale des médicamens lymphatiques.

ganes irrités, ils en relâchent la fibre, modèrent l'activité de leurs mouvemens, rendent moins sensible l'abord d'un nouveau sang, favorisent le dégorgement des capillaires, affaiblissent enfin leur contractilité et leur sensibilité trop vivement provoquées.

Il n'y a aucun doute que les médicamens de cet ordre ne s'opposent, par leurs qualités douces et émulsives, à l'action irritante et caustique des molécules étrangères et vénéneuses introduites au sein de l'économie : on en peut juger, par ce qui arrive au-dehors, par le calme, la cessation des douleurs qui suivent l'application des corps doux et huileux, du mucilage, du cérat, sur les parties de la peau irritées par des corps étrangers ; il n'y a aucun doute que de semblables effets n'aient lieu dans l'estomac, les intestins, les poumons, les reins, la vessie, et dans tous les viscères creux, lorsque la présence d'un corps âcre et vénéneux fait recourir à ces moyens, en sorte que cette médication tombe tout à fait sous le sens et paraît être autant physique que vitale.

Il est facile, d'après cette explication, de présenter les circonstances où doivent être prescrits les médicamens adoucissans ; on les emploie dans les phlegmasies du poumon ; on sait qu'une dissolution de gomme arabique, une émulsion huileuse, réussissent ordinairement à calmer une toux violente, et que ces moyens donnent lieu à une abondante expectoration et procurent un soulagement prompt. Le même moyen est employé avec soin contre les coliques intestinales, avec chaleur, météorisme, constipation ; dans la dysurie, la strangurie, dont ils calment les douleurs vives et insupportables, en favorisant la sécrétion des reins, et l'écoulement de l'urine; dans les fièvres aigües, bilieuses, inflammatoires, dans les phlegmasies des organes parenchymateux, dans celles des membranes muqueuses et séreuses, etc. ; enfin, dans la plupart des maladies de la peau, accompagnées de vives démangeaisons, d'inflammation, et dans toutes les phlegmasies aiguës, surtout au premier et au second dégrés.

On prescrit aussi avantageusement les adoucissans, dans le traitement des hémorrhagies actives, et dans l'empoisonnement, par une matière âcre et corrosive ; on les prescrits aussi très-utilement, à titre de remèdes calmans, aux personnes bilieuses, irritables, irrascibles, passionnées, violentes, et sujettes aux affections nerveuses et spasmodiques ; à titre de délayans, aux personnes pléthoriques, et qui sont disposées aux maladies qu'entraînent la surabondance du sang, ou un sang épais.

Les médicamens que l'on peut rapporter à ce genre, appartiennent au règne végétal et au règne animal ; on peut y rapporter la mauve, la guimauve, et la plupart des malvacées *, plantes qui forment une familie naturelle, bien distincte. L'arroche, le bon Henri, l'épinard, la laitue, et un grand nombre de plantes potagères ou oléracées, à suc doux et à saveur fade ; le bouil-

* Calice simple ou double, corolle à cinq pétales, réunis par la base, filamens des étamines plus ou moins nombreux, réunis entre eux, formant un cylindre creux que traversent les pistils ; fruits capsulaires, feuilles éparses, entières, rondes, lobées ou palmées, stipulacées, végétaux herbacés ou ligneux, dont quelques espèces sont d'une grosseur monstrueuse, tels que le baobab, (*adansonia*) le ceiba (*bombax ceiba, L.*). Les malvacées croissent dans les climats tempérés et dans toutes les contrées de la Zone Torride ; c'est là, particulièrement, que l'on rencontre les grandes espèces de ces végétaux. Toutes les malvacées contiennent un mucilage abondant et nutritif ; toutes sont adoucissantes et émollientes.

lon-blanc , le tussilage , sont recommandés dans phlegmasies du poumon ; les dattes, les jujubes, figues et tous les fruits sucrés et mucilagineux, graines de lin, de psyllium, les graines huileuses ému- sives de chènevis, d'amandes douces, de pignons d'Ind les substances farineuses et féculentes, telles que l'org le blé, le riz, le salep, le sagou, la fécule de pomme terre, la gomme arabique et adragant ; le miel, le sucre le lait, l'huile, l'axonge, l'eau enfin, qui, dans cett médication, joue encore un rôle bien important. L'ea est en effet un des principaux remèdes de cet ordre cette boisson donnée seule, a produit fréquemment d bons effets, lorsque les adoucissans étaient précisémen indiqués ; elle est le véhicule ordinaire de ces médica- mens , composés de parties mucilagineuses, gommeu- ses, qui se dissolvent très-bien dans ce liquide ; le sang devenu plus fluide par sa présence, produit moins d'excitation sur les organes enflammés, et coule plus uniformement dans ses vaisseaux. « On ne peut, dit » très-judicieusement CULLEN, découvrir aucun fluide » capable de produire cet effet, à moins que ce ne soit » en proportion de l'eau que ce fluide contient. L'eau est » en conséquence le délayant proprement dit, et peut- » être l'unique *. »

Les médicamens adoucissans s'administrent en bois- son ; en infusum à l'intérieur, à chaud ou à froid, ou en decoctum ; l'infusum est toujours préférable, pour les mu- cilages et pour les fleurs ; on prépare à froid les émul- sions ; on aromatise ces préparations, afin qu'elles fati- guent moins l'estomac ; on les édulcore, pour les rendre plus agréables aux malades ; on doit accorder aux fleurs

---

* CULLEN, Mat. médicale, tom. II.

préférence, pour préparer les infusions qui doivent être peu chargées.

On associe quelquefois à ces médicamens, des subs-tances narcotiques ou sédatives, quand on veut obtenir un calme plus grand et plus prompt ; on se sert pour cela des sirops d'opium, de diacode, de pavot, de karabé, etc.

ADOUCISSANS.

————

* VÉGÉTAUX.

Bourrache.
Buglose.
Pulmonaire.
Consoude.
Bouillon-blanc.
Réglisse.
Chiendent.
Orge.
Avoine.
Semences des cucurbitacées.
Gomme arabique.
Gomme adragant.
Sucre.
Miel.

** DU RÈGNE ANIMAL.

Lait.
Gélatine.
Corne de cerf.
Albumine.

BORRAGINÉES. — *Borragineæ, asperifoliæ.*

Les borraginées sont des végétaux ordinairement herbacés, quelquefois ligneux et arborescens ; à racines simples et pivotantes, à feuilles alternes, couvertes, dans presque toutes les espèces de cette famille, de poils rudes ; le calice a ordinairement cinq divisions ; la corolle monopétale, infondibuliforme ou en roue, a aussi cinq divisions, à gorge nue ou couverte d'écailles. Les graines sont nues et au nombre de quatre, à la base du pistil, et enveloppées dans le calice persistant. Dans quelques espèces, elles sont enveloppées dans un péricarpe. Ces végétaux sont en général mucilagineux, doux, émolliens ; mais le mucilage des borraginées est moins abondant, lorsque ces végétaux ont vieilli ; jeunes, ils en sont presque tout composés, et se fondent, pour ainsi dire, dans l'eau de leur decoctum : toutes les parties ne le contiennent pas en égale quantité ; il est plus abondant dans les racines de consoude que dans les feuilles ; plus dans les feuilles de la bourrache, de la buglose, de la pulmonaire, que dans les racines de ces végétaux. Quelques espèces de cette famille naturelle, ont l'écorce de leurs racines imprégnée d'un principe colorant, d'un rouge brun, soluble dans l'eau, l'esprit-de-vin, les huiles et les graisses. (*Anchusa tinctoria*, L., ou orcanette ; *onosma echioides*, L. ; *Lithospermum tinctorium*, L. Les racines de cynoglose et toutes les parties de ce végétal sont imprégnées d'un principe narcotique. Le suc des borraginées indigènes, et probablement du plus grand nombre des borraginées étrangères, contient du nitre tout formé. L'extrait de ces végétaux se couvre ordinairement, quand on l'a gardé quelque temps, de cristaux de ce sel.

2. 32

BOURRACHE OFFICINALE. — *Borrago officinalis*, L.

Plante annuelle, à racines simples et pivotantes, tiges de un à deux pieds, rameuses, hérissées, ainsi que les feuilles, qui sont larges, ovales, lancéolées, ridées, bulleuses, scabres, pétiolées ; fleurs terminales paniculées, supportées par de longs pédoncules, qui s'étendent horizontalement sur les parties latérales des rameaux ; calices à cinq parties ; corolle en roues à cinq divisions, bleues, roses ou blanches ; odeur nulle ; saveur fade et mucilagineuse. La bourrache croît dans tous les terrains cultivés.

La bourrache est adoucissante ; l'usage de son decoctum affaiblit, relâche les organes et leurs tissus. Cette propriété est remarquable, sur ceux de l'appareil digestif, urinaire, circulatoire, respiratoire, et même sur l'appareil cérébral : l'usage de cette plante est favorable dans les maladies de ces différens systèmes, caractérisées par l'irritation et l'inflammation. On recommande fréquemment la bourrache, pour favoriser la transpiration cutanée. Ce n'est point en augmentant l'action vitale de la peau, que la bourrache produit cet effet, mais par son influence directement adoucissante, émolliente et relâchante ; et cette influence est d'autant plus salutaire, que la peau est plus sèche, plus aride et plus irritée. Cet état a souvent lieu dans les phlegmasies des organes internes, et particulièrement dans celles du poumon, au traitement desquelles l'usage de la bourrache et des boissons mucilagineuses est toujours adapté. C'est en vertu de la même propriété relâchante, que la bourrache agit sur la sécrétion des organes urinaires. On recommande encore la bourrache dans les fièvres aiguës, les phlegmasies cutanées, les rhumes occasionnés par l'impression d'un air froid et la suppression de la transpiration cutanée, et dans le traitement des rhumatismes. On donne la bourrache en decoctum et en infusum aqueux, édulcorés avec du sucre ou du miel : on en prépare des bouillons avec d'autres plantes mucilagineuses; on en exprime le suc, que l'on donne par onces, seul ou mêlé au petit-lait ou au bouillon. L'extrait de bourrache est peu usité. Les vertus cordiales que l'on a long-temps attribuées à la bourrache sont illusoires.

On fait usage avec un égal succès, et pour remplir les mêmes indications thérapeutiques, des feuilles et des fleurs de buglose, *anchusa officinalis*, L. *; du lycopsis, *lycopsis arvensis*, L. **; de la pulmonaire, *pulmonaria officinalis*, L. ***; de la vipérine, *echium vulgare*, L. ****; plantes de la même famille des borraginées et qui appartiennent à notre Flore.

CONSOUDE.—Grande consoude. — Consolida. — *Symphytum officinale*. L., fam. nat. des Borraginées.

Plante herbacée, vivace, à tige haute d'un à deux pieds, forte, branchue, sillonnée, hérissée, ailée; à feuilles lancéolées, décurrentes, également hérissées; à fleurs infondibuliformes, rouges, jaunes ou blanches;

---

* *A. Foliis lanceolatis, spicis imbricatis secundis, bracteis ovatis.*

** *L. Foliis lanceolatis hispidis, calicibus florescentibus erectis, corollis tubis incurvis.*

*** *P. foliis radicalibus ovatocordatis scabris.*

**** *E. Caule tuberculato hispido, foliis caulinis lanceolatis hispidis, floribus spicatis lateralibus.*

racines pivotantes, charnues, recouvertes d'un épiderme noir ; corps blanchâtre, imprégné d'un mucilage abondant, d'une saveur fade, douce, onctueuse. La consoude croît dans les prairies humides. La viscosité de cette plante a fait penser aux anciens, qu'appliquée sur les parties divisées, elle pouvait les réunir. THÉOPHRASTE dit positivement, qu'en la faisant cuire avec deux morceaux de chair, ceux-ci s'agglutinent et se réunissent. Un autre auteur du moyen âge raconte, qu'une femme s'étant introduit dans le vagin une racine de grande consoude, bientôt ses parois se soudèrent ; qu'une autre personne en ayant avalé, les parois de l'œsophage se réunirent, et la déglutition devint impossible. C'est à la même vertu vulnéraire, que l'on attribuait les puissans effets de la grande consoude dans le traitement des plaies, des fractures, des hémorrhagies et des hernies. Le principe mucilagineux et abondant de la racine de grande consoude, produit sur l'économie, des effets tout-à-fait analogues, à ceux qui appartiennent à toutes les substances adoucissantes et émollientes. Il n'y a rien d'astringent dans cette racine ; et je fonde mon opinion à ce sujet sur l'analyse chimique que j'en ai faite avec le plus grand soin. C'est en calmant, en modérant l'afflux du sang dans les vaisseaux, que la grande consoude réprime les hémorrhagies ; et ce médicament ne convient que dans le traitement des hémorrhagies actives. On l'emploie avec succès dans celles de l'utérus, de l'estomac, de la vessie et du poumon. On conseille encore avec succès, l'usage de la grande consoude, dans le traitement de la dyssenterie et des diarrhées, causées et entretenues par l'irritation des intestins. On a recommandé la pulpe de racine de consoude, en topique, sur les contusions et les ecchymoses. On tiendrait je crois autant d'avantages de tout autre topique émollient.

On donne la consoude en decoctum aqueux, en se servant d'une once de la racine fraîche et découpée, par litre d'eau, que l'on fait bouillir pendant une demi-heure. On édulcore ce decoctum avec le sirop de gomme. On prépare dans les pharmacies un sirop de grande consoude, qui est fort usité. Le sirop composé, contient des principes astringens, et ne peut pas remplir les mêmes indications.

BOUILLON - BLANC. — Molène. — Chandelier. — *Verbascum thapsus*. L., fam. nat. des Solanées.

Plante herbacée, vivace, à tiges droites, hautes de trois à quatre pieds, simples, fermes, un peu anguleuses, velues; feuilles grandes, lancéolées, épaisses, décurrentes, couvertes d'un duvet épais, ou tomenteux; fleurs disposées en épis serrés, grandes, monopétales, à cinq divisions un peu irrégulières; étamines barbues; saveur de la plante mucilagineuse; odeur des fleurs, douce, agréable, surtout après la dessiccation. La molène croît sur le bord des chemins, dans les endroits secs.

Les feuilles et les fleurs de la molène, sont adoucissantes et émollientes. On prépare avec les premières, des cataplasmes et des bains; avec les dernières, des infusions pectorales, adoucissantes, tempérantes. L'infusum aqueux de fleurs du bouillon-blanc est très-favorable dans le traitement des toux convulsives et spasmodiques. On emploie aux mêmes usages, les feuilles et les fleurs des *verbascum blattaria*, *pulverulentum*, etc.

RÉGLISSE. — Racines du réglissier. — *Glycyrhiza gla-
bra.* L. *, fam. nat. des Papilionacées.

Racines ligneuses, cylindriques, longues, traçantes,
fibreuses, de la grosseur du pouce, simples ou ramifiées, recouvertes d'un épiderme brun, roussâtre; l'intérieur est composé de fibres jaunes-pâles, assez tendres; d'une saveur douce et sucrée : ces racines mâchées, teignent la salive en jaune. La réglise croît
spontanément dans le midi de l'Europe.

La racine du réglissier contient une matière sucrée
et une matière cristallisée particulières; une huile résineuse, âcre; de la fécule; du phosphate et muriate
de chaux. Le decoctum de cette racine est brun; en
le rapprochant, on obtient l'*extrait noir de réglisse*, ou
jus de réglisse, que l'on trouve dans le commerce, en
cylindres aplatis, de six pouces de long, et de douze à
quinze lignes de diamètre, enveloppés de feuilles de
laurier; à cassure lisse; d'une couleur noir de jais;
d'une saveur sucrée, amère et un peu âcre.

La réglisse est une des substances les plus vulgairement employées à la préparation des tisanes rafraîchissantes et adoucissantes, et il n'en est point qui con-
vienne mieux pour calmer la soif, l'irritation et la
chaleur morbifique des organes. On prépare ces tisanes,
en faisant infuser à chaud ou à froid, la réglisse mondée de son écorce et contusée, dans l'eau, et dans la
proportion d'une demi-once par litre. On associe cette
substance au chiendent, à l'orge, aux racines de chi-

---

* G. Foliolis impari petiolato, stipulatis, floribus recemosis luteis.
Liquiritia officinalis. MOENCH. Meth., p. 152.

corée, d'asperge ou de fraisier. On fait usage du suc ou extrait de réglisse, comme béchique et expectorant. J'ai reconnu depuis long-temps que cet extrait a une propriété très-irritante, et qu'il rend souvent la toux sèche et pénible; il convient de l'administrer seulement, dans les toux ou les catarrhes chroniques ; on le donne en substance, mais purifié, mêlé à de la gomme ou au sucre, et réduit en pastilles : quelquefois on le fait préalablement dissoudre dans l'eau.

En préparant l'extrait de réglisse avec les racines ratissées et à froid, on l'obtient d'un beau jaune, d'une saveur douce, sucrée et sans âcreté. L'extrait de réglisse d'Espagne contient jusqu'à deux gros par livre, de molécules de cuivre, provenant des chaudières dans lesquelles on le fait cuire. La réglisse, et son extrait, entrent dans quelques préparations de la pharmacie.

CHIENDENT. — Racines du *triticum repens* *. L. , fam. nat. des Graminées.

Racines fibreuses, longues, menues, articulées, arrondies, blanchâtres ; d'une saveur douce et sucrée. Le chiendent croît dans tous les terrains cultivés ; ses racines y tracent profondément. Celles-ci contiennent du sucre, du mucilage et de la fécule : ces principes les rendent très-nourrissantes ; dissous dans l'eau, ils communiquent à ce liquide leurs propriétés adoucissantes. La tisane de chiendent, est parfaitement convenable pour calmer l'irritation et l'inflammation des organes internes, on l'administre avec avantage dans le traitement des phlegmasies des membranes muqueuses,

---

* *T. Foliis planis, radice repente nodosa.*

et particulièrement dans celui des affections aiguës des organes urinaires. On prépare avec la racine du chiendent, un decocum, en se servant de la proportion d'une once de cette racine, par litre de liquide, que l'on édulcore avec le sucre, le miel, ou un sirop. On associe fréquemment ces racines, à l'orge et à la réglisse.

Un grand nombre de racines graminées, recèlent des principes analogues à ceux du chiendent. On peut ranger de ce nombre celles du *phalaris phleoïdes*, L.; des *alopecurus agrestis* et *pratensis*, L.; du *panicum dactylon*, L.; de l'*avena pratensis* et *elatior*, L.; du *festuca fluitans*. J'ai préparé un decoctum très-adoucissant et très-sucré, avec les tiges vertes du paturin aquatique, *poa aquatica*, L. *, et du bled, *triticum hybernum*, L.

ORGE. — Semences d'orge. — *Hordeum vulgare*. L. *H. distichon*. L. *H. hexastichon*. L.

Les semences d'orge sont oblongues, renflées, terminées en pointe, sillonnées d'un côté, recouvertes d'une écorce jaune et très-consistante, renfermant un périsperme farineux, blanchâtre, et très-féculent. L'orge mondé, *hordeum mundatum*, est cette semence dépouillée de son écorce; l'orge perlé, *h. perlatum*, est celle dont on a arrondi le périsperme farineux, en la passant entre deux meules, qui lui donnent la forme de perles; l'orge grué, ou gruau d'orge, est cette semence grossièrement mouturée. L'enveloppe ou tégument des semences de l'orge, contient une matière extractive jaune, amère, acerbe et soluble à l'eau, qui

---

* *P. Altissima, panicula diffusa, spiculis sex floris, linearibus.*

...munique au decoctum une saveur désagréable; il
...rejeter l'eau de la première ébullition, qui est
...nétrée de ce principe; ou mieux encore, n'employer
...ne l'orge mondé ou l'orge perlé. On prescrit la tisane
...d'orge dans le traitement des fièvres aiguës et des
...phlegmasies, dans l'irritation et l'inflammation des
...voies digestives et urinaires. HIPPOCRATE recommande
...fréquemment la tisane d'orge, dans les affections de ce
...genre; il l'employait tout-à-la-fois comme un médica-
...ment adoucissant et comme un aliment léger, qui pou-
...vait convenir aux malades affectés de fièvres ou de
...phlegmasies. Tous les grands praticiens ont également
...recommandé la tisane d'orge dans les maladies aiguës
...et inflammatoires : cette tisane calme la soif, et appaise
...très-promptement l'ardeur fébrile. On l'administre avec
...beaucoup de succès, dans le traitement des phlegma-
...sies aiguës du poumon, de l'hémoptisie, de la dyssen-
...terie, et de la diarrhée.

On prépare la tisane d'orge, avec une once de cette
semence, ramollie une demi-heure, dans deux livres
d'eau) on l'édulcore avec le sucre, le miel ou un sirop;
le lait, etc.; on y associe le chiendent, la réglisse, des
quartiers de pommes douces, des amandes douces, des
figues, des dattes, etc. On emploie le decoctum d'orge
en gargarisme, dans les angines inflammatoires et muqueuses, et dans les aphtes; dans cette dernière affection, on y ajoute un peu de sirop de mures.

Le gruau d'avoine, *avena sativa*, L., ou les semences de cette graminée, dépouillées de leur tégument, ont la plus grande analogie de propriété avec l'orge;
leur decoctum est adoucissant, tempérant, rafraîchis-
sant, et propre à modérer l'agitation des humeurs, l'agitation fébrile, l'irritation de la poitrine, des voies

digestives et urinaires, et celle de la peau. On d
ce decoctum très-chargé, dans l'intention de no
légèrement les malades. On fait subir à l'avoine t
les préparations de l'orge : elle entre dans la co
sition de quelques tisanes purgatives.

SEMENCES CUCURBITACÉES. — Semences du me
(*cucumis melo*) ; du concombre (*c. savitus*) ; de
citrouille (*cucurbita citrullus, c. melopepo, c. a
rantia*, etc.) ; de la courge (*c. lagenaria.*)

Les fruits charnus, pulpeux, doux et sucrés des c
curbitacées, renferment un grand nombre de semen
ovales, oblongues, aplaties, entourées d'un rebo
saillant dans celles des concombres (*cucumis*), term
nées en pointes aux deux extrémités dans celles d
citrouilles (*cucurbita*) ; composées d'une envelopp
épaisse et coriace, blanche, jaune ou brune, et d'u
amande tendre, mucilagineuse, d'une couleur blanch
d'une nature huileuse, et susceptible de prendre l
forme d'une émulsion ; elles ont une saveur douce
agréable et amandée. Les fruits cucurbitacés sont cu
tivés dans tous les jardins ; on en obtient les semenc
à l'époque de leur maturité : elles contiennent de l'hui
fixe et de l'albumine végétale.

Les semences des cucurbitacées sont adoucissant
et très-calmantes. Les anciens leur ont attribué une
propriété réfrigérante, et les ont qualifiées de semences
froides (*semina refrigerentia*) ; ils les croyaient propre
surtout à calmer les désirs vénériens : elles ont toute
une propriété analogue. J'ignore absolument si elle
ont quelque qualité qui puisse justifier la dénomina-

...on qu'on leur a donnée, et sous laquelle ces semences sont encore vulgairement connues.

On fait usage des semences des cucurbitacées, en émulsion, que l'on édulcore avec le sirop de gomme ou le sirop capillaire ; il faut faire usage de ce médicament aussitôt qu'il est préparé, car il s'altère promptement. On associe quelquefois à ces semences, les amandes douces.

GOMME ARABIQUE. — G. Thébaïque. — *Gummis Arabica.*

Gomme en masses arrondies, transparentes, de différente grosseur, blanches, opalines, jaunes ou rougeâtres, souvent creusées en géodes ; à cassure vitreuse ; d'une saveur douce, visqueuse, légèrement sucrée ; entièrement soluble à l'eau froide. Cette gomme découle naturellement des acacies (*mimosa nilotica arabica, senegalensis,* etc.), qui croissent en Égypte et dans presque toutes les parties de l'Afrique.

La gomme arabique est une substance très-adoucissante, très-relàchante, et que l'on emploie comme un des remèdes de ce genre le plus sûr et le plus constant. Il faudrait faire l'énumération de toutes les maladies inflammatoires, pour indiquer les diverses circonstances où ce médicament peut être utilement administré : on l'emploie le plus fréquemment, dans les inflammations du poumon, dans les toux catarrhales ; dans les phlegmasies des voies urinaires. On donne la gomme arabique en substance, en poudre, ou en solutum dans l'eau et dans la proportion d'un à deux gros par livre de liquide ; en chargeant ce véhicule de trois à quatre onces de gomme par livre, et en y ajoutant du sucre,

on obtient le sirop de gomme. En la triturant av[...]
l'huile, elle rend celle-ci miscible à l'eau. C'est ai[...]
que l'on prépare les loochs huileux, très-fréquemme[...]
employés dans les maladies inflammatoires avec irrit[...]
tion. La gomme arabique, fondue avec le sucre et co[...]
lorée, constitue la pâte de jujubes. En la pétrissa[...]
long-temps avec du sucre très-blanc et du blanc d'œu[...]
bien battu, on obtient la pâte de guimauve : c'est l[...]
travail des confiseurs. On a attribué à la gomme ara[...]
bique des qualités alimentaires. Des voyageurs digne[...]
de foi assurent, que des caravanes, que des peuplade[...]
entières, se sont nourries long-temps avec cette seul[...]
substance : des expériences récemment faites sur de[...]
chiens, par M. le docteur MAGENDIE, pourraient fair[...]
douter de ces qualités, si l'on pouvait établir une exact[...]
comparaison entre des êtres si différens sous le rappor[...]
de la manière de vivre et des besoins. La gomme ara[...]
bique entre dans un grand nombre de prescriptions e[...]
de préparations officinales. On trouve dans le commerce, une gomme en petites larmes, blanches, un[...]
peu jaunâtres, fragiles et souvent fendillées ; d'une saveur plus fade que la gomme arabique, et contenant
moins de mucilage, ayant du reste les mêmes propriétés. C'est la gomme du Sénégal, provenant à ce
que l'on croit, du *mimosa Senegalensis.*

La gomme du pays, *gummi nostras,* est en morceaux
plus ou moins volumineux, visqueux, blancs, jaunes,
rougeâtres ; d'une saveur douce, légèrement amère ;
cette gomme découle naturellement de l'écorce du cerisier, du prunier, de l'abricotier, du pêcher, et de
tous les arbres à fruits à noyau ou drupacés, surtout à
l'époque de la maturité de ces fruits : elle est moins consistante et plus légère que la gomme arabique, mais

ne peut très-bien la remplacer dans l'emploi médical.

GOMME ADRAGANT. — G. tragacant. — *Gummi tragacantha.*

Gomme en morceaux ou larmes contournées, quelquefois en filamens aplatis, ronds, triangulaires ou cannelés, droits ou roulés, d'une consistance ferme et serrée, un peu ductile, et difficile à réduire en poudre, d'une couleur blanche un peu jaunâtre, d'une forme à-peu-près semblable à celle du vermicelle ou d'autres pâtes d'Italie; d'une saveur fade et visqueuse. Cette gomme découle naturellement de l'écorce de plusieurs espèces d'astragales, et particulièrement de l'*astragalus gummifer* et *creticus*; sous-arbrisseaux papilionacés qui croissent en Italie, en Sicile, à Candie et en Syrie. Cette gomme paraît exuder avec effort de ces végétaux. La gomme en morceaux menus et roulés, celle que l'on nomme *gomme vermiculaire* est la plus estimée : la *gomme en sorte* est en morceaux plus volumineux et plus irréguliers. La gomme adragant est différemment composée que la gomme arabique; mise dans l'eau, elle se gonfle beaucoup et forme un mucilage mou, qui ne se mêle point à ce liquide; si on fait dissoudre dans le même liquide la gomme adragant et arabique, ces deux gommes ne se mêlent point ensemble; enfin, quelques chimistes regardent la gomme adragant comme un principe végétal particulier.

On administre la gomme adragant, dans les mêmes circonstances que la gomme arabique; on lui fait subir les mêmes préparations, mais les doses doivent être moins fortes; une très-petite proportion de cette sub-

stance donne à l'eau une consistance sirupeuse;
gros suffit sur une livre de ce liquide. Quand on réd
cette gomme en poudre, il faut chauffer le morti
Quand on la dissout, il faut la triturer long-temps.
prépare avec cette gomme des potions, des loochs,
tablettes, des pilules, des pastilles, etc.

SUCRE. — *Saccharum.*

Le sucre est un produit immédiat des végétaux, li
quide ou solide; d'une couleur blanche ou jaunâtre
cristallisable; d'une saveur douce, sucrée; soluble dan
l'eau, le vin et l'alkool; susceptible d'éprouver la fer
mentation alkoolique; formée de carbone, d'oxigène e
d'hydrogène.

On trouve le sucre dans un grand nombre de végé
taux, et dans toutes les graminées; on le retire de l'é
rable, de la betterave, de la carotte, de la châtaigne
du raisin, du navet, de la canne à sucre (*arundo sac
charifera*), etc.; il n'est pas de végétal qui en fournisse
une plus grande quantité que ce dernier, et dont la
culture soit plus étendue dans les deux Indes, et sur
tout aux Antilles. On retire le sucre de la canne, ou
cannamelle, en la pressant entre des cylindres : ce sucre
liquide (vin de canne, ou vesou), passe dans plusieur
chaudières, où l'ébullition le débarrasse de ses partie
étrangères et le convertit en sirop, qui laisse cristalliser,
en se refroidissant et dans le repos, un sucre brut, d'une
couleur rousse, et auquel on donne le nom de *mos-
couade*, ou de *cassonade* : on purifie ce second produit
du sucre, au moyen du terrage et du sang de bœuf, dont
l'albumine enlève, en se coagulant, toutes les parties
étrangères; on se sert aussi de beurre. Les confiseurs

clarifient leur sirop avec la poudre de charbon : le sirop de sucre purifié, versé dans des moules et blanchi
par le terrage, est en masses blanches, poreuses, composées de très-petits cristaux, à cassure brillante ; inaltérable à l'air, et facile à fondre et à réduire en poudre.
Les fragmens de ce sucre ainsi cristallisé, frottés les uns
contre les autres, répandent une lumière phosphores-
cente. En exposant à l'étuve le sirop de sucre, clarifié
par le charbon, on obtient le sucre en beaux cristaux
transparens, jaunes ou blancs, en prismes quadrilatères, terminés par des sommets dièdres : c'est le sucre
candi, et le sucre dans sa plus grande pureté.

En réduisant le sucre en poudre, le frottement du
pilon ou de la rape, lui fait perdre une partie de son
principe sucré ; une longue exposition à l'air produit la
même altération, et assez promptement, quand la
température est très-élevée. On forme, avec deux parties de sucre et une partie d'eau, un sirop, qui se conserve sans altération, et qui peut servir à un grand
nombre d'usages.

Le sucre est un médicament adoucissant, que l'on
emploie dans toutes les circonstances qui réclament
l'usage des médicamens de ce genre ; il communique
aux alimens une saveur agréable, et facilite leur digestion ; et à l'eau une vertu digestive : le sucre n'est point
par lui-même un aliment, et ne peut entretenir la vie
que pendant quelque temps, ainsi que tous les alimens
non azotés *.

On emploie le sucre en pharmacie, pour édulcorer
ou pour donner une saveur agréable aux médicamens

---

* Précis de physiologie, de M. MAGENDIE.

répugnans. On l'emploie, comme moyen conservateur, la préparation des sirops, des conserves, des tablettes des électuaires : on le fait entrer aussi comme principal ingrédient, dans les liqueurs de tables, et dans une quantité de préparations culinaires et économiques. Le sucre sert d'intermède au camphre et aux huiles essentielles (oléo-saccharum), aux baumes et aux résines, quand on veut les dissoudre dans l'eau. Le sucre altère et décompose, surtout au moyen de la chaleur, plusieurs sels métalliques, en leur enlevant une partie de leur oxygène; il réduit à un moindre degré d'oxydation l'acétate de cuivre (vert-de-gris), le nitrate et le muriate (hydrochlorate) du même métal, l'acétate et le muriate (hydrochlorate) de mercure ; voilà pourquoi il ne faut jamais conserver les sels mercuriels dans aucune préparation chargée de sucre, et ne les y mêler que pour en user de suite. Il y a long-temps que cette altération a été remarquée dans la dissolution du sublimé corrosif (deuto-hydrochlorate de mercure), dans le sirop de Cuisinier, ou dans tout autre sirop : ce sel mercuriel s'y transforme au bout de quelque temps, en muriate de mercure doux (proto-hydrochlorate de mercure). On aurait tort de conclure cependant d'après ces faits, que le sucre est le contrepoison des sels cuivreux et mercuriaux; il faudrait pour cela qu'il décomposât ces préparations dans l'estomac, ce qui n'a jamais lieu, au moins assez complettement, pour prévenir les suites formidables des empoisonnemens, causés par le vert-de gris ou le sublimé ; mais le sucre, ou l'eau sucrée, conviennent très-bien dans ces empoisonnemens, comme adoucissans.

L'eau sucrée favorise la digestion des alimens ; cette propriété est due autant à l'eau qu'au sucre que l'on y dissoudre ; c'est un fait constaté, par l'usage le plus habituel des boissons aqueuses, qu'elles divisent, ramollisent les alimens solides, les atténuent, et favorisent leur chimification. Le sucre n'a par lui-même aucune propriété excitante ; c'est un adoucissant, qui nourrit faiblement, et qui peut être très-bien adapté au traitement des malades auxquels on prescrit une diète sévère, et qui ont cependant besoin d'être soutenus et de prendre quelque aliment.

Miel, *Mel.*

Suc gommeux, sucré, principe immédiat des végétaux, d'une consistance molle ou liquide ; d'une couleur blanchâtre, jaune, rousse, brune, uniforme ou mélangée, granulée ; d'une saveur douce, mucilagineuse, sucrée, laissant toujours un peu d'âcreté sur la gorge ; recueilli et préparé par les abeilles.

On distingue le miel, en miel vierge, en miel de deuxième qualité, et en miel commun.

Selon les pays, en miel de Narbonne, de Provence, de Languedoc, de Touraine, de Champagne, de Bretagne, de Picardie, de Normandie ; ces derniers sont les moins purs et les moins bons, à cause du genet qui abonde dans ces provinces, et qui les colore.

Le miel est composé de sucre cristallisable et incristallisable, d'un principe aromatique, de cire, et d'acide.

On clarifie le miel par plusieurs procédés : le meilleur est de l'exposer à la gelée ; il acquiert, après avoir été soumis plusieurs jours à une basse température, des qualités qui le rapprochent beaucoup du sucre. Le miel est un aliment très-sain : on l'emploie en méde-

cine, pour la préparation des tisanes adoucissantes,
pectorales et laxatives. On en compose, dans la pharmacie, une foule de médicamens, en le mêlant avec le
suc des plantes ; les oxymels colchique et scillitique, le
miel anthosat, le miel rosat, ou rhodomel, l'oxymel
simple, etc. On en prépare avec l'eau, une boisson très-
saine, fort en usage dans le nord : c'est l'hydromel.
Les anciens le mêlait fréquemment avec le vin (oïnomel).
Le miel du printemps est préférable à celui de l'été
et de l'automne ; le miel du midi à celui du nord. En
France, le miel de Narbonne est le premier en qualité ; celui de Bretagne, le dernier.

LAIT. — *Lac.*

Liquide opaque, blanc, doux, un peu sucré, d'une
pesanteur spécifique, un peu plus grande que celle de
l'eau : secrété par les mamelles, pour servir de nourriture aux nouveaux-nés. Le lait est composé de la matière caseuse ou fromage (*caseum*), de la matière butyreuse ou beurre, de la matière séreuse ou petit-lait.
Ces matériaux composans, se séparent naturellement du
lait par le repos : les deux premiers ne sont en quelque
sorte que suspendus dans le lait. On obtient le beurre
de la crème, par une opération particulière. On trouve
encore dans le lait, du sucre de lait et de l'eau, du phosphate calcaire, des hydrochlorates de potasse et de
chaux. Ce liquide varie encore selon l'espèce d'animal
qui le fournit, sa nourriture, son état sain ou malade, etc. L'état moral des nourrices, influe essentiellement sur ses qualités ; les alliacées, les crucifères lui
communiquent leur odeur ; les plantes aromatiques lui
donnent des qualités enivrantes, comme je l'ai éprouvé

plusieurs fois lorsque je voyageais sur les Alpes. La gratiole et la rhubarbe le rendent purgatif; l'absinthe, amer; le tithymale, âcre; les substances colorantes en modifient la teinte. Le lait se mêle en toute proportion à l'eau; tous les acides le coagulent et se combinent à la partie caseuse, qui devient alors insoluble.

Le lait de vache contient beaucoup de beurre et de matière caseuse, moins de serum et de sucre de lait que celui de femme, d'ânesse et de jument; il est le plus agréable, le plus nourrissant et le plus usité dans l'économie domestique.

Le lait de femme diffère du lait de vache, en ce qu'il contient plus de sucre de lait, plus de crème, et beaucoup moins de matière caseuse; aussi coagule-t-il difficilement, et a-t-il moins de consistance que les autres espèces de lait; sa saveur est fade et sucrée. Cette espèce de lait est celle qui présente le plus de différence dans sa composition.

Le lait de chèvre, a la plus grande analogie avec le lait de vache; il est plus visqueux et contient plus de caseum: il a une odeur animale particulière, qui est surtout sensible au temps du rut.

Le lait de brebis, contient une si grande quantité de matière butyreuse, que le caseum conserve toujours un caractère gras et visqueux, de sorte qu'il ne forme point de caillots; il contient peu de serum, mais une très-petite quantité de sucre de lait.

Le lait de jument est très séreux; il contient une très-petite quantité de matière caseuse, une assez grande quantité d'une crème claire et jaunâtre, dont on obtient difficilement une très-petite portion de beurre de mauvaise qualité. Ce lait contient beaucoup de sucre de lait.

Le lait d'ânesse est celui qui se rapproche le plus du

lait de femme; il en a la consistance, l'odeur et la saveur; on en obtient un beurre extrêmement mou,
qui ressemble même, pendant l'hiver, à une huile
figée, d'un blanc mat, qu'il est très-aisé de dissoudre
dans le lait de beurre, dont on peut de nouveau le
séparer par l'agitation.

Le lait est très-nourrissant, mais il ne peut être la
nourriture exclusive des personnes robustes, et surtout
de celles qui se livrent à des travaux pénibles. Le lait
soutient mieux, quand il est caillé ou réduit en fromage;
je me souviens d'avoir passé cinq jours sur les Alpes
du Hasli, sans avoir d'autre nourriture, et de ne m'en être
pas mal trouvé, bien que je courusse continuellement
les glaciers. Les habitans de cette partie intéressante du
canton de Berne, sont grands et robustes, et ne vivent
presque que de laitage et de pommes de terre. Les personnes qui aiment le lait et qui le digèrent facilement,
acquièrent par son usage, beaucoup d'embonpoint et de
fraîcheur : celles qui le digèrent mal doivent s'en abstenir; cependant si l'usage du lait leur devient nécessaire,
on essaiera par tous les moyens de le leur faire supporter, soit en le faisant bouillir, en y mêlant des œufs,
de la fleur d'orange, du café ou quelqu'autre substance amère, de l'eau-de-vie, du punch, etc., soit
en le faisant coaguler à l'aide de la chaleur ou de
quelqu'acide.

Le lait, considéré comme médicament, est à-la-fois
adoucissant et émollient, et participe de la nature des
sucs des végétaux doux et sucrés. L'usage intérieur du
lait, diminue la force des organes digestifs et celle de la
circulation, calme l'irritation des organes et appaise
l'effervescence des appétits et de l'économie. Ces propriétés du lait l'ont rendu recommandable, dans la

plupart des affections aiguës et inflammatoires, soit comme boisson adoucissante, soit comme aliment relâchant. On prescrit le lait en boisson, dans les fièvres aiguës, inflammatoires et dans les phlegmasies. C'est principalement dans les maladies du système pulmonaire, que le lait a été recommandé; mais ce liquide adoucissant, ne peut être adapté avantageusement qu'à certaines circonstances pathologiques : très-utile dans la première et au commencement de la seconde périodes de la phthisie pulmonaire, il est presque constamment nuisible, à la fin de la seconde et dans la troisième périodes, lorsque les malades, épuisés par une abondante expectoration de crachats purulens et par des sueurs colliquatives, ne peuvent presque plus rien digérer ; lorsqu'il se joint à ces symptômes, une diarrhée que l'usage du lait ne ferait qu'augmenter. On doit également proscrire la diette lactée, du traitement des phthisies scrophuleuses, à moins que les individus affectés ne soient d'une constitution athlétique et irritable. Quand on adapte le lait au régime des phthisiques, on donne ordinairement la préférence à celui d'ânesse ou de femme: on place au second rang celui de chèvre et de vache.

Il conviendrait toujours que les animaux, dont on donne le lait aux malades, fussent nourris des végétaux de leur choix, et par conséquent les plus convenables à leur appétit et à leur instinct : ce qu'il est facile d'obtenir en conduisant ces animaux aux champs. Le lait des vaches et des chèvres, qui passent l'été au milieu des pâturages des montagnes, est bien plus aromatique, bien plus gras, bien plus savoureux, que le lait de ces mêmes animaux nourris dans les étables : on ne peut élever aucun doute sur un fait qui est connu des paysans les plus grossiers, et dont le goût et l'odorat peuvent si facilement se rendre compte. On donne le lait à jeûn ou entre les repas, seul ou coupé avec de l'eau (hydrogala) ; avec la bière, avec le suc des plantes amères-antiscorbutiques, avec les eaux minérales, etc. Il sert aussi quelquefois de véhicule aux médicamens purgatifs, diurétiques, lymphatiques, vermifuges, etc. On fait encore un usage avantageux du lait, dans le traitement des maladies de peau inflammatoires, accompagnées de beaucoup d'irritation, dans celui des maladies vénériennes invétérées et exaspérées par l'usage inconsidéré du mercure ; dans celui du scorbut, et dans celui de quelques névroses. On emploie le lait extérieurement en cataplasmes émolliens ou adoucissans ; en lotions et en bains, dans les mêmes circonstances, qui réclament l'emploi de toutes les autres substances appartenant à ces deux genres de médicamens.

GÉLATINE.

Substance grasse, liquide, se convertissant en gelée par le refroidissement, lorsqu'elle est unie à l'eau, seulement dans la proportion, de deux parties et demie, pour cent de liquide ; se solidifiant en se desséchant (colle forte), et prenant la consistance et l'apparence d'une gomme mucilagineuse, diversement colorée en jaune, en rouge, en brun ; soluble dans l'eau froide et chaude, dont elle est précipitée par l'alkool ; formant par sa combinaison avec le tanin, une matière insoluble à l'eau.

On extrait la gélatine de toutes les parties blanches, tendineuses, cartilagineuses, membraneuses des animaux ; leurs os sont tous composés de cette substance et de phosphate de chaux. Les jeunes animaux contiennent

... ne très-grande proportion de gélatine : elle abonde dans les jeunes volailles, dans les reptiles et dans les mollusques. La gélatine passe à la fermentation acétique avant de se corrompre ; fraîche, elle a une saveur douce, fade et visqueuse. Son usage relâche les tissus, les jette dans l'atonie, et donne lieu à tous les phénomènes de médication des substances adoucissantes et mucilagineuses ; donnée à forte dose et rapprochée, elle produit souvent un effet laxatif. On prépare avec la gélatine, des bouillons adoucissans : les bouillons de veau, de poulet, de tortue, de grenouille, de limaçon, doivent leurs propriétés adoucissante et relàchante à la présence de ce principe. La chair de bœuf, celle des animaux gélatineux, qui ont vieilli et qui se sont livrés au rut, sont animalisées et contiennent de l'*osmazome*, principe savoureux, d'une odeur forte, aromatique, agréable, et qui communique aux chairs des qualités sapides et stimulantes. Les bouillons préparés avec ces chairs, sont stimulans et analeptiques : ils ne conviennent pas dans les circonstances où les bouillons simplement gélatineux sont employés.

CORNES DE CERF. — Bois de cerf. — *Cornua cervi.*

Cornes rameuses, recouvertes d'une écorce brune et striée ; le corps est dur et osseux, d'une couleur blanche. On monde ces parties osseuses de leur écorce, en ramollissant celle-ci à l'aide de l'eau bouillante; on rape la partie centrale ; on la soumet à une forte ébullition, qui la réduit presqu'entièrement en gélatine : on passe ce decoctum, que l'on réduit en gelée par une ébullition prolongée, et que l'on édulcore avec du sucre. Le decoctum et la gelée de corne de cerf, sont adoucissans et émolliens. On donne cette boisson dans le traitement des irritations et des phlegmasies des voies digestives, dans les dyssenteries et les dévoiemens opiniâtres et colliquatifs. La corne de cerf entre dans la composition de la *décoction blanche de* SYDENHAM, qui se prépare, en faisant bouillir, pendant dix à quinze minutes, dans une livre d'eau, deux gros de corne de cerf pulvérisée , trois gros de mie de pain et une once de sucre blanc ; en passant ensuite la liqueur et en l'édulcorant avec l'eau de fleurs d'orange ou de canelle. Ce decoctum est souvent prescrit dans les diarrhées, accompagnées d'irritation.

ALBUMINE.

Substance visqueuse, filante, transparente, moussant par l'agitation, soluble à l'eau, se durcissant par la chaleur et prenant une couleur blanche ; insoluble dans l'alkool et l'éther ; sans odeur ni saveur. On trouve l'albumine dans le serum du sang, dans la liqueur des membranes séreuses, dans la lymphe, dans la synovie, dans la chair musculaire, dans les œufs des oiseaux, des reptiles et des poissons. Le blanc d'œuf en est entièrement formé. L'albumine passe directement à la fermentation putride.

L'albumine est adoucissante et émolliente : on l'emploie dans les mêmes circonstances que la gélatine. Cette substance précipite de leur dissolution, le sublimé corrosif, et la plupart des oxides et des composés mercuriels ; c'est à cette propriété qu'il faut attacher les effets bienfaisans de la gélatine dans les empoisonnemens occasionnés par un sel métallique. M. le professeur ORFILA a appliqué, de la manière la plus satisfaisante, ce médicament au traitement des empoisonnemens occasionnés par les oxides mercuriels. (*V.* sa Toxicologie.)

RAFRAICHISSANS. — ANTIPHLOGISTIQUES.

On trouve dans tous les ouvrages de matière médicale et de thérapeutique, un plus ou moins grand nombre de médicamens, désignés sous le nom de *rafraîchissans*, *d'antiphlogistiques*, et qui sont employés dans l'intention de diminuer la température du corps, ou de diminuer la chaleur qui accompagne la fièvre et l'inflammation. On donne, dans ces mêmes ouvrages, le nom de *traitement antiphlogistique*, à celui qui se compose de ces moyens médicamenteux. La bàse de ce traitement consiste, 1°. dans l'usage de la plupart des substances mucilagineuses, adoucissantes, émulsives, dont j'ai tracé l'histoire dans les deux derniers genres; 2°. dans l'usage de la saignée veineuse ou capillaire; 3°. enfin, dans l'usage de quelques substances médicamenteuses particulières, auxquelles on a attribué une propriété réfrigérante, et qui n'appartiennent à aucun autre genre.

La chaleur animale, élevée dans l'homme de 32 à 34° du thermomètre de Réaumur, se soutient constamment à une température égale, sous quelque climat qu'il se trouve placé; au milieu des hivers les plus rigoureux et des étés les plus chauds : cette température constante et indépendante des variations atmosphériques, est la véritable source de la vie et de la sensibilité, qui s'éteignent et se dissipent avec elle ; elle est nécessaire à leur entretien, dans tous les êtres animés, dont quelques-uns jouissent de cette chaleur à une plus haute

température que l'homme ; et aux végétaux, qui vivent
et sentent comme les animaux. On ne connait point la
cause de cette chaleur vitale ; les recherches à ce sujet, n'appartiennent d'ailleurs qu'à la physiologie : ce
qu'il est important de savoir, pour bien comprendre la
médication des rafraîchissans, c'est que, ni l'excitation la
plus vive, ni l'inflammation la plus intense, ne lui
donnent pas une augmentation bien sensible. HUNTER
ayant plongé un thermomètre à mercure dans le vagin
d'une ânesse, qu'il enflamma violemment, par une injection de sublimé corrosif (muriate de m. oxigéné), ne
s'aperçut pas que cet instrument indiquait une température plus élevée, que celle qu'il avait remarquée avant
l'injection * Un thermomètre placé dans la bouche, ou
sous l'aisselle d'un malade, au moment de la plus grande
violence d'un accès de fièvre inflammatoire ou bilieuse, ne s'élève pas au-delà de 3o à 33°. Cette température constante, paraît peu s'accorder avec ce que le
malade dit éprouver. La sensibilité augmentée ou même
exaltée par la maladie, lui fait sentir plus vivement
l'impression de la chaleur vitale ; elle est surtout sensible aux parties enflammées, ou l'irritation appelle
une plus grande quantité de sang qui en abordant vers
ces parties, y dégage, dans un temps donné, beaucoup
plus de chaleur, que si ces parties étaient dans l'état

---

* Traité sur le sang, l'inflammation et les plaies d'armes à feu,
par JOHN HUNTER. Les observations les plus récentes sur la température du corps sont celles de MM. EDVARD et GENTIL. Ces
auteurs ont observé que le lieu le plus propice pour évaluer cette
température est l'aisselle ; ils ont trouvé des différences remarquables dans cette température, sur le corps de différens individus de
différens sexes et de divers tempéramens, dans différens momens
de la journée.

dinaire de santé ; ici la vivacité des impressions est
tout-à-fait relative au degré du sentiment augmenté.
Le malade éprouve celle d'une ardeur insupportable, qui l'agite et le tourmente, d'autant plus,
qu'elle est plus générale et qu'il est plus affaibli. C'est
par une propriété de la vie ou de la force vitale, que
le corps résiste à l'introduction d'une chaleur supérieure à celle qui lui est habituelle, ou qu'il se débarrasse
de l'excès de sa chaleur, puisque sans cet équilibre, la
vie s'épuiserait bientôt et que la santé ne pourrait s'entretenir. La transpiration cutanée et pulmonaire, et
l'évaporation continuelle des fluides répandus à la surface
de la peau, sont bien propres à dissiper la chaleur vitale ;
mais ces moyens de réfrigération ne sont qu'accessoires,
ils laisseraient plongés dans les affreuses angoisses d'un
feu continuel, les malades dont la peau est habituellement
sèche, et les animaux dont la peau est imperméable,
si la médecine n'avait que cette ressource pour les en
débarrasser : cet art, qui suit la nature dans ses
opérations, a souvent tenté de dissiper par l'évaporation de la transpiration sensible, la chaleur qui accable
l'économie dans les maladies inflammatoires, en favorisant par tous les moyens cette vaporisation.

On distingue la chaleur occasionnée par les maladies,
ou la chaleur morbide, de celle qui existe uniformément dans les corps en santé : celle-ci se maintient
à un degré de température constamment régulier, et
n'a rien d'incommode ni de nuisible.

La chaleur morbide est au contraire insolite, sujette à
varier de température, insupportable au malade, et souvent un symptôme fâcheux. Les anciens attribuaient
à cet accroissement de chaleur, un grand nombre de
maladies, qu'ils désignaient sous le nom de *pyrétics*,

πυρετια, de πυρ feu; et de *phlegmasies*, φλεγμασι mot que nous avons conservé pour désigner les inflammations; mais ils prenaient pour cause des maladi ce qui n'en est souvent que l'effet.

L'augmentation de la chaleur dans les maladie dépend d'une cause inconnue pour nous; mais je cro que cette cause est la même que celle qui produit l chaleur dans l'état ordinaire de santé.

Le toucher n'est pas suffisant pour parvenir à un appréciation rigoureuse de la chaleur morbide; il n'e que rarement d'accord avec la sensation du malade puisque, d'après ce que nous avons dit, cette sensatio est plutôt l'expression de sa sensibilité, que celle de l chaleur réelle. Souvent le corps est froid au touche, tandis que le patient dit éprouver une ardeur brûlant et une chaleur vive et insupportable; il se plaint quel quefois d'un froid glacial, lorsqu'au toucher la tempé rature du corps ne paraît point avoir changé, ni en plus ni en moins, comme je l'ai remarqué dans quel ques fièvres ataxiques. Cet accroissement et cett diminution de chaleur a lieu en même temps pour toutes les parties du corps, ou pour quelques partie isolées; pour les parties extérieures ou pour les inté rieures. Ce symptôme plus ou moins intense, a plus ou moins de durée; il accompagne fréquemment les maladies aiguës, les fièvres nerveuses, ataxiques, d'un mauvais caractère, la fièvre hectique et les névroses. Cette chaleur est modérée ou vive, forte, brûlante, cuisante; elle est douce, âcre ou mordicante; sèche ou humide et halitueuse; mais le malade seul a le sentiment de ces nuances de chaleur: la plupart sont nulles pour l'observateur.

De quelque manière que l'on considère la chaleur

...rbide, soit comme une affection idiopatique ou essen-
...elle, soit comme une affection symptômatique, l'indi-
...tion constante est de la modérer, puisque son existence
...est insupportable au malade, qu'elle l'agite, qu'elle
...tourmente, qu'elle empire sa situation. Il est donc
...bien important que le médecin connaisse les moyens
...propres à combattre cet état, et il ne doit pas rester
...indifférent sur le choix. En effet, la chaleur est un symp-
...tôme de deux états diamétralement opposés, l'excès des
...forces et leur diminution ; l'excès de ton de l'organisme
...ou son atonie ; elle accompagne les fièvres inflammatoires
...et les phlegmasies, comme les fièvres adynamiques et pes-
...tilentielles, les suppurations et la gangrène. Elle dé-
...pend, dans la première circonstance, d'un excès de
...ton ou de vitalité, dans la deuxième circonstance, d'un
...défaut de ton ; ce qu'il est bien difficile de concevoir
...et paraît presqu'incompatible *.

...Les moyens employés pour modérer la chaleur mor-
...bide ou pour la dissiper, sont directs ou indirects, in-
...ternes ou externes, toniques ou atoniques.

...Les moyens *indirects* agissent sur la cause même
...qui produit la chaleur, telle que la saignée qui désemplit
...les vaisseaux, ralentit la circulation, et laisse le corps
...dans un état de faiblesse et de calme, pendant lequel la
...chaleur diminue ; les boissons aqueuses, mucilagineuses,

---

* Ne doit-on pas admettre une chaleur *active* et une chaleur *passive*. La distinction si importante de ces deux états, dans les hémorrhagies et dans les sueurs, est fondée sur de semblables considérations.
La chaleur vitale reçoit de pareilles modifications. La chaleur active est le symptôme de la force augmentée ; la chaleur passive, de
la faiblesse ; et cette faiblesse n'est-elle pas continuellement augmentée, par la dissipation de cette chaleur, qui s'exhale avec les
sueurs passives qui l'accompagnent ?

émulsives, qui par leurs qualités douces et délayante
diminuent l'irritation, calment l'inflammation, donne
à la lymphe et au sang plus de fluidité, et en atténua
les molécules de ces humeurs, rendent leur circula
tion plus libre et plus facile; c'est toujours ains
qu'agissent les tisanes si variées de réglisse, de chien
dent, d'orge, de lin, les émulsions tempérantes d'a
mandes douces, des graines cucurbitacées, huileuses,
etc., les boissons acidulées, nitrées, l'eau de veau, le
petit-lait, donnés à titre de rafraîchissans, d'atténuans,
de délayans, qualités qui au fond sont les mêmes,
et qui appartiennent presqu'entièrement à l'eau, que
CULLEN regarde, avec raison, comme le meilleur délayant; ainsi, les rafraîchissans de ce genre, rentrent
presque tous dans celui des adoucissans. Ces moyens
médicamenteux, comme ceux-ci, peuvent être employés
à l'extérieur; ils y produisent des effets analogues : les
bains tièdes, les cataplasmes, les lotions, etc. Le repos,
l'usage des alimens doux et peu nourrissans, en diminuant la force propulsive du cœur, et l'action artérielle,
le calme des passions, favorisent beaucoup la médication de ces médicamens, et en général celle de tous
les moyens atoniques.

Les rafraîchissans *directs* agissent sur la chaleur
même, en absorbant ce fluide, par l'opposition de
leur température. Je vais examiner quelle influence
peuvent avoir ces médicamens dans cette médication.

On fait usage, à titre de rafraîchissans directs, de
l'eau froide, des sels neutres et des acides.

On emploie l'eau froide en boisson, en fomentation,
en affusion, en bains. L'application de l'eau à une
basse température, ne peut, quand on la donne en
boisson ou en lavement, avoir qu'un effet très-borné;

ce liquide s'élève bientôt à la température du corps, sans absorber beaucoup de calorique, en raison de son peu de volume. Il faudrait que l'on pût le renouveler plusieurs fois dans un temps très-court, ce qui est impossible. L'eau appliquée sur la peau, en fomentation ou en bains, produit un refroidissement bien plus marqué, comme il est facile de le reconnaître, par le sentiment de bien-être ou de fraîcheur, que le malade dit ressentir, après l'application de ce liquide, ou après l'immersion, que l'on peut renouveler à son gré ou autant de fois qu'il peut la supporter. (*Voy.* l'histoire de l'*Eau* considérée comme moyen thérapeutique, au genre *Toniques*) et par les effets, autant avantageux que surprenans, qui résultent de cette application dans les fièvres nerveuses ou ataxiques, et dans quelques céphalalgies violentes. Mais l'eau appliquée de cette manière, a une action tonique très-marquée, dépendante de la réaction vitale de l'économie. L'eau froide détermine sur la partie où on l'applique, la rougeur et la chaleur : il résulte communément de son application glaciale sur l'estomac, un sentiment de chaleur sur cet organe, qui se porte du centre à la circonférence et qui provoque une sueur abondante. L'eau froide appliquée sur la peau, produit un effet analogue ; dans l'une ou l'autre circonstances, on remarque toujours une tonicité augmentée, résultat formel de cette médication, toutes les fois que la chaleur que l'on veut dissiper est accompagnée d'un état de faiblesse ou d'adynamie. Ces effets si remarquables de l'application de l'eau froide, sont encore plus marqués, si on emploie ce liquide à une température voisine de la congellation, ou même à l'état de neige ou de glace. L'application de l'eau à cet état peut produire la rougeur,

la chaleur, la tension et la plupart des symptôm[es]
d'une inflammation passagère.

On produit encore un refroidissement très-sensibl[e]
en exposant le corps ou les parties du corps, dont la cha[-]
leur est augmentée, à un air froid. L'air produit deu[x]
effets très-remarquables ; il rafraîchit la peau par l'effe[t]
de sa température, et favorise la vaporisation de l[a]
sueur, qui ne se convertit en vapeur, que par une addition considérable de calorique soustrait au corps. O[n]
favorise cette impression de l'air, en le renouvelant pa[r]
l'agitation ou par la ventilation ; en lui donnant u[n]
libre accès dans l'appartement où se trouve le malade,
sans trop exposer celui-ci au courant de cet air agité.
Un air sec est toujours préférable à un air humide ; un
air frais à un air chaud : l'impression du feu produit un
effet à-peu-près semblable, quand elle n'est pas prolongée au-delà du temps nécessaire pour dissiper l'humidité : c'est de cette manière que le *feu rafraîchit*, en
me servant d'une expression des anciens, qui est pleine
de justesse. Dans ces diverses circonstances le corps de
l'homme et des animaux ressemble à ces vases poreux (alcarazas) dont on se sert en Orient, pour rafraîchir l'eau, en les exposant remplis de ce liquide aux
rayons du soleil.

On a employé, à titre de rafraîchissans, les *sels
neutres*, dont on fait usage dans les laboratoires de chimie, pour produire un froid artificiel. Plusieurs médecins ont pensé, que l'on pouvait tirer quelqu'avantage de
cette propriété, pour modérer la chaleur morbide, en
les introduisant dans l'estomac avant leur dissolution ;
mais le froid qui se produit alors, n'est ni assez considérable, ni assez permanent, pour que l'on puisse attendre quelque effet salutaire et constant de cette puissance

réfrigérante : la quantité de sels nécessaire pour produire un froid suffisant, serait plus nuisible que salutaire. L'évacuation du mucus intestinal, provoquée par ces sels, paraît diminuer beaucoup l'activité du système sanguin, et par conséquent la chaleur qui dépend de cette activité circulatoire ; mais il faut user de ces moyens rafraîchissans indirects avec circonspection : la faiblesse dans laquelle ils jettent l'économie, lui est souvent préjudiciable ; elle trouble la marche régulière des maladies, et les efforts salutaires de la nature.

Quant à la prétendue propriété rafraîchissante des acides *, j'ai dit, lorsque j'ai parlé de ces médicamens, que le bienfait de leur médication dépendait de leur impression stimulante sur les organes dont ils augmentent la tonicité. Les acides ne sont rafraîchissans que lorsqu'ils sont mêlés à une grande quantité d'eau : c'est de ce liquide dont ils favorisent l'absorption et la circulation, que dépend toute leur propriété réfrigérante.

---

* Les acides sont des médicamens essentiellement excitans ; je ne puis admettre de propriétés calmantes, tempérantes, rafraîchissantes ou sédatives, dans des substances dont l'oxygène est un des principes constituans ; et encore moins deux propriétés différentes et tout-à-fait opposées. Les acides les plus faibles, produisent toujours l'excitation des organes. Je fus affecté pendant les grands froids du dernier hiver, d'une phlegmasie catarrhale. J'essayai l'usage des boissons acidulées, pour calmer l'ardeur de la fièvre ; mais la toux et l'agitation en furent constamment augmentées. On peut adoucir, diminuer considérablement, modifier même la vertu excitante des acides ; mais cette vertu est encore la même, lorsque par leur mélange avec les substances sucrées, mucilagineuses, narcotiques, ou avec l'eau, la force de ces médicamens est pour ainsi dire absorbée et anéantie. Si l'eau acidulée est plus rafraîchissante que l'eau simple ou sans mélange, c'est parce que par cette addition l'eau passe plus aisément dans la circulation, et que l'on peut en boire une plus grande quantité.

On a attribué à quelques médicamens, appartenant au genre dont nous étudions les propriétés générales, celles de calmer les désirs vénériens : mais ces propriétés appartiennent à tous les médicamens adoucissans et rafraîchissans.

La saignée, les ligatures, les scarifications, les sinapismes, tous les moyens enfin qui diminuent d'une manière directe ou indirecte la plénitude du système sanguin, diminuent en même temps la vitalité, les mouvemens organiques et la chaleur animale. Il est essentiel d'observer, que c'est moins en diminuant la température du corps, qu'en modérant les mouvemens vitaux, et particulièrement les mouvemens circulatoires, que ces moyens influent sur l'économie. Pendant que l'on fait une saignée, si l'on place un thermomètre sous l'aisselle, il ne descend pas sensiblement; lors même que par l'abondance du sang tiré des veines, le malade tombe en syncope. Je plongeai un thermomètre réaumurien dans la poitrine du cadavre d'un supplicié, une heure au moins après la mort, cet instrument marqua pendant vingt minutes, 23°, et cette température baissa très-lentement. Dans le cadavre d'un homme robuste, mort d'une péripneumonie aiguë, le thermomètre plongé dans la même cavité, une demi-heure après l'extinction de tout mouvement, s'éleva et se soutint pendant près de trente minutes à 27 et 26°. Il est probable que, dans ces deux individus, la température ne commença à diminuer que plusieurs minutes après la mort. Ainsi rien de plus facile que de modérer, que de suspendre les mouvemens des organes; et rien ne serait peut-être plus difficile que de diminuer pendant la vie la température de l'économie, en agissant d'une manière étendue ou générale. On sait d'ail-

...eurs combien de différences offrent les cadavres, sous le rapport de la diminution graduelle de la température, et de l'espace de temps convenable pour la perte entière du calorique.

Les narcotiques en diminuant les mouvemens organiques, en ralentissant la circulation, diminuent en même temps la chaleur animale; mais ils n'agissent ainsi que quand ils sont donnés à faible dose : c'est alors qu'ils portent le calme dans tous les systèmes, qu'ils appaisent l'effervescence des passions, et qu'ils méritent réellement le nom de calmans, de tempérans et d'anodins. (*Voyez* l'histoire de ce genre de médicamens.)

RAFRAICHISSANS.

___

* VÉGÉTAUX.

Semences cucurbitacées. (V. les adoucissans.)
Nénuphar. (V. les aphrodisiaques.)

** MINÉRAUX ET CORPS INORGANIQUES.

Sels neutres. (*V*. les purgatifs.)
Eau froide de 6 à 20° en lotions, en bains.
Air frais ou froid, sec ou humide. — Ventilation.

*** MOYENS QUI AGISSENT SUR LA CIRCULATION.

Saignée veineuse.
Saignée capillaire.
Scarifications.
Ligatures.

**** MOYENS HYGIÉNIQUES.

Diète végétale.
Repos.
Calme des passions,

SAIGNÉE. — *Sanguinis missio. — Phlebotomia.*

Il n'y a guère de sujet en matière médicale qui ait éprouvé plus de contradictions que la saignée ; il n'en est guère, pour lequel ont ait soutenu le pour et le contre avec plus d'opiniâtreté ; les uns ont exagéré ses avantages, d'autres l'ont blâmée sans ménagement. Quel parti faut-il prendre au milieu de cette foule d'opinions contradictoires? celui sans doute de la modération, qui n'exagère rien, qui n'accorde rien de trop, et qui concilie tout, en accordant à chacune d'elles, les faits avérés qui lui appartiennent : telle est la conduite à tenir dans toutes les sciences à système, choisir dans toutes ce qui est raisonnable, et ne rien adopter exclusivement. Que dirait-on d'un médecin de l'école moderne, qui admettrait sans la moindre critique les théories des anciens sur la saignée, qui attacherait beaucoup d'importance aux divisions de la saignée en *dérivative*, en *révulsive* et en *spoliative*, admises par SYLVA, QUESNAY et BELLINI.

On definit la saignée, une évacuation de sang, opérée par un moyen artificiel.

Ses effets immédiats sont, la diminution du volume du sang contenu dans les vaisseaux, celle de la force et de la vitesse des mouvemens du cœur et des pulsations artérielles. Ses effets consécutifs sont, le relâchement des solides, le ralentissement des mouvemens organiques, la faiblesse, enfin une circulation plus facile.

On opère cette évacuation au moyen de la lancette ou du phlébotome, (phlébotomie), des scarifications et des sangsues.

La saignée par la lancette s'appelle *saignée veineuse*,

celle par les sangsues *saignée capillaire*. La saignée des artères, *artériotomie*.

Il n'appartient pas à mon sujet, de donner ici les préceptes relatifs aux différens procédés en usage pour pratiquer cette opération ; on les trouvera dans tous les traités de médecine opératoire.

On saigne aux bras, les veines céphaliques, basiliques et médianes, et les vaines saillantes du poignet ; aux jambes, les veines saphênes internes et externes ; au cou les jugulaires ; à la langue, les ranines ; à la verge, la veine dorsale ou du penis. On ne saigne que l'artère temporale.

On doit proscrire la saignée du traitement des maladies atoniques ; mais lorsque les maladies caractérisées par la faiblesse et l'adynamie, sont accompagnées à leur début d'une grande excitation de l'organisme et d'un état phlogistique ou inflammatoire, la saignée devient souvent nécessaire. Il n'y a pas long-temps que je pratiquai cette opération, sur une domestique d'une constitution vigoureuse, affectée d'une fièvre ataxico-adynamique, qui présenta les deux premiers jours, tous les symptômes de la pléthore, et un état décidément phlogistique, tels que la plénitude ou la tension des artères, l'engorgement des capillaires, la rougeur des yeux, etc. L'application des sangsues est presque toujours nécessaire aux enfans, au début de ces sortes de fièvres. Mais il ne faut pas absolument faire de saignées aux sujets qui, au début de ces maladies, présentent des symptômes de faiblesse : cette opération serait bientôt suivie de l'aridité de la langue, de l'affaissement du pouls, de l'abattement et de la prostation des forces vitales. On doit aussi la proscrire, dans toutes les circonstances où il y a faiblesse de constitution ou fai-

desse acquise, par l'excès des travaux ou des plaisirs,
ou par l'effet des maladies longues. On ne doit jamais
pratiquer la saignée veineuse, dans l'enfance ni dans la
vieillesse * ; et aucun praticien n'a suivi l'exemple de
SYDENHAM, qui saignait les enfans presque au berceau ;
d'ailleurs depuis cet âge jusqu'à bien au-delà de celui
de la puberté, la nature débarrasse elle-même l'économie de la pléthore sanguine, en provoquant des hémorrhagies spontanées ou des crises hémorrhagiques.
Le flux menstruel chez les femmes, le flux hémorroïdal,
si ordinaire dans l'âge viril et si nécessaire même dans
l'âge avancé, sont autant de moyens ou d'efforts salutaires, par lesquels la nature sagement prévoyante, débarrasse l'économie de la surabondance du sang. On a
aussi presque généralement banni de la médecine, l'usage
des saignées prophylactiques, dites de précaution : ces
saignées dont on a tant abusé, et dont l'usage est encore
si répandu dans le nord de l'Europe, n'ont réellement
d'autre avantage que d'offrir une espèce de casuel ou
de revenu annuel aux médecins. J'ai vu en Allemagne
des barbiers qui font métier de saigner, et qui s'adonnent exclusivement à cette opération, pendant certaines
saisons : mais quel abus plus préjudiciable que de soumettre à ces évacuations annuelles des milliers d'individus et toute une population, sans égard ni au sexe,
ni à l'âge, ni à la constitution. Ces saignées n'ont pas
que le seul inconvénient, déjà très-grand, de devenir
une habitude préjudiciable, un besoin vraiment impérieux, et que l'on ne peut plus, sans danger, manquer de satisfaire ; mais elles altèrent, affaiblissent à la

---

* *Siquidem antiqui primam ultimamque ætatem sustinere non posse
hoc auxilii genus judicabant.* C. CELSUS.

longue la santé et la constitution; elles disposent aux maladies, elles en deviennent la cause directe; elles disposent surtout à l'œdème, aux hydropisies, aux digestions laborieuses, à la cachexie, aux fleurs blanches et à la stérilité. On recommande la saignée prophylactique à tous
les voyageurs qui se transportent d'un pays froid ou
tempéré dans un pays chaud, et à tous les Européens
qui passent aux îles. Je blâme cette pratique, d'après
mon expérience et celle de nombreux observateurs. Les
maladies épidémiques de ces climats, sévissent plus violemment, et sur un plus grand nombre d'individus que
l'on soumet à la saignée prophylactique, que sur ceux
que l'on entretient sains par tous les autres moyens de
l'hygiène.

Lorsque j'étais à Modène, pendant l'été de 1803,
une fièvre extrêmement violente y menaça mes jours;
j'en calmai les symptômes, en prenant beaucoup de
boissons acidulées et laxatives. Je ne voulus jamais
qu'on me saignât. Je n'ai point encore souffert cette
opération, quoiqu'ayant été exposé plusieurs fois dans
ma vie aux maladies les plus aiguës, propres à mon
tempérament sanguin, et qu'ont souvent occasionnées
des passions violentes.

Ce que je viens de dire de l'abus des saignées prophylactiques, est applicable en partie à la grossesse, pendant laquelle on se fait comme un devoir indispensable
de saigner. Si quelques circonstances rendent dans ce cas
la saignée nécessaire, un plus grand nombre de circonstances la proscrivent; et l'on trouve presque toujours
des raisons suffisantes pour s'en dispenser. On fait communément à Paris, ces saignées d'habitude; elles y
sont peut-être plus nuisibles qu'ailleurs, par la manière
de vivre des femmes, et par la constitution atmosphéri-

que. J'ai remarqué d'ailleurs, que si la saignée remédie aux malaises de la femme enceinte, ce soulagement n'est que momentané, et que ceux-là reviennent bientôt après. Faut-il alors renouveler cette évacuation? Ceux qui prononcent pour l'affirmative, n'ont-ils jamais été avertis des graves inconvéniens qui suivent ces saignées répétées, tels que la diminution des forces, l'engorgement du tissu cellulaire, l'œdême, les varices, auxquelles la saignée veineuse ne remédie certainement pas, la diminution de la vitalité du fœtus, l'avortement? (HIPPOCRATE.) Je crois en général, la saignée inutile pendant la grossesse; et utile seulement dans quelques circonstances rares.

La saignée pratiquée pendant l'accouchement, diminue la rigidité, relâche le col de la matrice, et en favorise la dilatation : ce moyen est, avec le bain tiède, le plus convenable pour favoriser ce travail.

Les coups, les chûtes, les tiraillemens violens des membres, nécessitent fréquemment des saignées de précaution, afin de prévenir l'inflammation, qui en est fréquemment la suite. Il est bien important de distinguer des accidens qui réclament la saignée, la stupeur partielle ou générale qui suit les violentes commotions imprimées au corps, et qui contre-indique absolument la saignée. Dans ce cas, l'émétique, comme le conseillait le célèbre DESAULT, dans presque toutes les commotions du cerveau, est constamment plus utile; mais d'ailleurs les circonstances, qui indiquent ou contre-indiquent la saignée, sont relatives à tant de causes différentes, qu'il n'est pas possible de donner à ce sujet, des règles positives. C'est à la sagacité du médecin à y suppléer, en ayant égard aux dispositions individuelles, aux tempéramens, etc. : c'est moins la nature de la maladie

qui doit le conduire, que les dispositions individuell[...]
On saigne pour la fièvre inflammatoire, pour les phle[...]
masies, et il y a des circonstances qui contre-indique[...]
la saignée dans ces mêmes affections. Rien ne ser[...]
plus dangereux qu'une pratique générale et uniforme[...]
cette pratique peut être celle d'un empyrique, mai[...]
jamais elle n'est celle d'un véritable médecin.

La saignée est indiquée, par les symptômes très-évi[...]
dens de la pléthore ; tels que le sentiment de malaise, l'a[...]
gitation, l'oppression, par l'excès même des forces (*op-*
pressio virium), comme cela a lieu fréquemment dans le[...]
fièvres inflammatoires ; par la turgescence et la vive co[...]
loration de la peau, par la rougeur de la cornée, par la
force et l'élévation du pouls, par l'accablement avec propension au repos, la pesanteur de la tête, la céphalalgie,
les hémorrhagies actives spontanées ; ces signes sont fréquens chez les personnes grasses et replettes, et qui
sont pourvues d'un tempérament sanguin ; ils existent
communément à l'invasion des maladies aiguës. Quand
cet état de pléthore existe, la nature en délivre souvent
l'économie, par des hémorrhagies spontanées : quand
elle ne produit pas des évacuations assez abondantes,
il faut la secourir, mais ne jamais troubler ses efforts
critiques. Dans tous les cas, il faut toujours agir suivant la nature, et suivant ce qu'elle indique elle-même.
On doit aussi se laisser guider par elle, dans le choix
des parties où il faut saigner ; dans une diathèse sanguine ou dans une pléthore générale, ce choix peut
être indifférent ; mais il n'en est pas de même quand
le sang afflue sur quelqu'organe, ou cesse d'y affluer,
en se portant sur un autre : ainsi, soit que l'on veuille le
détourner par la saignée dérivative, soit que l'on veuille
le rappeler sur un point quelconque de l'économie, où

avait pris l'habitude d'affluer, il faut mettre alors toute
son attention dans le choix du lieu où la saignée doit
être pratiquée. STAHL, CULLEN, VALLESIUS, BARTHEZ,
et un grand nombre de médecins instruits, ont reconnu
l'importance de ce choix, et les différences essentielles
qui en résultent pour l'économie.

Il faut apporter aussi, toute son attention dans le choix
des temps propres à pratiquer ces saignées. En général,
quand on saigne dans les phlegmasies, il faut choisir
le temps de l'irritation ou de l'accroissement des symptômes. Dans les fièvres intermittentes, quelques praticiens saignent entre deux accès ou dans l'apyrexie;
d'autres praticiens, d'après le conseil de BARTHEZ,
saignent après le frisson, ou quand la période de chaleur s'est entièrement développée. D'autres praticiens
saignent indifféremment au début de toutes les intermittentes; mais c'est un abus pernicieux, contre lequel on
ne saurait trop prévenir les jeunes médecins, et que
le célèbre BOERHAAVE a fort bien indiqué. VAN HEL-
MONT, par un autre abus, qui n'est pourtant pas aussi
préjudiciable, a banni entièrement la saignée du traitement des fièvres, et la regarde comme un moyen non-
seulement inutile, mais même toujours dangereux.
*Omnis febris, citò, tutè et perfectè est curabilis absque
venæ sectione.*

La saignée est essentiellement utile dans les phlegmasies; cependant il faut également considérer dans
l'emploi de ce moyen thérapeutique, si l'individu affecté est en état de supporter cette évacuation : il faut
bien connaître si sa constitution et sa force, la nécessitent. On saigne dans toutes les phlegmasies, mais
chacune d'elles peut présenter des circonstances qui
contre - indiquent la saignée : ces exceptions à la

règle générale, présentent souvent de grandes difficultés ; mais quel est le praticien, qui même avec une expérience consommée, saura toujours préciser les circonstances où la saignée convient, le nombre nécessaire de ces saignées, la quantité de sang qu'il faut tirer des veines, dans les fièvres, dans les phlegmasies des membranes, des viscères, de la peau, dans les fluxions, dans l'apoplexie même, qui laisse tant de doutes sur l'emploi de ce moyen, et que je suis loin de regarder toujours comme de première nécessité, comme toujours utile.

Les saignées générales sont très-utiles dans les fluxions aiguës : on doit les pratiquer surtout dans le commencement, et saigner alors dans les parties éloignées, comme le conseille BARTHEZ *. Ces saignées agissent souvent par révulsion, en détournant l'irritation. Ce n'est que quand la fluxion est parvenue à son état fixe, qu'il convient de faire des saignées dans son voisinage ou d'y pratiquer des saignées locales. Mais ce n'est pas ici le lieu de parler de l'avantage de ces saignées.

L'artériotomie ou la saignée des artères ne se pratique que dans quelques circonstances rares ; elle a pour objet de produire promptement les grands effets de la saignée, par la perte d'une certaine quantité de sang artériel. On ne pratique l'artériotomie que sur les artères temporales et auriculaires ; la facilité que l'on a de comprimer ces vaisseaux et d'en arrêter l'hémorrhagie, rend les suites de cette opération tout aussi peu dangereuses que celles de la saignée veineuse : elle est indiquée dans la phrénésie, la céphalite, l'otite et

---

* *In principio inflammationum, vena secunda est, ad revellendum inveteratis præcipuè mittendus est ex ipsis affectis partibus ; si ab iis non quæas, a propinquis mittito.* ORIBASE.

l'ophthalmie très-intenses. Elle peut être pratiquée indépendamment des saignées générales.

SANGSUE.—*Hirudo sanguisuga.*—*Hirudo medicinalis* *.

La sangsue est une espèce d'insecte ou de ver aquatique (annelide à sang rouge, LAMARCK), aplati, de couleur brune, présentant dans toute sa longueur des rides circulaires, transversales et mamelonnées ; sur son dos, une large bande brune ; sur les côtés, quatre raies jaunâtres et longitudinales ; à ventre jaunâtre ; susceptible de s'allonger, de se racourcir, de se rouler en cercle, de se transporter d'un lieu à un autre, en s'appuyant sur sa bouche et sur sa queue, parties qui forment les deux extrémités de son corps. Ce ver vit dans les eaux des ruisseaux ou des marais, et peut vivre long-temps hors de l'eau.

---

* *Corpus oblongum, promovens se ore cauddque in orbiculum dilatendis.* LINN., Syst. naturæ. — H. *medicinalis, depressa, nigricans, supra lineis flavis sex : intermediis nigro arcuatis,* etc.

On connaît plusieurs autres espèces de sangsues, mais elles ne sont d'aucun usage en médecine ; on croit avoir au moins de bonnes raisons de préférer l'espèce médicinale, qu'il est toujours facile de distinguer aux caractères que j'ai indiqués. Parmi les espèces de sangsues non usitées, on remarque la *sangsue marine* (h. *muricata*), qui est d'une grande dimension ; et la sangsues des Alpes, h. *Alpina* ; espèce très-vorace, très-dangereuse pour les bestiaux, causant, lorsqu'elle mord, des douleurs très-aiguës, et les plus graves accidens, lorsqu'elle pénètre dans l'estomac ; elle habite les sources et les ruisseaux d'eaux vives, quelquefois à une grande hauteur. On préfère les sangsues qui habitent les eaux limpides des sources et des ruisseaux, à celles qui habitent les marais ; ces dernières causent souvent l'inflammation des tégumens, des pustules et des éruptions érysipélateuses. On préfère les sangsues du midi à celles du nord : celles d'une couleur verte, à celles d'une couleur grise. Les premières sont plus vivaces, voyagent mieux, prennent mieux, leur morsure est moins douloureuse.

Les sangsues sont plus ou moins grosses, en raison de leur âge et du sang dont elles se sont gorgées ; les plus petites ont un pouce et un pouce et demi de longueur ; les plus grandes depuis quatre jusqu'à six pouces. Ces vers sont hermaphrodites.

La tête de la sangsue, ou sa partie antérieure, est la plus petite : elle est effilée, très-contractile, formée presqu'entièrement des lèvres et des dents.

La queue, ou la partie postérieure, est plus large que la tête ; arrondie, terminée en disque aplati, contractile, très-dilatable : elle est un des principaux soutiens de cet insecte et un des principaux agens de sa progression.

La peau de la sangsue est constamment humectée d'une mucosité visqueuse et filante ; cet organe est composé d'un épiderme, d'une tunique colorée, d'une tunique mamelonnée, et d'une tunique musculeuse. La peau jouit d'une grande sensibilité ; elle est aussi très-contractile ; on y remarque plusieurs ouvertures, qui font partie des organes de la génération, ou qui servent à la sortie des excrémens. L'intérieur de la bouche est garni de trois petites dents cartilagineuses, très-blanches, disposées triangulairement. Le corps de la sangsue renferme vingt-six estomacs, placés sur deux rangs, à la suite les uns des autres : ils sont d'une texture forte et susceptibles de contraction et de relâchement ; ils s'ouvrent tous dans un canal, qui va de la bouche à l'anus, et que l'on a appelé canal alimentaire. Ces estomacs sont ordinairement remplis de sang ; mais à fur et à mesure que ce liquide se digère, les premiers se désemplissent ; et successivement jusqu'aux derniers ; cette digestion dure ordinairement plusieurs mois.

On trouve dans les sangsues, un système nerveux très-

développé, composé d'une sorte de cerveau, de gan-
glions, de nerfs; des vaisseaux sanguins renfermant du
sang rouge *; des organes de la génération mâles et
femelles dans tous les individus, ce qui fait présumer
qu'ils sont hermaphrodites.

La sangsue appliquée sur les tégumens, choisit l'endroit où les vaisseaux sont les plus apparens; elle s'y
attache, fait saillir ses dents, et mord avec assez de
force pour couper la peau la plus dure; les lèvres appliquées à la morsure en pompent le sang, par une espèce d'aspiration; on remarque alors dans cette partie,
des mouvemens alternatifs de dilatation et de contraction, ou une espèce d'ondulation; le corps de la sangsue
grossit et se remplit, ses rides s'effacent, sa queue se
détache, ensuite ses lèvres; elle tombe enfin, en laissant
une cicatrice saignante, qui a la forme d'un T.

Les sangsues sont toutes très-avides de sang rouge,
et surtout de celui des animaux à sang chaud, car elles
ne mordent qu'avec une certaine répugnance les animaux à sang froid et les animaux morts. On n'a jamais
remarqué qu'elles prissent d'autre aliment que du sang.
J'en ai ouvert un grand nombre, et je n'ai jamais
trouvé autre chose dans leur estomac; ce sang était
toujours plus ou moins altéré.

On croit ces vers ovipares, mais jusqu'à présent on n'a
pu les observer au moment où ils donnent naissance à
leurs petits **: on ne connaît pas non plus leur mode de

---

* Ce caractère est propre à la famille de annelides.

** Madame Bicquelin, cette herboriste que je m'empresserai toujours de citer avec éloge, m'a fait voir plusieurs fois des sangsues
très-petites et presque capillaires, qui avaient paru tout à coup dans

respiration : on a expérimenté qu'ils peuvent vivre
temps dans le vide et dans l'eau purgée d'air. La sa
est très-irritable; elle a un toucher très-exquis; ell
s'attache pas indifféremment à tous les individus,
toutes les parties du corps; elle mord bien plus pro
tement la peau d'un homme sain que celle d'un hom
malade; elle affecte une préférence très-marquée p
le sang de l'homme.

Les sangsues s'attachent plutôt à la peau des femm
et des enfans qu'à celle des hommes et des vieillard
elles préfèrent les parties gorgées de sang : elles suçe
très-avidemment les jambes après la marche, et la pe
sur laquelle on a fait des frictions. Elles mordent pl
avidement encore, la peau teinte de sang encore chau

Les sangsues aiment l'eau fraîche et pure; à une tré
basse température, elle les engourdit; très-chaud
elle les tue promptement. L'eau sucrée, l'eau panée
le lait, le sang même, dans lesquels on les tient plongée
paraissent leur déplaire et leur nuire, par les efforts con
tinuels qu'elles font pour en sortir. Je ne sais sur quoi e
fondée l'habitude d'employer ces liquides, pour excit
ces animaux à mordre; tandis qu'ils ne s'attachent ja
mais plus promptement, que quand on leur présente, l
peau nue et bien lavée. Il est faux que les sangsues s
dévorent mutuellement; j'en ai vu qui, remplies d
sang, vivaient tranquillement au milieu d'autres sang
sues affamées.

On conserve les sangsues dans l'eau très-pure et bie
fraîche; il faut renouveler ce liquide très-souvent et n'y

les vases où l'on entretient ces animaux. Ces sangsues qui paraissaient
être nouvellement produites, étaient la plupart enveloppées dans une
matière brune, glaireuse et excrémentielle.

...ter aucune substance ni aucun aliment. Il faut les appliquer sur les tégumens aussitôt qu'on les sort de l'eau ; elles sont bien moins actives quand elles ont été gardées long-temps, que quand elles sortent des ruisseaux ; beaucoup moins l'hiver que l'été.

Les sangsues qui ont servi, peuvent servir plusieurs fois encore, en les faisant dégorger dans une eau légèrement alkaline ou salée, et en les mettant dans de l'eau très-fraîche, lorsqu'elles ont dégorgé le sang dont elles s'étaient remplies : pauvre économie, que personne ne doit conseiller.

Les sangsues s'attachent indifféremment aux veines et aux artères, aux gros vaisseaux ou aux vaisseaux capillaires ; elles restent plus ou moins attachées à la peau, selon qu'elles sont plus ou moins avides de sang, et plus ou moins de temps à s'en remplir ; ordinairement trente à quarante minutes, quelquefois une ou deux heures : elles tirent aussi plus ou moins de sang ; depuis un jusqu'à six gros. Les sangsues d'une grosseur moyenne en tirent autant que les grosses sangsues ; elles sont plus vives et mordent plus profondément. Le sang qui sort des morsures, après leur chute, est souvent en plus grande quantité que celui qu'elles ont pompé. On en favorise l'écoulement par des lotions d'eau tiède, ou par des ligatures. Quand il s'est écoulé assez de sang, on cesse d'en favoriser l'écoulement ; si les plaies persistent à saigner, on arrête cette espèce d'hémorrhagie par la compression, ou en appliquant sur ces plaies, de l'eau fraîche acidulée, du vinaigre, de la charpie, de la poudre de tan, de l'agaric préparé ou de l'amadou, de l'eau salée ou alunée. Quand ces moyens ne réussissent pas, on touche les plaies avec le sulfate de fer, ou avec le nitrate d'argent fondu ou pierre infernale, ou

avec le cautère igné. Lorsque les sangsues tiennent opi-
niàtrement à la peau, on les force à s'en détacher, en
les soupoudrant de sel ou de tabac *. Il est faux que
leurs dents restent dans la plaie. On doit avoir l'attention de ne point appliquer les sangsues sur les gros
vaisseaux, placés immédiatement sous la peau. J'ai un
exemple tout récent, d'une hémorrhagie occasionnée sur
un enfant de cinq ans, par la morsure d'une des branches de l'artère temporale superficielle.

La douleur occasionnée par la morsure des sangsues
est vive, lancinante, mais facile à supporter ; ces animaux occasionnent plus de répugnance que de douleur.
Les plaies faites par ces morsures se tuméfient ; le sang
y afflue, et produit souvent une ecchymose : il se manifeste alors une inflammation, qui a ordinairement
peu de durée, et qui se termine par résolution.

Les sangsues tombées ou introduites accidentellement dans quelque conduit ou quelque cavité, dans l'o-
reille, dans les fosses nazales, l'estomac, la vulve, l'anus,
donnent lieu par leurs morsures, aux accidens les plus
redoutables : on les fait cesser promptement, en introduisant dans ces cavités, de l'eau salée, de l'eau de
menthe poivrée, du vin rouge ou de la fumée de tabac.

Les sangsues n'ont rien de vénéneux ; l'irritation
qu'occasionnent sur les tégumens celles qui sont tirées
des eaux marécageuses et malsaines, dépend entièrement de l'influence délétère de ces eaux.

Les sangsues produisent sur l'économie deux effets
bien sensibles ; l'irritation locale et la déplétion : effets
également importans à considérer dans l'application de ce

---

* J'ai remarqué que les sangsues gorgées de sang, tombent dans
une espéce d'engourdissement

moyen thérapeutique. Les sangsues agissent donc comme moyen irritant et comme moyen évacuant. Quoique produisant des effets qui ont la plus grande analogie avec la saignée veineuse, il est cependant des circons- tances ou celle-ci ne pourrait remplacer la saignée par les sangsues. Quelques onces de sang tirées par les sang- sues appliquées à l'anus, dans une affection hémorrhoï- dale, produisent plus d'effet, qu'une plus grande quan- tité de sang tirée de la saphène par la saignée ordinaire. Pendant leur succion le pouls se concentre, les mus- cles voisins du lieu de leur application se contractent, les veines se dilatent, les artères battent avec plus de force, le patient ressent de l'agitation, de l'anxiété, et quelquefois des syncopes et des convulsions : ces derniers symptômes ont souvent lieu chez les sujets faibles et irritables. Ces effets si remarquables de l'application des sangsues, exercent sur toutes les fonctions de l'éco- nomie, une influence des plus marquées, soit en dé- tournant le sang ou l'irritation par leur action dériva- tive, soit en agissant sympathiquement sur la sensibilité et sur l'irritabilité de l'appareil nerveux. Les sangsues, les scarifications et les ventouses sont de tous les moyens que la médecine emploie, les plus sûrs dérivatifs et un des plus puissans antispasmodiques.

Les sangsues produisent donc évidemment une ac- tion locale et une action générale, directe ou sympa- thique. Appliquez les sangsues sur une tumeur inflam- matoire ou hémorrhoïdale, le malade éprouve bientôt un soulagement marqué ; appliquez-les aux cuisses, pen- dant l'écoulement des menstrues, ce flux sera plus abondant ; dans une hémorrhagie des poumons, dans une pléthore ou une irritation cérébrale, on obtient un soulagement prompt et le changement le plus favorable de l'application des sangsues aux jambes et à l'

L'irritation occasionnée par la morsure des sang
dure aussi long-temps, que les parties lésées sont d
loureuses et enflammées; ordinairement pendant p
sieurs jours; mais elle n'est jamais plus marquée q
moment de l'application. La déplétion affaiblit les fo
vitales et fait baisser le pouls : cette faiblesse dure q
quefois aussi pendant plusieurs jours, mais elle n'
jamais aussi marquée que celle qui est occasionnée
la saignée veineuse.

L'irritation occasionnée par les sangsues, augmente l
accidens de l'inflammation, quand on les applique imm
diatement sur une partie enflammée : la déplétio
qu'elles opèrent, ne pare pas toujours à cet inconv
nient. Il faut, quand on juge cette application loca
indispensable, la faire avec un très-petit nombre de san
sues à-la-fois et placer celles-ci à une grande distance l
unes des autres. Mais il est un autre moyen plus s
de parer à cet inconvénient, c'est d'appliquer, to
d'un coup, un grand nombre de sangsues, c'est d'e
couvrir la partie enflammée, c'est de provoquer un
abondante évacuation de sang, en favorisant cette éva
cuation par tous les moyens connus. On réussir
plus souvent encore, à produire une médication salu
taire, et à faire avorter les inflammations les plus in
tenses et les plus graves, en faisant précéder cette sai
gnée locale, de saignées veineuses générales, et en
couvrant ensuite les morsures, de topiques émolliens.
Cette méthode m'a réussi dans une gastrite aiguë,
dans une pleurésie la plus décidément inflammatoire :
et toujours dans le traitement des tumeurs hémor-
rhoïdalos.

On applique les sangsues dans la pléthore générale

locale. Les personnes qui vivent dans l'oisiveté, qui font usage d'une nourriture succulente, et qui sont pour ainsi dire engorgées de sang, ont besoin de recourir fréquemment à l'emploi des sangsues. C'est ordinairement à l'anus qu'on les fait alors appliquer. Dans la pléthore locale, on applique les sangsues sur la peau même qui en est le siége : on fait cesser par ce moyen une irritation, sous l'influence de laquelle, le sang afflue toujours vers cette partie, quand même on en diminuerait la quantité par des saignées générales. J'ai vu plusieurs fois des inflammations locales, qui avaient été traitées sans succès par des saignées générales, céder promptement à l'application des sangsues.

Les sangsues sont utilement prescrites, dans le traitement des fièvres inflammatoires, surtout au début de ces maladies, quand le sang afflue abondamment vers le cerveau ; j'ai vu, dans cette circonstance, l'application de quelques sangsues aux cuisses ou aux jugulaires, être bientôt suivie des plus heureux effets. On les emploie avec le même succès dans le traitement des fièvres bilieuses ardentes, et quelquefois aussi avec beaucoup d'avantage, au début des fièvres ataxiques, surtout chez les jeunes sujets : les sangsues ont encore ici un avantage bien réel sur la saignée veineuse, qui, par une subite évacuation de sang, jette les malades dans la prostration et dans l'adynamie. J'ai appliqué fréquemment avec succès, les sangsues à la vulve, dans le traitement de la fièvre puerpérale, accompagnée de la suppression des lochies, et de la tension douloureuse de l'abdomen.

On applique les sangsues, dans les phlegmasies internes, sur les parties de la surface du corps, qui correspondent directement ou sympathiquement avec les organes enflammés; dans la pleurésie, la péripneumonie,

l'angine, la gastrite, l'entérite, l'hépatite, la métri...
l'otite, l'odontalgie ; au thorax, au cou, à l'épiga...
aux lombes, à l'hypogastre, au périnée, à l'anus, ...
vulve, etc., etc. On fait souvent succéder ce genre...
saignée à la saignée veineuse. Dans les phlegma...
cutanées, on applique les sangsues en petit nombre...
écartées les unes des autres, sur la surface qui est...
siége de l'inflammation ; en plus grand nombre sur...
surfaces environnantes ; et toujours en très-grand no...
bre sur les lieux qui sympathisent avec les surfac...
enflammées.

Dans les névroses, les sangsues sont très-utiles ; e...
agissant par dérivation, elles calment l'irritation ner...
veuse, les spasmes, les convulsions; elles conviennen...
particulièrement dans les névroses compliquées d'i...
flammation, dans les spasmes douloureux, les cramp...
nerveuses. J'ai obtenu les plus heureux effets de leu...
application, derrière les oreilles, dans les convulsio...
des enfans, qui accompagnent la première dentitio...
Les préceptes que j'ai donnés pour l'application de...
sangsues dans les phlegmasies locales, sont en tout ap...
plicables au traitement des affections nerveuses.

On a vu les sangsues fréquemment réussir à modére...
et à supprimer les hémorrhagies, par une conséquence...
même de leur action dérivative. Elles sont particulière...
ment en usage dans l'hémoptysie aiguë, appliquées au...
cuisses ou à l'anus. Le même moyen est employé pou...
rappeler l'évacuation menstruelle, supprimée par un éta...
d'irritation, de pléthore, ou par une cause nerveuse.

On adapte, avec le plus grand succès, l'usage des...
sangsues, au traitement des inflammations chroniques...
Ce n'est point aux saignées générales qu'il faut alor...
avoir recours, quand toutes les forces vitales se con...

entrent sur un seul organe enflammé, en laissant presque tout le reste de l'économie dans la langueur et
la faiblesse. Il faut, dans ces maladies, réitérer fréquemment l'application des sangsues, user modérément de ce moyen, comme on use des autres moyens
médicamenteux, long-temps et à petites doses, d'après
le conseil du célèbre HOFFMANN. Les effets les plus remarquables que j'ai pu observer dans cette application,
sont la résolution de tumeurs chroniques, placées sur
différentes parties du corps; au cou, au sein, aux
mains, aux articulations. On a plusieurs observations de
tumeurs, qui menaçaient de devenir cancéreuses, guéries par ces applications réitérées; les sangsues agissent,
dans ces circonstances, plutôt comme moyen irritant
que comme moyen déplétif; leur action, considérée sous
ce rapport, ressemble beaucoup à celle des ventouses.

Je me bornerai à ce peu de faits, touchant la médication des sangsues, voulant ne citer particulièrement
que ceux que m'a fait connaître ma pratique particulière; je finirai ce chapitre par quelques réflexions
sur le même sujet. On a été jusqu'à présent trop réservé
en France sur l'emploi médicinal des sangsues; cependant quelques médecins plein de mérite, et plus en
droit, par cela même, de marcher de front contre
la routine, ont multiplié et l'usage et le nombre des
sangsues dans le traitement des maladies, et surtout
dans celles qui sont aiguës et inflammatoires; imitant
ainsi la noble hardiesse de la médecine anglaise,
qui s'est affranchie, long-temps avant la médecine française, de l'esclavage des préjugés et des faux systêmes.
On applique à présent, dans l'espace de quelques heures, de quelques jours, des chapelets de cinquante,
soixante, cent, deux cents sangsues; on fait avorter

ainsi les inflammations les plus graves, en les étouff
pour ainsi dire à leur naissance. Cette pratique hardi
qu'il ne faut pourtant pas trop généraliser, devien
dra probablement celle de tous le médecins françai
à qui l'expérience en aura démontré les bons et salu
taires effets. Cet amendement dans notre art, on l
doit particulièrement aux recherches et aux expériences de MM. Broussais et Récamier. Il faudrait pour
contester les succès nombreux et brillans de ces deux
célèbres praticiens, n'en avoir jamais été témoin, ou
être de bien mauvaise foi.

L'application des sangsues sur la peau, se fait avec
beaucoup de facilité : on saisit la sangsue par son extrémité antérieure, et on présente sa tête aux tégumens;
on peut les présenter en grand nombre, en les tenant
dans un verre ou dans une ventouse, dont on appliqu
l'orifice sur la peau. On applique les sangsues aux
gencives, à la langue, aux amygdales, etc, au moyen
d'un tube de verre garni d'un piston, dont on pose l'o-
rifice sur la partie que l'on veut dégorger de sang; le
piston, en glissant dans l'intérieur du tube, pousse la
sangsue vers l'organe sur lequel son orifice est appuyé.
Il arrive fréquemment, dans ces sortes d'applications,
divers accidens, tels que l'agitation, des nausées, des
vomissemens, des syncopes, dont le médecin ne doit
point être intimidé.

LIGATURES.

La ligature des membres, en comprimant les vaisseaux sanguins, artériels et veineux, en retardant le
cours du sang ou la circulation, produit promptement
sur l'économie un effet débilitant. Les anciens avaient

recours à ce moyen pour prévenir les hémorrhagies et pour empêcher l'écoulement du sang dans les amputations; quelques médecins ont suivi cette pratique des anciens; CAMÉRARIUS l'a recommandée dans le cas d'apoplexie imminente. CULLEN a proposé le même moyen, pour empêcher la transmission de l'*aura epileptica*. La ligature des membres a encore été employée quelquefois avec succès, pour prévenir les accès de fièvres intermittentes.

PASSIONS.

Les passions tristes contribuent également à ralentir les mouvemens organiques, et à diminuer la chaleur vitale. L'homme en proie à de violens chagrins, à une profonde mélancolie, a les traits altérés, le visage pâle, les yeux abattus, et paraît accablé sous le poids de sa douleur ; son pouls est lent et irrégulier, ses digestions mauvaises et souvent dérangées, ses idées incohérentes ; il semble que son sang ait abandonné toutes les parties de son corps, pour affluer vers l'épigastre [*] ; le cœur en est oppressé ; la pâleur, la défaillance, le refroidissement des extrémités, la cessation des pulsations artérielles, l'extinction de la sensibilité, les syncopes fréquentes, sont les signes funestes des passions appelées avec raison *passions débilitantes*, puisqu'elles conduisent directement à la faiblesse et à l'adynamie. Ces moyens moraux ne sont pas à conseiller dans le traitement des affections de l'homme, bien que l'on s'en soit servi quelquefois avantageusement pour ter-

---

[*] *Cura in visceribus, veluti spina est, et illa pungit.*

rasser des passions fougueuses et indomptables. On réussit avec plus de sécurité, à vaincre l'effervescence des sens et l'exaltation du moral, en ramenant par les conseils et la persuasion, l'imagination égarée et délirante, en lui faisant prendre une direction conforme au but que l'on se propose d'atteindre, en prévenant ses écarts, en dirigeant ses progrès vers la raison, en faisant choix de sociétés, de lectures et de plaisirs, et de tout autre moyen propre à opérer une diversion salutaire. L'homme qui raisonne est calme, et la modération est une condition nécessaire à la bonté de son jugement et à la justesse de ses raisonnemens.

Les anciens plaçaient le siége des passions tristes dans les grands viscères voisins de l'estomac et du diaphragme.

Æstuans ira fervens difficili bile tumet jecur. Hor.

ANTISPASMODIQUES *.

———

On donne le nom d'antispasmodiques aux médica-mens qui, manifestant sur le système nerveux une ac-tion calmante ou sédative, ont la propriété de remédier aux maladies de ce système, connues sous le nom de spasmes ou d'affections spasmodiques.

Les organes qui composent l'appareil nerveux, sont susceptibles des mêmes altérations, que les organes ou les tissus des autres appareils de l'économie ; leur sen-sibilité peut être augmentée ou diminuée, pervertie ou éteinte. A ces quatre modes d'altération, peuvent se rapporter tous les genres d'affections nerveuses, qui ré-clament aussi des agens médicamenteux différens, soit dans leur mode de médication, soit dans leur intensité.

Tant que le fluide nerveux suit librement et régu-lièrement son cours, les fonctions des organes ont lieu sans aucun trouble ; quelque cause vient-elle à rompre cette harmonie, il en résulte aussitôt une altération plus ou moins générale, plus ou moins grave, et qui constitue une maladie nerveuse, régulière ou irrégu-lière, continue ou périodique, simple ou compliquée.

L'état de contraction et de resserrement, qui a pres-que toujours lieu dans les affections nerveuses, porte le

---

* Syn. antispasmodiques, d'αντι contre σπασμος, spasme. — Nervins. — Calmans. — *Antismasmodica, nervina medicamenta.*

nom de *spasme** , que les anciens divisaient en spasme inflammatoire et en spasme nerveux ou convulsif. La puissance nerveuse est bien évidemment la seule qui influe dans ces maladies, comme dans toutes les maladies désignées dans la Nosographie de M. le professeur PINEL, sous le nom de névroses. Cette distinction du spasme, est toute fondée sur l'observation de ce qui se passe dans les diverses convulsions ou accès nerveux; et l'on pourrait y rapporter la plupart des névroses, dont la différence essentielle dépend de la différence même des organes.

Je ne puis m'empêcher de faire remarquer avec quelle facilité on a été conduit à ce raisonnement : comprimez ou coupez les nerfs qui se distribuent à quelque

---

* Tension, roideur, constriction, tiraillement, distension des organes, des muscles, arrivant progressivement ou d'une manière brusque, quelquefois avec un surcroit de forces prodigieux; anxiété, trouble, inquiétude, stupeur au moral, gêne et dérangement dans les fonctions. Le spasme est le symptôme le plus apparent ou l'élément des maladies nerveuses, des convulsions, des névralgies, de l'épilepsie, de l'hystérie, de la danse de St-Guy, du trismus, du tétanos, de l'asthme, du cholera, de l'iléus , etc. , etc. Les affections spasmodiques sont propres au tempérament nerveux : on les observe fréquemment chez les personnes d'une faible constitution, affaiblies par les excès, ou qui ont été long-temps tourmentées par les passions; sur les femmes et sur les enfans; dans les pays chauds, surtout quand on s'expose imprudemment aux intempéries de l'air; à la suite d'émotions profondes, de blessures très-douloureuses, etc. On n'a donné aucune explication satisfaisante du spasme. On ne sait pas mieux comment agissent les médicamens antispasmodiques ; et l'on ne peut , dans l'état actuel de nos connaissances , établir de rapport entre ces deux élémens de la médication (la maladie et le remède). L'homme est de tous les êtres celui dont l'appareil nerveux et particulièrement le cerveau présentent le plus de volume et de développement; l'homme est aussi le plus sujet aux affections nerveuses les plus variées.

partie du corps, la sensibilité cesse dans cette partie à l'instant même : si l'action vitale de ces nerfs diminue, le membre s'engourdit et perd bientôt ses forces ; cette action augmente-t-elle au contraire ? les membres donnent tous les signes de sensibilité et de contraction ; ainsi les organes suivent tous les degrés d'augmentation, de diminution, de perversion et d'anomalie des nerfs qui y apportent le sentiment et la vie. Dans le spasme tonique ou le tetanos, l'influence de la force nerveuse se manifeste d'une manière continue ou permanente ; dans les convulsions, cette même force ne s'exerce que passagèrement ou transitoirement, et reparaît par intervalles plus ou moins éloignés, plus ou moins égaux, ordinairement d'une manière brusque et comme par bonds. Il semble dans toutes ces diverses circonstances, qu'un fluide extrêmement tenu et subtil parcourre rapidement les filets nerveux, jusqu'au centre des organes excités ; que ce fluide nerveux, dont on a ingénieusement comparé les molécules, à un grand nombre de boules d'ivoire en contact dont les deux extrémités se correspondent, aborde dans les tissus, les imprègne de sa force, les obstrue, les stimule, les enflamme ; et qu'il puisse être détourné, transporté sur d'autres parties, et arrêté dans son cours, comme tout autre agent matériel, ou toute autre humeur de l'économie.

REIL et d'autres célèbres anatomistes ont pensé, que chaque fibre nerveuse est entourée d'une atmosphère du même fluide, qui pénétre les tissus environnans, et y porte la sensibilité ; que ces atmosphères nerveuses se correspondent partout. Cette idée me parait aussi fondée qu'elle est ingénieuse ; car s'il n'existe pas une seule fibre du tissu de nos organes qui ne soit sensible, il faut bien qu'il émane des nerfs un

fluide qui les pénètre, lorsque l'anatomie n'y démo[illegible]
aucun filet nerveux.

Les affections spasmodiques sont évidemment ca[illegible]
sées par une lésion quelconque du système nerveu[illegible]
un grand nombre dépend d'une affection primitive d[illegible]
cerveau; cependant un état spasmodique peut avoir li[illegible]
indépendamment de cet appareil nerveux, auquel [illegible]
plupart des physiologistes rapportent toutes les sens[illegible]
tions et tous les mouvemens; toutes les lésions, tout[illegible]
les douleurs n'affectent pas ce centre de la sensibilité[illegible]
bien qu'il en ait toujours la conscience. Une lésion de[illegible]
nerfs éloignés du cerveau n'influe pas plus sur lui, qu'u[illegible]
fleuve n'influe sur sa source en quittant ses rivages; e[illegible]
cette indépendance du cerveau des autres départemen[illegible]
de l'appareil nerveux, permet à l'homme l'entier exer[illegible]
cice de son jugement, même au milieu des angoisses de[illegible]
la douleur. C'est sans doute en partie à cette indépen[illegible]
dance du cerveau, que chaque partie doit la préroga[illegible]
tive de sentir différemment. Il y a autant de douleur[illegible]
différentes, qu'il y a d'organes différens; et cette dis[illegible]
parité de la sensibilité, influe également sur l'action[illegible]
des substances médicinales, qui ne s'exerce avec[illegible]
toute son étendue et toute son intensité, que quand on[illegible]
les met en rapport immédiat, avec ceux des organes[illegible]
qui répondent le mieux à leur impression : la théré[illegible]
bentine avec les reins, le mercure avec les lymphati[illegible]
ques, l'opium avec le cerveau, les substances fétides[illegible]
avec les nerfs de la vie organique.

Il est encore essentiel de remarquer que la sensi[illegible]
bilité, inégalement répartie sur les divers organes de[illegible]
l'économie, communique à leurs fonctions différens de[illegible]
grés de vitalité et d'énergie, en sorte que les parties d'un[illegible]
même être ont non-seulement une manière différente[illegible]

le sentir, mais éprouvent encore les sensations à un degré différent. L'exercice des organes contribue singulièrement à développer en eux la faculté sensitive, voilà pourquoi selon le genre d'occupations, de besoins, ou le choix des passions des hommes, les uns ont la vue plus perçante, l'ouie plus délicate, le goût et le toucher plus sûrs ; les autres ont l'appétit et les fonctions digestives très-énergiques, les organes génitaux très-irritables, etc. Ce développement ou plutôt cette accumulation de la sensibilité sur un organe en particulier, est une faculté accordée par la nature, mais plus souvent encore développée par l'éducation, par le besoin et par l'habitude ; elle a de commun avec toutes les affections fortes, qui ont leurs sources dans la sensibilité nerveuse, de devenir presqu'exclusive, et d'être facilement mise en jeu.

La médication sensible des antispasmodiques est le résultat de l'impression de ces agens médicamenteux sur l'appareil nerveux ; ils calment son agitation ; ils en appaisent les mouvemens insolites ; et ce calme bienfaisant suit toujours de près l'application du remède, surtout s'il est l'effet de l'action de celui-ci sur le cerveau, organe régulateur de la puissance nerveuse, et sur lequel agissent d'une manière bien évidente tous les médicamens de ce genre. Les antispasmodiques exercent encore sur l'économie une action directement excitante, dépendante des principes aromatiques, balsamiques, résineux, amers, qui entrent dans les élémens de leur composition, ce qui doit les faire rejeter du traitement des maladies nerveuses décidément inflammatoires. Il semble que la ténuité infinie et la volatilité des substances médicamenteuses antispasmodiques, soient une condition indispensable de leur action

sur les nerfs, et s'accommode mieux à leur ex[…]
susceptibilité.

Les antispasmodiques ressemblent aux excit[…]
aux narcotiques; les excitans agissent comme les […]
spasmodiques sur l'appareil nerveux, par l'extr[…]
diffusibililé de leurs molécules; comme ces derni[…]
ils dissipent les spasmes et régularisent les foncti[…]
nerveuses, en portant la vie, le mouvement et la sen[…]
bilité dans tous les organes. Ces agens, comme je […]
déjà fait remarquer, influent puissamment par le[…]
stimulus, sur l'appareil nerveux cérébral, augmente[…]
la mémoire, échauffent l'imagination, favorisent […]
développement des idées. On emploie souvent, pou[…]
calmer des accidens nerveux, les infusum de sauge, d[…]
mélisse, de menthe poivrée, ou les eaux distillées d[…]
ces substances : c'est surtout quand les spasmes et le[…]
diverses affections du système nerveux sont occa[…]
sionnés par la faiblesse, que ces médicamens sont vrai[…]
ment utiles et salutaires.

Les narcotiques produisent aussi le calme et la séda[…]
tion de l'appareil nerveux; mais ce n'est que quand on[…]
les donne à très-faibles doses : l'action directe des narcotiques et des antispasmodiques ne se ressemble pas.

Les médicamens antispasmodiques, indépendam[…]
ment de leur propriété générale sur l'appareil nerveux,[…]
ont encore un mode de médication qui appartient à[…]
chacun d'eux. Ces modifications sont assez importantes[…]
pour appeler l'attention du medecin : elles doivent diriger son choix dans l'emploi qu'il fait de ces médicamens au traitement des diverses affections nerveuses :
ainsi la menthe et les éthers paroissent mieux convenir
que toute autre substance antispasmodique, aux névroses de l'estomac et des intestins; le castoréum et l'am-

....iacum aux névroses du poumon; la myrrhe aux
....roses de l'utérus; le musc, le camphre à celles des
....anes génitaux, etc. L'observation confirme ce que
....ance ici de ces médications particulières. Parmi les
....bstances nervines, il en est quelques-unes capables
....agir directement sur le cerveau; un botaniste dont
....rudition tient presque du prodige, m'a assuré que
....aand la mémoire lui manquait, il lui rendait toute
....on étendue, en respirant fortement des feuilles de rhue
(*ruta graveolens*). Il m'est arrivé souvent, en faisant
....nes cours publics, de disposer ainsi ma mémoire à la
....écondité des idées; mais j'ai obtenu le même effet, en
....espirant d'autres végétaux aromatiques, ou des
....aux balsamiques spiritueuses. Le tabac excite aussi
....e cerveau, par une qualité stimulante, propre à ce nar-
....cotique. La mastication du betel et du pinang ou noix
....d'arec, dans les Indes orientales; l'emploi journalier
....du café chez les Arabes et chez plusieurs peuples des
....pays chauds; du thé chez les Chinois, paraissent avoir
....pour principal motif, le besoin de réveiller le ton ou
....l'action du cerveau. Le fruit de l'anacarde oriental ou
....fruit de *mélac* (*semecarpus anacardium*, L.) est un
....excitant du système nerveux cérébral. On trouve
....dans le traité fort curieux, sur les moyens propres à
....augmenter la mémoire, par G. GRATAROLE, diverses for-
....mules, où entre l'anacarde pour principal ingrédient. Les
....médicamens de ce genre, peuvent être fort utiles aux
....personnes dont l'intelligence est peu étendue, qui ont,
....comme on le dit vulgairement, *l'esprit lourd et borné*; à
....ceux qui ont une constitution molle et lymphatique,
....ce qui s'accorde si peu avec la vivacité et la finesse de
....l'esprit; à ceux enfin qui ont cette faculté affaiblie par
....suite de quelque maladie nerveuse ou convulsive.

2.

36

Les affections nerveuses sont extrêmement variées, elles présentent des anomalies sans nombre, compliquent toutes les maladies , et rendent souvent leur diagnostic fort embarrassant; rien ne peut déterminer la variété , mesurer la vitesse , ni évaluer la force de la puissance nerveuse : cette force effective est immense, quand elle est placée hors des limites de la volonté; elle est alors cent fois, mille fois au-dessus de la force volontaire et raisonnée. Qui pourrait calculer les efforts violens et convulsifs des muscles, au milieu d'une attaque d'épilepsie. Arétée compare ceux qui éprouvent cette violente crise nerveuse, à un taureau en fureur*. J'ai vu à la clinique interne de la Charité, une religieuse hydrophobe, qui, dans un accès, dressa contre la porte de la chambre où on la tenait enfermée, une couchette en fer, que deux hommes robustes pouvaient à peine soulever. La nature semble dans ces circonstances, rassembler tous ses moyens contre une cause qui tend à l'anéantissement de la vie.

J'ai indiqué avec beaucoup d'attention les diverses affections nerveuses , pour lesquelles les antispasmodiques sont utilement employés : je renvoie pour ces détails à l'histoire des espèces de ce genre.

L'action des médicamens nervins a peu de permanence ; leur médication cesse aussitôt que leurs molécules mises en expansion par la chaleur du corps se sont dissipées ; l'économie s'habitue en très-peu de temps à leur impression et y devient presqu'insensible. On supporte difficilement d'abord l'effet de quelques gouttes d'éther; on finit par prendre cette liqueur par

---

* Arét. Capad. *de signis acutorum.* Lib. 1 cap 5.

cuillerées et par pintes, comme le chimiste BUCQUET en a
donné l'exemple. Les médicamens nervins sont presque
toujours superflus, quand ils ne sont pas nuisibles, aux
personnes nerveuses par constitution, par tempérament ou par altérations organiques; à celles qui sont
frêles, maladives, irritables, douloureusement sensibles à tous les genres d'impression un peu forte. Ce
n'est point en prodiguant les antispasmodiques que l'on
guérit ces malades; mais en changeant, en fortifiant
leur constitution par l'usage modéré du travail, par un
régime analeptique et restaurant, par l'éloignement de
toute passion, de toute action vive. Rien de plus déplorable que cet état de sensibilité ou de mobilité nerveuse excessive. Je connais une femme à Paris, qui
née au sein de l'opulence, s'est livrée depuis l'âge de
treize ans à tous les genres de déréglemens, et qui, à
peine âgée de vingt-cinq ans, est en proie à tous les
symptômes des affections nerveuses, connues sous le
nom de vapeurs, de spasmes hystériques et d'hypochondrie; le moindre changement dans sa manière de
vivre; quelque bruit ou quelque mouvement un peu
forts, lui causent des malaises et de l'inquiétude; elle
accuse tous les jours la médecine, devenue impuissante,
après un grand nombre de tentatives infructueuses.

Les médicamens antispasmodiques, les plus ordinairement usités, composés d'élémens très-fugaces, ne produisent ordinairement sur les organes, qu'une impression
peu durable; ce sont des palliatifs qu'il ne faut employer
qu'en attendant l'action des substances ou des moyens
plus sûrement curatifs, et que pour laisser ces moyens opérer sans entraves. Il faut opposer aux maladies nerveuses,
toutes les grandes ressources de la thérapeutique et de
l'hygiène; les plus forts toniques, les plus forts dras-

tiques, les plus forts dérivans, essayer tous les genres
de nourriture et d'habitation, varier les occupations,
tirer parti de l'influence de la musique et des passions,
changer, contrarier toutes les habitudes du malade,
agir autant sur son moral que sur son physique, et préférer toujours ces moyens simples aux plus savantes
compositions pharmaceutiques.

Les médicamens antispasmodiques appartiennent à
tous les règnes et comprennent des espèces de tous les
genres ; tous les végétaux, tous les organes des animaux,
qui exhalent une odeur fétide et pénétrante ** sont bien
évidemment antispasmodiques ; les gommes – résines
fétides présentent un groupe de substances appartenant
au même genre de végétaux ; les racines de la plupart
des valérianées, sont pénétrées du principe aromatique
et fétide qui les rend essentiellement antispasmodi-

---

* Quelle puissante influence n'ont pas de pareils moyens sur la
sensibilité : l'excitation morale rend l'homme plus prévoyant, plus
actif, plus attaché aux intérêts de la vie, plus intelligent, plus
spirituel, plus ardent dans ses plaisirs, et cette influence que ces
moyens exercent sur la mémoire et sur l'imagination, se conserve
encore dans la vieillesse, l'entretient, la prolonge et la ranime encore,
lorsque la vie est prête à s'éteindre ; ensorte que l'homme qui n'a
presque plus d'existence physique, jouit encore entièrement de
l'existence morale, que Newton, Képler, Huyghens, Fontenelle,
Voltaire, etc. conservèrent jusque dans la vieillesse la plus
avancée.

** Un grand nombre de substances de ce genre, ont eu quelque
crédit dans le traitement des maladies nerveuses : telles que la
poudre du pied d'élan, celle du crâne humain, la graisse humaine ;
le cœur, le foie, le sang, les vers de terre avalés crus ; toutes
substances qui, par le dégoût quelles donnent aux malades, ont
quelquefois produit des changemens avantageux dans les affections
du système nerveux.

ques. CULLEN pense que c'est à cette odeur désagréable que ces médicamens doivent leur propriété sédative. J'ai remarqué que leur force virtuelle est plus énergique, quand leurs principes sont combinés aux excitans diffusibles, au vin, à l'alkool, à l'éther; tous les praticiens ont aussi reconnu l'avantage de ces associations.

On donne les médicamens antispasmodiques en substance, en poudre, dans du miel ou en électuaire; en infusum aqueux, vineux, alkoolique, éthéré, huileux; on en prépare des électuaires et des sirops; on les réduit en vapeur que l'on dirige dans la cavité des bronches et à la surface de la peau; on en prépare aussi des fumigations et des lotions. Les doses varient suivant les espèces de ces médicamens et les circonstances qui en rendent l'usage nécessaire. Ces doses doivent être fréquemment répétées, à cause de la prompte évaporation et de l'impression momentanée de ces substances, dans l'intérieur de nos organes. On s'habitue très-vite à leur action; il faut les augmenter graduellement, et changer plusieurs fois dans le même traitement l'espèce de médicament antispasmodique. Il faut préparer leur infusum à froid, autant que cela se peut, et toujours à vases clos. Il est aussi bien important, pour la conservation de toutes les vertus médicamenteuses des substances les plus évaporables de ce genre, de ne jamais les mêler à l'eau des tisanes, encore tiède, comme cela se pratique dans tous les hôpitaux. Il faut n'ajouter ces substances aux boissons, qu'au moment qu'on les prend; il serait très-avantageux de ne faire usage que des teintures ou alkools de ces substances, seuls ou mêlés aux infusum d'espèces végétales du même genre; mais l'alkool, très-excitant par lui-même, ajoute quelquefois au médicament simple une propriété qui change contrarie son action.

On administre presque toujours à l'intérieur les médicamens antispasmodiques : ils ne m'ont jamais paru mieux réussir, ni plus constamment, qu'en les administrant en lavemens. C'est une chose digne d'attention, que la promptitude avec laquelle les substances antispasmodiques et narcotiques manifestent leur puissance sédative, quand on les donne ainsi, dans les affections nerveuses et spasmodiques. J'ai fait faire, avec beaucoup de succès, des injections dans le vagin, avec l'eau chargée des principes de ces substances, dans le traitement d'une affection hystérique de la plus grande intensité. On administre rarement les antispasmodiques par la voie des absorbans.

es, et parties épidermoï-

ET SUBSTANCES
ANIQUES.

du.

nmoniacal.
nmoniacal.

de bismuth.

NS MORAUX.

es.
ons de l'entendement.
l.

ANTISPASMODIQUES.

VÉGÉTAUX.

Valériane.
Scordium.
Maroute.
Vulvaire.
Ballote.
Feuilles d'oranger.
Pivoine.
Primevert.

SUCS CONCRETS.

Assa-fétida.
Galbanum.
Sagapenum.
Ammoniacum.
Opopanax.
Myrrhe.
Camphre.

PRODUITS DE L'ART.

Ether.

ANTISPASMODIQUES DU RÈGNE ANIMAL.

Musc.
Castoréum.

Ambre gris.
Plumes, poils, cornes, et parties épidermoïques brulées.

MINÉRAUX ET SUBSTANCES INORGANIQUES.

Succin.
Nitrate d'argent.
Nitrate d'argent fondu.
Sulfate de cuivre.
Sulfate de cuivre ammoniacal.
Acétate de cuivre ammoniacal.
Oxyde de zinc.
Sulfate de zinc.
Blanc ou magister de bismuth.
Aimant.

MOYENS MORAUX.

Passions consolantes.
Exercice des fonctions de l'entendement.
Magnétisme animal.

VALÉRIANE OFFICINALE. — Grande valériane. — Valériane sauvage. — *Valeriana officinalis*, L. — *V. sylvestris*. —Fam. nat des Valérianées.

Plante herbacée vivace, à tige de deux à six pieds, lisse, striée; à feuilles ailées; à folioles lancéolées; fleurs en panicules, monopétales, petites, blanches ou rougeâtres, d'une odeur suave. Cette plante croît dans tous les bois marécageux des environs de Paris. Ses racines, qui sont les seules parties employées comme médicament, sont composées de fibres réunies au collet ou fasciculées : ces fibres sont simples et peu charnues, blanches, recouvertes d'un épiderme jaunâtre; elles ont une odeur forte, aromatique, fétide et permanente ; une saveur aromatique, chaude et piquante. Ces racines ont fourni à l'analyse, de l'huile volatile d'une odeur pénétrante et camphrée, et un principe particulier, soluble à l'eau et insoluble à l'alkool et à l'éther ; de la résine, de la fécule, etc.

Les racines de velériane sont généralement considérées comme le médicament le plus efficace, comme l'excitant le plus utile, dans le traitement des maladies nerveuses. Cette propriété se manifeste, aussitôt que l'on en respire l'odeur, par des étourdissemens, des vertiges et une sorte d'ivresse; ce médicament introduit dans l'estomac, développe vers cet organe un sentiment de chaleur accompagné de malaise, d'oppression, de resserrement spasmodique, d'agitation, d'éblouissement et d'un grand nombre d'autres accidens qui appartiennent en même temps à l'ivresse des excitans et à l'ivresse des narcotiques, et qui tous dépendent évidemment de l'influence de la valériane sur le système nerveux. Ces

accidens sont si marqués et si constans, qu'ils suffiraien
pour faire établir un genre particulier de médication
La valériane jouit au plus haut degré de la vertu antispasmodique : on la prescrit, avec le plus grand succès,
dans le traitement des fièvres, dans lesquelles le système
nerveux paraît particulièrement affecté ; dans les fièvres
ataxiques et ataxico-adynamiques ; et dans toutes les
affections de ce genre accompagnées de spasmes, d'agitation, et dont les accès sont compliqués de symptômes nerveux plus ou moins alarmans. Quelques
praticiens, frappés de la médication aussi prompte
qu'extraordinaire de la valériane, dans ces circonstances, ont proposé de la substituer au quinquinna, dans
toutes les espèces de fièvres ou cette écorce est recommandée ; mais la valériane, dont l'association au quinquina est si avantageuse, dans le traitement des fièvres nerveuses continues ou intermittentes, ne suffit
que très-rarement seule à leur curation. C'est d'après
la connaissance de la manière d'agir de ce médicament
sur les nerfs, qu'il a été tant recommandé dans l'épilepsie, la catalepsie, la danse de Saint-Guy, l'hystérie,
les affections asthmatiques, la paralysie, les convulsions,
et dans la plupart des maladies nerveuses continues,
intermittentes ou périodiques. J'ai vu souvent administrer ce médicament, soit à la clinique de la Charité,
soit à l'Hôtel-Dieu, et j'ai recueilli alors plusieurs observations, qui constatent les effets salutaires de sa médication dans la plupart des maladies que je viens d'indiquer.

La valériane est un très-bon vermifuge, et convient
surtout dans le traitement des vers ascarides et des
lombricoïdes. Cette plante est aussi sudorifique. On
donne la valériane en poudre, à la dose de dix à soixante

grains, une ou plusieurs fois en vingt-quatre heures ;
en infusum aqueux ou vineux ; en decoctum, en se servant de la proportion de deux gros par livre de liquide.
On donne l'infusum et le decoctum aqueux par tasses ;
l'infusum vineux par cuillerées. Dans les névroses les
plus graves, telles que l'épilepsie, la danse de Saint-
Guy, on n'obtient de succès de ce médicament,
qu'en l'administrant aux plus fortes doses, à celle d'un
gros, que l'on renouvelle huit à douze fois en vingt-
quatre heures. En administrant ainsi la valériane, dans
l'intervalle des accès de ces maladies, on est quelquefois parvenu à les prévenir. Il est prudent de préparer
les malades à l'action de ce médicament excitant, par un
régime doux et délayant ; et quand ils sont pléthoriques, par la saignée. L'extrait de valériane est aujour-
d'hui peu usité : on le prescrit par grains. La teinture
alkoolique est un médicament très-actif et très-utile :
on compose cette teinture avec la racine de valériane,
l'angélique, la serpentaire de Virginie, le romarin, le
camphre, le musc et d'autres substances excitantes et
antispasmodiques. La valériane agit très-bien par la
voie des frictions. On l'administre en lavement avec un
grand succès, dans l'hystérie et dans les affections vaporeuses.

Les botanistes ont décrit un grand nombre de valérianes (PERSOON, Synop., tom. 1) : la plupart ont des
racines fasciculées et aromatiques. La valériane dioïque
ou petite valériane (*v. dioica*, L.) et la v. rouge (*v.
rubra*, L.) croissent aux environs de Paris. La valériane des jardins, appelée aussi grande valériane, à
cause du volume de ses racines (*v. radici majori.
V. Phu.*, L.), est cultivée dans tous les jardins. Les
valérianes, appelées par les botanistes *v. montana, v.*

tripteris, *v. saliunca*, *v. celtica*, croissent en Suisse.
L'espèce appelée *saliunca* exhale un délicieux parfum.
La valériane *celtique* est le nard celtique des anciens.
La valériane *jatamansi*, que les Indiens employaient
dans les maladies nerveuses, était aussi connue des
anciens, sous le nom de *nard indique*.

SCORDIUM. — GERMANDRÉ AQUATIQUE. — *Teucrium
scordium*, L., fam. nat. des Labiées.

Plante herbacée vivace, longue de huit à quinze
pouces ; à feuilles ovales, dentées, couvertes de poils
soyeux, molles ; à fleurs axillaires, rouges, bleues ou
blanches ; odeur de toute la plante aromatique et allia-
cée. On trouve cette labiée sur le bord des étangs et
dans les lieux humides,

Les vertus excitantes et antispasmodiques du scordium ont rendu cette plante recommandable dans le
traitement des fièvres nerveuses en général. On la regardait autrefois comme un secours si puissant contre la
putridité, que l'on assurait qu'elle avait préservé pendant plusieurs jours de la corruption, des cadavres laissés sur un champ de bataille où cette plante croissait
en abondance : opinion qui n'a pas même le mérite
d'une exagération. Le scordium a été prescrit avantageusement dans quelques affections spasmodiques,
dans l'asthme, dans l'hystérie, dans l'anasarque occasionné par une lésion dans la circulation, dans l'aménorrhée et les coliques spasmodiques, dans les affections
vermineuses, etc. On donne cette plante en substance,
en poudre, en infusum aqueux ou vineux, en extrait.
On la prescrit en lavemens, en bains, en injections. Le
scordium a donné son nom à un électuaire fameux,

dans lequel cette plante est pour ainsi dire étouffée sous une masse d'autres drogues d'une odeur plus forte et de vertus plus énergiques. (*Codex* , 327).

La germandrée des bois, *t. scorodonia*, L. , a des vertus très-analogues et peut-être plus justement recommandables que celles du scordium.

MAROUTE. — Camomille puante.—*Cotula.* — *Chamœmelum fœtidum.* — *Anthemis cotula*, L. , fam. nat. des Corymbifères.

Plante annuelle , à tige d'un pied à dix-huit pouces, traîneuse, étalée ; à feuilles deux et trois fois ailées, à divisions étroites, aiguës, un peu velues; calices velus, réceptacles ovoïdes, fleurons jaunes, demi - fleurons blancs; odeur de toute la plante désagréable et fétide ; saveur amère-aromatique. Cette plante croît dans les champs cultivés et dans les endroits un peu humides. Les vertus calmantes et antispasmodiques de la maroute, sont connues depuis long - temps. Cette plante a été prescrite avec beaucoup d'avantage dans l'hystérie, l'hypochondrie, les coliques nerveuses, et dans d'autres affections de l'appareil nerveux. PÉRIHLE la regardait comme un très-bon fébrifuge. ZIMMERMAN lui accordait le premier rang après l'opium, pour calmer les douleurs qui accompagnent la dyssenterie. On donne la maroute en poudre, à la dose de vingt grains à un gros, et en infusum. On administre cette plante en lavemens , en injections, en topiques, comme émolliente et résolutive.

Vulvaire. — Aroche fétide. — Chénopode fétide.
Garosmus. — *Chenopodium vulvaria,* L., fam. n
des Chénopodées.

Plante annuelle, à tiges couchées, rameuses;
feuilles rhomboïdes; à fleurs en panicules placés da
l'aisselle des feuilles; toutes ces parties sont couvert
d'une poussière glauque; elles exhalent une odeur dé
gréable des marais : cette odeur est encore plus féti
dans la plante sèche.

La vulvaire croît au pied des murs, dans tous l
lieux qui recèlent des immondices, et d'où s'élèvent d
exhalaisons de matières animales en putréfaction.

MM. Chevalier et Lasseigne, tous deux pharm
ciens, ont trouvé dans l'analyse de la vulvaire, du sou
carbonate d'ammoniaque libre, qu'ils attribuent à un
matière animale en putréfaction, même dans la plant
fraîche; des sels alkalins, et beaucoup de nitrate d
potasse.

Cette plante est antispasmodique; son odéur fétid
est sans doute une des conditions de cette propriété. J
l'ai souvent prescrite avec succès dans l'hystérie et dan
le traitement des affections vaporeuses, en lavemens ou
en fomentations. L'infusum de la vulvaire est trop re
pugnant.

Ballote. — Marrube noir. — *Ballota fœtida.* — *B.
nigra*, L., fam. nat. des Labiées.

Plante herbacée vivace, haute d'un à deux pieds;
feuilles ovales, arrondies, crenelées, pubescentes,
d'un vert noirâtre; fleurs verticillées, à-peu-près de l
longueur du calice et rougeàtres; odeur de toute la

lante très-fétide, ressemblant beaucoup à celle du ment. La ballote est commune au bord des routes et dans toutes les haies. Ses vertus sont tout-à-fait semblables à celles de la plante précédente.

FEUILLES D'ORANGER. — *Citrus aurantium*, L. — *Citrus medica*, L.

Feuilles ovales, lancéolées, très-entières, à pétioles nus dans le citronier, ailés ou membraneux dans l'oranger : ces feuilles sont épaisses, d'un vert pâle, et remplies de glandes qui paraissent à la lumière autant de trous (*folia perforata*). Ces glandes recèlent une huile essentielle odorante.

Les feuilles d'oranger sont stimulantes et antispasmodiques : comme stimulantes, elles conviennent dans la faiblesse des voies digestives, dans les digestions lentes et pénibles, et dans toutes les affections ataxiques ; comme antispasmodiques, dans les spasmes, les convulsions, les oppressions, les toux convulsives, l'hystérie, l'épilepsie, la migraine, la céphalée et la plupart des maladies nerveuses.

On prescrit les feuilles d'oranger en poudre, à la dose de dix grains et un demi-gros, dose que l'on renouvelle plusieurs fois en vingt-quatre heures ; leur infusum à la dose d'une à six de ces feuilles, par once de liquide, aqueux ou vineux. On prépare ordinairement ces infusum avec une trop faible dose de ce médicament : je crois qu'il faut alors moins lui attribuer le succès que l'on obtient, qu'à son véhicule.

On emploie avec plus d'avantage les fleurs d'oranger que les feuilles : elles sont plus chargées d'huile essentielle.

Pivoine. — Racines de Pivoine. — *Pæonia officina- lis.* L. — P. mâle. — *P. humilis.* L., fam. nat. des Renoncules.

La pivoine est une plante herbacée vivace, à racines cylindriques, napiformes, tuberculeuses, charnues, blanches, recouvertes d'un épiderme rougeâtre; à feuil- les composées; à folioles ovales-oblongues; à fleurs ro- sacées, simples ou doubles, d'un beau rouge; à fruits capsulaires; à graines oblongues, arrondies, brunes, noires et luisantes, rouges avant leur maturité.

Les racines et les graines de pivoine ont été placées au nombre des médicamens antispasmodiques. On a surtout vanté leurs vertus antiépileptiques et antihysté- riques. De nouvelles expériences seraient utiles pour constater ces utiles propriétés. Les colliers de semences de pivoine, que l'on met au cou des enfans, pour préve- nir les convulsions, n'ont que les vertus imaginaires de tous les amulettes de ce genre. On donne la poudre de racine de pivoine, à la dose de dix grains à un demi- gros; le suc de la plante, par once; l'eau distillée, par once, dans les potions antispasmodiques.

Primevère officinale. — Primerolle. — Coucou. — *Alysma pratorum.* — *Primula officinalis.* L., fam. nat. des Primulacées.

Plante herbacée vivace, à hampe de six à huit pou- ces, terminée par une ombelle de huit à dix fleurs; à calice renflé, à corole monopétale, à cinq divisions con- caves, marquées chacune d'une tache orangée; à feuil- les radicales, ovales, obtuses, denticulées, supportées sur un large pétiole. Toute la plante a une odeur douce, et légèrement aromatique. Elle fleurit au printemps dans tous les prés.

Cette plante est légèrement aromatique ; son odeur agit évidemment sur l'appareil nerveux cérébral. Son infusum est calmant ; c'est un médicament utile dans les maladies nerveuses qui ont peu d'intensité, et qui est plus propre à en modérer les symptômes qu'à les guérir. On emploie avec le même avantage la primevère oreille-d'ours, *primula auricula*, L. Les fleurs suaves de cette dernière plante entrent dans la composition du faltrank ou vulnéraire suisse. On trouve communément cette primevère sur les Alpes.

GOMMES-RÉSINES FÉTIDES.

Les sucs gommo-résineux, en usage dans le traitement des affections nerveuses, possédent deux propriétés qui paraissent tout-à-fait contraires : celle d'exciter tous les systèmes organiques, et celle de calmer particulièrement le système nerveux. Cette sédation du système nerveux sous l'influence d'un agent directement excitant, ne peut s'expliquer, qu'en reconnaissant pour cause occasionnelle des affections nerveuses et spasmodiques, un défaut d'excitation ou d'atonie et de faiblesse de ce système : cette cause est en effet, une des plus ordinaires des affections nerveuses, comme je l'ai expliqué dans les généralités qui précèdent ces détails. Les émanations ou les odeurs fétides, ont aussi une puissance sédative très-manifeste sur le système nerveux ; cette action médicamenteuse peut entrer en parallèle avec la puissance excitante, mais elle est restée jusqu'à présent tout-à-fait inexplicable. Je crois avoir observé que ces deux élémens médicamenteux, agissent mieux réunis qu'isolés.

Cet avantage est incontestable dans les substances dont je vais donner la description, et que la nature présente avec une intime combinaison du principe excitant et du principe fétide.

Les gommes résines sont des sucs propres des végétaux, qui découlent spontanément ou par incisions, qui se colorent et se durcissent à l'air, en perdant une partie de leurs principes volatils et de leur arome; qui possèdent encore nombre de propriétés physiques et chimiques, comme je l'ai exposé en traitant de ces substances, dans mes généralités sur les excitans. Les gommes-résines sont des médicamens très-recommandables dans le traitement de la plupart des névroses, autant comme moyens palliatifs que comme moyens curatifs. Leur impression sur la langue, le palais, la gorge, sur l'estomac et sur toute l'étendue des organes digestifs, produit une sensation âcre, qui indique de suite leur action fortement stimulante; la salive est alors abondamment sécrétée; l'appétit augmente; quelquefois les déjections alvines sont provoquées, par leur impression sur les intestins; entraînées dans la circulation, elles accélèrent constamment le cours du sang, développent la chaleur animale, provoquent la transpiration cutanée, l'expectoration des mucosités bronchiques, le flux menstruel; excitent les désirs vénériens; augmentent en même temps l'action de l'appareil nerveux, la sensibilité, l'imagination, la mémoire; produisent des troubles, de l'anxiété, etc. Les molécules actives des gommes-résines, atténuées par l'action des organes digestifs, et mises en expansion par la chaleur vitale, imprégnent tous les tissus et toutes les humeurs; l'haleine en conserve long-temps l'odeur, qui est sensible dans l'urine, les sueurs, le lait, les matières fécales et dans le sang tiré des veines.

rien n'est aussi plus étendu, que l'action médicamen-
euse de ces substances; rien ne laisse une impression
plus profonde et ne se trouve mieux en rapport avec la
sensibilité et la délicatesse du tissu des nerfs et de tout
l'appareil nerveux.

Ces médicamens sont aussi parfaitement adaptés aux
affections de cet appareil; on dirait que la nature se plaît
à favoriser le choix du médecin, en secondant presque
constamment ses tentatives, et l'espoir que le malade
fonde sur l'usage de ces substances. Les névroses les
plus fréquentes, comme les plus singulières dans
leurs formes et dans leurs anomalies, toutes les diverses
affections spasmodiques des organes digestifs, circulatoires, respiratoires, urinaires, générateurs, sécré-
teurs; les douleurs d'estomac, les vomissemens spasmodiques, les coliques, les palpitations, le hoquet,
l'asthme nerveux, les étouffemens, l'hystérie, l'hypocondrie; les névralgies; les convulsions partielles ou
générales, les diverses névralgies, la sciatique, etc.;
enfin les fièvres nerveuses et les symptômes nerveux les
plus alarmans des fièvres ataxiques et contagieuses, cèdent à l'influence des gommes-résines, administrées
dans les circonstances les plus propres à faire ressortir
leur action médicamenteuse.

On donne ces médicamens à l'intérieur, en substance, le plus ordinairement en pilules, seules ou
mélangées à d'autres substances qui en modifient l'action, ou en masquent l'odeur : on les fait entrer dans
des potions, en atténuant préalablement leurs molécules, que l'on triture avec du sucre ou du jaune d'œuf;
on en prépare aussi des teintures au vin et à l'alkool.
On administre les gommes-résines en lavemens : ce
mode d'administration est très-avantageux. On les fait

agir par voie d'absorption, soit en pratiquant des
tions, soit en les appliquant en topiques.

**ASSE-FÉTIDE.—*Asa.*—*Assa fœtida.*—*Stercus diabo*
—Suc du *ferula assa-fœtida.* L., fam. nat.
Ombellifères.

Suc gommo-résineux, d'une consistance solide
demi-transparent; d'une couleur brun-fauve, ou rôu
geâtre, présentant quelques points blancs dans sa
sure; d'un aspect amygdalin; d'une odeur alliacé
vireuse, très-fétide; d'une saveur piquante, chaude
aromatique, un peu amère, moins désagréable qu
l'odeur. On trouve dans le commerce, l'assa en petit
morceaux, d'une couleur peu foncée (assa en larmes); e
en grandes masses, d'une couleur plus foncée, d'un
odeur et d'une saveur plus prononcées (assa en masse)
cette substance est en grande partie composée d'un
résine particulière, d'environ un quart de gomme,
d'un vingtième d'huile volatile, à laquelle l'assa do
son odeur et son âcreté. L'assa est le suc propre d'un
espèce d'ombellifère*, qui croît en Perse, en Syrie
dans l'Asie mineure et en Afrique; quelques peupl
de l'Asie en assaisonnent leurs mets : il est probabl
que les Grecs et les Romains avaient introduit cet a
saisonnement dans leurs cuisines; ceux-ci employaie
au même usage, le garum, qui est encore plus répu
gnant. L'odeur de l'assa est infiniment plus désagréab
que la saveur; celle-ci, comme je m'en suis assuré plu
sieurs fois, en mâchant cette substance, n'est guèr

---

* *Ferula assa-fœtida*, *foliolis alternatim sinuatis obtusis.* L
KÆMPF., Amœnit, 535.

différente de celle de l'ail. L'assa agit avec une grande intensité sur l'appareil nerveux : c'est un des meilleurs antispasmodiques et un des plus constans dans ses effets. On l'emploie surtout avec avantage, dans l'hystérie, et dans l'aménorrhée qui dépend d'un état spasmodique. L'assa a paru encore favorable dans la cachexie, dans l'engorgement des glandes mésentériques, dans l'asthme spasmodique, et dans les catarrhes pulmonaires chroniques. L'assa est un très-puissant vermifuge ; on détruit constamment les vers lombricoïdes, en faisant prendre le matin, une demi-cuillerée de teinture d'assa, dans cinq cuillerées de vin rouge. Les lavemens d'assa réussissent très-bien dans toutes les affections nerveuses, et particulièrement dans celles qui dépendent de la matrice. Les topiques de cette gomme-résine sont très-calmans ; appliqués sur les tumeurs scrophuleuses, ils produisent une excitation qui en favorise la résolution. On dirige les vapeurs de l'assa sur les bronches, au moyen de l'appareil à fumigations.

On donne l'assa en substance, en pilules, à la dose de dix grains à un gros en vingt-quatre heures ; en teinture alkoolique, par gouttes et par cuillerées ; en teinture vineuse, à dose un peu plus forte. L'*esprit ammoniacal fétide*, est un solutum d'assa dans l'ammoniaque liquide ; médicament très-actif, d'une action antispasmodique la plus marquée. L'assa entre dans toutes les préparations antihystériques, l'alkool, le baume, l'essence, les trochiques, les pilules hystériques, etc., etc.

GALBANUM. — Suc du *bubon galbanum* *, de la fam.
nat. des Ombellifères.

Suc concret, poisseux, d'une couleur rousse ; présentant des taches blanches à l'intérieur, et des fragmens de semences ombellifères ; d'une odeur forte et
vireuse ; d'une saveur aromatique et désagréable : ce
suc découle du *bubon galbanum*, ombellifère qui croît
en Asie et en Afrique ; il donne à l'analyse chimique
à-peu-près les mêmes principes que l'assa : ses vertus
médicinales sont aussi très-analogues à celles de cett
dernière substance. Il entre comme l'assa, dans un
grand nombre de composés pharmaceutiques. Quelques médecins ont préconisé la dissolution du galbanum dans le vinaigre, pour la guérison des cors.

SAGAPENUM. — Gomme séraphique. — Suc du *ferula
persica* **. Fam. nat. des Ombellifères.

Cette gomme-résine est en masses, composées de
petits fragmens ou larmes, d'une couleur rousse ou
jaunâtre, et mêlés de semences brisées ; son odeur
approche un peu de celle de l'assa ; sa saveur est aromatique, amère et âcre. Le sagapenum découle des
tiges d'une ombellifère, qui croît en Perse et dans l'Asie
mineure : ses propriétés chimiques et médicinales sont
analogues à celles des gommes-résines dont j'ai parlé
précédemment.

---

* *B. foliis ovato-cuneiformibus, acutis, argute serratis, umbel-
lis paucis, sem. glabris, caule frutescente glauco.*

** *S. foliis supra decompositis, foliis multifidis acutis, decurrenti-
bus, umbella primordiali sessili.*

AMMONIACUM. — Gomme ammoniaque. — *Ammonium*. — Suc de l'*heracleum gummiferum*. WILD. de la fam. nat. des Ombellifères.

Gomme-résine en larmes ou en masses, se trouvant presque toujours sous cette première forme dans le commerce; compacte; d'une couleur rousse, jaune ou blanchâtre; d'une saveur faiblement amère et aromatique; n'ayant presque pas d'odeur : cette gomme-résine est souvent mêlée de fragmens de graines, qui proviennent de la plante qui la fournit. Elle croît en Afrique : elle contient plus des deux tiers de son poids de résine, et environ un cinquième de gomme.

La gomme ammoniaque est, comme les substances de ce genre, en même temps excitante et antispasmodique; mais ces vertus sont à un degré plus faible, et se manifestent aussi d'une manière plus lente. Cette gomme-résine a été préconisée comme un puissant béchique et expectorant : cette médication très-évidente, est tout-à-fait sous la dépendance de son action stimulante, action qui se communique par voie d'absorption ou par sympathie. La gomme ammoniaque est aussi réputée un très-puissant emménagogue : elle a cela de commun avec toutes les gommes-résines et toutes les substances qui stimulent l'économie. On l'emploie aussi comme apéritive et comme fondante; et en topiques, comme résolutive, sur les tumeurs indolentes et chroniques.

On donne la gomme ammoniaque en substance, réduite en pilules, à la dose de dix à soixante grains; on en prépare une émulsion; on en prépare aussi des potions; on la fait dissoudre dans le vin et l'alkool; on

lui associe l'aloës, la scille, le polygala, etc. On choi[
pour véhicule de ce médicament, le sirop d'hysop[
de lierre terrestre, l'eau de menthe poivrée, de r[
ses, etc.

OPOPANAX. — Gomme opopanax. — *Pastinaca opopa*
nax. L. *, fam. nat. des Ombellifères.

Suc gommo-résineux, concret, en morceaux irré[
liers, roux à l'extérieur, jaunes en dedans, et préseu[
tant deux substances très-distinctes ; d'une saveur aro[
matique, chaude, amère ; d'une odeur forte de panais[
On trouve ce suc ombellifère en Italie, en Sicile et en[
Asie.

L'opopanax a des propriétés chimiques et médicinales, analogues aux gommes-résines de ce genre : ce[
suc est aujourd'hui fort peu employé.

MYRRHE. — *Myrrha*.

Gomme-résine, en morceaux de la grosseur d'une[
noisette, en larmes concrètes, inégales à leur surface,[
un peu transparentes, à cassure brillante à l'intérieur,[
présentant des stries blanchâtres ; d'une odeur aromatique, agréable, un peu fétide ; d'une saveur amère,[
aromatique, piquante. Les botanistes n'ont pas décrit[
le végétal qui fournit la myrrhe **. Cette substance[
vient du midi de l'Égypte, de l'Abyssinie et de l'Arabie : elle était regardée dans l'antiquité, comme un des

---

* *P. foliis pinnatis, foliolis basi antica excisis.*

** La myrrhe est le suc propre d'un amyris, suivant FORSKAHL ;
d'une espèce d'acacie, *mimosa sassa*, suivant BRUCE ; d'une espèce
de *laurus myrrha*, suivant LOUREIRO.

rfums les plus précieux, et employée dans les em-
baumemens. La myrrhe est soluble, partie dans l'eau et
partie dans l'alkool : elle contient plus de gomme que
de résine ; elle donne, à la distillation, de l'huile vo-
atile.

La myrrhe est stimulante et antispasmodique : on
l'emploie principalement dans l'intention d'exciter
les organes de l'économie, particulièrement l'estomac,
la matrice et le poumon. CARTHEUSER a préconisé ses
vertus stomachiques, et tous les praticiens ont reconnu
son influence puissante dans la provocation des menstrues. Les bienfaits médicateurs de cette substance
dans les affections catarrhales, sont constatés par des expériences journalières.

On prescrit la myrrhe en substance, en poudre réduite en pilules ou enveloppée dans un électuaire. On
en prépare des teintures vineuses et alkooliques, qui
sont très-actives (teintures de myrrhe). On forme avec
son huile essentielle et du sucre un oleo-saccharum. On
combine la myrrhe à l'aloès, à l'extrait de rhubarbe,
à l'opium, aux préparations martiales, au safran, etc;
Elle entre dans la thériaque, la confection hyacinthe
et d'autres composés pharmaceutiques.

CAMPHRE. — Suc propre du laurier camphre *Laurus
camphora*, L. *, et d'un grand nombre de végétaux
aromatiques.

On ne trouve le camphre dans le commerce que
purifié, sous forme de pains orbiculaires : c'est une sub-

---

* L. *foliis subtriplinervis lanceolato-ovatis , paniculis patentibus.*

stance blanchâtre, demi-transparente et comme glacé
légère, friable, surnageant l'eau; tenace entre les dent
d'une odeur ressemblant à celle du romarin; d'une save
forte et très-remarquable, imprimant au palais un se
timent d'ardeur. Le camphre est très-volatil et se sublim
à la température de l'atmosphère, en déposant des cri
taux sur les parois du vase qui le contient. Les cristau
du camphre sont en lames carrées ou octoèdres. Il es
aussi très-inflammable et brûle avec une flamme bleu
ou blanche, sans laisser de résidu. Le camphre se dissout dans les huiles essentielles, l'alkool, l'éther, les
acides, dans l'eau au moyen d'un intermède (le jaune
d'œuf, ou le savon). On le rencontre dans la plupart
des lauriers, dans la zédoaire, le gingembre, la camphrée, la millefeuille; dans plusieurs espèces d'ombellifères et de corymbifères, le fenouil, le carvi, dans l'au-
née; dans le thym, les menthes, le marum, la sauge*, le
romarin et la plupart des labiées. Il existe plutôt dans
les racines des végétaux que dans les autres organes.

On apporte le camphre de la Chine, du Japon et
des îles méridionales de l'Asie; on le trouve aussi
dans l'Amérique du sud On l'obtient du laurier
camphre par exudation spontanée, par l'incision de
l'écorce, ou par l'ébullition des branches, des feuilles
et des bourgeons. On raffine le camphre en Hollande,
en le sublimant, après l'avoir mélangé à un sixième de
chaux. Quand on place des molécules de camphre à la surface d'un verre d'eau limpide, elles décrivent sur elles-
mêmes un mouvement circulaire et rapide. Un cylindre

---

* L'huile volatile de romarin en donne un seizième; celle de marjolaine un neuvième; celle de sauge un septième; celle de lavande
un quart.

le camphre plongé dans l'eau, se trouve après un certain temps, coupé à son niveau : ces phénomènes n'ont point encore été expliqués d'une manière satisfaisante.

Les chimistes considèrent le camphre comme une huile volatile concrète, ou comme une résine volatile. On y découvre par l'analyse chimique, une huile volatile très-abondante, beaucoup d'hydrogène et de carbone ; en le traitant par l'acide nitrique, on en obtient de l'acide camphorique, blanc, cristallisé, d'une saveur légèrement amère, rougissant les couleurs bleues végétales . répandant, quand on le brûle, une fumée épaisse et une odeur forte. Le camphre est soluble dans mille fois son poids d'eau, dans deux cent cinquante à trois cents de vinaigre, et dans égale quantité de cet acide concentré ; enfin dans le double de son poids d'alkool à 25° et dans seize parties à 10°.

Le camphre, en raison de son action forte et stimulante, quand on l'introduit dans les organes digestifs ou qu'on l'applique sur les tissus, a été rangé par presque tous les auteurs de matières médicales, parmi les excitans. Les signes de médication du camphre prouvent évidemment la puissante influence de cette substance sur le système nerveux, quand on prend le camphre à grande dose, telles que un à deux gros, on éprouve bientôt après, un sentiment de malaise et d'anxiété, de chaleur sur l'estomac et de froid sur toutes les parties du corps ; le visage pâlit, les battemens des artères diminuent de force et de fréquence. A plus forte dose, le camphre a occasionné des syncopes, des vertiges, l'assoupissement, la paralysie momentanée de l'estomac et des intestins, et tous les symptômes du narcotisme. Le camphre n'est pourtant pas un narco-

tique. Il n'y a pas la moindre analogie entre ces deux agens;
l'opium est directement sédatif; le camphre directement
excitant, comme toutes les huiles volatiles; mais sa puissance sur l'appareil nerveux, dont il semble engourdir la
sensibilité en occasionnant une espèce d'ivresse, est aussi
inexplicable que celle de tous les agens thérapeutiques qui
appartiennent à ce genre de médicamens. Tous les antispasmodiques excitans produisent également la sédation du système nerveux; cet effet est un des plus remarquables dans la médication de l'éther. J'ai remarqué
que les effets du camphre sur les nerfs, n'ont lieu que
quand on l'administre à fortes doses; qu'à petites doses
le camphre n'agit pas différemment que la plupart des
excitans aromatiques; que comme ces derniers médicamens il produit l'excitation de la bouche, de l'œsophage,
de l'estomac, provoque la sécrétion salivaire, augmente
l'appétit et favorise les sueurs : mais il n'y a rien, dans
tous ces effets, de propre à soutenir la comparaison que
quelques auteurs ont cherché à établir entre le camphre et l'opium. S'il existe de l'analogie dans le résultat
de l'impression de ces deux agens sur l'économie, il n'y
en a probablement aucun dans leur impression immédiate, et c'est de celle-là qu'il faut essentiellement tenir
compte, dans l'étude des médications des substances
que l'on veut comparer entr'elles.

On donne le camphre dans les fièvres aiguës accompagnées de symptômes nerveux, dans les fièvres ataxiques et adynamiques, comme excitant antispasmodique. La vertu antiseptique attachée à cette substance, et
à laquelle on a rapporté tous ses bons effets dans les
fièvres adynamiques, ne peut être admise dans l'état
actuel des connaissances physiologiques : autant vaudrait attribuer la propriété qu'a le camphre d'appaiser

gasme vénérien, à une vertu réfrigérante, que le célèbre Werlhof avait reconnue à ce médicament.

La propriété diaphorétique du camphre, le rend très-utile dans le traitement de quelques exanthèmes aigus, qui menacent de délitescence; dans ceux qui languissent et qui sont compliqués d'adynamie.

La vertu sédative du camphre le rend très-utile dans les maladies nerveuses; Cullen insiste beaucoup sur l'emploi de ce moyen; il rapporte l'histoire intéressante d'un jeune maniaque, qui fut guéri par l'usage du camphre, pris à très-fortes doses. La propriété sédative du camphre, le rend encore très-utile dans le traitement de quelques inflammations chroniques et douloureuses : dans la goutte et dans les rhumatismes : mais il calme alors et ne guérit pas; il devient même quelquefois dangereux, en déplaçant le mal et en produisant une métastase.

L'emploi du camphre, comme antiaphrodisiaque, me semble peu avantageux ; son action sédative particulière sur les organes génitaux, n'est qu'une conséquence de son action générale sur toute l'économie.

On emploie le camphre à l'extérieur, comme excitant et résolutif, dans le traitement des eschymoses scorbutiques, des contusions, des entorses, des engorgemens lymphatiques, des ulcères atoniques et des plaies gangréneuses. On l'emploie en frictions dans le traitement des rhumatismes ; en fomentations et dissous dans un véhicule, dans le traitement des ophthalmies chroniques, de la lippitude, etc.

On a beaucoup vanté les fumigations de camphre pour purifier l'air : ce moyen quelqu'avantageux qu'il soit, ne peut en aucune façon tenir lieu du procédé Gnytonien.

On associe le camphre aux autres médicamens an-

tispasmodiques ; on l'associe à l'opium dont il cor[rige]
l'action virulente et narcotique ; au quinquina d[ans]
les fièvres nerveuses ; au nitre dans les fièvres ady[na-]
miques ; aux sels mercuriaux dans le traitement de [la]
syphillis. On en soupoudre les emplâtres canthari[dés]
pour en corriger l'acrimonie et prévenir la strangu[rie,]
mais cette propriété du camphre est-elle bien avér[ée ?]
On associe avec succès le camphre aux vermifuges. [Il]
entre encore dans un grand nombre de composés ph[ar-]
maceutiques : on en prépare l'eau-de-vie et le vinaig[re]
camphrés, le vinaigre antiseptique, l'eau thériac[ale]
camphrée, le baume nerval, etc., etc.

On donne le camphre en poudre ; on le réduit ain[si]
en le triturant avec un peu d'alkool : on le donne aus[si]
en infusum aqueux, alkoolique, acétique et éthéré : i[l]
se dissout très-bien sans intermède, dans ces trois derniers liquides. On favorise sa suspension dans l'eau, e[n]
le triturant avec une demi-partie de gomme adraga[nt]
et vingt parties de sucre en poudre. L'alkool à 25°
ou dissout jusqu'à la moitié de son poids ; l'huil[e]
d'olive en dissout une pareille quantité : c'est l'*huile*
de camphre ou *bézoardique*, que l'on emploie e[n]
frictions.

On administre le camphre à différentes doses, suivant l'effet que l'on veut produire, suivant l'âge, l[a]
constitution, etc. En général on est trop réservé : que[ls]
effets peuvent produire un ou deux grains de ce médicament donnés à longs intervalles ? Je crois qu'il n'es[t]
permis de compter sur une médication réelle, que
quand on le donne à celle de cinq à dix grains, répété[e]
toutes les heures, et à celle de trois à cinq grains toute[s]
les demi-heures ; en continuant ainsi jusqu'à un demi-
gros, un, deux et même trois gros. Dans une expé-

ience que je tentai sur moi, dans l'intention de pou-
oir me rendre compte des effets du camphre, j'ai pris
eux gros de ce médicament en poudre, dans l'espace
e trois heures. COLLIN, cité par CULLEN, dit que l'on
donné le camphre jusqu'à une demi-once en un seul
our, sans danger. Ce n'est d'ailleurs qu'en renouvellant
réquemment les doses de ce médicament, que l'on peut
n obtenir de grands effets, parce qu'étant très-volatil,
on action n'est que momentanée ou passagère.

On emploie l'eau-de-vie ou l'alkool camphré, en liniment, et bien rarement à l'intérieur. On donne le
camphre en lavement, surtout comme antispasmodique et vermifuge. Le jaune d'œuf est le meilleur intermède pour favoriser sa dissolution dans l'eau.

On obtient un camphre artificiel, qui a beaucoup
d'analogie de propriétés physiques et médicales avec
le camphre naturel, en faisant passer un courant de gaz
acide muriatique, à travers l'huile de thérébentine; celle-
ci devient jaune, brune, s'échauffe, augmente de volume et se prend en masse cristalline, blanche, brillante et grenue. M. THÉNARD pense, d'après la formation
du camphre artificiel, que le camphre naturel est une
combinaison d'huile essentielle avec un acide végétal.

ÉTHER. — *Æther.* — *Æther naphta.*

Les éthers n'ont pas été connus des chimistes avant
le seizième siècle; CROLLIUS est le premier qui ait eu
l'idée de cette combinaison; ce n'est qu'en 1730 que
fut indiqué, dans les Transactions philosophiques, le
procédé régulier pour préparer l'éther sulfurique. FRÉ-
DÉRIC HOFFMANN contribua beaucoup à la réputation
de ce médicament, auquel les médecins conservent
encore le nom de liqueur ou de gouttes d'HOFFMANN.

Les éthers sont des fluides, résultant de la combinaison ou de la distillation d'un acide avec l'alkool; ils sont incolores, très-limpides, très-légers, très-volatils, même à la température moyenne de l'atmosphère et les plus inflammables de tous les liquides connus *; d'une odeur vive et pénétrante, qui imprégne très-promptement tous les organes, tous les tissus, toutes les sécrétions; d'une saveur forte, aromatique, *éthérée*, fraîche. Ce sentiment de fraîcheur, est l'effet de la prompte volatilité de ces fluides, et de la soustraction du calorique nécessaire à leur expansion; il se manifeste sur toutes les surfaces, mais particulièrement sur la langue et sur les lèvres. L'éther est soluble à l'alkool en toutes proportions : il faut dix parties d'eau pour en dissoudre une d'éther sulfurique.

L'éther dissout les huiles, les graisses et les résines. Suivant M. Théodore de Saussure, cent parties d'éther sont composées de 58,20 de carbone; 22,14 d'hydrogène et 19,66 d'oxygène : l'alkool contient 43,65 de carbone, 37 d'oxygène et 14,94 d'hydrogène. Ainsi l'éther par sa composition se rapproche beaucoup des huiles volatiles.

On connaît plusieurs espèces d'éthers, car on en a obtenu de presque tous les acides. On fait particulièrement usage en thérapeutique des éthers *sulfurique*, *nitrique*, *muriatique* ou *hydrochlorique* et *acétique*.

L'*éther sulfurique* a été le premier connu des chimistes et des médecins : il a toutes les propriétés générales des éthers, une saveur chaude et piquante, une

---

* C'est à cause de cette grande volatilité qu'on leur a donné en Allemagne le nom de *naphte vitriolique*.

limpidité parfaite, etc. Il ne rougit pas la teinture de
turnesol; il brûle avec une flamme blanche, et laisse
une trace noire ou charbonée. On le prépare, en distillant ensemble, dans une cornue adaptée à l'appareil de
WOULF, et à la chaleur du bain de sable (60°. R.),
partie égale d'alkool à 36 ou 40°, et d'acide sulfurique
concentré à 66°. (*Voy.* la chimie de M. le professeur
THENARD et tous les traités de chimie et de pharmacie).
Il passe d'abord, dans le récipient, un peu d'alkool
d'une odeur suave, ensuite de l'éther, puis de l'acide
sulfureux, et en même temps une huile légère, jaunâtre, qu'on appelle *huile douce de vin* : en poussant encore plus loin la distillation, il passe de l'acide sulfureux accompagné d'acide acétique et d'un gaz hydrogène carboné huileux, connu sous le nom de *gaz
aléfiant* ; du gaz acide carbonique, etc., etc.

On purifie l'éther sulfurique, en le distillant avec du
carbonate de potasse, de la chaux éteinte, de la magnésie pure et du manganèse ; ces deux dernières substances sont préférées. On lui enlève toute l'eau qu'il
peut contenir, en le distillant sur du muriate de chaux
desséché. On prépare la liqueur d'HOFFMANN, en mélangeant parties égales d'alkool et d'éther, et en ajoutant par once de ce mélange, douze gouttes d'huile douce
de vin.

L'éther sulfurique est celui dont on se sert le plus
fréquemment en médecine : on en fait particulièrement
usage, quand il est adouci par l'addition de l'alkool,
sous le nom de *liqueur* ou de *gouttes anodynes* d'HOFF-
MANN. L'éther développe, aussitôt qu'il est en contact
avec les tissus vivans, une odeur et une saveur fortes
et vivement pénétrantes, accompagnées d'un sentiment
de chaleur ou de froid ; mis en expansion par la cha-

leur du corps, ses molécules en pénètrent toutes .
parties, et produisent bientôt une excitation général
augmentent l'activité de la circulation et la transpiration.
L'éther calme les spasmes et tous les symptômes
accidens nerveux avec une promptitude vraiment su
prenante. Mais quand on le donne à trop forte dose, i
peut occasionner la somnolence, l'abattement et un
état d'atonie et de paralysie momentanée des muscles
et des voies alimentaires, et enfin l'inflammation de ces
derniers organes. Sa vapeur introduite dans le poumon,
y produit une sensation agréable de fraîcheur, ensuite
une douce chaleur, puis une légère ivresse ; ce dernier
effet s'observe plus rarement quand on introduit l'éther
dans l'estomac. Dans ces diverses applications, l'éther
agit toujours d'une manière prompte; mais sa médication a fort peu de durée.

On emploie l'éther comme excitant et antispasmodique, dans les fièvres adynamiques et ataxiques,
accompagnées de la prostration des forces et de symptômes nerveux, tels que les mouvemens convulsifs, les
soubresauts des tendons, le délire, etc.; on l'a employé
avec avantage dans les intermittentes nerveuses : on en
donne jusqu'à un gros au moment de l'accès. On emploie fréquemment l'éther, dans diverses affections spasmodiques de l'estomac et des intestins, et dans la faiblesse de ces organes. On le donne pour favoriser la
digestion, pour dissiper la dyspepsie, le hoquet, la
cardialgie, les vomissemens spasmodiques, les coliques
nerveuses, le cholera-morbus. On y a recours dans les
défaillances pour ranimer l'action du cœur, dans les
affections spasmodiques du poumon, la toux convulsive, l'asthme, la dyspnée. La vapeur d'éther dirigée
sur le poumon, favorise l'expectoration des mucosités

...chiques et a été quelquefois très-utile dans le traitement des affections catarrhales. On se sert, pour l'inspiration de la vapeur d'éther, d'un appareil que j'ai décrit au chapitre des expectorans. On a quelquefois prescrit avec succès l'éther, dans le traitement de la leucophlegmatie ou de l'œdème. M. Bourdier a recommandé ce médicament comme un très-puissant vermifuge. (*V.* ce genre de médicamens). Je l'ai employé avec un grand succès contre le ténia, en le mélangeant avec l'huile de thérébentine : mélange que M. Durande, de Dijon, a déjà recommandé, comme propre à dissoudre les calculs biliaires.

L'éther appliqué sur la peau, y produit un froid très-sensible ; cette application a été souvent utile pour dissiper les spasmes superficiels, accompagnés de beaucoup de chaleur ; les névralgies, les rhumatalgies, les migraines, et pour favoriser la réduction des hernies, etc. On donne avec beaucoup d'avantage l'éther en lavemens dans les névroses des intestins et de la matrice.

On donne l'éther par gouttes, au nombre de six à douze, sur du sucre ou dans une cuillerée de véhicule froid, d'eau simple ou d'eau de fleurs d'orange ; et par gros, dans un véhicule plus abondant et chargé d'autres principes médicamenteux, ou dans une potion alkoolique ou sirupeuse. M. Boullay a composé un sirop d'éther, dont le principal avantage est de conduire l'éther jusqu'à l'estomac, avant qu'il ait été assez pénétré de calorique pour se volatiliser. L'éther est employé comme excipient à la préparation des teintures d'arnica, de baume de Tolu, de muriate de fer, de musc, de castoréum, de phosphore, de digitale pourprée, d'opium, etc. ; il modifie et augmente quelquefois d'une manière très-marquée l'activité de ces substances.

Éther nitrique. Il est d'un blanc jaunâtre ; il a une odeur analogue à celle de l'éther sulfurique, mais plus pénétrante, et qui a quelque chose de suffoquant ; il ne rougit point la teinture de tournesol ; il est très-peu soluble à l'eau, et lui communique cependant une forte odeur de pomme de rainette ; versé sur la main, il entre sur-le-champ en ébullition, et se volatilise promptement en produisant beaucoup de froid ; il suffit de déboucher le flacon qui le renferme, pour le voir s'échapper sous forme de grosses bulles ; exposé à la flamme d'une bougie, il prend feu avec la plus grande facilité, et brûle avec une flamme blanche, sans laisser de résidu. On obtient l'éther nitrique par un procédé à-peu-près semblable à celui que l'on met en usage pour obtenir l'éther sulfurique, en distillant un mélange de parties égales d'alkool à 36° et d'acide nitrique à 32°.

L'action de l'éther nitrique sur l'économie est analogue à celle de l'éther sulfurique, mais le dernier est plus volatil et plus réfrigérant ; ce qui, dans quelques circonstances, doit lui mériter la préférence sur le premier. L'éther nitrique s'altère facilement.

Éther muriatique ou *hydrochlorique.* Liquide incolore, d'une odeur forte, analogue à celle de l'éther sulfurique, d'une saveur sensiblement sucrée, très-volatile, très-réfrigérant, très-inflammable, brûlant avec une flamme verte, ne rougissant pas la teinture de tournesol : l'eau qui en est saturée, a la saveur sucrée et l'odeur de menthe poivrée. On obtient cet éther par distillation, dans un appareil semblable à celui dont on se sert pour obtenir l'éther sulfurique et acétique, de parties égales en volume, d'alkool et d'acide muriatique concentré ; ou en distillant l'alkool, saturé d'acide muriatique. Cet éther peut être employé au même usage que l'éther nitrique, et surtout à l'extérieur, comme réfrigérant.

Éther acétique. Cet éther découvert par M. le comte de Lauragais, en 1759, est limpide, incolore, et a une odeur agréable d'éther et d'acide acétique ; il ne rougit pas la teinture de tournesol ; il a une saveur particulière ; il brûle avec une flamme jaunâtre ; il est peu altérable, et se dissout dans sept fois son poids d'eau. On obtient cet éther, en distillant trois fois successives, un mélange de parties égales d'alkool et d'acide acétique, provenant de l'acétate de cuivre, et en absorbant l'excès d'acide acétique par la potasse.

Cet éther agit sur l'économie d'une manière analogue à l'éther sulfurique. On l'a beaucoup recommandé en frictions, dans le traitement de la goutte et des rhumatismes. Il faut employer dans ces frictions, au moins une demi-once d'acide acétique chaque fois, et favoriser la diaphorèse, par des boissons auxquelles on ajoute, par verrée, quelques gouttes du même éther. L'éther acétique entre dans la composition du baume de SANCHEZ, dont M. PLANCHE a publié la recette dans le Journal de pharmacie.

MUSC. — *Moschus.*

Substance animale, solide, grumeleuse, onctueuse au toucher, de couleur brune de sang coagulé, d'une odeur aromatique particulière, très-forte, très-expansible, très-tenace ; d'une saveur faible. Cette substance est contenue dans une poche, de deux ou trois pouces de diamètre, recouverte de poils blancs ou fauves, et placée vers le nombril, et au-devant du prépuce d'une espèce de gazelle d'Asie, que LINNÉE a nommée *moschus moschiferus.* Cette poche ne se rencontre que sur le mâle. C'est au Thibet où cet animal existe en plus grand nombre. On trouve le musc sur quelques autres espèces d'animaux, sur la civette, sur le pecari, ou cochon d'Amérique, sur l'odontara, sur le bléreau, la fouine, le rat musqué, le chat; mais sur aucune espèce d'animal il n'est ni aussi abondant, ni aussi pur, que sur la gazelle de l'Asie *.

On croit le musc composé de graisse, d'adipocire, d'une substance résineuse, et d'huile essentielle. On falsifie fréquemment cette substance précieuse, avec du sang desséché, de la graisse, du foie de l'animal porte-musc, etc.

L'odeur si expansible du musc, n'est agréable que quand elle est faible : concentrée, elle est insupportable, fatigante, et produit divers accidens spasmodiques chez les personnes très sensibles et très-nerveuses.

On emploie le musc avec avantage, dans le traitement de diverses affections nerveuses, simples et sans complication; dans les convulsions, les spasmes, les douleurs nerveuses, périodiques ou continues, l'hystérie, la danse de Saint-Guy, la manie, le hoquet spasmodique, etc. On precrit aussi ce médicament avec succés, dans quelques fièvres nerveuses ou ataxiques, accompagnées d'accidens redoutables. Le musc agit d'une manière très-évidente sur le système capillaire sanguin; il occasionne assez fréquemment sa turgescence et une sueur abondante, qui a l'odeur forte de ce médicament. J'ai traité avec succès une débilité des organes génitaux, par l'usage du musc, chez un jeune juif nouvellement marié. L'odeur de cette substance est

---

* L'odeur du musc existe dans certains poissons, dans plusieurs espèces d'oiseaux, d'insectes, et dans un grand nombre de végétaux.

très-propre à exciter l'orgasme et les désirs vénériens.

On donne le musc en substance réduite en poudre *, mélangée avec celle de réglisse ou avec le sucre; réduite en pilules ou étendue dans un sirop; seule ou associée au castoréum, à l'opium, au nitre, au zinc, au nitrate d'argent fondu : on en prépare une teinture à l'alkool et à l'éther.

On donne le musc à la dose d'un à plusieurs grains; on en donne jusqu'à un à trois gros, en vingt-quatre heures, dans les plus graves affections nerveuses ; mais en général on est trop réservé en France sur ces quantités respectives; cela tient peut-être au prix exhorbitant de cette substance, qui s'élève jusqu'à soixante-douze francs l'once.

Le musc entre dans un assez grand nombre de composés pharmaceutiques.

CASTORUM . — *Castoreum.*

Substance animale adipo-résineuse, brune, onctueuse, odorante, aromatique, musquée, jaune et demi-fluide, quand elle est fraîche; d'une saveur amère, chaude ; contenue dans des poches pyriformes, iridées, aplaties, brunes et dépourvues de poils, placées derrière le pubis du castor. Ces poches présentent dans leur intérieur des cloisons cellulaires, dont le castoréum remplit les interstices.

L'analyse chimique du castoréum a démontré dans cette substance, de la résine, une substance adipo-

---

* Plus on triture cette substance, plus elle est odorante, plus elle développe d'activité médicamenteuse, plus elle pénètre les tissus, et plus par conséquent elle agit sur les nerfs. Il en est ainsi du castoréum, de l'ambre gris, et de tous les médicamens odorans.

cireuse, de l'huile volatile, une matière extractive c
lorante, une substance gélatineuse et de l'acide benz
que. Le castoréum est soluble dans l'alkool et l'éth
et un peu soluble dans l'eau, à laquelle il donne u
couleur laiteuse.

Le castor est un animal commun au nord du Canad
il y vit en sociétés nombreuses; on n'en trouve e
France que d'isolés.

Le castoréum est éminemment antispasmodiqu
éminemment sédatif du système nerveux, et le médica
ment qui dans ses effets, se rapproche le plus du mus
auquel on l'associe fréquemment. Indépendamment d
sa vertu calmante et sédative, le castoréum est enco
pourvu d'une vertu excitante, qui se manifeste par un
augmentation sensible de chaleur vers la région de l'é
pigastre, des mouvemens du cœur et des pulsations ar
térielles. On administre avec avantage le castoréum dan
les affections spasmodiques de l'estomac et des intestins
dans le traitement des coliques nerveuses et utérines,
de l'hystérie, de l'épilepsie, de l'hypochondrie, des
palpitations, du hoquet convulsif, de l'asthme, des né
vroses des sens et des organes génitaux, de l'aménor
rhée spasmodique et des affections nerveuses générales
qui accompagnent les fièvres malignes ou ataxiques.
M. THOUVENEL* qui a fait les essais les plus nombreux
sur l'emploi médicinal du castoréum, l'a administré
avec beaucoup de succès dans les affections catarrhales
aiguës, accompagnées d'une expectoration difficile;
dans la rétention des menstrues et des lochies, occasionnées ou compliquées par des symptômes nerveux ou
spasmodiques. Cet auteur a remarqué que ce médica-

---

* Mémoire sur les substances animales médicamenteuses.

ent excitait quelquefois les spasmes au lieu de les diminuer. Cette contrariété d'action ne dépend pas de
deux propriétés différentes ; mais elle est relative aux
doses et aux constitutions, et d'ailleurs commune à la
plupart des antispasmodiques excitans. M. Thouvenel
conseille de corriger cette activité, en lui associant
l'opium.

On donne le castoréum en substance, en poudre ou
en pilules. On en prépare des teintures à l'alkool et à
l'éther. La dose du castoréum est de 20 à 60 grains ; on
l'a administré jusqu'à une demi-once, en vingt-quatre
heures. La dose de la teinture est de 20 à 30 gouttes, que
l'on verse sur du sucre ou dans un véhicule aqueux,
vineux ou sirupeux : on renouvelle cette dose plusieurs
fois dans le même espace de temps. La teinture éthérée
est plus active que la teinture alkoolique. On donne le
castoréum en lavement, à la dose de deux à trois gros.
On associe ce médicament au musc, à l'opium, à l'ambre gris et aux autres agens narcotiques, antispasmodiques ou excitans.

L'odeur forte du castoréum, a quelquefois été utile
pour calmer les spasmes vaporeux. Son application sur
la peau a produit également la sédation des spasmes
douloureux. On fait cesser le tintement et le bourdonnement d'oreille, en introduisant dans le conduit auditif
externe, un peu de coton imbibé de teinture de castoréum.

AMBRE GRIS. — *Ambarum cineritum.* — *Ambarum
griseum.*

Matière concrète, de couleur cendrée et marbrée,
d'une consistance tenace comme de la cire ; insipide ;
exhalant une odeur agréable, suave, musquée, sur-

tout quand elle est frottée ou chauffée; surnage
l'eau; soluble à chaud dans l'alkool; donnant une te
ture ou une essence très-parfumée. On rencontre fi
quemment dans les masses d'ambre gris, qui sont qu
quefois considérables, des becs de sèche et des arê
de poisson.

L'ambre gris est évidemment une substance anima
On croit assez généralement qu'elle se forme dans les i
testins du cachalot à grosse tête, des mers de l'In
(*Physeter macrocephalus*), comme une espèce de be
zoard. M. le docteur Virey croit au contraire, que cet
substance se forme au fond des mers, par la décompositio
et la transformation en adipocire, des poulpes ou sèche
et d'autres mollusques, dont quelques espèces ont déj
pendant leur vie une odeur ambrée très-forte, et que c
n'est qu'accidentellement que les cachalots avalent cette
matière animale décomposée (Journal de pharmacie,
septembre 1819). On trouve l'ambre gris dans toutes
les mers de l'Inde, situées entre les tropiques, et quelquefois dans l'Océan atlantique, vers le Cap-Verd.

L'ambre gris a, sous le rapport de ses vertus médicinales, la plus grande analogie avec le musc et le castoréum : on doit en faire usage dans les mêmes circonstances.

Les substances animales odorantes, aromatiques ou
fétides, dont l'odeur est pénétrante, ont une action
très-marquée sur le système nerveux. De ce nombre
sont les émanations suaves et fétides des fleurs et des
autres parties des végétaux; les effluves de certaines
espèces d'animaux; l'odeur si désagréable que les plumes, les poils et toutes les parties épidermoïques répandent en brûlant; odeur que les femmes hystériques
respirent quelquefois avec une sorte de volupté, et qui

est bien évidemment calmante et sédative des mouvemens spasmodiques. L'ammoniaque, l'huile de Dippel,
le pétrole, les huiles et les alkools spiritueux produisent
le même genre de médication, et les mêmes effets sur
l'économie animale *.

SUCCIN. — Ambre jaune. — Karabé. — *Ambarum lu-*
teum.— Electrum.

Substance fossile, en morceaux plus ou moins volumineux, sans forme déterminée; demi - transparente;
d'une couleur jaune, rousse ou rougeâtre; insipide;
inflammable; répandant, quand on la brûle, une
odeur forte; électrique par le frottement (idio–électrique); soluble dans les huiles essentielles, dans la
potasse en liqueur, dans l'alkool uni à quelques alkalis,
très-peu dans l'alkool seul; fournissant par la distillation l'*acide succinique.* On rencontre le succin sur les
bords de la mer Baltique, principalement entre Kœ-
nisberg et Memel, dans la Prusse occidentale : on le
rencontre aussi en Pologne, en Lithuanie, et sur quel-

---

* Toutes les substances à odeurs fortes et promptement excitantes,
l'alkool, le vin; l'impression subite du froid, ou d'une forte chaleur; tout ce qui change enfin ou modifie la sensibilité nerveuse.
J'ai vu souvent faire cesser le hoquet, la cardialgie, un spasme de
l'estomac, un vomissement nerveux, en mettant dans la bouche
quelques gouttes de vinaigre. J'ai vu faire cesser, comme par enchantement, une douleur très-aiguë de lombago, en donnant un
lavement qui contenait deux gros d'essence de thérébentine. Il n'y
a personne qui n'ait été témoin ou qui n'ait entendu parler des effets
merveilleux des impressions fortes sur le moral, pour opérer la guérison des maladies nerveuses les plus opiniâtres, des fièvres intermittentes, de la manie, etc. Ces moyens sont tous des antispasmodiques plus ou moins directs.

ques plages de la Méditerranée. Les naturalistes sont partagés d'opinion sur la nature de cette substance. PATRIN pense que c'est un miel concrêt. Bien certainement le succin commence par être liquide; car on trouve fréquemment des insectes renfermés dans son intérieur. J'en possède un morceau qui présente ce phénomène.

On prépare avec le succin, une teinture à l'alkool, en faisant macérer dans un matras, pendant huit jours, et sur un feu doux, ces deux substances, dans la proportion d'une once de succin par livre d'alkool. Cette teinture a une couleur jaune, une odeur fragrante, suave, piquante, et une action vivement stimulante et antispasmodique.

On prépare l'huile de succin, en distillant à la chaleur du bain de sable, un mélange à parties égales, de succin et de sable : on sépare l'huile de l'acide succinique, et l'on distille de nouveau, pour obtenir cette huile bien rectifiée. Elle a une belle couleur orangée, une odeur forte et empyreumatique : elle est vivement stimulante, antispasmodique et résolutive.

Le sel volatil de succin, est l'acide succinique concret, obtenu par sublimation : on préfère se servir de l'huile rectifiée, à laquelle ce sel doit toutes ses vertus.

Toutes les préparations du succin sont excitantes et antispasmodiques : on a recommandé leur emploi dans le traitement de diverses affections graves, dans lesquelles la sensibilité est profondément altérée, dans celui de la gangrène, comme le recommande le docteur HUFELAND; dans celui des flux intestinaux et de l'aménorrhée : dans celui des rhumatismes, des paralysies et d'autres affections nerveuses, etc.

On administre la teinture de succin, à la dose de 20 à 60 gouttes, en vingt-quatre heures, dans une potion antispasmodique. L'huile ou le sel essentiel, par gouttes ou par grains (de 5 à 10), mêlés au sucre, associés au musc, au camphre ou à l'opium. Le sirop de karabé se prépare, en ajoutant au sirop d'opium, quelques gouttes de teinture de succin : l'addition de ce médicament ne sert qu'à déguiser au malade la saveur opiacée. On prépare l'eau de Luce*, en versant dans de l'ammoniaque liquide, de l'huile de succin, jusqu'à ce que le mélange prenne une couleur blanche et laiteuse. On emploie les préparations du succin en frictions, comme résolutives.

NITRATE D'ARGENT.— NITRATE D'ARGENT FONDU.— SULFATE DE CUIVRE. — SULFATE DE CUIVRE AMMONIACAL. —SULFATE DE ZINC. — OXYDE DE BISMUTH.

On doit presqu'entièrement à la médecine moderne l'emploi des oxydes métalliques, et des caustiques à l'intérieur; les Anglais nous ont devancé dans l'application de ces moyens au traitement des maladies nerveuses et convulsives. Ces médicamens dangereux, sont tous de puissans antispasmodiques; et j'ai vu obtenir de leur usage, des changemens avantageux dans les maladies de ce genre les plus graves et les plus rebelles. Comment agissent ces substances? est-ce simplement par une action irritante, en modifiant la sensibilité des organes? Il n'est possible de former sur ce mode de médication que des conjectures, qui ne peuvent point satisfaire la raison.

---

* L'eau de Luce est un savonule ammoniacal. Les *gouttes céphaliques d'Angleterre*, les *sels volatils aromatiques huileux*, les esprits ou alkalis volatils et aromatiques, sont également des savonules ammoniacaux, jouissant de la même vertu antispasmodique.

J'ai vu administrer fréquemment à l'hospice clinique
de la Charité, le nitrate d'argent, contre l'épilepsie; et
fréquemment aussi j'ai vu les symptômes s'améliorer :
en 1808, deux malades sortirent parfaitement guéries;
mais je n'ai pu m'assurer si les accès reparurent par la
suite. On donne à la Charité le nitrate d'argent, réduit
en pilules avec de la mie de pain, à la dose d'un vingtième à un dixième de grain par jour. Les pilules de
M. le docteur MÉRAT, contre la danse de Saint-Guy, sont
composées, de nitrate d'argent *fondu*, d'extrait d'opium
gommeux, de musc et de camphre. Elles contiennent
chacune un seizième de grain de ce sel caustique. (*V*. le
Formulaire magistral.)

Les oxydes de cuivre, le sulfate, l'ammoniaque cuivreux, l'acétate ammoniacal cuivreux, ont été aussi
recommandés, dans le traitement des maladies convulsives. CULLEN paraît mettre beaucoup de confiance dans
ces moyens; il préfère l'usage du cuivre ammoniacal, qui
lui paraît plus doux. On employe ces oxydes dans les
mêmes circonstances que le nitrate d'argent; mais on est
un peu moins réservé sur les doses, qui sont ordinairement d'un à deux cinquièmes de grain. CULLEN a donné
le sulfate de cuivre ammoniacal jusqu'à celle de cinq
grains, mais le malade était fait à l'action caustique
de ce médicament. On donne ces sels en pilules, préparées avec de la mie de pain ou des extraits de végétaux.
Les oxydes de zinc, celui obtenu par le feu ou *fleurs
de zinc*, et le vitriol blanc ou *sulfate de zinc*, ont été
employés dans les maladies convulsives, et particulièrement dans l'épilepsie et la danse de Saint-Guy; mais
leurs effets n'ont pas apporté une amélioration constante
dans les symptômes. Les médecins ont presque entièrement abandonné l'usage de ces oxydes métalliques

l'intérieur. La dose ordinaire des sels de zinc est d'un à cinq grains par jour ; mais on la porte quelquefois jusqu'à un demi-gros.

L'oxyde de bismuth (sous-nitrate de bismuth, magister, blanc de fard) a été recommandé comme un puissant antispasmodique, dans le traitement des coliques nerveuses ou crampes d'estomac, espèce de cardialgie violente et très-douloureuse ; et dans celui des vomissemens nerveux ou spasmodiques. On donne ce médicament à la dose de deux grains jusqu'à un gros par jour : à cette dose il occasionne fréquemment des nausées et des coliques, mais il est sans danger ; on le prescrit délayé dans l'eau pure, dans un sirop, dans le miel ou dans un électuaire.

AIMANT. — *Magnes.*

L'aimant est une variété de minerai, remarquable par sa propriété d'attirer le fer, et de communiquer à ce minéral les mêmes vertus ; cette substance a été préconisée dans le traitement de diverses maladies. On en préparait autrefois des topiques, qu'on appliquait sur les plaies, faites par un instrument tranchant ou piquant, pour attirer dehors, les morceaux de fer qui y étaient restés. Cette pratique était fondée sur la connaissance de la vertu attractive de l'aimant : elle est assez généralement regardée aujourd'hui comme illusoire : les *emplâtres magnétiques* ne figurent plus que parmi les chimères, qui ont pendant si long-temps entravé la marche de notre art vers la perfection où il est aujourd'hui parvenu. L'aimant a été employé avec plus de succès dans le traitement des affections nerveuses. Cette substance est un véritable calmant ; il suffit

le plus souvent, d'approcher un barreau aimanté de ⌐
partie souffrante, pour appaiser ou dissiper subitemei
la douleur ; quelquefois ces effets n'ont lieu que quelqu
temps après l'application. On a vu souvent disparaître
par l'effet des applications aimantées , des symptôme
spasmodiques et convulsifs, des contractions muscu
laires permanentes, des crampes, des soubresauts de
tendons, des tremblemens, des toux nerveuses, de
tics douloureux, des palpitations, des douleurs rhuma
tismales, de violentes odontalgies, etc., etc. Mais ce
applications aimantées ne réussissent pas constamment
quelquefois elles déplacent seulement la douleur, e
font naître d'autres symptômes inquiétans. On fait
usage, pour appliquer l'aimant, d'un simple barreau,
d'une simple plaque, ou de barreaux et de plaques
réunis (armures magnétiques). On les applique à nu sur
la peau, ou enfermés dans un tissu : on leur donne la
forme de colliers, de bracelets, de jarretières ou de
ceintures.

MAGNÉTISME ANIMAL. — Mesmérisme.

La découverte du magnétisme minéral a conduit à
celle du magnétisme animal. La doctrine de MESMER
ou le mesmérisme, a formé pendant près d'un siècle
une opinion dominante, que des hommes recommandables par leur mérite, et des hommes puissans, ap-
puyèrent de tous les moyens de la persuasion et de
l'autorité : le mesmérisme a enfin subi le sort de
toutes les merveilles, soutenues par le prestige et l'illusion; quand la vérité est venue l'éclairer, il n'a pu
en supporter la lumière. J'ai vu tous les miracles du
magnétisme animal; je me suis soumis à son influence,

ans aucune prévention ni contre cette découverte, ni en sa faveur, et toutes mes observations m'ont conduit à confesser hautement, et en face de ses plus zélés défenseurs, que cet art n'est qu'un charlatanisme, à jamais indigne du nom de science ou de doctrine, qu'il ne peut avoir pour prôneurs que des hommes de mauvaise foi, ou qui sont entachés de la plus grossière ignorance ou de la plus servile crédulité. On accueille avec enthousiasme celui qui promet la santé ; et l'homme qui souffre est a demi-vaincu ; chez lui l'imagination, qui présente la réalité, se tait devant la raison qui ne lui fait voir que ses maux actuels, et qui s'avance à son gré trop prudemment dans l'avenir : et puis la raison s'arrange peu de cette merveilleuse clairvoyance, qui fait lire dans la pensée d'autrui, qui fait voir les objets à travers un corps opaque, qui fait connaître le siége, la cause des maladies, et qui plus est, leur véritable remède. Un homme célèbre a dit « que l'on me donne douze indi-« vidus à qui je pourrai persuader qu'il fait nuit en « plein midi, je le persuaderai au monde entier. » Telle est toute la merveille du mesmérisme, de cette science à miracles, dans un siècle où l'on n'en fait plus ; où pour l'honneur de la philosophie on ne croit que ce qui est évidemment démontré, ou que ce qui n'est pas du moins incompatible avec l'ordre immuable de la nature.

NARCOTIQUES *.

LES médicamens qui ont la propriété de suspen-
momentanément la sensibilité et la contractilité organ-
ques, portent le nom de *narcotiques* ; ces médicamen
calment les douleurs, affaiblissent les propriétés vitales e
l'irritation du système nerveux et sanguin, et provoquem
le sommeil : c'est à cette dernière propriété qu'ils doivent le nom de *somnifères*, de *soporifères*, d'*hypnotiques*.

A fortes doses les narcotiques occassionnent l'én-
gourdissement, le coma, l'insensibilité et la mort
comme tous les poisons appelés narcotiques et stupéfians
en éteignant le principe vital et les sources de la vie.

Les narcotiques bornent leur action aux surfaces su
lesquelles on les applique, quand leur dose est modérée
quand leur dose est forte, elle s'étend plus loin; elle s'é-
tend jusqu'au cerveau, organe dont la sédation frapp
toute l'économie d'insensibilité. Ainsi la douleur d'un organe éloigné du cerveau, peut être calmée par l'application immédiate d'un narcotique, ou par le calme ou l'insensibilité générale, résultant de la sédation de cet organe
nerveux, centre de toutes les sensations, et d'où irradie,

---

* De ναρκοω j'engourdis, — d'υπνος, sommeil, assoupissement,
— de *sopor*, sommeil, — *medicamenta narcotica, somnifera, sopori-*
fera, hypnotica, — stupéfians, anodyns, calmans, d'α priv., οδυνη
douleur, — sédatifs, — Parégoriques, de παρηγορεω, je console,
j'adoucis.

sur toutes les parties de l'économie, le fluide nerveux
qui les anime.

La première action des narcotiques est toujours sédative, ces médicamens agissent toujours en débilitant;
tous les phénomènes qui succèdent à cette médication,
sont l'effet immédiat, de la faiblesse, du relâchement, de l'engourdissement qu'ils impriment à l'économie ; quelques gouttes de l'audanum, introduites dans
l'estomac, ou étendues sur une plaie douloureuse, font
cesser la douleur et produisent le calme : à une dose
aussi faible, ces phénomènes ont lieu constamment sans
aucun trouble ; mais si la dose est forte, alors la nature,
avertie du danger qui menace l'économie, réagit contre
cette cause débilitante ou destructive ; elle emploie tous
ses efforts pour la repousser ; alors tous les organes entrent
en jeu, d'une manière simultanée, régulière ou tumultueuse, tantôt d'une manière isolée ou partielle, selon
que la nature est suscitée à opposer une résistance plus ou
moins grande aux efforts dirigés contre elle; il naît dans
cette lutte, une augmentation d'énergie vitale, qui accroît
la force et le courage, excite les passions, et porte
leur exaltation jusqu'au délire et la fureur.

L'action médicamenteuse des narcotiques se manifeste
plus ou moins de temps après que l'on a administré ces
médicamens * ; le premier effet de cette médication,
à laquelle je me suis soumis moi-même, est le trouble
des sens, accompagné d'une douleur céphalalgique et
d'un sentiment de pesanteur sur les paupières ; les yeux
sont douloureux, et paraissent être poussés hors de leurs

---

* Quatre gros de sirop diacode donnés à une femme tourmentée
par une affection cancéreuse de l'uterus, ne produisirent leur effet
que la deuxième nuit. (ALIBERT, Thérapeutique).

orbites ; ils s'obscurcissent et ne reçoivent qu'imparfa
tement l'impression des objets extérieurs ; les sens per
dent leur sensibilité ; l'ouie devient obscure ; le goût s'
teint ; les muscles perdent leur contractilité ; les mou
vemens de la poitrine sont gênés ; la marche et la sta
tion deviennent chancelantes ; les jambes faiblissent ; o
sent une propension extrême à se livrer au sommei
Lorsque cet état est à son comble, l'ouïe est affectée d'u
bourdonnement particulier ; alors les objets paraissen
doubles et dans une situation renversée, tantôt se levan
et se baissant alternativement, tantôt tournant avec ra
pidité ; ils paraissent quelquefois enveloppés d'un cercl
diversement coloré, tantôt enfin couverts d'un nuage
épais, ou bien ils disparaissent complètement. On éprouve
aussi fréquemment un sentiment d'angoisse très-pénible
accompagné de nausées et de vomissemens, enfin les
sensations s'éteignent entièrement, et laissent l'économie
dans un engourdissement général, qui ressemble plutôt
à la mort qu'à un véritable sommeil. Cependant la respiration et la circulation ont encore lieu ; celle-là est inégale, suspirieuse, entrecoupée ; les artères battent avec
force, le pouls est intermittent, les capillaires artériels se
remplissent de sang, la peau se tuméfie, devient rouge,
halitueuse et se couvre de sueur. Le sommeil occasionné
par les narcotiques est ordinairement accompagné d'a-
gitation, de trouble, de rêves plus ou moins effrayans;
c'est quelquefois un état de somnolence ou de demi-
veille, extrêmement pénible, que l'on désigne sous le nom
de *coma-vigil*; il ne rafraîchit pas l'économie, il ne res-
taure pas les forces. Le délire, l'agitation, le tremblement, les mouvemens convulsifs, le coma, les soubresauts des tendons, la stupeur, le regard fixe ou hagard,
la roideur tétanique, la respiration profonde, sterto-

...use et entrecoupée, etc., etc., sont les signes ordinaires de l'empoisonnement par les narcotiques; ils
réclament des moyens actifs, mais qui sont étrangers à
la science que nous traitons, ils appartiennent à la
Toxicologie.

Un effet constant des narcotiques, c'est de suspendre
les fonctions digestives, assimilatrices et circulatoires.
Ceux qui, dans l'Orient, font un usage abusif et journalier de l'opium, tombent, au rapport des voyageurs,
dans un amaigrissement extrême. Les animaux empoi-
sonnés par les narcotiques, vomissent fréquemment les
alimens contenus dans leur estomac. Enfin, quand on veut
faire vomir les personnes empoisonnées par les narcotiques, il faut doubler ou tripler la dose des substances
émétiques. Administrés en lavemens, ces médicamens
jettent les intestins dans l'engourdissement, dans l'inertie,
et occasionnent la constipation. On suspend très-promptement par leur usage, les diarrhées les plus rebelles.
Une propriété constante des narcotiques, c'est d'augmenter la soif; cette propriété est particulièrement remarquable dans l'opium, qui en même-temps dessèche la
bouche et la gorge : ces effets sont dus au défaut de sécrétion de la mucosité qui lubréfie ces organes, suspendue par
l'action de ces médicamens. La diminution de la circulation, est causée par l'état d'atonie où les narcotiques
jettent les capillaires sanguins; privés de leur sensibilité et de leur contractilité, ils livrent un abord facile
au sang, qui reste stagnant dans leur cavité; alors la peau
se gonfle, se tuméfie, la circulation artérielle diminue,
elle rétrograde, pour ainsi dire; la force pulsative des
artères augmente et devient inégale et plus fréquente,
la diaphorèse augmente aussi. Cet état de congestion
frappe également les organes internes; le cerveau surtout

y participe. Peut-être convient-il d'attribuer à la mêm
cause, l'état d'érection des organes génitaux que l'o
dit avoir observé fréquemment, sur les cadavres de
Turcs, laissés sur le champ de bataille. Cependant l
même phénomène s'observe sur d'autres cadavres mort
dans un état d'extrême agitation et au milieu de violente
convulsions : plusieurs des élèves qui suivent mes cour
m'ont assuré, qu'ils avaient plusieurs fois observé ce
état d'érection sur les cadavres des Russes; on l'a égale
lement observé sur les cadavres des pendus, des sub-
mergés, des épileptiques ; ce qui prouve assez que cet
effet, bien que toujours le même, peut être produit par
plusieurs causes différentes. Pendant cette stagnation du
sang dans les vaisseaux capillaires, les mouvemens du
cœur et des artères, offrent une irrégularité et une intermittence très-sensibles; cette irrégularité se remarque
dans la force et dans l'intervalle des pulsations.

A cet état d'excitation indirecte des narcotiques ,
succède un état de faiblesse, qui est toujours en rapport
avec le degré d'excitation , mais qui dure beaucoup
plus de temps, comme cela arrive toujours, par une loi
constante de l'économie.

Ainsi, les narcotiques produisent par leur médication,
trois effets différens, qui dépendent tous trois de la même
cause; 1°. la faiblesse ou l'asthénie directe; 2°. l'excitation secondaire par réaction, ou l'asthénie indirecte*;

---

* Cette double action des narcotiques a beaucoup embarrassé les
médecins ; plusieurs d'entre eux se sont imaginés qu'il existait dans
la même substance deux principes différens , l'un sédatif ou narcotique, l'autre stimulant. Mais comment ces deux principes exactement mélangés ou combinés dans la même substance , pourraient-
ils agir séparément, l'un pourrait donc exercer sa puissance médicamenteuse indépendamment de l'autre. La substance narcotique

°. la faiblesse qui succède à cette excitation, ou l'état de calme et de repos qui suit la médication et qui n'en fait pas partie intégrante. Ce mode de médication des narcotiques, met une très-grande différence entre ces médicamens et les excitans; ceux-ci agissent toujours en augmentant directement les forces vitales, et ne produisent la faiblesse qu'indirectement; ils n'ont qu'une action sur l'économie et elle est toujours directement excitante. L'ivresse causée par le vin, dépend du trouble causé sur le système nerveux par son principe excitant. Son effet débilitant est une conséquence directe et nécessaire du trop haut degré d'énergie et d'excitation produites sur les organes; le même effet secondaire est quelquefois produit par tout autre excitant direct, par une forte agitation, par des passions violentes, etc.; si cet effet était direct, les excitans ressembleraient aux narcotiques.

Quelques narcotiques ont, indépendamment de leur propriété calmante, une vertu stimulante; l'existence de cette double propriété est incontestable dans le tabac. Elle est surtout marquée, lorsque l'on fait des applications de cette substance sur la membrane muqueuse de la bouche et du nez, lorsqu'on l'introduit dans l'estomac et les intestins. La propriété narcotique du tabac se manifeste aussi promptement que sa vertu stimulante, quand on en respire la fumée, ou quand on en mâche les feuilles, par la somnolence, les vertiges, etc.

---

aurait donc sur la substance stimulante, la faculté d'agir la première; celle-ci resterait donc inactive pendant ce temps? Tout cela est bien difficile à admettre, et contrarie beaucoup, il me semble, les idées reçues sur l'action des médicamens. Comment ne pas sacrifier une hypothèse si vague, à une explication si naturelle et si simple, et en même temps si satisfaisante pour la raison?

Cette propriété excitante de quelques narcotiques, est encore très - remarquable dans la belladone , le chanvre , le napel; elle n'existe nullement dans l'opium , la cynoglose , la jusquiamme , la pomme épineuse.

Les narcotiques, en agissant sur le cerveau, occasionnent un délire qui ressemble beaucoup à l'ivresse, et qui a fait penser à plusieurs médecins, que le vin et les autres liqueurs enivrantes de ce genre, agissent par une vertu semblable ; ce délire des narcotiques est différent selon les espèces de médicamens qui l'ont causé ; l'opium, la jusquiame et la pomme épineuse occasionnent un délire sombre et taciturne, accompagné de faiblesse générale , de malaise, de céphalalgie et d'angoisses précordiales inexprimables ; la belladone et la mandragore, occasionnent un délire gai, accompagné souvent de rire et de gestes extravagans. Le narcotisme du chanvre porte à la joie et produit des visions extatiques. Le tabac produit un calme bienfaisant , chasse la tristesse , et semble, en émoussant la sensibilité , jeter un voile sur les objets qui nous affectent douloureusement*.

Appliqués à l'extérieur, les narcotiques agissent en vertu de leur propriété calmante, en appaisant la douleur , et en diminuant la sensibilité et la force de perception des organes ; appliqués sur les yeux, ils troublent la vision ; sur l'ouie, ils diminuent l'audition ; sur le goût et l'odorat, l'impression des corps sapides et odorans. La réaction vitale n'est point ou n'est que très-peu marquée à la suite de ces applications locales ; le cerveau ne participe en rien, ou que pour très-peu de chose, à ces médications ; d'où l'on doit conclure, dit à ce

---

* Je me suis soumis à l'action narcotique de tous ces médicamens.

jet **Cullen**, que ces médicamens agissent sur une
matière commune à tout le système nerveux.

C'est sur ce système que les narcotiques développent
leur action médicatrice ; elle ne peut se développer que
là où les nerfs sont à découvert, jamais sur les parties
peu ou point irritables ; elle ne se manifeste nullement
sur la peau recouverte de son épiderme. Si ces médicamens produisent alors quelqu'effet, c'est en vertu de tout
autre principe ou de la sensibilité des organes. Ainsi l'extrait d'opium n'est point irritant, et produit cependant, quand on verse sur l'œil quelques gouttes de sa
dissolution aqueuse, une cuisson très – vive. La morelle et la jusquiamme sont narcotiques et émolliens.
Mais combien d'ailleurs de modifications différentes
n'apportent pas à la médication des narcotiques, les
divers degrés de sensibilité ou d'irritabilité ; l'âge,
le sexe, la constitution, le climat, le régime de vie,
l'embonpoint et la maigreur, la force ou la faiblesse, etc.

L'usage prolongé ou l'abus des médicamens narcotiques, émousse la sensibilité, paralyse, en quelque sorte,
les facultés intellectuelles, plonge dans la stupeur,
l'insensibilité, l'abrutissement, dispose à l'anaphrodisie ou à l'impuissance, aux congestions sanguines, à
l'apoplexie, à l'hypochondrie, aux affections maniaques ; suspend la digestion, la sécrétion, et jette le
corps dans une extrême maigreur et dans le marasme.
Cependant on s'habitue très-facilement à ces médicamens ; on peut, en en augmentant la dose graduellement,
en prendre des quantités énormes, sans en être beaucoup
incommodé. Les Orientaux prennent de fortes doses
d'opium pour augmenter leurs forces et accroître leur
gaîté : mais à cette excitation succède un état assez

constant de langueur, de morosité et d'abattement, qui nécessite de nouvelles doses de cette substance, laquelle peut seule entretenir leur énergie physique et morale à un degré suffisant d'excitation. Lorsque la sensibilité a été altérée par une affection chronique, les opiacés finissent par n'avoir plus sur elle aucune action.

On a eu raison de désaprouver l'emploi de l'opium dans les maladies des enfans, à cause de leur grande mobilité nerveuse ; cependant je suis loin de proscrire entièrement cette substance, à l'exemple de quelques praticiens ; j'ai eu quelquefois lieu de me louer de son emploi dans le traitement des convulsions si communes à cet âge. J'ai pour habitude de ne l'employer qu'à l'extérieur, et de ne le faire agir ainsi que par absorption. Je fais faire ordinairement des frictions avec ce narcotique, le long de la colonne vertébrale.

Les qualités nuisibles des médicamens narcotiques, ont dû inspirer une juste méfiance aux premiers médecins, qui observèrent leurs effets sur l'économie, et qui furent témoins dés accidens causés par leur action vénéneuse ; HIPPOCRATE, qui les recommande en plusieurs endroits de ses ouvrages, a grand soin de prévenir de leurs fâcheux effets, quand ils sont inconsidérément administrés ; GALIEN en avait une grande méfiance, et n'administrait l'opium qu'avec beaucoup de circonspection ; CELSE dit que ce n'est que dans une pressante nécessité qu'il faut donner les narcotiques ; ÆTHIUS dit positivement, que les narcotiques ne sont que les palliatifs de la douleur, qu'ils causent ensuite des défaillances et procurent des affections longues et incurables. Beaucoup de praticiens célèbres ont partagé, et partagent encore cette opinion : MATHIOLE, DODONNÉE, MERCURIALIS, CŒLIUS AURELIANUS, SCRIBONIUS LARGUS,

ALEXANDRE DE TRALLES , et le célèbre STAHL ; tous s'appuient de preuves concluantes , tous sont d'accord sur la ressemblance parfaite des narcotiques et des poisons.

Les narcotiques , si utiles pour calmer les douleurs et les accidens nerveux, qui compliquent les maladies, ont en effet tous ces inconvéniens ; ils calment les douleurs; mais les douleurs excitées par la nature, sont souvent un moyen curatif, que l'on ne peut calmer sans entraver sa marche: elles reparaissent ordinairement plus vives quand le narcotique a cessé son effet , et plus insupportables au malade auquel leur cessation avait laissé un moment de calme et d'espérance. La nature produit-elle la douleur, ou une fièvre aigüe, pour ellaborer une humeur nuisible, ses mouvemens doivent alors être respectés. La douleur est-elle locale, les humeurs affluent vers ce seul point douloureux ; sa cessation, par l'application d'une substance narcotique, peut alors produire une métastase dangereuse. On a même reconnu que les narcotiques produisent les accidens les plus graves, quand on les donne pour engourdir la sensibilité des malades, dans les grandes amputations. Les narcotiques ne procurent qu'un sommeil factice, agité, fatiguant même, non réparateur des forces ; et qu'une sorte d'engourdissement, pendant lequel, plusieurs fonctions importantes se trouvent suspendues ; ce sommeil narcotique est presque toujours accompagné de congestion cérébrale, qui occasionne des vertiges, le délire, et qui a quelquefois causé la paralysie, l'apoplexie et la mort.

Mais ces dangers des narcotiques ne sont-ils pas compensés par les qualités les plus précieuses? Quel bienfait, qu'un médicament qui procure le calme et un sommeil bienfaisant, au malade en proie aux douleurs

les plus intolérables ; qui engourdit, éteint la sensibilité des organes irrités par des douleurs inflammatoires,
nerveuses, rhumatismales, ostéocopes, ou des organes
déchirés par la présence d'un cancer ou d'un calcul. Sans
doute que les narcotiques ne procurent le calme, qu'en
jetant dans une espèce d'ivresse, qu'en engourdis-
sant le cerveau, centre nerveux de toutes les per-
ceptions : mais qu'importe d'ailleurs le danger, quand
le mal est violent et au-dessus des ressources de la nature ; n'est-il pas du devoir du médecin d'appaiser,
par tous moyens, les souffrances du malade, et d'a-
doucir les douleurs atroces qui l'assiégent jusqu'au dernier moment de son existence.

La propriété que manifestent les narcotiques, ne se
borne pas à produire ce calme passager ; ces médicamens, en vertu de leur propriété, apportent des changemens très-notables dans le système nerveux, sur lequel ils exercent la plus grande influence ; on a remé-
dié par leur moyen unique, à des maladies très-graves.
L'opium seul a guéri des fièvres très-opiniâtres. Les
névroses les plus intenses et les plus compliquées cèdent fréquemment à l'usage des narcotiques ; enfin ,
associés à quelques médicamens, ils rendent leur action plus certaine. Dans plusieurs circonstances, cette
association est indispensable.

Quelques dangereux que soient les narcotiques,
quelque ressemblance qu'aient ces médicamens avec
les poisons, on ne peut douter de leur grande utilité dans
le traitement des maladies. Je vais indiquer quelles sont
les circonstances où ces médicamens doivent être recommandés, dans quelles autres circonstances il faut
les proscrire, et quelles précautions il faut prendre en les
administrant. J'ai déjà signalé les dangers des narcoti-

ques. En général, dans l'administration de ces médicamens, il faut avoir égard aux forces du malade, à son âge, à son sexe, et à l'espèce de névrose.

On doit s'abstenir de ces médicamens, quand il y a trop de faiblesse; il faut une certaine force pour les supporter; autrement, ils jettent le malade dans une extrême prostration, et dans un état de somnolence et de coma dangereux; on doit à cause de cela les bannir presqu'entièrement de la médecine des enfans, et les employer rarement dans celle des personnes délicates et des vieillards; on ne doit les donner qu'avec beaucoup de circonspection aux personnes pléthoriques*, à celles qui sont affectées de manie, d'hypochondrie, de céphalalgie violente, maladie que les narcotiques ont fait quelquefois dégénérer en affection comateuse, en frappant les malades de stupidité **. Au début des maladies aiguës, des fièvres bilieuses, aiguës et inflammatoires, les narcotiques peuvent intercepter les mouvemens salutaires de la nature, et s'opposer à leur développement; ils peuvent, sur la fin, troubler les crises et empêcher que leur terminaison soit favorable.

Deux circonstances font recourir le plus communément à l'emploi des narcotiques, la douleur et l'insomnie. J'ai fait voir comment ces médicamens calment

---

* Les personnes sanguines et pléthoriques sont plus sensibles à l'action des narcotiques, que les personnes d'une complexion lymphatique. Il faut être prudemment modéré dans l'emploi de ces substances sur les sujets jeunes et vigoureux.

** Quand on administre les narcotiques dans les affections nerveuses, accompagnées des plus violens symptômes (dans la manie furieuse, le tétanos, etc.), il arrive souvent que les malades restent insensibles à leur médication, comme si la force du mal triomphait de l'énergie du médicament.

la douleur, et dans quelle circonstance on doit chercher à la calmer, malgré les dangers qui surviennent quelquefois de l'emploi de ce moyen; j'ai aussi parlé du sommeil occasionné par les narcotiques, espèce d'ivresse accompagnée fréquemment d'agitation, de congestion sanguine, sommeil rarement paisible, rarement réparateur, et souvent suivi d'accablement et même de stupeur, d'ailleurs très-variable dans sa durée *.

Les narcotiques ont été donnés avec succès dans les fièvres nerveuses, dans les fièvres intermittentes simples ou pernicieuses, accompagnées de symptômes violens, de spasmes, d'un état nerveux très-prononcé, et d'une grande agitation, de frénésie, de tremblement, de convulsions, etc., etc. L'opium, uni au quinquina, a paru un très-bon moyen curatif de ces fièvres. SYDENHAM recommandait l'opium dans cette circonstance, soit au moment de la fièvre, pour calmer la violence du paroxysme; soit entre les accès pour rendre l'intermittence plus complète, et pour calmer cet état d'agitation, d'inquiétude, d'anxiété, si remarquable entre deux accès de fièvre pernicieuse.

Les narcotiques sont presque constamment dangereux dans les inflammations; on ne doit les donner alors qu'à très-petites doses à l'intérieur, pour modérer ou calmer la vive agitation, à laquelle le malade est en proie; ou à l'extérieur, plutôt à titre d'émolliens que de nar-

---

* Un grain d'opium, un demi-gros de laudanum, procurent sept à huit heures de sommeil, quand l'insomnie n'est pas causée par des douleurs et des agitations trop violentes. Les actes de Copenhague font mention d'un enfant qui, ayant pris un narcotique, dormit pendant vingt-quatre heures, et fut pris à son réveil de mouvemens convulsifs.

cotiques. Dans les exanthèmes cutanés, les narcotiques
sont nécessaires, pour provoquer l'éruption et la diaphorèse, lorsque la peau manque de ton ou d'énergie ;
ou pour calmer les démangeaisons brûlantes et douloureuses de la peau, trop vivement animée par la présence de dartres vésiculeuses, phlycténoïdes, etc., etc.[*].
Enfin pour calmer un état nerveux, bien décidé, qui
complique ces maladies, et trouble leur marche régulière,
comme cela arrive si fréquemment pendant l'éruption
varioleuse. Les praticiens recommandent expressément
dans le traitement des éruptions cutanées, de débarrasser les premières voies avant l'administration des narcotiques, quand il y a des signes de saburre.

Les narcotiques administrés dans le traitement des
maladies organiques, calment les douleurs et modèrent
l'afflux du sang et des humeurs vers ces organes ; tel est
le véritable mode de médication des narcotiques,
appliqués au traitement des tumeurs des phlegmons
ou des abcès douloureux, des ulcères, des cancers, soit
à l'intérieur, soit à l'extérieur ; mais les succès obtenus
de l'application de ces médicamens, dans ces différens
cas de maladie, et surtout dans les affections cancéreuses, ont été souvent proclamés avec une exagération que le médecin a bien droit de suspecter.

C'est toujours sur les nerfs que les narcotiques portent leur médication : les organes en ressentent d'autant
mieux l'influence, qu'ils en sont plus fournis ; voilà
pourquoi, sans doute, on obtient des effets si prompts
et si constans, quand on les fait agir sur le cerveau,
sur la moëlle allongée, et sur les rameaux considérables

---

[*] V. ALIBERT. Thérapeutique, tom. II, et surtout son grand
Traité des Maladies de la Peau.

qui en sortent immédiatement. Les frictions pratiquées sur l'étendue des nerfs vertébraux, produisent très-promptement la sédation ; et l'on sait que ce sont ces nerfs qui donnent le sentiment à la plupart des muscles de la vie animale ; c'est sans doute par la même raison, qu'un lavement narcotique, produit si promptement le calme, fait cesser en si peu de temps les convulsions qui ont leur siége dans ces parties. Les narcotiques sont des remèdes souverains dans les maladies nerveuses ; ils sont regardés avec raison comme de puissans antispasmodiques ; aucun remède ne calme plus constamment la douleur qui les accompagnent, ne procure plus promptement le calme et le repos. C'est surtout dans ces maladies (les névroses) qu'ils ont été employés avec succès. Mais n'est-ce pas toujours sur les nerfs qu'ils agissent pour calmer la douleur ? Les nerfs n'en sont-ils pas le siége ? Les douleurs ne sont-elles pas tout-à-fait sous l'influence nerveuse ?

On altère, on modifie, ou on adoucit le principe âcre et trop actif des narcotiques, par l'impression de divers agens chimiques ; du vin, du vinaigre, des acides, des aromates.

Quand l'empoisonnement est occasionné par l'abus de ces médicamens, il faut évacuer promptement l'estomac et les intestins, mettre ensuite le malade à l'usage des moyens médicamenteux que j'ai indiqués à la fin de ces généralités.

Ne pourrait-on pas tourner au profit de la thérapeutique, cette vertu exhilarante des narcotiques, dont jusqu'à présent on n'a fait aucune application ?

Les narcotiques provoquent des sueurs abondantes. Quand cet effet a lieu, il dépend évidemment de l'accumulation du sang et de la congestion passive qui

.a lieu dans le système capillaire. On reconnaît l'odeur des substances narcotiques dans l'humeur des sécrétions cutanées, dans l'urine et dans le lait.

Il n'y a pas de substances dont l'habitude fasse un besoin plus pressant, plus indispensable que les narcotiques. La plupart des Orientaux Mahométans, font un usage constant de l'opium ; les Persans et les Indiens y associent le chanvre, le safran, l'ambre, la muscade, la myrrhe, la canelle, etc., et d'autres substances aromatiques. Ils ont leurs *teriakis* qui s'enivrent habituellement avec l'opium. Le tabac fait les délices des Allemands et de presque tous les peuples du Nord. Le Français, doué d'une imagination toujours vive, toujours active, préfère à ces narcotiques assoupissans, les liqueurs fermentées qui l'excitent et le portent à un délire gai.

L'emploi réitéré des narcotiques en affaiblit l'impression ; il est nécessaire quand on en fait un long usage, d'en augmenter progressivement la dose.

Les narcotiques appartiennent tous au règne végétal, et à plusieurs familles différentes. Celle des solanées est presque toute composée de médicamens de ce genre : c'est aussi cette famille qui fournit la plupart des poisons narcotiques et stupéfians. Elle a des caractères très-propres à faire reconnaître les végétaux qui la composent : ils ont la plupart une tige herbacée ; des feuilles simples ou composées, éparses et anguleuses sur les bords. Leurs fleurs sont disposées en corymbes, elles sont ordinairement grandes et colorées, composées d'une seule pièce à cinq divisions, de cinq étamines accolées et d'un pistil simple ; à ces fleurs succède une baie succulente, verte ou colorée. L'odeur et la saveur de ces végétaux est vireuse, nauséabonde et repoussante : ils

ont presque tous un aspect sinistre, quelque soit d'a
leurs l'élégance de leur port et la beauté de leur feu
lage. Les feuilles des morelles (*solanum*), sont d'un v
triste et noirâtre ; celles de la jusquianne, largement s
nuées et couvertes de longs poils, ressemblent asse
bien à des ailes de chauve-souris. Les lieux où croi
sent ces végétaux sont en général humides et mal-sai
riches en exhalaisons fétides, en miasmes perniciu
et d'élétères ; les fumiers, les voieries, les cimetière
les lieux ombragés et humides.

L'usage des narcotiques rend le corps moins acces
sible aux virus et aux miasmes contagieux ; ceux qu
font un usage habituel de l'opium, contractent très
rarement la maladie vénérienne et les fièvres pernir
cieuses.

On emploie les narcotiques en substance, ou en extraits ; on en prépare des decoctum, des infusum à l'eau
ou au vin, et des teintures à l'alkool ; enfin des confections et des sirops.

On administre ces médicamens en substance, en
extrait ou en poudre, à la dose d'un à plusieurs
grains, et par fractions de grain. On donne les infusum et les decoctum aqueux, par tasses ; les infusum vineux, par cuillerées ; les teintures, par gros ;
les sirops, par onces ou par cuillerées.

On donne les narcotiques en lavemens, en frictions,
en fumigations, en fomentations, en cataplasmes, à
doses beaucoup plus fortes à l'extérieur qu'à l'intérieur, etc.

On associe les narcotiques aux toniques, pour produire en même temps une impression corroborante
et une impression calmante. On a recours à cette
association dans la faiblesse des organes, accompa-

mée d'une grande susceptibilité; quand ils ne peuvent supporter l'action des substances toniques, sans
que celles-ci soient combinées à quelques narcotiques;
c'est ainsi que l'on emploie le dioscordium, et la thériaque; composés de substances toniques, excitantes
et narcotiques; dans les diarrhées, le tenesme, la
dyssenterie, la faiblesse d'estomac, les coliques nerveuses, etc. La première de ces substances contient
environ un cinquième de grain d'opium par demi-
gros; la seconde un grain par gros. L'association des
narcotiques au quinquina, a souvent réussi, dans le
traitement des fièvres intermittentes.

On associe l'opium aux substances excitantes, carminatives, diurétiques, lymphatiques, emménagogues,
expectorantes, etc., pour en modérer l'action trop vivement excitante sur les organes. L'opium uni au vin,
à l'alkool, à l'éther, ou à toute autre liqueur enivrante et diffusible, forme un médicament composé,
dont l'action a lieu sur l'économie d'une manière successive, et qui est d'une très-grande efficacité dans le traitement des spasmes, des convulsions et d'autres affections nerveuses. « N'est-ce pas de la double action
« qu'il exerce sur le système animal, dit à ce sujet
« M. le docteur BARBIER, que procède son utilité?
« La vie de l'appareil encéphalique, momentanément
« exaltée par la puissance diffusible, se trouve tout-
« à-coup sous le pouvoir d'une vertu stupéfiante, qui
« la ramène au-dessous du degré où elle est dans
« l'état de santé. Cette secousse, en sens contraire,
« ne peut-elle pas rétablir la disposition naturelle du
« système nerveux, et faire cesser les désordres qu'en-
« tretenait la perversion de son influence. (Matière
« Médicale, tome II.) »

Les narcotiques associés aux antispasmodiques, a[ug]-
mentent ou modèrent l'action de ces médicamens, se[lon]
que leur nature est calmante ou excitante. Associés a[ux]
adoucissans et aux émolliens, les narcotiques ne f[ont]
qu'ajouter à leurs propriétés calmante, relàchante et [sé-]
dative. On ajoute le sirop diacode à l'eau d'orge, [et]
de gruau ; aux émulsions ; à la décoction blanch[e,]
les feuilles de morelle, de jusquiame, de pavot, d'h[ys-]
ble, etc., à celles de mauve, de pariétaire, de bo[n]
Henri, etc.

J'ai déjà dit que les narcotiques donnés avec exc[ès]
causent l'empoisonnement : celui-ci est caractérisé p[ar]
des symptômes très-variés, tels que l'accablement, [la]
pesanteur de tête, la propension au sommeil, le dé[lire,]
la stupeur, les hallucinations, les visions fantastiqu[es,]
des nausées fréquentes et des vomissemens, des tre[m-]
blemens, des mouvemens convulsifs, la paralysie d[es]
membres. On y remédie en évacuant de l'estomac [et]
des intestins, au moyen des émétiques et des purgatifs[,]
la substance vénéneuse qui y est introduite, en faisa[nt]
prendre ensuite au malade des boissons acidulé[es]
avec le jus de citron, le vinaigre, la crême de tartre, etc.[;]
un infusum de café très-chargé ; en employant les frictions, la saignée, etc., etc. (*Voyez* la Toxicologie d[e]
M. le Professeur ORFILA.)

————

NARCOTIQUES.

Opium.
Capsules, fleurs, et feuilles du pavot somnifère.
Fleurs de coquelicot.
Jusquiame.
Pomme-épineuse.
Belladone.
Mandragore.
Aconit-napel.
Laitue vireuse.
Laitue cultivée.
Ciguë tachée.
Ciguë aquatique, ou phellandrie.
Digitale pourprée.
Tabac.
Chanvre.
Morelle noire.
Cynoglosse.
Acide prussique.
Feuilles de laurier cerise, et amandes amères.

OPIUM. — *Opium Thebaïcum.* — Suc propre du pavot somnifère, *papaver somniferum.* L. , fam. nat. des Papaveracées.

L'opium est un suc concret, réuni en masses orbiculaires, aplaties, de quatorze ou quinze pouces de diamètre, enveloppées dans des feuilles de pavot, de rumex, ou d'autres végétaux ; ces masses sont rougeâtres à l'extérieur, brunes-noirâtres à l'intérieur, offrant une cassure brillante et compacte, homogène ou nuancée ; elles ont une odeur et une saveur vireuses, nauséabondes et narcotiques : tel est l'opium brut du commerce ; on l'obtient ainsi, en réduisant en extrait (méconium), le suc exprimé de toutes les parties du pavot somnifère. Les orientaux obtiennent par des incisions faites aux capsules de ce végétal, un suc beaucoup plus pur, qu'ils appellent *affion* *, c'est l'opium en *larmes*; mais il ne se trouve pas dans le commerce.

---

* L'opium est, chez la plupart des Orientaux, et particulièrement chez les Turcs, le succédané des boissons enivrantes, dont la religion de Mahomet défend l'usage. Ils ne prennent pas toujours l'opium seul, ils en composent des pastilles avec divers aromates, tels que la canelle, le bois d'aloës, le safran, le gérofle, qui en masquent l'odeur vireuse. Les riches font entrer dans cette composition, de l'ambre gris, du musc et d'autres aromates précieux. Le *madjounn* du Sultan (c'est le nom que l'on donne à un de ces mélanges), contient de la poudre de perles, et même de pierres précieuses. Le madjounn jette dans l'ivresse, et dans une ivresse gaie, les personnes qui en abusent; il les rend aussi quelquefois querelleuses et irascibles. Les hommes qui ont l'habitude de s'enivrer d'opium ou les thériakis, comme on les appelle en Turquie, acquièrent souvent un caractère atrabilaire et féroce. Kœmpfer rapporte, que lorsqu'il voyageait dans la Perse, on lui offrit dans un repas, un bol opiacé, qu'il avala comme les autres convives, et que bientôt après, il ressentit une joie inexprimable, et telle, qu'il n'en avait jamais éprouvée; qu'étant monté à cheval, alors ses pensées s'exaltèrent, il se crut sur le cheval Pégase, transporté dans les airs, admis au banquet des dieux de l'Olympe, marchant avec délices sur des nuages peints des couleurs de l'arc-en-ciel. Cette heureuse illusion ne se dissipa qu'après plusieurs heures de sommeil. (Kœmpf., *amœnitates exoticæ*) Le *napenthes* présenté par Hélène à Télémaque, pour appaiser la douleur que lui causait le récit des malheurs d'Ulisse, était probablement un narcotique de ce genre. L'usage de ces médicamens opiacés, continué long-temps, appauvrit la mémoire, et finit par anéantir presque entièrement les facultés intellectuelles. Le voyageur Bernier, dans son voyage au Mogol, observe, qu'il est d'usage dans cet empire, de faire prendre aux frères du Sultan régnant, une sorte d'électuaire narcotique, nommé *poust*, qui détruit leur mémoire, leur ôte tout-à-fait l'idée de leur dignité, et les rend inhabiles à la moindre entreprise audacieuse.

L'opium paraît être une substance gommo-résineuse, composée d'un grand nombre de principes différens. Les analyses chimiques les plus récentes ont découvert dans cette substance. 1°. Un acide particulier appelé *méconique*, solide, incolore, d'une saveur aigre, susceptible de se sublimer en longues aiguilles; ayant peu d'action sur l'économie. 2°. Une substance de nature alkaline, solide, incolore, cristallisant en pyramides tronquées, insoluble dans l'eau froide, très-peu dans l'eau bouillante, entièrement dans l'alkool et l'éther, manifestant alors une saveur très-amère; c'est la morphine : M. SERTUERNER, qui découvrit cette substance, crut devoir lui attribuer toutes les propriétés vénéneuses de l'opium; mais la morphine agit avec bien plus d'énergie, et produit le narcotisme à doses bien plus faibles *. 3°. Une matière extractive. 4°. Du mucilage. 5°. De la fécule. 6°. De la résine. 7°. De l'huile fixe. 8°. Du caoutchouc. 9°. Une substance végéto-animale. 10°. Une substance cristallisable (sel d'opium de DEROSNE), blanche, incolore, en prismes droits, insipide, inodore; que M. SERTUERNER croit être produite par la combinaison de la morphine à l'acide méconique.

Aucune substance narcotique n'est plus justement célèbre, ni plus généralement employée que l'opium; aucune ne calme mieux les douleurs, ne suspend plus promptement l'exercice des mouvemens volontaires, et ne cause un sommeil plus tranquille : ce sommeil est loin cependant de pouvoir produire tous les bienfaits du sommeil naturel; il est accompagné, comme je l'ai moi-même éprouvé, de malaise, d'irritation sourde et de rêves pénibles; il ne répare pas les forces, *il ne ra-*

---

* Annales de Chimie. Mai 1817.

fraîchit pas. Une forte dose d'opium produit toujours cet effet, en imposant silence à la douleur. Une faible dose peut calmer sans causer le sommeil, qui n'est pas toujours une condition indispensable à la médication des narcotiques. Mais si l'irritation et la douleur sont considérables, il y a, comme le remarque très-bien CULLEN, une espèce de conflit entre l'irritation qui est stimulante et la puissance sédative de l'opium, et ce combat intérieur occasionne beaucoup d'agitation, de trouble et de malaise.

L'action de l'opium est relative aux surfaces sur lesquelles on applique ce médicament. Sur la peau, sur le tissu cellulaire, et généralement sur tous les organes blancs et sur les muscles, cette substance ne produit aucune autre action, qu'une légère irritation, semblable à celle que produiraient tous les corps étrangers sur ces organes dénudés.

La phlogose que l'on remarque dans les empoisonnemens par cette substance, est due probablement aux liquides spiritueux, dans lesquelles l'opium est dissous, ou aux contrepoisons irritans, dirigés contre son action délétère.

Appliqué sur le cerveau, l'opium occasionne des convulsions dans les muscles de la vie animale, sans lésion sensible de ceux de la vie organique. Appliqué à la surface du cœur, il ne change pas les mouvemens de cet organe; injecté dans ses cavités, il les suspend entièrement. Il reste pareillement sans action à la surface des intestins, et il les paralyse, injecté dans leur intérieur. Il semblerait, d'après les faits observés, que la partie narcotique de l'opium, n'agit que par l'entremise du cerveau, et qu'elle reste à-peu-près sans action, quand on l'applique sur les organes et même sur les nerfs, lorsque son principe narcotique n'est point absorbé et n'est point passé dans la circulation.

L'opium administré à doses modérées, produit assez constamment des effets salutaires. Il faut en proscrire l'usage, quand l'habitude s'est familiarisée à ces doses, et qu'il faut les augmenter pour obtenir les mêmes effets. Car alors il donne ordinairement lieu à des accidens graves. On a cru remarquer qu'en produisant le calme des mouvemens nerveux, il augmentait beaucoup l'énergie musculaire et circulatoire[*].

L'opium à très-petites doses, à celle d'un quart, d'un cinquième de grain, est constamment sédatif et calmant; à doses plus fortes, de 1 à 2 grains, et plus, il excite la réaction vitale; alors le pouls s'élève, la face se colore, l'imagination s'éveille, l'exaltation des idées est portée jusqu'au délire, jusqu'à l'enthousiasme; l'ivresse jusqu'à la fureur; l'augmentation des forces jusqu'à un excès toujours surprenant : tels sont les effets de l'opium sur les orientaux, soit qu'ils en prennent pour charmer l'ennui, soit pour exciter leurs passions, soit pour se rendre braves et courageux dans les combats.

L'emploi de l'opium dans la thérapeutique, est un moyen dont l'efficacité est la plus évidente. L'opium ne guérit point par une vertu particulière, il n'est le spécifique d'aucune maladie ; mais il est utile dans toutes, en allégeant leur intensité, en combattant l'éréthisme et la douleur, et en laissant la nature agir librement.

On donne l'opium dans le traitement des fièvres intermittentes, quand leur existence tient à une cause nerveuse, indépendante de tout symptôme inflammatoire ou bilieux.

---

[*] Le cerveau étant le régulateur de ces mouvemens; sans son influence ils ne peuvent demeurer long-temps réguliers et uniformes.

L'opium, donné peu de temps avant l'accès, cal_
l'ardeur fébrile, produit une détente à l'extérieur, _
dère le mouvement artériel, et quelquefois même empêche l'accès d'avoir lieu. On donne utilement, po_
combattre ces maladies rebelles, l'opium associé a_
quinquina; mais l'opium seul est recommandé, quan_
un état de phlogose ou d'irritation contrindique l'_
sage des substances toniques, amères ou excitantes. On_
associe encore avantageusement l'opium au quinquina_
dans le traitement de ces affections périodiques sans_
fièvre et tout-à-fait nerveuses, que CASIMIR MEDICUS
a si bien décrites. On le donne encore avantageusement
dans les fièvres ataxiques, accompagnées de symptômes
nerveux très-intenses, de spasmes, de convulsions et
de douleurs aiguës; mais il faut rejeter ce médicament,
lors que le délire, et d'autres symptômes annoncent un
état de congestion cérébrale. On administre l'opium en
teinture vineuse ou le laudanum, avec un peu d'éther,
quinze à vingt gouttes dans une tasse d'infusum de camomille ou de petite centaurée, une heure avant l'accès; il faut avoir grand soin de donner ce médicament
de manière à ce qu'il n'agisse qu'au moment même où
l'accès doit avoir lieu; car la dose que l'on donne ordinairement, et dont la fièvre paralyse l'action, serait
dangereuse si elle agissait avant son irruption.

L'opium est constamment nuisible dans les phlegmasies : il ne faut employer ce médicament dans ces affections, que quand elles sont accompagnées de beaucoup
d'irritation, et avoir soin de diminuer d'abord la pléthore sanguine, par les saignées et les dérivans. Il est presque toujours dangereux d'interrompre la marche des inflammations, ou de les étouffer à leur début, par l'usage
de l'opium donné à l'intérieur, ou appliqué à l'extérieur.
On modère, par l'usage interne de l'opium, l'irritation, la

douleur et l'anxiété, qui accompagnent quelques phlegmasies cutanées, la va:iole, la rougeole, l'érysipèle, les dartres, etc. On se sert aussi de ce médicament pour calmer l'irritation et la douleur des phlegmasies des membranes muqueuses, dans l'ophthalmie *, l'otite, l'esquinancie, la phlogose de la bouche qui accompagne ordinairement la salivation mercurielle, la diarrhée, la dyssenterie, les affections catharrales aiguës avec une toux sèche, douloureuse et convulsive, le catharre vésical et urétral, les douleurs occasionnées par les calculs biliaires ou vésicaux ; le cholera morbus, etc. On administre ce médicament en solutum aqueux, en injections, en gargarismes, en lavemens, etc., Cullen, Sarcone, Huxam, Stoll, employaient l'opium avec le plus grand avantage dans les phlegmasies du poumon et des plèvres, les plus graves et les plus intenses, en faisant prudemment précéder son usage par celui de la saignée.

L'opium ne procure dans la goutte et les rhumatismes, qu'un soulagement momentané : c'est un remède dangereux dans la première de ces maladies.

On emploie l'opium dans les hémorrhagies actives,

---

* M. le docteur Gendrin, a écrit un mémoire très-intéressant sur l'emploi des topiques opiacés, dans les ophthalmies (Journal gén. de Méd. , février 1820). On emploie l'extrait muqueux d'opium en substance, dans l'eau distillée, dans la proportion d'un demi-gros par livre de liquide. On en distille quelques gouttes dans l'œil, et l'on en fait des fomentations sur cet organe ; ce remède convient dans les ophthalmies aiguës et chroniques, mais il est utile dans les premières, de faire précéder son usage par la saignée, et par tous les moyens antiphlogistiques. Dans les ophthalmies chroniques, M. Gendrin donne la préférence à l'emploi du laudanum ou de la teinture thébaïque de la pharmacopée de Londres. On a vanté le solutum aqueux d'opium, contre les taies qui se forment sur la cornée.

quand elles sont causées par l'exaltation de la vitalité
des vaisseaux capillaires. L'opium modère les hémorrhagies du poumon, en calmant la toux et en prévenant
la douleur, l'irritation et les déchiremens qu'elle occasionne dans un organe d'un tissu aussi délicat. J'ai vu
supprimer une hémorrhagie très-grave du pénis, par des
topiques opiacés, sur un cocher de fiacre qui, tentant
de violer une petite fille de treize ans, se dépouilla la
verge presque jusqu'à la base.

Mais c'est principalement dans les affections nerveuses et spasmodiques, que l'opium doit être considéré
comme un médicament d'une utilité vraiment indispensable ; les effets curatifs de l'opium dans ces maladies, procèdent toujours, comme le remarque très-bien
M. le docteur BARBIER, de son impression sur le cerveau. C'est à l'impression des narcotiques sur cet organe, qu'il faut rapporter tous les phénomènes de médication qui ont lieu dans ce cas. Sous le nom d'affections
nerveuses, d'affections spasmodiques, de névroses, doivent être comprises une multitude d'affections les plus
variées et les plus singulières, dans leurs symptômes et
dans leurs cours ; les spasmes, les convulsions, les névralgies, les vésanies, le trismus, le tétanos, l'hystérie, l'épilepsie, etc. C'est dans les ouvrages D'HOFFMAN,
de DE HAEN, WITH, RAULIN, TISSOT, CULLEN, PINEL,
qu'il faut en étudier les caractéres, et apprendre à juger des effets salutaires des médicamens narcotiques, et
particulièrement de l'opium, convenablement et prudemment administrés. Il y a deux remarques importantes au sujet de l'action de ces médicamens dans les
névroses : c'est que plus celles-ci ont d'intensité, moins
les narcotiques ont de prise sur elles, et plus il faut en
augmenter la dose : un grain d'opium suffit pour calmer
un spasme léger ; douze grains apportent à peine un léger

doucissement dans un violent tétanos; les fortes douleurs résistent comme les fortes convulsions nerveuses à l'action des narcotiques; j'ai fait prendre à une femme affectée d'un cancer à l'utérus, jusqu'à un demi-gros par jour d'extrait d'opium, sans pouvoir appaiser les cruels déchiremens qui la tourmentaient. Une autre remarque au sujet de l'opium et des narcotiques en général, c'est qu'ils calment et suscitent en même-temps les spasmes, par la seule différence des doses, et quelquefois en raison des circonstances pathologiques; mais ces effets médicamenteux si différens, dépendent uniquement de l'influence des narcotiques sur le cerveau, et d'une cause variante en intensité, mais qui est cependant toujours la même.

L'opium est employé dans la plupart des maladies chroniques, pour calmer l'irritation et la douleur, qui ordinairement les accompagnent et qui en retardent la guérison, ou qui augmentent en pure perte, l'état d'angoisse et d'anxiété des malades. Le calme que procure l'opium rend plus facile l'application des autres médicamens, et leur médication plus sure. On emploie avantageusement l'opium dans le traitement des maladies vénériennes; associé aux préparations mercurielles, il en rend l'action moins irritante, et prévient ou modifie les accidens qui accompagnent fréquemment leur usage.

On applique l'opium sur la peau, pour le faire agir par absorption (*voyez* la Méthode iatraleptique du docteur CHRESTIEN). On l'applique sur les plaies, sur les ulcères et sur les éruptions cutanées chroniques qui sont accompagnées de beaucoup d'irritation. On a quelquefois administré des bains d'opium dans le tétanos, en faisant dissoudre plusieurs onces de cette substance dans l'eau du bain. On le donne en lavement, mais à plus haute

dose que quand on l'introduit dans l'estomac; l'opium
administré de cette manière, produit un calme subit
dans les névroses qui ont leur siége dans la matrice
dans les viscères abdominaux; on peut le considérer so
ce rapport comme un des plus puissans antispasmodique
On emploie l'opium en injection dans l'oreille, dans l'u
rèthre et dans le vagin, pour calmer l'irritation et la
douleur, qui ont leur siége dans ces parties.

On connaît une multitude de préparations de l'opium;
la plupart ont pour but essentiel, de débarrasser cette substance d'une partie de son principe narcotique, ou d'a-
doucir ce principe. La plus simple préparation est celle
de son extrait, appelé *extrait aqueux d'opium, opium
gommeux.* On y procède, en faisant dissoudre dans l'eau,
les parties de l'opium, solubles dans ce liquide, et en réduisant en consistance d'extrait, par évaporation; on peut
le réduire en extrait sec. L'extrait d'opium *par la fermentation* se prépare, en ajoutant de la levure, à l'eau qui
tient l'opium en dissolution; on expose ce mélange à une
douce température; on laisse fermenter jusqu'à ce que la
liqueur se clarifie, et on réduit ensuite en extrait. On
donne ces extraits, à la dose ordinaire, d'un demi à un
grain. On administre l'opium en solutum, dans l'eau, dans
le vin, et dans l'alkool. On prépare le solutum aqueux,
en suivant la méthode de M. le professeur CHAUSSIER,
qui consiste, à faire dissoudre une once d'opium brut,
dans neuf onces d'eau distillée, à fliltrer, et à ajouter
au solutum un peu d'alkool.

La teinture vineuse d'opium, connue sous le nom de
laudanum liquide de SYDENHAM* (*Vinum de opio compositum. Codex, p.* 101.) se prépare par la macération

---

* On donne à l'extrait aqueux d'opium, rapproché et consistant,
le nom de *laudanum solide.*

dans le vin d'Espagne, d'Alicante, ou de Malaga, de
l'opium, du safran, de la canelle et des clous de giro-
fle. Vingt gouttes de ce vin composé, contiennent environ
un grain d'opium. On prépare un extrait d'opium vieux, en faisant dissoudre cette substance dans du vin
blanc, par la chaleur du bain-marie, et en réduisant
ensuite en consistance d'extrait.

On prépare l'opium, ou les gouttes de l'abbé Rous-
seau (*vinum opiatum fermentatione paratum*), en faisant dissoudre de l'opium, dans de l'eau miélée en fermentation, à la chaleur de 24° ther. R., en l'y laissant macérer pendant un mois, en filtrant, et en faisant évaporer à
l'air une partie de la liqueur ; sept gouttes de cette liqueur, produisent l'effet d'un grain d'opium : c'est une des
préparations dont l'effet est le plus doux et le plus calmant.

On prépare une teinture alkoolique d'opium, en faisant dissoudre l'extrait aqueux de cette substance, dans
de l'alkool affaibli ; vingt gouttes de cette teinture, équivalent à un grain d'opium ; on prépare aussi une teinture
d'opium avec l'éther.

Les teintures d'opium, ont l'avantage de pouvoir
être facilement prescrites à très-petites doses, d'offrir
des compositions toujours égales, toujours uniformes
dans leurs effets, et de se conserver sans altération ; on
prend ces teintures par gouttes, depuis une jusqu'à
quarante, et par gros dans quelques circonstances *.

---

* * L'observation prouve que la force active de chacune des substances qui entrent dans la composition de ces teintures, conserve
toute son énergie, et que le développement de leur action médicamenteuse, à lieu d'une manière successive ; d'abord se déploie avec
véhémence la puissance diffusible, puis se montre plus tardivement
l'influence stupéfiante de l'opium. On fait fréquemment usage des

Le sirop d'opium ou sirop *diacode*, se prépare avec un solutum aqueux d'extrait d'opium, auquel on donne la consistance sirupeuse. Chaque once de ce sirop, contient environ deux grains d'opium. On le préparait autrefois avec le decoctum des têtes, ou des capsules de pavot somnifère.

Le sirop de *karabé*, n'est que du sirop d'opium, auquel on ajoute un peu d'alkool de succin.

On a imaginé un grand nombre de moyens, pour corriger la force narcotique de l'opium. LANGELOT le faisait fermenter avec le suc de coing; BAUMÉ le préparait par une digestion sur un bain de sable, qui durait au moins six mois; GOSSE pétrissait ou melaxait l'opium brut sous un filet d'eau, jusqu'à ce que la partie résineuse restât seule dans ses doigts, et faisait rapprocher la dissolution en consistance d'extrait; ACCARIE le purifiait avec le charbon. D'autres auteurs ont proposé la torréfaction, comme un moyen convenable pour parvenir au même but. M. BOULLAY adoucit l'opium, en le faisant dissoudre dans l'alkool, et en y mettant le feu, qu'il entretient jusqu'à l'entière dissipation du principe spiritueux : c'est un procédé connu dans l'Inde. On a remarqué que ces préparations varient, en raison de la qualité de l'opium que l'on emploie; celui de l'Inde a plus de vertus que celui que l'on recueille dans l'Asie Mineure, et en Turquie; celui-ci plus que notre opium indigène.

---

potions dans lesquelles on réunit l'éther à un composé alkoolique, ces potions sont d'une efficacité presque merveilleuse dans les spasmes, les convulsions, les attaques de nerfs. (BARBIER , Traité élémentaire de matière médicale, t. II.)

L'opium entre dans la composition de la thériaque,
du diascordium, des pilules de cynoglosse, de la poudre
de Dower, etc., et dans un grand nombre de médicamens composés.

PAVOT SOMNIFÈRE. — Grand pavot des jardins. — *Papaver somniferum*. L., fam. nat. des Papavéracées.

Plante herbacée, annuelle, haute de trois à quatre
pieds ; à tige pleine, ferme, arrondie, à feuilles ovales,
emplexicaules, incisées, dentées, glauques, ainsi que le
reste de la plante ; fleurs terminales, grandes, solitaires,
penchées avant la floraison, ayant des pétales de couleurs
variées, presque toujours doubles ou pleines quand on
la cultive ; capsules oblongues, operculées, multilo-
culaires, renfermant un grand nombre de graines huileuses, douces, émulsives, qui n'ont rien de narcotique.
Le *pavot blanc* a les capsules ovoïdes, et les semences
blanches ; le *pavot noir* a les capsules globuleuses, et les
semences noires. Odeur et saveur vireuse et narcotique.
Suc propre, blanc ; jaunissant, et se durcissant, quand il
reste exposé à l'air. Cette plante cultivée dans les champs
et les jardins, est originaire d'Orient.

Toutes les parties du pavot sont narcotiques ; on retire
par des incisions faites à ses capsules vertes, un suc
d'abord blanc, laiteux, et fort liquide ; ensuite, jaune,
roux et consistant ; d'une saveur âcre, amère, narcotique : c'est l'opium en larmes, qu'il est facile d'obtenir
des pavots cultivés dans notre climat. On obtient des
autres parties de ce végétal, par contusion et par décoction, un suc gommo-résineux, moins pur : c'est l'opium
brut du commerce. (*Voyez* le chapitre précédent.)

Le pavot somnifère, a toutes les vertus des narcotiques, et particulièrement de l'opium* : on en près-
crit ordinairement les capsules en decoctum, que l'on
administre à l'intérieur, ou dont on prépare, avec de la
farine de lin ou d'autres substances émolientes, des topiques calmans et anodins. Je fais souvent préparer
avec les têtes de pavot, une espèce de sirop ; en faisant
bouillir deux ou trois de ces têtes, dans deux verres d'eau,
que l'on réduit à moitié : on passe le decoctum et on y
ajoute du sucre et du miel ; cette préparation prise par
cuillerées, procure un sommeil doux et tranquille. Le sirop de Thomas Arnot, dont M. le docteur Aliberta con-
signé la formule dans sa Thérapeutique, se prépare, en
faisant bouillir dans l'eau, pendant trois ou quatre heures,
les têtes et les tiges vertes et contusées du pavot ; en laissant déposer de la liqueur, pendant deux autres jours, les
parties grossières ; en clarifiant au moyen du blanc d'œuf,
et en réduisant en extrait, dont on compose un sirop, qui
a les propriétés narcotiques les plus douces et les plus
calmantes, et qui se conserve sans fermenter.

On prépare avec les fleurs du grand pavot, un infusum calmant et soporifique ; avec les feuilles, des topiques narcotiques et anodins.

Coquelicot.—Pavot des champs.—Fleurs des *papaver
rhœas*, *P. dubium*, *P. hybridum*, et *P. argemone*.
Fam. nat. des Papavéracées.

Plantes herbacées annuelles, couvertes de poils étalés
ou appliqués contre la tige (*P. dubium*) ; à feuilles pinnatifides ; à tiges faibles, terminées par des fleurs à

---

* Loiseleur Deslonchamps, Manuel des plantes usuelles indigènes.

quatre pétales, d'un beau rouge, présentant une tache
brune à la base. Odeur faible, saveur âcre et narcotique.
Les quatre espèces de pavots ci-dessus désignées, croissent
communément aux environs de Paris. L'infusum aqueux
des pétales de coquelicot, est un narcotique ou plutôt
un très-doux anodin, qui procure toujours le calme et
un sommeil tranquille ; on recommande souvent ce remède dans les affections catarrhales, accompagnées de
toux sèche et fatigante ; il provoque constamment
une expectoration salutaire et une douce diaphorèse.
L'infusum ou l'extrait de coquelicot a l'avantage d'être
bien plus doux que quelque préparation narcotique que
ce soit ; on peut les donner l'un ou l'autre dans les maladies aiguës et inflammatoires, où l'opium est toujours
nuisible, quelque précaution qu'on apporte à l'administrer. Ces préparations peuvent être très — avantageusement prescrites dans les maladies convulsives et dans
la coqueluche des enfans ; les fleurs de coquelicot
entrent ordinairement dans les espèces béchiques ou
pectorales.

On donne les fleurs de coquelicot en infusum théi-
forme et édulcoré ; on en prépare un sirop qui a une
couleur rouge très-agréable, et que l'on prescrit à plus
forte dose que celui de diacode. On prépare l'extrait
aqueux avec les capsules du coquelicot ; on le prescrit
sans danger à la dose de deux à quatre grains.

JUSQUIAME. — *Hyosciamus niger.* L. — J. noire. —
Hannebane. Fam. nat. des Solanées.

Plante herbacée annuelle, haute d'un pied ; à tiges
cylindriques rameuses ; à feuilles larges, alternes, ses -
siles, sinuées, anguleuses ; à fleurs presque sessiles, com-

posées d'un calice à cinq divisions aiguës, d'une corolle
monopétale un peu irrégulière, d'une couleur jaune
terne, rayée de noir; capsules operculées, renfermant
des graines petites, jaunâtres, réniformes; racines pivotantes, tendres, blanchâtres, ressemblant beaucoup
à celles du panais, ce qui a quelquefois occasionné
de funestes méprises. Tout est sinistre dans cette plante;
l'aspect de ses feuilles, que leurs bords largement si-
nueux font ressembler à des ailes de chauve-souris; la
couleur terne de ses fleurs, les poils longs, soyeux et
blanchâtres qui recouvrent toutes ses parties, son habitation dans les lieux mal-sains, chargés de miasmes
infectes et d'immondices, dans les cimetières, les voieries;
son odeur repoussante, etc. Tout avertit qu'il faut
s'en méfier comme d'un poison très-dangereux.

La jusquiame produit des effets très-ressemblans à
ceux des autres végétaux narcotiques; quand on la
prend à une dose un peu forte, elle occasionne un délire
gai ou sérieux, accompagné de visions fantastiques, et ordinairement suivi d'un assoupissement profond. On fait
usage de cette plante en médecine, dans les mêmes circonstances que l'opium; mais on a cru remarquer que la
jusquiame est plus constamment calmante, quelle calme
plus sûrement les douleurs nerveuses, quelle a une action calmante plus marquée que tout autre narcotique
sur le système de la respiration et sur le système digestif, qu'elle convient mieux aussi dans le traitement
des affections mentales. La dilatation des pupilles est
encore un effet constant de l'action de la jusquiame,
action que partagent avec elle tous les narcotiques, mais
particulièrement le datura et la belladone; on a tiré
parti de cette propriété, pour préparer les yeux à l'opération de la cataracte.

On donne la jusquiame en substance ; on réduit ses feuilles en poudre ; on prépare avec ces mêmes feuilles un extrait ; on en prépare aussi des cataplasmes, qui réunissent en même-tems les qualités émollientes et narcotiques, et qui sont très-favorables pour calmer les douleurs lancinantes des phlegmons, des plaies et des ulcères. On prescrit la poudre et l'extrait de jusquiame à la dose d'un demi-grain jusqu'à vingt-quatre grains en un jour, mais on ne s'habitue que graduellement à cette dose énorme ; on prépare l'extrait de jusquiame avec les feuilles et les racines, mais ces dernières parties sont rarement usitées à cause de leur qualité trop fortement narcotique.

On se sert des graines de jusquiame pour calmer les douleurs de dents ; on en met un gros dans un demi-verre d'eau bouillante, dont on dirige la vapeur sur les dents douloureuses ; ou bien on jette cette graine sur des charbons ardens ; on en reçoit la vapeur sur le fond d'une assiette ; on la recueille avec une mèche de coton dont on fait un topique. L'huile qu'on retire des graines de jusquiame, sert aussi à calmer les douleurs adontalgiques : les frictions faites sur les tempes avec cette huile, dissipent l'insomnie *.

---

* Toutes les propriétés de la jusquiame et des végétaux narcotiques en général, sont très-bien indiquées dans ces vers latins, extraits de l'herbier de DURANTE :

Albus hyosciamus refrigerat ordine terno
Et calidos contra fluxus prodest et acutos.
Inflammata juvat, aufert sensumque dolorem,
Undantes sistit menses : oculosque dolentes
Atque aures simul hæc placat, pariter mala vulvæ.
Testibus inflatis mammisque tumentibus offert
Præsidium, dentium mulcet, cunctosque dolores.

Herbario di Durante.

On emploie au même usage que la jusquiame noire, la jusquiame blanche (*h. albus*, L.); qui croît au midi de la France; la jusquiame dorée (*h. aureus*, L.), qui croît en Orient; la jusquiame reticulée (*h. reticulatus*, L.); qui est commune en Egypte et en Syrie; la jusquiame de Scopoli (*h. Scopoliæ* WILD.); qui croît en Carniole. Les Egyptiens et les Arabes se servent des semences torréfiées et des racines de jusquiame physaloïde et datora (*h. physoloïdes*, L.; *h. datora* FORSK.) pour se jeter dans une sorte d'ivresse, de délire ou de rêverie apathique, qui dissipent leurs peines et leur ennui. Les jusquiames entrent dans la préparation du baume tranquille, de l'onguent populéum, du philonium, des pilules de Cynoglose et d'autres composés hypnotiques.

ENDORMIE.—Pomme épineuse. — *Datura stramonium.* L., fam. nat. des Solanées.

Plante herbacée annuelle, haute de deux à trois pieds, branchue; à feuilles ovales, lancéolées, sinuées, d'un vert triste, molles, glabres; calice tubuleux; corolle infondibuliforme, plissée, blanche; capsules à quatre valves couvertes d'épines, à quatre loges remplies de graines noires, applaties, chagrinées; l'odeur des feuilles est fétide et nauséabonde; celle des fleurs est pénétrante, *aromatico - narcotique* *. On rencontre cette plante dans toutes les parties tempérées de la France; elle se plait dans les terres bien fumées. On emploie son extrait dans les mêmes circonstances que ce-

---

* Que l'on me passe cette expression, qui vaut peut-être mieux qu'une définition.

lui de la jusquiame, et aux mêmes doses. Quelques médecins ont particulièrement recommandé l'endormie dans le traitement de la danse de Saint-With, dans l'épilepsie, et en général dans les maladies convulsives. Cette plante et toutes les espèces du même genre (*D. metel, d. lœvis, d. fastuosa*, etc.), sont des poisons aussi dangereux que la jusquiame.

BELLADONE. — *Atropa belladona.* L., fam. nat. des Solanées.

Plante herbacée vivace, haute de deux à trois pieds, très-rameuse et pubescente; feuilles alternes, réunies par paires, ovales, lancéolées, glabres; fleurs axillaires pédonculées, en cloche, violettes, noirâtres; baies globuleuses, noires, luisantes, ressemblant à des cerises, renfermant une pulpe molle, violette, d'une saveur douceâtre, narcotique et légèrement sucrée. Cette plante croît aux environs de Paris, dans les forêts. La belladone agit sur l'économie, à peu près à la manière des autres substances narcotiques. On a remarqué qu'elle manifestait une action plus marquée sur le système capillaire sanguin et sur le système exhalant; il résulte du premier effet de cette médication, une congestion sanguine sur le cerveau, et de là un surcroît d'excitation dans tous les organes; cette exaltation, cette gaîté délirante, ces visions extatiques., qui accompagnent l'empoisonnement par la belladone, et qui en sont le résultat spécial et pour ainsi dire caractéristique; du deuxième effet, une sécrétion plus facile et plus abondante d'urine, de sang menstruel, de salive, de mucosités intestinales, de sperme, de sueurs, du pus, etc. C'est à ces différentes médications de la belladone, qu'il faut rapporter ses bons effets dans le traitement des affections nerveuses, accompagnées de faiblesse, d'atonie, d'affaissement moral, de morosité, d'hypocondrie; dans celui des toux catarrhales chroniques, accompagnées d'une expectoration difficile. De nombreuses expériences ont constaté l'efficacité de cette plante dans le traitement de la coqueluche. STAHL, ALBERTI, JUNCKER, CULLEN et d'autres célèbres praticiens, assurent avoir donné la belladone avec succès, dans le traitement des affections squirreuses et cancéreuses des intestins, des mamelles, de la matrice : si ces faits sont avérés, doit-on les attribuer à la vertu sédative et anodyne de ce médicament, ou à son influence sur le système exhalant, en modifiant favorablement la sapuration des ulcères ? Je ne me permettrai pas de prononcer en faveur de l'une ou de l'autre de ces deux opinions, qui ont peut-être chacune la même valeur. Le docteur GREDING recommandait la belladone dans le traitement de l'ictère.

On prescrit la poudre des racines ou des feuilles de belladone, à la dose d'un demi à un grain, matin et soir, dans un decoctum mucilagineux, ou dans du lait, ou mêlée avec du sucre; on augmente cette dose graduellement, et selon les âges, les constitutions et les maladies. La teinture alkoolique et l'extrait de belladone sont peu usités. CULLEN regarde ce dernier comme dépourvu de vertus. Les feuilles de belladone appliquées sur les yeux, déterminent une très-grande dilatation de la pupille ; on se sert de ce moyen pour faciliter l'opération de la cataracte, et pour faire reconnaître l'adhérence de la pupille avec l'iris.

La mandragore (*atropa mandragora*, L.*) plante re-

---

* *A. acaulis, scapis unifloris*, L. *Mandragora r. dice bifurcata formans hominis referens.*

~~marquable par~~ la forme de ses racines , et célèbre par les superstitions auxquelles cette forme a donné lieu, possède des vertus analogues à la belladone ; on trouve la mandragore en Italie ; je l'ai rencontrée en très-grande quantité sur les monts Rose et Cenero, qui font partie des Alpes du Piémont, où l'on emploie ses baies et ses racines comme aphrodisiaques.

Aconit napel. — *Aconitum napellus.* L. , fam. nat. des Renonculacées.

Plante herbacée vivace, haute de trois à quatre pieds, à tige ronde, bleuâtre , couverte de feuilles pétiolées , palmées , glabres, à lobes ou lanières étroites , nerveuses, d'un vert obscur ; cette tige est terminée par une ou plusieurs grappes de fleurs, grandes, d'un beau bleu d'indigo , d'une forme et d'une composition singulières ; les racines sont pivotantes et tuberculeuses, recouvertes d'un épiderme noir, et de fibres nombreuses, blanchâtres en-dedans. Toutes les parties de cette plante ont une saveur âcre et nauséabonde ; elles ont peu d'odeur. L'aconit croît dans tous les pâturages des Alpes.

L'aconit agit sur l'économie comme les substances narcotiques et comme les substances âcres : Stoerk a remarqué que celle-ci augmentait particulièrement la transpiration cutanée, et il donne le conseil, de l'administrer dans les affections où il est convenable de favoriser cette fonction, dans les rhumatismes chroniques, les sciatiques nerveuses, les engorgemens glanduleux, les affections arthritiques , les engorgemens et les tumeurs articulaires. On donne cette plante en extrait, que l'on obtient des racines ou des feuilles ; on réduit cet extrait en poudre, que l'on mêle avec soixante parties de sucre ; on le donne ainsi en poudre ou réduit en pilules, à la dose d'un, deux, trois et jusqu'à dix grains par jour. J'ai vu employer, en Suisse, le *decoctum* de racines d'aconit dans du beurre, pour guérir les gales opiniâtres, et pour détruire la vermine. Le cataplasme des feuilles bouillies est un bon résolutif ; on peut employer avec un pareil succès les *aconitum comarum*, *a. tauricum*, *a. lycoctonum* ou aconit tue-loup, même l'*a. anthora*, et je crois toutes espèces connues, indigènes ou étrangères.

LAITUE VIREUSE. — *Lactuca virosa*. L., fam. nat. des composées semi-flosculeuses.

Plante herbacée, bisannuelle, à tiges de deux à trois pieds, rameuses, glabres ; à feuilles pinnatifides, embrassantes, épineuses en-dessous ; fleurs jaunes en panicules. Suc propre de la plante, jaune, prenant, lorsqu'il est exposé à l'air, une couleur roussâtre. Toute la plante a une saveur amère et narcotique. Cette plante croît aux environs de Paris, dans les terrains incultes. La laitue vireuse est une plante narcotique, son suc et surtout son extrait, ont beaucoup de rapports de propriétés avec l'opium, mais a un dégré plus faible ; ces préparations ont été employées dans les mêmes circonstances. On a remarqué que ce narcotique influait d'une manière très-remarquable, et en même temps très-favorable, sur les névroses du poumon, qu'il était toujours utilement administré dans le traitement des suffocations périodiques, de l'asthme nerveux, de l'angine pectorale, etc., et même quand il y avait complication d'hydropisie. En parlant des vertus de la digitale, j'expliquerai le mode d'action des narcotiques, dans le traitement de ces dernières maladies.

On ne fait usage en médecine que de l'extrait de la cigue vireuse : la meilleure manière de le préparer, consiste à rapprocher au bain-marie le suc de la plante fraîche. On donne cet extrait à la dose de deux grains, que l'on augmente graduellement, jusqu'à celle de quarante grains et même d'un gros. COLLIN l'administrait à doses encore plus fortes, dans le traitement d'engorgemens invétérés des viscères abdominaux. Le suc et l'extrait de la laitue sauvage, *l. scariola*, L., ont des vertus à-peu-près analogues à celles de la laitue vireuse.

Le suc et l'eau distillée et recohobée plusieurs fois de la laitue cultivée, *l. sativa*, L., sont très-calmans et légèrement narcotiques ; on les prescrit dans les affections spasmodiques ; l'eau distillée fait la base d'un grand nombre de potions calmantes, et sert d'excipient aux médicamens narcotiques. On administre ces liquides par onces.

CIGUE TACHÉE. — Cigue officinale. — Grande cigue.— *Conium maculatum*. L., fam. nat. des Ombellifères.

Plante herbacée, bisannuelle, haute de deux à quatre pieds ; à tige droite, rameuse, glabre, ordinairement couverte à la base de taches noirâtres ; à feuilles deux fois ailées, à folioles profondément incisées, d'un vert noirâtre ; à fleurs blanches en ombelle, à rayons inégaux, pourvus d'involucres et d'involucelles ; odeur vireuse, cuivreuse, ammoniacale et semblable à celle des mouches cantarhides. La cigue croît dans tous les terrains gras et bien fumés.

L'analyse chimique a découvert dans la cigue, beaucoup d'extractif et de mucilage, de la gomme-résine, et une huile volatile très-odorante, dans laquelle paraît résider sa vertu vireuse. On trouve aussi dans la cigue, une petite quantité de nitrate de potasse, qui cristallise à la surface des extraits de cette plante, et d'ailleurs dans ceux de la plupart des plantes vireuses.

Quand on a observé les effets médicamenteux de la cigue tachée sur l'économie, on ne peut pas douter que sa véritable place ne soit à côté des végétaux narcotiques, de l'opium et des solanées. La cigue produit la sédation du système nerveux, le narcotisme et le sommeil; à grande dose, elle occasionne du trouble, des vertiges, des éblouissemens, de la céphalalgie, des spasmes, de l'agitation, des convulsions et l'empoisonnement à la manière des narcotiques. Mais la cigue, indépendamment de ces propriétés sédatives et narcotiques sur le système nerveux, a aussi une action médicatrice très-marquée sur d'autres systèmes et particulièrement sur le système lymphatique; mais on soupçonne que cette vertu n'est autre chose qu'un attribut de la vertu narcotique de ce végétal. On n'a rien encore de concluant à cet égard, et l'on doit seulement s'en tenir aux faits d'observation journalière qui dérivent de l'application de ce médicament *.

On recommande la cigue dans les maladies nerveuses, pour calmer l'agitation convulsive, les douleurs de la sciatique et les névralgies; pour appaiser la toux convulsive, qui accompagne la coqueluche et certains catarrhes aigus; pour prévenir les accès de quelques fièvres, l'amaurose, etc. Les anciens qui connaissaient les propriétés sédatives de la cigue, l'employaient pour

---

* N'est-ce pas en raison de sa vertu sédative, que la cigue devient un si puissant résolutif des glandes engorgées et douloureuses, en faisant taire la douleur, sous l'influence de laquelle toutes les humeurs affluent vers le siége de l'irritation.

mer les désirs vénériens; mais cette propriété, commune aux narcotiques, produit fréquemment un effet contraire : l'opium qui est calmant, excite quelquefois jusqu'à la fureur les désirs érotiques, et à un bien plus haut degré que ne pourrait le faire aucun stimulant direct.

On a reconnu à la cigue une vertu apéritive, résolutive ou anticancéreuse; je crois qu'elle n'est qu'un effet de sa vertu narcotique. La cigue appliquée soit sur une glande, soit sur une autre partie engorgée ou douloureuse, en appaise la douleur, et retarde ainsi l'afflux des humeurs dans cette partie. Mais, quand les maladies cancéreuses ont pris un certain caractère de gravité, la cigue ne saurait ni les guérir entièrement, ni prévenir l'ablation des parties affectées. La cigue a paru souvent être utile dans le traitement des maladies scrophuleuses et vénériennes : je suis porté à croire que la médication favorable de cette plante, dans ces maladies, est un effet de l'excitation que produit ce médicament sur le système sanguin ou lymphatique, portée quelquefois jusqu'à produire la fièvre. L'opium a été administré aussi quelquefois avec succès dans ces affections. Quoiqu'il en soit de l'obscurité de ces médications, la cigue n'en est pas moins un médicament précieux dans le traitement de plusieurs maladies, dont elle favorise au moins puissamment la guérison. Ainsi j'ai vu résoudre, par l'application de la pulpe fraîche ou cuite de cigue, des engorgemens volumineux, quelquefois très-durs et très-douloureux, au sein, aux testicules, aux glandes inguinales ou cervicales. J'ai vu produire, en peu de jours, par l'application externe de la cigue, la résolution d'une tumeur lymphatique placée au genou. J'ai vu guérir, lorsque j'étais en Suisse, un montagnard couvert d'ulcères vénériens, profonds et douloureux, par l'usage des topiques de cigue. Il y a bien long-temps que les plus grands praticiens ont remarqué les bons effets de ce végétal dans les maladies vénériennes. Storck employait la cigue dans les engorgemens squirheux et dans l'obstruction des glandes et des viscères* ; Bergius et Fothergill, dans les affections scrophuleuses.

On donne la cigue en infusum, en poudre et en extrait. On prépare l'infusum, en employant deux onces de cigue fraîche pour une livre d'eau : on réduit en poudre les feuilles et les racines, que l'on mélange avec du miel ou un électuaire. On prépare l'extrait de cigue par différentes méthodes ; on préfère celle de Parmentier, qui consiste à piler la cigue fraîche, à filtrer son suc, à l'évaporer au bain-marie, et à y ajouter ensuite le résidu resté sur le filtre : on y ajoute aussi quelquefois un peu de poudre de cigue, pour lui donner de la consistance : cet extrait est d'un vert-noir et fétide.

On donne l'infusum par tasses ; la poudre et l'extrait par grains ; on va jusqu'à un gros.

On emploie en cataplasme la pulpe fraîche, contusée, ou cuite.

La cigue entre dans la composition de l'emplâtre de ce nom ; c'est un bon résolutif, dont l'action est fortement secondée par celle des substances résineuses et térébenthinacées qui y entrent, etc.

On associe quelquefois la cigue à d'autres agens médicamenteux, et surtout aux médicamens sudorifiques, etc.

On confond quelquefois la cigue tachée avec d'autres

---

* V. les ouvrages de Storck, et la Matière Médicale de Haller, publiée par Vicat, Berne 1791.

plantes ombellifères, par sa grande ressemblance avec celles-ci ; par exemple, dans les campagnes, tous les cultivateurs appellent cigue, la plupart des scandix et des cherophyllum, et surtout le cerfeuil sauvage (*cheroph. sylvestre*), qui croît dans les prairies. Cette espèce n'a d'autre inconvénient, que celui d'un médicament presque sans vertus ; elle n'a rien des éminentes vertus de la cigue. On a pris aussi la cigue aquatique (*cicuta virosa*, L.) pour la cigue tachée (*conium*) ; mais il paraît, d'après des expériences assez récentes, que ces deux plantes ont des propriétés analogues ; et que dans cette dernière, elles sont moins actives. Il n'en est pas ainsi de la petite cigue (*œthusa cynapium*, L.) qui a causé tant de funestes méprises, par sa grande ressemblance avec le persil des jardins, avec lequel elle croît fréquemment ; c'est un poison fort dangereux, et qui ne peut nullement remplacer les deux espèces précédentes. Son administration a presque toujours produit des symptômes alarmans : jusqu'à présent l'expérience n'a point encore précisé les cas où cette plante énergique peut être utile.

CIGUE AQUATIQUE. — Phellandrie. — Fenouil d'eau. — *Phellandrium aquaticum.* L., fam. nat. des Ombellifères.

Plante herbacée, vivace, haute d'un à deux pieds, à tiges assez volumineuses et fistuleuses, cannelées, rameuse ; feuilles d'un beau vert, deux et trois fois ailées, à folioles petites, ovales, lancéolées, ombelles terminales, portées sur cinq à sept rayons égaux ; fleurs blanches, odeur et saveur vireuses, nauséabondes : plante commune dans les mares et les étangs ; elle est imprégnée d'un suc jaune, qui a beaucoup d'âcreté.

L'extrait de cette plante a été prescrit dans qu
affections de poitrine, accompagnées d'ulcération
d'expectoration sanglante et purulente ; je l'ai d
avec beaucoup de succès dans une affection cata
chronique du poumon, accompagnée d'une toux sè
de la perte de l'appétit et d'amaigrissement ; le m
était évidemment dans un état commençant de cons
tion : l'extrait de phellandrium, donné tous les jo
à la dose de 4 à 10 grains ; fit cesser la toux, favori
l'expectoration, et rendit l'appétit au malade, qui
tarda pas à se rétablir. Le phellandrium est presqu'a
vénéneux que la ciguë tachée.

DIGITALE POURPRÉE. — Gantée. — Gant Notre-D
Digitalis purpurea. L., fam. nat. des Personées.

Plante herbacée, bisannuelle, à racines fusiformes
brunâtres, à tiges hautes de deux à trois pieds, cyl
driques, velues, à feuilles radicales, crénelées, d
tées, rugueuses, blanchâtres en-dessous et courr
sur leur pétiole ; feuilles de la tige plus étroites et fi
sant en bractées foliacées ; fleurs en épis, tournées d'u
seul côté, calices à cinq lobes obtus, corolles monop
tales, campaniformes, ressemblant à un dez à coud
(*digitalis*). Le limbe offre quatre divisions, la cou
est d'un rouge violet, parsemé de taches roussâtres
brunes à l'intérieur, et comme tigrées. La digital
point d'odeur, elle a une légère saveur amère et
séabonde. Elle croît dans les bois taillis et fleurit en é

La digitale agit sur l'économie par une vertu
tive très-manifeste. Cet effet est bien marqué sur
cœur et ses vaisseaux dont elle ralentit les mouve
et la circulation, de vingt à trente pulsations par m

nite. Elle porte aussi sa vertu sédative sur les systêmes musculaire et nerveux, en diminuant graduellement les forces, la sensibilité, et en disposant au sommeil, etc.

Cette propriété de la digitale de ralentir la circulation, la rend très-utile dans le traitement de quelques maladies du cœur et de ses vaisseaux; on sait que le mouvement de contraction de ces organes, est un des plus-grands obstacles à leur guérison; la digitale ralentit ces mouvemens, les rend plus uniformes et plus réguliers, et favorise ainsi directement l'action des autres moyens médicamenteux, dont on fait usage dans le traitement des palpitations, des anévrismes actifs et de la plupart des maladies organiques du systême de la circulation artérielle.

La digitale, en raison de sa propriété sédative des systêmes nerveux et musculaire, réussit très-bien dans le traitement de l'épilepsie, quand cette maladie n'est pas causée par une affection organique du cerveau, ou par l'irritation permanente de quelqu'organe; par les vers, par un calcul, etc. C'est en conséquence du même principe médicamenteux ou du même mode de médication, que la digitale peut être employée avec succès dans le tétanos, la chorée, l'hystérie, la manie permanente et périodique, et la plupart des névroses; peut-être aussi avec un égal succès dans quelques maladies périodiques, dans quelques fièvres d'accès sans symptômes inflammatoires, si ces deux états peuvent être indépendans l'un de l'autre; car ce médicament augmente beaucoup l'état inflammatoire.

La digitale a passé long-temps pour un puissant diurétique; cette propriété n'est peut-être qu'une conséquence de sa propriété sédative; c'est en modérant les

symptômes des maladies de la circulation, qu'elle
vorise la résorption de la sécrétion épanchée, par l'
même de ces maladies, dans le tissu cellulaire (
anasarque), dans le poumon (hydrothorax). Un g
nombre de médecins, qui ont administré la
comme diurétique, MM. CHRESTIEN, BROUS
ALIBERT, lui contestent une vertu diurétique spéciale,
ne se manifeste d'ailleurs, que quand on associe à
substance des médicamens directement diurétiques.
administre la poudre de digitale par grains, depuis
et graduellement jusqu'à 10 et 15 grains. L'ext
aqueux, de 1 à 2 grains; l'extrait alkoolique d'
quart à 1 grain. On délaye les extraits dans un p
d'eau. On forme avec la poudre, des électuaires ou
pilules. La teinture doit être préférée, en ce qu'elle
plus active et qu'elle fatigue moins l'estomac. On pré
pare la teinture de digitale, en faisant macérer quarante
huit heures, deux onces de poudre des feuilles dans hu
onces d'alkool; cette teinture est très-chargée et d'
beau vert. A plus forte dose la digitale produit tous
accidens des plus forts poisons narcotiques, et c
très-promptement la mort aux animaux que l'on a so
mis à son action délétère. *Voyez* la Toxicologie
M. le professeur ORFILA.

L'analyse chimique a découvert dans la digitale,
extrait brun; une matière huileuse verte; une mati
alkaline d'une nature particulière; quelques sels à ba
de chaux et de potasse. Le principe actif et médica
menteux est contenu principalement dans les feuill
de ce végétal; il faut recueillir celles-ci à l'époque
la floraison et les faire sécher à l'ombre, dans un lieu
bien aéré.

TABAC.

Le tabac possède une propriété narcotique à laquelle l'homme et les animaux sont également sensibles ; il occasionne des vertiges et du trouble, surtout quand on n'en a pas contracté l'habitude. Son huile essentielle, à la dose de quelques gouttes, cause promptement la mort ; l'infusum de ses feuilles a quelquefois occasionné aussi de graves accidens. J'ai parlé de ses effets comme errhin et sialagogue, lorsque j'ai traité de ces deux genres de médicamens. Plusieurs auteurs ont parlé avec éloge de la vertu anticontagieuse du tabac. DIEMERBROECK est très-fort du sentiment de ceux qui la lui ont attribuée * ; mais CULLEN fait très-bien observer que le tabac ne jouit de cet avantage qu'en diminuant la sensibilité et l'inquiétude qui disposent à l'activité des contagions, et que cette propriété n'appartient pas plus au tabac qu'aux autres narcotiques.

On a observé que la fumée du tabac, en pénétrant dans les poumons, calme le spasme de ces organes et en favorise l'expectoration ; j'ai vu employer souvent par un médecin de ma connaissance, contre les accès d'asthme humide ou spasmodique, un infusum de feuilles sèches de tabac dans du vin liquoreux, dans la proportion d'une once de feuilles sur deux livres de vin, et à la dose de quatre à cinq cuillerées par jour.

CHANVRE.—*Cannabis sativa*. L., fam. nat. des Urticées.

Plante herbacée annuelle, mâle et femelle, sur des individus séparés, ou dioïque ; à tige simple, droite,

---

* *Tractatus de peste*.

haute de quatre à six pieds ; à feuilles opposées, pétiolées, digitées, à cinq ou sept folioles canelées, dentées,
scabres ; d'un vert foncé; à fleurs mâles et femelles,
disposées en grappes au sommet des tiges ; graines
arrondies, huileuses ; odeur de toutes la plante, forte
et aromatique. Le chanvre est originaire d'Orient, et
cultivé partout pour l'usage économique.

La décoction dans l'eau des feuilles du chanvre est
éminemment narcotique. Les Persans préparent avec
ce decoctum, une boisson à laquelle ils donnent le
nom de *haschissh*, qui leur cause une ivresse gaie et
une espèce de délire extatique fort agréable. Les Egyptiens se servent des feuilles et des semences du chanvre,
qu'ils recueillent un peu avant leur maturité ; ils les
fument, seules ou mêlées avec du tabac. Les riches en
font préparer une conserve, à laquelle ils donnent le
nom de *berch*, *diasmouk*, *bernaouy*. Il n'est pas bien
sûr que le chanvre d'Orient, si narcotique, soit l'espèce
cultivée en Europe ; ces espèces seraient les mêmes, que
l'influence des climats apporterait encore une grande
différence dans leur action sur l'économie. On croit
que le chanvre entre comme principal ingrédient dans
le *maslack* des Turcs et le *bang* ou *benghi* des Indiens.

MORELLE NOIRE. — *Solanum nigrum.* — L., fam. nat.
des Solanées.

Plante herbacée annuelle, à tige très-ramifiée, haute
d'un à deux pieds ; feuilles ovales, lancéolées, anguleuses, largement pétiolées, d'un vert triste ; fleurs
blanches en corymbes ; baies vertes, noires à leur maturité ; odeur et saveur nauséabondes et narcotiques. La
morelle croît dans tous les terrains abandonnés et le long
des murs.

La morelle est un des plus faibles narcotiques que nous connaissions. Les habitans des îles d'Amérique en font usage comme aliment, sous le nom de *laman* ou *calulou*, sans en éprouver jamais d'effet narcotique ; cependant l'extrait de cette plante, fait au bain-marie, produit évidemment la sédation et le calme. J'ai constaté plusieurs fois cette propriété. Mais c'est surtout à l'extérieur que la morelle est employée, en fomentation et en cataplasme, dans le traitement des tumeurs inflammatoires, des phlegmons, des panaris, des brûlures, des hémorroïdes, et des éruptions cutanées, vives et douloureuses. On emploie dans les mêmes circonstances les feuilles de la douce-amère (*s. dulcamara*, L. *); mais elles sont moins émollientes. (*Voy.* les sudorifiques).

CYNOGLOSE. — Cynoglosse. — Langue de chien. — *Cynoglossum officinale.* L., fam. nat. des Borraginées.

Plante herbacée vivace, à racines pivotantes, d'un tissu jaunâtre, recouvert d'un épiderme fauve, à tige d'un à deux pieds, droite, branchue, cannelée ; à feuilles lancéolées, pétiolées, molles, blanchâtres, pubescentes ; les supérieures embrassant la tige ; fleurs en épis longs, unilatéraux, rouges-brunes ; odeur de toute la plante fétide, extrêmement désagréable, d'urine de chat. La cynoglose croît dans les terrains abandonnés, le long des murs, et dans les lieux exposés au soleil.

La cynoglose est légèrement narcotique ; ce principe réside principalement dans les racines : on en prépare

---

* On prépare un calmant très-doux, par le mélange à parties égales, d'extrait de douce-amère et d'opium, que l'on donne à la dose d'un grain.

des pilules, qui m'ont paru avoir une vertu plus calmante, que quelque préparation narcotique que ce soit ; mais il n'entre qu'un sixième de cynoglose dans ces pilules ; le reste est composé de semences de jusquiame, de laudanum, de myrrhe, d'oliban, de safran et de castoréum (*voy.* le Codex, p. 335); en sorte qu'il est bien douteux que la cynoglose, qui entre pour si peu dans cette composition, et qui est d'ailleurs si faiblement narcotique, puisse produire quelque effet bien sensible, et influer même sur la médication des autres narcotiques. On ne doit donc pas s'étonner si CULLEN a cru la cinoglose peu digne d'occuper une place dans la matière médicale. On prépare avec les feuilles de ce végétal, ramollies dans l'eau bouillante, des cataplasmes émolliens et anodyns.

ACIDE PRUSSIQUE. — Acide hydrocyanique.

Acide obtenu du bleu de Prusse (prussiate de fer); aqueux, limpide, incolore; ayant une odeur forte de fleurs de pêcher et d'amandes amères, une saveur douceâtre, âcre, brûlante; rougissant facilement la teinture de tournesol; formant des prussiates avec différentes bases alkalines et métalliques; cet acide se décompose très-facilement, quelquefois en moins d'une heure, lors même qu'il est conservé dans des vases bien fermés, et à l'abri de la lumière.

L'acide prussique est un violent narcotique, il paraît tout à fait extraordinaire de trouver dans la nature, cette combinaison de deux principes de propriétés si différentes. * J'ai fait remarquer en traitant des acides en

---

* Les chimistes n'ont pas découvert d'oxygène dans cette acide.

général, que cette combinaison ou ce mélange existent
dans quelques fruits de la famille des solanées ; mais
dans l'acide prussique, le principe narcotique est si actif
et si abondant, le principe acide si faible ; que celui-ci
ne peut que faiblement modifier l'action du premier
sur l'économie. (*Voyez* l'opinion de M. le professeur
VAUQUELIN, à ce sujet, Annales de chimie, tom. 44).

L'acide prussique, découvert par SCHEELE, en 1780,
a été bientôt signalé comme une des substances les plus
vénéneuses ; il agit sur les animaux à sang chaud, et
sur l'homme, en détruisant la sensibilité et la contractilité des muscles volontaires ; son action a une promptitude effrayante, quand il est dans l'état de pureté, tel
que celui qui est préparé d'après le procédé de M. GAY-
LUSSAC. *Une seule goutte de cet acide mise sur la langue
d'un chien vigoureux, le fit périr à l'instant ; injecté dans
les veines, la mort est encore plus prompte, et l'animal
paraît frappé d'un coup de foudre. Mais cet acide redoutable étendu d'eau, et surtout quand il est préparé d'a-
près la méthode de SCHEELE (*Codex*, page 387), perd
beaucoup de son activité. On sait d'après des expériences
directes, que l'on peut avaler sans danger, jusqu'à soixante
gouttes de cet acide ainsi étendu.

M. le docteur MAGENDIE ayant remarqué, que l'acide
prussique avait la propriété d'éteindre la sensibilité
générale, sans nuire d'une manière remarquable à la respiration et à la circulation, tira parti de cette observation, en administrant cet acide dans certains cas de
maladie, où la sensibilité se trouve augmentée d'une
manière vicieuse. Il obtint les meilleurs effets de cette

---

* V. la Chimie de M. le professeur THÉNARD, et la Toxicologie
de M. le professeur ORFILA.

administration, dans le traitement des toux nerveuses et chroniques, en donnant toutes les vingt-quatre heures, et par cuillerées, douze gouttes d'acide prussique, étendues dans trois onces d'un infusum végétal. Le même auteur a réussi à diminuer, par l'emploi du même médicament, l'intensité et la fréquence de la toux des phthisiques; à favoriser l'expectoration; à provoquer le sommeil; et à diminuer les sueurs colliquatives. M. MAGENDIE n'est pas éloigné de croire, après de tels succès, que l'usage de ce remède ne puisse devenir curatif dans la phthisie commençante : il rapporte dans son Mémoire * plusieurs observations qui le font présumer; quelques-unes ont été recueillies par des medecins étrangers, en Allemagne, en Angleterre, en Italie, etc. Ces observations prouvent encore l'utilité de ce remède dans le traitement des toux spasmodiques, des toux hectiques, de l'asthme, de la coqueluche, et des affections catarrhales de diverses espèces.

On donne l'acide prussique, de douze à vingt-quatre gouttes, en vingt-quatre heures. M. MAGENDIE préfère celui qui est préparé d'après le procédé de M. GAY LUSSAC; mais il est à-la-fois trop dangereux, et trop prompt à se décomposer. On étend l'acide prussique dans plusieurs fois son volume d'eau distillée : on édulcore ce mélange avec le sucre. On prépare une potion avec l'acide prussique et un infusum de plantes béchiques : un sirop, en mêlant exactement un gros d'acide prussique à une livre de sirop parfaitement clarifié.

On retire, par la distillation des amandes amères, des feuilles du laurier-cerise (*prunus lauro-cerasus*, L.),

---

* Recherches sur l'emploi de l'acide prussique dans le traitement des maladies de poitrine; Paris 1819.

de l'écorce du cerisier à grappes (*p. padus*, L.), des
fleurs du pêcher et de l'amandier, une eau d'abord laiteuse, qui s'éclaircit avec le temps, et qui a une forte
odeur de fleurs de pêcher et une saveur aromatique.
Cette eau contient une huile volatile et de l'acide prussique, tous deux également vénéneux et narcotiques.
L'eau de laurier-cerise, récemment préparée, et prise à
certaine dose, agit sur l'économie à la manière des
plus puissans narcotiques végétaux; occasionne le délire,
les convulsions et une mort prompte : à dose modérée,
cette eau agit comme les narcotiques doux, diminue
l'excitation, calme les nerfs, fait cesser les spasmes. On
fait usage de cette eau, dans le traitement des affections
sthéniques et des névroses, et surtout dans les névroses
et les affections organiques du poumon : elle produit à
peu-près la médication de l'acide prussique. On donne
l'eau de laurier-cerise, à la dose de vingt gouttes à une
once, en vingt-quatre heures, étendues dans cinq
à six fois plus d'eau distillée. On l'emploie aussi extérieurement, et on l'introduit dans l'économie, par la
voie des absorbans cutanés.

ABSORBANS OU ANTIACIDES *.

Les absorbans sont des médicamens, doués de la propriété de dénaturer, de neutraliser, d'absorber les humeurs aigres et les gaz acides contenus dans les premières voies, et qui y produisent les accidens connus sous le nom de *flatuosités, d'aigreurs, de goût aigre, de rapports, de renvois acides, de pituite, d'humeur pituiteuse.*

Les absorbans réussissent principalement à dissiper les gaz d'une nature acide. Leur action est peu marquée sur les gaz hydrogénés, sulphurés ou phosphorés, avec lesquels ils se combinent difficilement. Aussi, réussissent-ils mieux à absorber les gaz contenus dans l'estomac, que ceux renfermés dans les intestins ; parce que les premiers sont des fluides principalement composés d'oxygène ou d'acide carbonique, et que les derniers sont principalement composés de gaz hydrogénés, carbonés, sulphurés ou azotés, et ne contiennent pas de gaz oxygène.

Cette combinaison des substances absorbantes avec les matières saburrales et les gaz acides, est tout-à-fait chimique, et se fait dans l'estomac et les intestins, comme au milieu d'un récipient ou d'un vase inerte. Ainsi, la médication des absorbans n'a rien de vital ;

---

* *Absorbantia medicamenta. — Antacida.*

elle ne se manifeste par aucun signe sensible ; mais les résultats en sont très-sensibles et très-appréciables. On peut même assurer, qu'il n'est pas de médicamens dont la manière d'agir soit mieux connue, puisqu'on peut mettre en évidence les phénomènes tout-à-fait chimiques de leur médication.

Il arrive quelquefois que de cette combinaison des substances neutralisantes aux saburres et aux gaz acides, résulte un sel purgatif qui, par son impression sur les intestins, purge à la manière des sels neutres. Cet effet secondaire est une preuve que la médication des absorbans a eu complètement lieu : elle est par conséquent un signe favorable.

Les gaz acides qui remplissent l'estomac, ont tous les inconvéniens des flatuosités intestinales. Ces gaz causent des rapports aigres très incommodes, excitent le spasme de l'œsophage, troublent la digestion, en altérant les sucs digestifs, occasionnent le dégoût, des nausées, des vomissemens : produisent des vents, des flatuosités, le météorisme, la dyspepsie muqueuse, et tous les symptômes propres à la maladie connue des anciens sous le nom de *cacochymie*, et qu'ils croyaient être engendrée par des sucs acides et corrompus.

Les gaz qui produisent ces accidens, proviennent du suc gastrique ou des mucosités stomacales altérées, et très-souvent aussi des alimens grossiers, mal sains et acescens. Les rapports aigres auxquels ils donnent lieu, sont très-remarquables dans les enfans qui mangent beaucoup de crudités, chez les personnes dont les excès dans le boire et le manger ont altéré les organes digestifs ; chez celles qui sont mal nourries, qui vivent dans la pauvreté et le dénuement ; chez les ouvriers qui travaillent des matières acescentes ; les vinaigriers, les bras-

seurs, les amidonniers, les fabricans d'eau-forte ou
d'autres acides minéraux ; chez les bilieux, les mélancoliques, les vaporeux, les hypochondriaques. Il s'é-
chappe souvent de l'estomac, avec ces rapports ou renvois acides, une humeur claire, limpide, filante,
d'une saveur acide très-remarquable, et qui laisse en
passant sur l'œsophage et sur l'arrière-gorge, un sentiment d'âcreté brûlante, agace les dents, et produit
un bouillonnement, et une effervescence très-sensible
quand on la répand sur des substances calcaires. La
migraine est fréquemment occasionnée par la présence de
ces sucs au gaz dans les premières voies, elle en devient
un symptôme, qui disparaît avec la cause qui la produit, par des vomissemens spontanés, et par l'effet des
médicamens émétiques, purgatifs ou absorbans.

La décoloration ou la teinte inégale de la face, un
sentiment de chaleur âcre à l'épigastre, un picotement
à l'œsophage, des taches rouges disséminées sur diverses parties du corps, une haleine fétide ou acide, une
céphalalgie habituelle, l'anorexie, etc., etc, sont les
symptômes les plus communément existans avec les aigreurs. Ces symptomes ont plus ou moins de durée; ils
paraissent ordinairement peu de temps après les repas.

L'emploi des absorbans demande beaucoup de circonspection : il est quelquefois dangereux de supprimer les humeurs aigres qui incommodent l'estomac,
quand la nature en provoque elle-même la sécrétion et
en favorise la sortie; il la faut respecter, quand cette sécrétion est devenue habituelle; il est alors prudent de se
soumettre à cette incommodité journalière, si l'on veut
éviter des accidens beaucoup plus graves. J'ai connu un
cordonnier sexagénaire, qui depuis dix ans, rendait tous
les matins en se levant, et par une sorte de régurgita-

tion, environ une demi-livre d'humeur pituiteuse : il ressentait le plus grand mal-aise quand cette évacuation se supprimait : il la provoquait en fumant ; elle se supprima peu de jours avant sa mort, causée par une apoplexie. Ces aigreurs, devenues pour ainsi dire constitutionnelles chez cet homme, alternaient avec la meilleure santé. On ne saurait trop avertir les jeunes médecins, sur les dangers qui peuvent résulter de l'administration peu réfléchie, prématurée ou abusive des substances absorbantes ; car leur usage trop prolongé est également sujet à beaucoup d'inconvéniens ; elles fatiguent l'estomac, troublent les digestions, et causent l'engorgement et l'obstruction des glandes mesentériques *

Les absorbans sont très-nombreux dans les auteurs surannés de matière médicale : toutes les substances terreuses, alkalines, fossiles ou minérales, ont été comprises dans cette classe, quelques-unes n'étaient propres qu'à inspirer le dégoût ; telles que les mâchoires, les os de certains poissons, le pied d'élan, le crâne humain, et cette substance décorée du nom fastueux et ridicule d'*album græcum*. C'est aux systémes de TAKENIUS et de SYLVIUS, médecins des xve et xvij^e siècles **, qui attribuaient la plupart des maladies à la présence des acides, que ces substances ont dû leur réputation en médecine ; mais depuis que la chimie et l'analyse ont éclairé cette science, on a reconnu l'abus de l'emploi de ces médicamens, qui ne doivent réellement leur propriété qu'à la matière calcaire qu'elles contiennent, et

---

* *V.* l'excellent ouvrage d'ALBERTI : *De absorbentium utilitate et damnis in praxi medica.*

** Le premier mort 1670, le deuxième en 1555.

auxquels cependant on a attribué des vertus qui tiennent du merveilleux. *

On ne doit employer comme absorbans, que des substances terreuses et alkalines, dans leur plus grand état de pureté, et débarrassées de tout leur acide ** ; toutes doivent subir une préparation préalable qui les en débarrasse.

Les absorbans appartiennent tous à la classe des corps inorganiques.

La chaux et la magnésie pures sont les absorbans les plus efficaces, pour agir sur l'acide carbonique, qui parait exister constamment dans l'estomac et être la principale cause des aigreurs ; mais il y a d'autres substances dont on fait usage journellement comme remèdes vulgaires ou domestiques, telles que la craie, le charbon, le sucre ; d'autres substances dont on peut obtenir une chaux très-pure, telles que les coquilles d'huitres, les yeux d'écrevisse, etc. On les emploie en poudre très-fine, on en prépare des pastilles, des électuaires ou des solutum, dans l'eau ou le petit-lait, que l'on édulcore avec le sucre ou un sirop. Une extrême division de ces médicamens est une condition essentielle à leur médication. Leur dose n'est pas rigoureuse.

On prépare un solutum calcaire absorbant, qui jouit éminemment de la vertu propre aux médicamens de ce genre, en versant, sur une livre de chaux nouvellement préparée, trente livres d'eau, et en décantant après l'effervescence ; on conserve cette eau dans des

---

* De soutenir les forces, d'appaiser la fougue des esprits animaux, de prolonger la vie, etc.

** Ces substances saturées d'acide, seraient sans action absorbante.

flacons bien bouchés : on y ajoute, pour l'édulcorer, et au moment de s'en servir, une once de sirop de violettes par livre : on la prend par cuillerées ou par tasses.

Les absorbans sont des médicamens peu constans dans leurs effets, et dont l'action n'est que palliative et passagère. Lorsque les affections pour lesquelles on a coutume de les employer sont intenses, il faut user de moyens plus actifs, et dont la médication produise des effets plus permanens ; tels que les purgatifs doux, les amers, les toniques, les stimulans et tous les moyens de l'hygiène, capables de fortifier les organes de la digestion.

Les absorbans sont évidemment les meilleurs contre-poisons des acides concentrés, introduits accidentelle-ment dans les voies digestives ; il faut aussitôt qu'un pareil empoisonnement est reconnu, gorger le malade d'eau, dans laquelle on aura délayé une once de magné-sie par litre ; et faute de magnésie, du savon, du blanc d'Espagne, du corail pulvérisé, des yeux d'écrevisse, des perles calcinées, de la corne de cerf brûlée. *V.* ORFILA, secours à donner aux personnes empoisonnées asphyxiées.

ABSORBANS.

Magnésie.
Chaux.
Craie.
Coquilles d'huitre.
Yeux d'écrevisse.
Corail.
Charbon.

MAGNÉSIE. — *Magnesium.*

Substance pulvérulente, très - fine , très - blanche , très-légère, douce au toucher, inodore, insipide, ne laissant sur la langue qu'une légère sensation d'amertume ; infusible, inaltérable, absorbant l'acide carbonique de l'air, soluble dans deux mille parties d'eau, formant par sa combinaison avec les acides , des sels qui deviennent purgatifs (des sulfates, des carbonates, etc.) On obtient cette terre très - pure, en faisant bouillir une dissolution de sulfate de magnésie avec du carbonate de potasse ; il se précipite une poudre blanche de sous-carbonate de magnésie, que l'on lave à plusieurs eaux et que l'on calcine au creuset, jusqu'à ce que, mise en contact avec l'acide muriatique , elle ne produise plus d'effervescence. Dans les pharmacies, on réduit la magnésie en pains, qui sont d'une grande blancheur et d'une grande légèreté.

La magnésie est un excellent remède pour détruire ou neutraliser les acides des premières voies : on l'administre dans cette intention en poudre, à la dose de dix à quarante grains, délayée dans l'eau, ou en pastilles. Cette même propriété la rend très-utile dans les empoisonnemens par les acides introduits dans l'estomac ; elle se combine avec eux, les neutralise, les empêche d'agir comme caustiques : on donne la magnésie, dans cette circonstance, à la dose de plusieurs gros, étendue dans l'eau. On a reconnu, à ce médicament, la propriété de diminuer le volume des calculs vésicaux, composés d'acide urique, et d'en prévenir la formation. On la fait prendre, dans cette intention, à la dose de quinze à vingt grains, deux fois par jour.

Enfin la magnésie, donnée à la dose de plusieurs gros, est un purgatifs très-approprié aux goutteux et aux rhumatisans.

CHAUX. — *Calx.*

La chaux, la craie, ou tous les carbonates calcaires, sont des substances très-propres à absorber et à neutraliser le gaz des premières voies, on donne l'eau de chaux par tasses ou par cuillerées; on l'édulcore avec le sirop de violettes, ou avec le sirop de gomme; on délaye le carbonate calcaire dans de l'eau commune, en suivant la proportion d'un gros par livre d'eau. La craie de Meudon ou blanc d'Espagne, convient très-bien dans cette circonstance. On prépare aussi des pastilles de chaux.

On obtient la chaux très-pure des écailles d'huitre * et du corail **. On brûle à un feu ordinaire la substance animale et gélatineuse de ces corps; on les réduit ensuite en poudre, que l'on calcine dans un matras, en élevant beaucoup la température, afin que la chaux abandonne son acide phosphorique et son acide carbonique.

---

* Envelope de l'huitre (*ostrea edulis*, L.), composée de deux valves inégales, arrondies, minces sur les bords, anguleuses, écailleuses, grises à leur surface externe; blanches, polies et nacrées à leur surface interne.

** Ruche calcaire rameuse, d'une couleur rouge, grise ou blanche, ressemblant à un arbrisseau sans feuilles, et servant d'habitation, au fond des mers, à uneespèce de polypes. Les anciens médecins ont attribué au corail des vertus qui sont tout-à-fait illusoires. Cette substance desséchée et réduite en poudre, entre dans la compo-sition des opiats dentifrices.

PIERRES OU YEUX D'ÉCREVISSES. — Concrétions d'écrevisses.

Concrétions de carbonate calcaire, qui se trouvent entre les deux membranes de l'estomac de l'écrevisse ; composées de plusieurs couches, et ayant la forme d'un petit hémisphère, dont un côté est concave ; à rebord quelquefois coloré de rose, ce qui lui donne quelque ressemblance avec un œil. On croit que ces concrétions servent à réparer la substance calcaire qui forme l'enveloppe crustacée de cette espèce d'insecte.

Les plus estimées de ces pierres viennent d'Astracan, ville située près de la mer Caspienne.

On prescrit cet absorbant en poudre délayée dans l'eau ; en tablettes ou en pastilles, préparées avec le sucre et le mucilage de gomme adragant.

CHARBON. — *Carbo.*

Le charbon, que les chimistes appellent *carbone* quand il est très-pur, est une substance végétale torréfiée, solide, légère, poreuse, fragile, sonore, à cassure brillante, d'une couleur noire et sans odeur ; très-combustible, quoique mauvaise conductrice du calorique ; dégageant dans la combustion beaucoup de gaz acide carbonique. Le charbon qui provient du bois est le seul dont on fasse usage en médecine. On doit le choisir léger, sonore et bien sec. On préfère le charbon des bois-blancs, celui du tremble, du tilleul, etc.

Le charbon absorbe les gaz avec une très-grande facilité. Cette propriété, commune à tous les corps poreux, dépend dans le charbon d'une propriété inhérente à sa nature et à sa composition *. Elle est surtout remarquable dans le charbon de bois ; c'est la connaissance de cette propriété, qui a fait placer cette substance parmi les médicamens absorbans. Il suffit, en effet, d'en mâcher une parcelle, ou de laisser fondre dans la bouche une pastille préparée avec sa poudre, pour faire disparaitre, au moins pendant quelques heures, les rapports ou renvois acides de la gorge, de l'œsophage et de l'estomac. Cette faculté absorbante et plus constante et a plus de durée, quand on introduit la poudre de charbon dans les voies intestinales, ce qui est on ne peut pas plus facile, et même ne cause pas de répugnance, si l'on réduit cette poudre en pastilles ou en pilules, en la mélangeant avec du sucre et de la gomme. Il n'est pas nécessaire pour faire cette préparation d'avoir du charbon très-pur ; il suffit de le faire rougir fortement, de le laisser refroidir à l'abri du contact de l'air, et de ne le pulvériser qu'au moment d'en faire usage. On donne aux pastilles de charbon le poids de six à douze grains ; on en prend une chaque quart d'heure, jusqu'à la cessation des aigreurs.

C'est à cette faculté du charbon, d'absorber les gaz, qu'il faut attribuer la propriété qu'à cette substance, de prévenir la putréfaction de l'eau, des viandes, et même de désinfecter celles qui commencent à se putréfier ; avantage inappréciable dans les voyages maritimes de

---

* D'après les résultats obtenus par M. DESAUSSURE fils, une mesure de charbon de bois, absorbe quatre-vingt-dix mesures de gaz ammoniaque, quatre-vingt-cinq d'acide muriatique, soixante-cinq d'acide sulfureux, cinquante-cinq d'hydrogène sulfuré, quarante de protoxide d'azote, trente-cinq d'acide carbonique. (Chimie de THÉNARD, tome 1.

long cours *. Plusieurs médecins ont déjà appliqué cette propriété antiputride ou antiseptique au traitement de diverses maladies, et particulièrement des maladies cutanées, de la gale, des différentes espèces de teignes : j'emploie dans le traitement de celles-ci, la poudre de charbon, que je fais appliquer à nu sur la tête, après l'avoir préalablement rasée, et avoir humecté les croutes teigneuses avec un decoctum de racines de grande chéli-doine (*chelidonium majus*, L.) ; quelquefois j'emploie une pommade composée de parties égales de charbon, de fleurs de soufre et de cérat.

Le charbon a encore la propriété de décolorer les substances végétales, et de leur enlever en même-temps une partie de leur odeur. A Paris, les confiseurs se servent du charbon en poudre, pour clarifier et blanchir le sucre et le miel.

VERMIFUGES OU ANTHELMINTIQUES.

Il existe, jusque dans les parties les plus cachées du corps humain, des vers de diverses formes et de diverses grosseurs. On a trouvé ces animaux singuliers dans l'estomac et les intestins, dans les sinus frontaux et maxillaires, dans le tissus de la conjonctive, dans la substance et les ventricules du cerveau, dans les oreilles, dans les mamelles, dans le poumon, dans les cavités du cœur, dans les tuniques des intestins et dans l'épiploon; dans le foie, le pancréas, les reins, la vessie; dans la matrice et le vagin; dans les abcès cellulaires, et jusque dans les cavités des os.

On connaît cinq genres principaux de vers humains : les ténias *, les vésiculaires ou hydatides ** ; les tricho-

---

* **Ténia**, vers plat, vers solitaire, ver cucurbitain, ténia armé et non armé, *tænia solium*. Linn.

Vers très-longs *, formés d'articulations plates et trapézoïdes ; articulations du cou diminuant graduellement, jusqu'à n'avoir plus que la grosseur d'une soie (filiformes); terminées par une tête tuberculeuse, armée ou non armée de crochets. Point de sexe distinct.

** Hydatide, ver vésiculaire, *lumbricus hydropious*. Tyson. *Hydra hydatula*. Linn.

Vers composés d'une petite vessie ronde, oblongue ou angulaire, remplie d'une sérosité limpide, et terminée par une tête armée de crochets. — Point de sexe distinct.

* Ordinairement on en trouve dans l'homme, de 25 à 39 pieds ; mais on en a vu qui avaient la prodigieuse longueur de plusieurs centaines de pieds. Rosenstein a vu un ténia de 390 pieds de longueur, et Baldinger un pareil ver de plus de 700 pieds.

céphales ou trichurides *; les ascarides vermiculaires **; les lombricoïdes ***, et le bicorne rude ****.

Les anciens auteurs ont décrit un bien plus grand
nombre de vers humains, et ont compris parmi ces
vers, des espèces particulières, et quelques animaux,
qui sont tout-à-fait étrangers à l'homme : d'autres
auteurs ont fait de simples variétés, autant d'espèces
distinctes, en les multipliant à l'infini ; d'autres ont
représenté ces vers avec des formes bizarres et hideuses,
vrais fantômes de leur imagination, et qui n'ont jamais
existé réellement ; tels sont les vers villeux et cruci-
formes d'Ambroise Paré, les vers à pieds de Doleus et

* Trichocéphale, trichuride, ou ver à queue, *ascaride trichuria.*
Linn. Corps ayant la forme d'une ligne spirale, long d'un à deux
pouces, large au plus d'une demi-ligne, terminé par une queue fila-
menteuse, et par une tête filiforme, armée de crochets et de trompe.
Individus unisexes.

** Ascaride vermiculaire, *ascaris vermicularis.* Linn.
Ver rond, filiforme, de la longueur de quatre lignes à un pouce,
délié à ses deux extrémités, formées par la tête et la queue ; très-irritable, très-contractile. Individus unisexes, et viv. pares, suivant
Goeze.

*** Lombricoïdes. — *Lumbricus intestinalis.* — *Ascaris lumbri-
coïdes.* Linn.
Ver cylindrique, ordinairement de la grosseur d'une plume à
écrire, long de six à huit pouces, terminé en pointe par ses deux
extrémités, formées par la tête et la queue ; recouvert d'une peau
ridée, blanche, jaunâtre ou rosée. Individus unisexes * Les femelles
ovipares.

**** Le bicorne rude de Sultzer ou le ditrachycéros, est une
nouvelle espèce de vers, découverte dans les intestins humains, il
y a vingt ans ; elle y existe trop rarement pour mériter l'attention
des praticiens.

* Les vers de terre, *lumbricus terrestris*, auxquels ceux-ci ressemblent
beaucoup, sont hermaphrodites.

d'HEISTER, les vers à cornes de SALDIULH. D'autres naturalistes ont rangé parmi les vers humains, quelques
vers étrangers, introduits accidentellement dans les intestins, avec les alimens, et provenant quelquefois des
œufs de ces insectes, qui y sont éclos; au nombre de
ces vers non-indigènes sont la douve, l'ascaride piquant,
l'ascaride à mamelons, le crinon ou gordius, la furie
infernale (*furia infernalis*), dont parle LINNÉE; et
d'autres vers accessoires. Doit-on comprendre au nombre de ces vers, les insectes et les animaux de genres
tout-à-fait étrangers aux vers, qui se sont quelquefois
introduits accidentellement dans le corps humain; tels
que le dragonneau, les forficules, les scolopendres,
les oloturies, les sangsues, les crapaux, les lézards,
les salamandres, les serpens mêmes, que l'on dit avoir
existé au sein de nos viscères et en être sortis vivans,
après avoir causé les plus singuliers accidens. Les
auteurs anciens sont remplis de faits semblables, fruits
d'une imagination déréglée et de la plus servile crédulité.

Les vers humains ont une organisation et une conformation très-remarquables : leur manière de vivre, de
se propager, sont dignes de toute notre admiration; cependant cette partie de leur histoire est encore fort peu
connue. L'origine de ces vers est devenue le sujet des
méditations et des recherches les plus suivies des naturalistes et des médecins; mais la plupart des faits
qu'ils ont observés, sont dans un tel isolement, que l'on
n'est pas encore parvenu à pouvoir former un système complètement satisfaisant sur la vie et les mœurs
de ces insectes.

Les vers humains ont une conformation convenable
aux milieux qu'ils habitent; leur texture molle et déli-

cate est bien en rapport avec la molesse et la sensibilité des organes au sein desquels ils vivent, en sorte que leur contact n'est pas sensible, et qu'ils ne nuisent réellement que par les blessures qu'ils font aux intestins et par leurs mouvemens trop multipliés. Ces animaux sont dépourvus d'os, de cartilages et de vertèbres ; ils ont un système circulatoire rempli de sang rouge et de sérosité blanchâtre ; un tube digestif fort distinct, et des organes sexuels facilement reconnaissables. Ces vers, tels que les ténias, paraissent être hermaphrodites ; d'autres, tels que les lombricoïdes, les trichurides, l'ascaride vermiculaire, sont évidemment unisexes ; d'autres enfin, tels que les vésiculaires, n'offrent point d'organes distincts de la génération. Tous les vers humains sont ovipares, les femelles fournissent une quantité innombrable d'œufs très-petits, et dont la plupart sont entrainés avec les excrémens, avant de s'être développés. Quelques-uns de ces vers jouissent de la vie dans chacune de leurs parties isolées ; mais je ne sais pas si ces parties sont susceptibles de nouveaux développemens, comme cela arrive dans les polypes et les radiaires.

Les vers humains sont très-sensibles et conséquemment très-irritables ; les odeurs fortes paraissent particulièrement les affecter. Ils résistent plus ou moins à l'action des médicamens, et du mouvement intestinal. Les lombricoïdes résistent moins à ces impressions que les ténias et les ascarides, vers qui paraissent avoir la vie très-tenace *. Les vers humains ne vivent pas indistinctement dans toutes les cavités ;

---

* COULET (*de ascaride et lumbrico lato*) assure que des ténias, plongés dans du bouillon de veau bouillant, y vécurent plus de douze heures, et ne perdirent rien de leur agilité : l'eau froide les engourdit, mais ne les tue pas.

Les tœnias préfèrent les intestins grêles, et s'attachent dans toute leur longueur, la tête ordinairement tournée vers la partie supérieure ; les visiculaires se plaisent dans les cavités des gros viscères, du foie, des poumons, des reins, de la vésicule du fiel, du cerveau, des kystes, et dans toutes les parties du corps abondantes en vaisseaux lymphatiques ; les trichocéphales se plaisent dans les replis du cœcum et du colou ; les ascarides dans le colon et le rectum ; mais ces vers peuvent exister dans d'autres organes, soit accidentellement, soit qu'ils y aient volontairement fixé leur domicile ; cependant ils ne résistent pas communément aux déplacemens forcés ; ils périssent ordinairement bientôt après, ou sont évacués encore vivans. Les ténias et les lombricoïdes, une fois entrés dans l'estomac, sont bientôt vomis vivans, ou étouffés par l'action des forces digestives ; les lombricoïdes poussés au-delà de la valvule cœcale, périssent, ou sont entraînés avec les matières fécales.

Une remarque bien importante, touchant la conformation de ces animaux, c'est qu'ils reçoivent des différens milieux où ils vivent, des modifications tellement frappantes, qu'elles en altèrent assez la forme et la couleur, pour les faire prendre pour des espèces nouvelles : ainsi les mêmes vers paraissent différens, lorsqu'ils se développent dans le corps de l'homme et dans celui des animaux, dans l'estomac et dans les intestins, lorsqu'ils sont bien ou mal nourris ; cependant quelques vers ne paraissent pas éprouver ces altérations ; ainsi les lombricoïdes du cheval et du cochon ne diffèrent pas de ceux de l'homme.

Les vers humains se nourrissent principalement du mucus intestinal et de la sérosité du sang ; la présence

de ce dernier liquide paraît même absolument nécessaire au développement des vers hydatides, que PALLAS
regardait comme la cause des hydropisies enkystées.

Les affections vermineuses sont ordinairement occasionnées par une seule espèce de vers; mais on rencontre quelquefois plusieurs espèces réunies dans la
même partie des intestins. J'ai vu souvent des lombricoïdes rejetés avec les ascarides vermiculaires. Les vers
humains sont en général d'autant plus multipliés qu'ils
sont plus petits : on a aussi remarqué que plus les lombricoïdes sont nombreux, moins leur corps est volumineux.

Les âges, les constitutions, les climats, les maladies,
etc., ont une grande influence sur la propagation des
vers humains; les enfans y sont plus sujets que les adultes et les vieillards; l'âge adulte est celui pendant
lequel le ténia s'engendre le plus communément.

Les personnes faibles et lymphatiques, celles dont la
fibre est molle, les enfans et les femmes sont singuliè-
ment sujets aux affections vermineuses : les vers, dans
les individus de cet âge, se plaisent au milieu des mucosités abondantes, dont leurs viscères sont abreuvés.
Dans l'âge adulte, la texture des organes est plus serrée,
la force contractile est plus développée; tout semble
s'opposer au développement des germes vermineux,
qui n'a lieu d'ailleurs que très-rarement chez les individus jeunes, forts et vigoureux.

Les maladies, surtout celles qui sont accompagnées
d'une grande faiblesse et d'adynamie, disposent singulièrement aux affections vermineuses ; la faiblesse du
cœur et des artères, l'amaigrissement du corps, l'état de
torpeur du système musculaire, la faiblesse des organes digestifs, l'abondance des mucosités intestinales,

les fièvres nerveuses et muqueuses, tout ce qui est
l'effet de la faiblesse et de l'asthénie, favorisent le
développement des vers ; ceux-ci se développent fréquemment au début des maladies, et en compliquent
quelquefois les symptômes : le célèbre professeur BRERA
a remarqué, que les enfans qui ont été soumis à l'opération de la taille, sont souvent tourmentés par des vers,
qui se développent en grande quantité après cette opération. * Les brebis, animaux faibles et timides, et
dont les organes sont souvent engorgés de sérosité,
sont singulièrement disposées aux affections vermineuses, à la douve, au ténia.

Les climats et les saisons disposent aux affections
vermineuses : quand ils sont humides et froids, on
rend plus de vers en automne qu'au printemps et en
été ; les habitans du nord de l'Europe y sont plus sujets
que les habitans du midi : rien de plus commun en
Russie et en Suède que le ténia ; ce vers est pour ainsi
dire une maladie endémique pour les paysans des environs de Bâle. Une nourriture végétale et trop humec-
tante y dispose singulièrement.

Ces considérations préliminaires sur les anthelmintiques, bien qu'étrangères à l'histoire de ces médicamens, sont néanmoins nécessaires pour expliquer leurs
médications et pour désigner l'usage que l'on doit en
faire.

La présence des vers dans l'estomac et les intestins,
occasionne des symptômes morbifiques très-remarquables ; quelques-uns sont communs à toutes les affections

---

* Traité des maladies vermineuses, par V. L. BRERA, professeur à Paris, traduction française; Paris, 1804. Je ne connais pas
de meilleur guide dans l'étude des maladies vermineuses.

vermineuses ; d'autres symptômes sont propres à chaque espèce de vers : in is combien d'anomalies ces affections ne présentent-elles pas , en raison du nombre , de la grosseur des vers, et de la susceptibilité individuelle. Les signes de la présence des vers sont souvent obscurs et équivoques : ces signes sont très-nombreux, communs à plusieurs maladies, simulent eux-mêmes ces maladies, ou des symptômes partiels, et des maladies qui diffèrent de ceux qui sont ordinairement causés par la présence des vers, tels que l'oppression , les palpitations , la toux convulsive , la surdité, l'amaurose , l'agitation , le tremblement des membres, le troublé de l'entendement, les convulsions, le tétanos, la catalepsie, l'épilepsie, la danse de Saint-Guy, le priapisme , etc. , etc. On éprouve quelquefois le sentiment d'une vive chaleur sur l'épigastre ; tantôt un sentiment de déchirement ou de pesanteur dans l'abdomen ; on éprouve quelquefois aussi une faim dévorante ou un dégout insurmontable pour toute espèce d'alimens.

N'a-t-on pas observé mille fois des symptômes communs aux affections vermineuses, sans qu'il existât de vers ? N'arrive-t-il pas aussi journellement que les personnes les plus saines rendent des vers sans avoir présenté les moindres symptômes, propres à en faire soupçonner l'existence dans les intestins ; en sorte que l'on est forcé de convenir, que la plupart des signes de l'existence des vers sont équivoques, et que le seul sur lequel on puisse compter est la présence même des vers après leur sortie des intestins.

Les signes communs et les plus ordinaires de maladies vermineuses sont : l'altération de la couleur du visage, tantôt rouge, tantôt pâle, tantôt plombée ; les yeux cernés et ternes ; la dilatation de la pupille ; la tuméfaction de la paupière inférieure ; la vive démangeaison des narines ; les fréquentes hémorragies nasales ; la céphalalgie, la fétidité de l'haleine, le craquement des dents, le sommeil agité, le délire, la tuméfaction de l'abdomen, la sécheresse de la peau, les douleurs contusives dans les articulations ; un sentiment de piqûre et de déchirement dans l'estomac et l'abdomen, surtout dans leur état de vacuité ; l'urine crue et bourbeuse ; les selles fétides.

Voici les signes particuliers propres à chaque espèce de vers :

Ténias. — Sentiment de pesanteur douloureuse et de tournoiement dans le bas – ventre ; de piqûre et de morsure vers l'estomac * ; gonflement et dépression alternatifs de l'abdomen, accroissement extraordinaire de l'appétit, ptyalisme, amaigrissement du malade, faiblesse, défaillance, trouble de l'intelligence, vertiges, inquiétude, impatience, morosité, évacuation de portions de papilles marginales du ténia, qui ressemblent à des semences de courge ou de melon (*cucurbita*).

Vésiculaires ou *hydatides.* — Ces vers, par leur immobilité, donnent lieu à peu de symptômes, ou moins sensibles ; quand ils en font naître, c'est plutôt par leur effet mécanique que par toute autre cause. Lorsqu'ils sont répandus dans la substance du cerveau des brebis, ils rendent ces animaux vertigineux, stupides et les font maigrir : ils produisent les mêmes symptômes dans l'homme, et sont quelquefois la cause de l'apoplexie. On

---

* J'ai vu a la clinique de la Charité, une femme, que ces morsures jetaient dans d'affreuses convulsions ; elle y aurait succombé, si le ténia n'avait point été détruit par l'effet même de ces convulsions.

les rencontre fréquemment dans les hydropisies, dans l'hydrocéphale, et surtout l'hydropisie ankystée. Ces vers sont toujours l'effet d'une asthénie et de la faiblesse qui accompagnent ces maladies.

Trichocéphales ou *trichurides.* — Ces vers n'occasionnent aucun symptôme remarquable. Leur grand nombre peut irriter l'intestin et priver le corps de sa nourriture.

Ascarides vermiculaires. — Sentiment d'irritation sourde, chaleur et prurit incommode dans le rectum, vers l'anus, ou dans la cavité du vagin ; démangeaison et picottement quelquefois très-aigus et très-douloureux de l'anus ; grincement de dents ; dilatation des pupilles; démangeaison des narines; enfin d'autres symptômes communs aux affections vermineuses en général, et que complique la présence des lombricoïdes et d'autres vers, qui se rencontrent fréquemment dans les intestins avec les ascarides.

Lombricoïdes. — Douleurs pongitives et déchirantes dans la région ombilicale, avec un sentiment particulier de bourdonnement ; gonflement et dépression alternatifs de l'abdomen ; picotement et morsure de l'intestin, semblables à ceux qui sont occasionnés par la sangsue ; rapports nidoreux, selles fétides, urines troubles, dilatation des pupilles ; prurit du nez, céphalalgie, anorexie, et la plupart des signes généraux.

Tels sont les principaux signes particuliers de l'existence de chaque espèce de vers dans les intestins ; ces signes se compliquent entre eux, et se compliquent également avec les signes d'autres maladies coexistantes. Je vais m'occuper maintenant des considérations générales qui ont rapport aux médicamens vermifuges.

Possédons-nous des spécifiques contre les vers intestinaux? Y a-t-il de véritables vermifuges? Les médecins désignent par ce nom les médicamens qui ont la propriété de tuer les vers; mais rien n'est moins prouvé que cette propriété. Les vermifuges les plus actifs peuvent chasser les vers des intestins, mais beaucoup de ces animaux ne périssent qu'après leur sortie, ensorte qu'il est difficile de décider si leur mort est causée par l'effet de ce déplacement, ou par l'effet immédiat du médicament; d'ailleurs, cette expulsion a souvent lieu spontanément et sans avoir été provoquée; tandisque dans beaucoup d'autres circonstances les vers résistent à l'action des vermifuges les plus actifs; ainsi les médecins peuvent bien douter encore de l'action spécifique attribuée à ces médicamens; il leur est aussi permis de douter si parmi les nombreux médicamens vermifuges, une espèce est plus qu'une autre adaptée au traitement de telle ou telle espèce de vers. L'expérience montre tous les jours que le même médicament peut détruire ou expulser des intestins tous les vers indifféremment. On détruit les ascarides vermiculaires et les lombricoïdes par des moyens uniformes; les mêmes moyens font expulser de longues portions de ténia; ensorte qu'il paraît que ce vers peut-être détruit par tous les remèdes vermifuges donnés à fortes doses. Tout se réduirait, peut-être, dans le traitement des maladies vermineuses à administrer pour chaque espèce de vers le même médicament, en donnant la dose, en raison du volume, de la force et de la ténacité des vers. *

---

* CULLEN ne dit rien de ces médicamens; le silence de cet

Dans le traitement des affections vermineuses, il faut surtout avoir égard à la cause de ces affections; détruire cette cause, sous l'influence de laquelle les vers repullulent sans cesse; détruire la faiblesse et particulièrement celle des intestins; donner à ces organes le ressort et la tonicité qui leur manquent; prévenir une trop grande sécrétion de la mucosité, au milieu de laquelle les vers se développent, dont ils se nourrissent, et où ils déposent leurs œufs. On fait usage pour remédier à cette faiblesse, de remèdes toniques, amers, astringens; d'émétiques et de purgatifs. On diminue la mucosité intestinale, par l'usage d'alimens restaurans et de boissons toniques et stimulantes (de viandes rôties, de pain bien cuit, de vin généreux); par l'exercice, et surtout par la marche; par l'usage des bains froids ou des lotions froides; par l'insolation et par tous les moyens de l'hygiène, bien plus efficaces, bien plus permanens, et beaucoup plus sûrs que les moyens pharmaceutiques les mieux raisonnés.

Dans le traitement des maladies vermineuses, il faut avoir égard à trois choses essentielles; 1°. détruire les vers; 2°. les expulser des intestins; 3°. prévenir leur nouveau développement.

Les substances à l'aide desquelles on combat les affections vermineuses sont très-nombreuses; quelques-unes ont reçu de justes éloges, et méritent la confiance des praticiens; d'autres n'ont aucune efficacité; d'autres enfin, fruits d'un aveugle empyrisme, doivent être intièrement rejetées de la matière médicale. On trouve des vermifuges dans le règne végétal et dans le règne

---

homme célèbre est un aveu tacite de son peu de confiance à leurs vertus.

minéral ; ils appartiennent à des familles différentes,
et sont, pour ainsi dire, des médicamens isolés.
Réunis par leur propriété commune anthelmintique,
ils diffèrent beaucoup dans leur mode d'action sur
l'économie, autant que les genres d'où ils sont tirés. La
plupart des vermifuges végétaux, ont une odeur forte
et pénétrante, et une saveur amère, astringente et
aromatique. Leur degré d'énergie médicamenteuse diffère dans les différentes espèces ; plusieurs d'entre eux
agissent en fortifiant l'économie, en diminuant la sécrétion morbifique de l'humeur muqueuse ; en produisant dans les intestins cette rigidité, ce mouvement,
cette force nécessaire pour expulser les vers et prévenir
le développement de leurs germes. On doit regarder
principalement comme tels, les remèdes pris dans la
classe des toniques, des amers et des excitans, le
quinquina, le fer, l'eau, le brou de noix, le vin rouge,
l'absinthe, la camomille, médicamens dont j'ai déjà
parlé dans cet ouvrage : d'autres semblent agir principalement par leur odeur pénétrante, à laquelle les
vers paraissent très-sensibles : la mousse de Corse, la
tanaisie, l'ail, la sabine, le camphre, l'huile de thérébentine, l'assa-fœtida, l'éther, le pétrole. Quelques-
uns ne paraissent réunir rien d'actif ni de vraiment médicamenteux, et seraient regardés comme des médicamens sans action, si l'expérience n'avait pas sanctionné
leur vertu, telle est la fougère mâle, le *semen-contra*
et d'autres médicamens qui n'ont qu'une très-légère saveur, que très-peu d'odeur, et qui agissent probablement en vertu d'un principe médicamenteux encore
inconnu.

Les émétiques et les purgatifs ont été recommandés
comme de très-bons anthelmintiques. Le premier de

ces médicamens par les secousses qu'il imprime à toute l'économie; le second, en déterminant un mouvement péristaltique plus fort, incommodent les vers, les déplacent et les évacuent promptement; cependant ces moyens ne sont pas sans inconvéniens; ils fatiguent beaucoup, augmentent la faiblesse, et prédisposent par conséquent, de nouveau, aux affections vermineuses; ces purgatifs étant pris d'ailleurs dans la classe des drastiques les plus forts, ne peuvent convenir qu'aux personnes robustes : ils produisent de graves accidens sur les personnes faibles ou sur celles dont le système digestif est affaibli; il serait prudent de n'employer ces médicamens, que pour favoriser la sortie des vers préalablement déplacés et détruits par les vermifuges d'un autre genre.

On donne les vermifuges en substance; en poudre, incorporée dans du miel, dans un électuaire, dans du sucre (biscuit aux vers, dragées ou pastilles vermifuges); on en prépare des infusum, des decoctum, des gelées, des sirops : on les administre intérieurement et extérieurement; l'usage interne est plus efficace, plus sûr, et doit par conséquent être préféré; on n'a recours aux médicamens externes que quand on y est forcé, par l'impossibilité de la déglutition ou par la répugnance invincible du malade. On pratique alors des frictions avec ces médicamens incorporés dans l'axonge, la salive ou le suc gastrique, sur la région correspondante à l'estomac et aux intestins; on applique sur les mêmes régions des épithêmes ou des topiques, préparés avec les mêmes substances; on y fait pareillement des onctions avec les linimens où entrent des substances vermifuges* ; on em-

---

* On prépare un liniment avec l'ail, l'absinthe, le fiel de bœuf,

ploie également pour détruire ou expulser les vers des
intestins, des lavemens enthelmentiques, préparés par
la décoction des mêmes substances, et des suppositoires
composés avec des corps gras ou fétides; mais ces
moyens ont une action fort bornée, et n'agissent que
très-incomplettement; on pense même assez généralement que les clystères vermifuges chassent, par leur
odeur, les vers des parties inférieures des intestins
aux parties supérieures.

Le matin est le moment le plus convenable de la
journée pour prendre les vermifuges; alors l'estomac et
les intestins sont dans la plus grande vacuité, les matières muqueuses y sont peu abondantes, les vers ne
pouvant pas s'en envelopper, opposent moins de résistance à l'action des médicamens; c'est même une méthode très-louable, d'imposer au malade une diète rigoureuse, un ou deux jours avant l'usage du médicament,
et de le nourrir pendant ce temps, d'alimens secs et
salés, peu convenables aux vers, et qui favorisent peu
la sécrétion muqueuse intestinale *.

La dose des vermifuges varie en raison des médicamens : il faut toujours avoir égard à l'âge, à la
constitution; et connaître, autant que faire se peut,
l'espèce de vers que l'on a à combattre.

On associe les vermifuges entre eux, on les combine
aux amers, aux toniques, aux purgatifs, aux antispasmodiques, suivant les symptômes et les complica-
tions.

---

l'aloës, l'huile de tanaisie, la coloquinte, l'huile, le savon, l'axonge
ou la salive.

* Oe pourrait ainsi détruire les vers, en tarissant la source de cette
humeur qui les nourrit, si cette méthode n'avait pas les inconvéniens
les plus graves.

VERMIFUGES.

----

* VÉGÉTAUX.

Mousse de Corse.
Semen-contra.
Fougère mâle.
Cévadille.
Absinthe maritime.

** MINÉRAUX ET CORPS INORGANIQUES.

Étain.
Pétrole.

MOUSSE DE CORSE. — Mousse marine. — Coraline de Corse. — Helminthocorton. — *Fucus helmintho-corton.* L., fam. nat. des Algues.

La mousse de Corse est une espèce de varec fila-menteux, que l'on rencontre communément sur les écueils de la Méditerranée, et particulièrement sur les rochers escarpés de l'île de Corse ; elle est composée, comme presque toutes les plantes de cette famille, d'une tige erborescente, formée de filamens nombreux, réunis en faisceaux à la base, se biffurquant à leur sommet, et présentant à chaque ramification un renfle-ment ; cette plante a une couleur terne, rouge-brune ; une saveur amère, salée, nauséabonde et toute parti-culière aux varecs.

On trouve rarement la mousse de Corse seule ; elle est toujours plus ou moins mélangée à d'autres plantes de la même famille, à diverses espèces de varecs fila-menteux, à des conferves, à des céramium, à des ser-tulaires, à des coralines * et même à des bissus de nos

---

* La coraline de Corse, c. blanche ou c. officinale, est un po-lype du genre des zoophytes cératophytes (DUMÉRIL), et qui à la forme d'une plante sèche et calcaire : substance tout-à-fait inerte, et qui ne doit probablement ses vertus qu'aux varecs auxquels elle se trouve constamment mêlée, et aux matières salines et muriatiques dont elle est imprégnée.

J'ai employé au traitement des lombricoïdes, plusieurs espèces de varecs que M. le docteur PERSOON a bien voulu me procurer dans l'état frais ; elles ont toutes également réussi à expulser ces vers. Les espèces qui ont servi à ces expériences comparatives, sont : les *Fucus ceratus, inflatus, nodosus, tendo, filum, pinastroïdes, sili-quosus, abrotanoïdes* et *saccharinus* ; cette dernière espèce est celle que fournit *l'iode* en plus grande abondance. Ce principe entre pro-bablement pour quelque chose dans cette médication.

mares, que dans quelques contrées les paysans employent au même usage, et qui peut-être n'en diffèrent pas quant à la vertu vermifuge. La mousse de Corse est composée de gélatine et de sels à base de potasse et de soude. *L'iode* est contenu dans ce varec comme dans la plupart des espèces connues.

La mousse de Corse est un très-bon vermifuge, que l'on emploie surtout dans le traitement des maladies vermineuses des enfans, et particulièrement dans le traitement des vers lombricoïdes ; mais il produit généralement peu d'effet sur les personnes d'un âge mûr. On prend ce médicament en poudre, depuis 10 grains jusqu'à un gros, incorporé dans du miel ou en électuaire : en infusum dans de l'eau, du lait, depuis un gros jusqu'à une once, pour une verrée de liquide ; on en prépare une gelée au vin blanc, que l'on aromatise avec l'essence de citron ; un sirop, etc.

SEMEN-CONTRA. — Semencine. — Sementine. — Barbotine.—Poudre aux vers. Fam. nat des Combifères.

La semencine provient d'une espèce d'absinthe, que quelques naturalistes croyent être l'*artemisia contra*, de LINNÉE, d'autres l'*a. santonica* ; L. ; d'autres enfin l'*a. judaïca*, L. Ces plantes croissent abondamment en Asie, et dans les déserts qui avoisinent la mer Caspienne : c'est dans ces déserts que l'on recueille la sementine : elle a la forme de petites têtes oblongues, d'une couleur jaunâtre, formées d'écailles imbriquées, qui recouvrent des graines rondes, jaunes, aplaties, et des rudimens de fleurs ; ces petites têtes florales, adhèrent encore à leurs pédicules. La sementine a une odeur forte, aromatique, et une saveur amère ; elle

contient , comme toutes les absinthes , un principe
amer, gommo-résineux et de l'huile essentielle.

La sementine est un vermifuge très-énergique : elle
convient surtout pour détruire les lombricoïdes et les
ascarides vermiculaires. On la donne en poudre, depuis
vingt grains jusqu'à deux gros, seule ou incorporée
dans du beurre ou du miel. On prend cette substance,
en infusum dans l'eau ou le vin. On combine sa pou[r]
à celle de la rhubarbe, du jalap, de la scammonée, quan[d]
on a l'intention d'obtenir un effet purgatif. Elle est
aussi la base des biscuits, des dragées et du pain d'épice
vermifuges : compositions commodes pour les enfans.

FOUGÈRE MALE. — *Polypodium filix mas.* E. Fam.
nat. des fougères.

Plante herbacée, vivace, à racines horizontales,
volumineuses, composées de tubercules oblongs , légèrement courbes, imbriqués, recouverts d'un épiderme
épais, coriace, noirâtre, et formés à l'intérieur d'une
substance charnue, compacte, jaune-verdâtre, d'une
saveur acerbe, un peu amère et visqueuse. Les feuilles
de la fougère sont grandes, ailées, supportées par des
pétioles radicaux recouverts d'écailles roussâtres : elles
sont composées de folioles alternes, qui diminuent progressivement de longueur et de largeur sur leurs pétioles
communs et particuliers. Ces folioles, d'un vert un peu
sombre, sont incisées profondément, glabres, recouvertes en-dessous des parties de la fructification ou de
capsules ou follicules arrondies, réniformes, pulvérulentes, rousses, et placées symétriquement sur deux
rangs. La fougère mâle croît aux environs de Paris,
sur toutes les collines boisées *.

----

* La fougère femelle (*Pteris aquilina*, L.) n'est d'aucun usage en

Les racines de fougère contiennent une substance extracto-résineuse, de la gomme et du tanin.

Les racines de la fougère mâle sont devenues célèbres, par l'application que l'on en a fait de temps immémorial au traitement des ténias. Le remède si fameux de M. Nouffer de Morat, et qui fut acheté par Louis XV, était déjà connu des médecins grecs. Ce remède n'est pas infaillible, mais quand il est bien administré il réussit fréquemment. Voici les précautions qu'il faut apporter dans cette administration* : on fait souper légèrement le malade avec une panade; s'il est resseré, on lui donne un lavement émollient ou huileux : le lendemain, on lui fait prendre le matin, à jeûn, trois gros de poudre très-fine de racines de fougère mâle, délayée dans un peu d'eau distillée de la même plante, ou dans un peu d'eau de tilleul; deux heures après, on donne un bol composé de mercure doux et de scammonée ; on y ajoute quelques grains de gomme-gutte, quand les individus sont difficiles à émouvoir. Ce traitement suffit ordinairement pour expulser le ténia. Dans le cas contraire, on dispose le malade, dès le lendemain, à recommencer, et ainsi plusieurs fois de suite. Il faut pour que ce traitement réussisse, harceler, fatiguer le ver, doubler, tripler la dose du remède, et le préparer soi-même, pour être plus certain que les tubercules radicaux de la fougère, ont toutes les qualités requises, pour agir avec énergie. J'ai remarqué que ces qualités sont bien plus prononcées dans les racines fraîches, et je

---

médecine et diffère entièrement de la véritable fougère femelle (*polypodium filix fœmina*, L.) qui croît dans quelques provinces de la France.

* Précis du Traitement contre le ténia ou vers solitaire, pratiqué à Morat, en Suisse. Paris, 1775.

crois qu'il serait très-avantageux de les réduire en pulpe, et d'administrer ce médicament sous cette forme.

Le decoctum et l'eau distillée de la fougère mâle, servent d'excipient à un grand nombre de médicamens vermifuges.

CÉVADILLE. — Petite orge. — *Cevadilla.* — *Sabadilla.*

La cévadille est une graine brune, aplatie, triangulaire, à cinq ou six facettes, dont l'enveloppe rugueuse ou chagrinée, renferme une amande sèche, d'une couleur rousse, d'une saveur amère, âcre, désagréable, et qui est pénétrée d'un principe résineux et inodore.

La plante qui produit cette graine, croît à la Nouvelle-Espagne et au Mexique : on pense que c'est un *veratrum.* La cévadille est violemment émétique et drastique : on la vante comme un très-bon vermifuge : on l'a employée avec succès contre le ténia, mais mêlée à d'autres purgatifs. Les medecins russes sont les premiers qui l'ayent employée ainsi. La dose de cette graine est de deux grains jusqu'à un demi-gros, en poudre, dans du miel ou en pilules. Je n'ai jamais vu employer ce médicament; mais je ne doute pas de ses grandes vertus.

La poudre de cévadille détruit les poux : on la connaît sous le nom de *poudre de capucin.*

Beaucoup d'autres médicamens simples ou composés ont été, ou sont encore, usités dans le traitement des affections vermineuses.

La Sabine (*juniperus sabina*, L.) et la Rhue, *ruta graveolens*, L.), plantes dont j'ai donné la description dans les emménagogues, sont de très-puissans vermifuges, que l'on peut employer dans le traitement de toutes les espèces de vers humains. J'ai quelquefois fait usage de l'huile essentielle de ces végétaux, à la dose de 10 à 20 gouttes dans cinq à six cuillerées de décoctum de fougère ou de vin rouge, ou de leur infusum en lavement.

L'Absinthe maritime (*artemisia maritima*, L. *), fam. nat. des composées flosculeuses : est une plante douée d'une extrême amertume et de beaucoup d'arome. On l'emploie avec succès dans le traitement des vers lombricoïdes, en infusum dans l'eau et dans le vin, par tasses et par cuillerées. Toutes les espèces d'absinthes peuvent être également usitées ; mais l'absinthe maritime agit comme anthelmintique, avec plus d'énergie et plus constamment.

L'Ail (*allium sativum*, L.) et l'Oignon (*allium cepa*, L.) ont une vertu enthelmintique très-énergique. Tissot et Rosenstein sont parvenus à faire rendre des tenias entiers, en continuant long-temps l'usage de ces médicamens : ils ont paru surtout convenir dans les affections vermineuses accompagnées de convulsions. Ces végétaux agissent probablement dans ces circonstances par une vertu antispasmodique, ce qu'indique assez leur odeur forte et pénétrante. On donne aux enfans l'ail bouilli dans du lait, dans la proportion de deux gros par livre de ce liquide. On frictionne avec sa pulpe le bas-ventre, pour en chasser le ténias. Cette méthode assez sûre, a l'inconvénient de produire des

---

* *A foliis; niveistomentosis, caulinis pinnatis, linearibus obtusis, rameis simplicibus ocaule adscendente ramoso ; ramulis cernuis; floribus oblongis, tomentosis, sessilibus ; odore teucris mari.* Cette espèce d'absinthe est commune sur les rivages de l'Océan occidental.

ulcérations superficielles, qui sont long-temps à se guérir. On prépare aussi un vin alliacé.

La Valériane officinale (*valeriana officinalis*, L.)
a paru être très-utile dans les affections vermineuses,
accompagnées d'atonie et de symptômes nerveux. La
racine de cette plante exhale une odeur forte et pénétrante, qui probablement contribue beaucoup à l'expulsion des vers. L'électuaire de Storck, recommandé
dans les affections vermineuses, est composé de trois
gros de racines de valériane, de pareille quantité de
racines de jalap et de sulfate de potasse, et de quatre
onces d'oxymel scillitique. On le prescrit par cuillerées.

L'écorce verte de la noix, ou le brou de noix, a été
utilement administré dans les maladies vermineuses ;
son extrait est très-actif : on le donne à la dose d'un à
plusieurs gros. C'est un excellent remède prophylactique des maladies vermineuses, et un très-bon tonique,
pendant la convalescence de ces mêmes maladies.

Les Racines d'angélique (*angelica archangelica*,
L.) sont aussi très-puissantes contre les vers, et particulièrement contre les vers lombricoïdes : on en prépare un decoctum, dans la proportion d'une once pour
trois livres d'eau, jusqu'à la réduction d'une livre,
dont on donne deux ou trois onces aux malades tous
les matins.

Huile essentielle ou essence de thérébentine. Ce
liquide d'une odeur forte et pénétrante est très-excitant ;
c'est un excellent vermifuge, administré par gros ou par
petites cuillérées, seul ou mélangé avec du miel, ou distillé avec le carbonate d'ammoniaque liquide, d'après la
méthode de Chabert ; ou bien encore mélangé avec le
pétrole. De toute manière ce médicament est désagréable et répugnant ; aussi ne l'emploie-t-on que

dans les circonstances les plus graves, et presque toujours contre le ténia. J'ai réussi plusieurs fois à chasser entièrement ce ver des intestins, en faisant prendre au malade, le matin à jeûn, deux à trois gros d'un mélange à parties égales, d'essence de thérébentine et d'éther sulfurique.

Camphre. Le camphre est un excellent remède à employer dans le traitement des vers lombricoïdes. Son odeur pénètre tous les tissus, chasse ces vers et tue leur germe. On donne le camphre comme vermifuge, en le faisant dissoudre, à la dose d'un demi-gros, dans une livre d'eau légèrement gommeuse. On administre ce mélange par petites cuillerées. On donne aussi le camphre en lavemens comme anthelmintique, mais à doses plus fortes.

Assa-fétide. Les vertus anthelmintiques de l'*assafœtida* ont été constatées par un grand nombre de faits. Les vers et surtout les lombricoïdes ont une telle aversion pour l'odeur de cette substance, qu'ils s'éloignent promptement des organes au sein desquels cette odeur se manifeste, et remontent jusque dans l'estomac et l'œsophage, quand on l'administre en lavement. On donne l'assa-fétida comme antivermineux, à la dose d'un à trois gros par jour, en pilules de cinq à dix grains. Sa teinture alkoolique est une excellente préparation, que l'on donne à la dose d'une à deux onces, dans trois fois plus de vin rouge; et par cuillerées, à demi-heure d'intervalle, le matin à jeûn. On prescrit l'assafœtida en lavemens, dissous dans l'eau, à la dose d'un à plusieurs gros. On l'emploie aussi en frictions, pour le faire agir par absorption.

Le sel marin (deuto-hydrochlorate de sodium) est un bon vermifuge, particulièrement dans le traitement des lombricoïdes et des ascarides. On le donne seul,

à la dose d'une à plusieurs onces, dissous dans l'eau, et
à jeûn, ou mêlé aux alimens : le poisson salé, la mor-
rue, le hareng, etc., sont, sous ce rapport, des alimens
très-utiles dans le traitement des affections vermineuses.

SEL AMMONIAQUE (hydro-chlorate d'ammoniaque).
BLOCH recommande, comme un puissant anthelmintique, l'ammoniaque, (muriate ou carbonate) combiné
à la rhubarbe et au jalap, dans la proportion d'une
partie de chaque substance purgative sur deux parties
de sel, pour une fois. L'ammoniaque a été administré
ainsi, dans le traitement des ténias et des vers lombricoïdes. Les gouttes anthelmintiques de HARTMANN, sont
composées de trois gros de carbonate ammoniacal
liquide anisé, d'un gros d'essence d'absinthe, et de
vingt grains d'assa-fœtida : on donne ces gouttes de
dix à quarante en vingt-quatre heures.

ETHER SULFURIQUE. L'éther est regardé par tous les
praticiens comme un très-puissant vermifuge; il entre
pour ingrédient principal dans le traitement des ténias,
d'après la méthode de M. BOURDIER, qui consiste à
faire prendre, le matin, un gros d'éther sulfurique,
dans une verrée de decoctum très-chargé de fougère
mâle, et à donner ensuite deux onces d'huile de riccin.
J'ai parlé des succès que j'ai obtenus de l'association de
l'éther à l'essence de thérébentine.

ACIDE CARBONIQUE. Le gaz acide carbonique, dégagé
dans l'estomac et les intestins, a la propriété d'en chasser les vers, et particulièrement les ténias. Ce gaz fait
la base du traitement ou de la méthode du docteur
MEIER. On dégage ce gaz dans les premières voies, en
prenant une cuillerée de carbonate de magnésie, et aussitôt après une cuillerée de tartrite acidule de potasse ;
ou bien en faisant usage d'un mélange de deux gros de

carbonate de soude et d'une once de sucre, dont on prend un demi-gros toutes les quatre heures, dans un peu d'eau bien épurée. On peut employer au même usage la poudre aérophore de WAGLER, la potion antémétique de RIVIÈRE, ou les eaux acidules carbonatées naturelles, ou artificielles.

HUILE DE RICCIN. L'huile de riccin est un anthelmintique dont l'efficacité est la même pour toutes les espèces de vers; je l'ai vu également réussir dans le traitement des ascarides, des lombricoïdes, et des ténias; c'est le purgatif qui paraît le mieux convenir, pour expulser de l'intestin, les vers déplacés ou détruits par les autres anthelmintiques; je crois cependant l'huile de ricin douée d'une vertu spéciale et vermifuge, différente de celle qui est commune à tous les autres purgatifs drastiques; elle réussit encore mieux quand on la mêle aux alkools résineux de jalap et de scammonée; ou à l'éther sulfurique. On donne cette huile par once. *Voyez* son histoire aux purgatifs.

ÉTAIN. — *Stannum.*

L'étain est un métal blanc, peu oxidable, très-fusible, très-soluble dans les acides, très-mou et très-léger; il ploie aisément, et produit en se cassant un bruit particulier, qu'on appelle le *cri de l'étain*. Il a une odeur bien sensible quand on le chauffe.

L'étain de Cornouailles, celui des Indes, de Banca ou de Malaca, sont les plus purs; celui des plombiers est fréquemment mélangé de plomb, de bismuth, de zinc et d'antimoine.

L'étain n'a aucune des propriétés délétères que lui avait attribuées MARGRAFF, chimiste de Berlin.

La médecine doit à cette substance un des anthelmintiques les plus énergiques, pour détruire le ténia ; ALSTON et le célèbre PALLAS préconisèrent cette méthode de traitement, et la mirent en vogue. Ce métal ne demande pas d'autres préparations que d'être réduit en poudre. La meilleure manière de le pulvériser, est de le réduire en feuilles très-minces, et de le triturer avec du sucre bien cristallisé, très-dur et très-sec ; on passe cette poudre au tamis, on en sépare le sucre en le faisant dissoudre dans l'eau bouillante.

La dose de ce médicament est d'une once, incorporée dans du miel ou du sirop de sucre.

Le sulfate d'étain mercuriel, ou or *mussif*, est un médicament qui jouit aussi d'une très-grande vertu anthelmintique ; on le donne dans les mêmes circonstances, à la dose de 10 à 15 grains, deux fois par jour.

L'antihectique de POTÉRIUS, la potée d'étain, le muriate d'étain, et toutes les préparations chimiques et pharmaceutiques de l'étain, sont des médicamens tout-à-fait rejetés de la matière médicale.

L'étain et la fougère mâle font la base de l'électuaire de MATHIEU, employé dans le traitement du ténia, d'après la méthode de cet auteur.

PÉTROLE. — Huile de pierre. — Huile de gabian. — Naphte. — Bitume liquide. — Poix minérale. — *Petroleum.*

Substance huileuse, liquide, plus légère que l'alkool, et qui suinte au milieu des rochers, au fond des cavernes, des puits, surtout dans le voisinage des volcans, des eaux thermales, des houillères (huile minérale d'Écosse); en Italie, en Sicile, en Perse, en Écosse ; on en trouve aussi en France, mais moins communément. Cette huile a plus ou moins de consistance : elle est blanche, jaune, rouge, noire; exposée à l'air, elle change de couleur, et devient plus épaisse. En se combinant avec son oxigène, elle acquiert une consistance résineuse. Le pétrole exhale une odeur fortement aromatique et désagréable, qui a quelque analogie avec celle de l'acide succinique. Il est composé d'une matière résineuse et d'huile volatile. Il répand en brûlant une fumée noire, très-chargée de carbone. Le pétrole est un excellent anthelmintique : on croit qu'il manifeste surtout son action vermifuge sur les ascarides ; et je ne doute pas que cette vertu ne dépende en partie de son odeur forte et désagréable.

Le pétrole a été employé avec succès en frictions, contre l'atonie musculaire et la paralysie : on l'a aussi fréquemment recommandé dans les affections nerveuses et spasmodiques; mais on a beaucoup de peine à vaincre la répugnance qu'occasionne l'emploi de ce remède; et je pense avec CULLEN que ses avantages ne peuvent pas balancer cet inconvénient.

On donne le pétrole à la dose de dix gouttes à un gros. Je l'ai donné à plus forte dose, et avec succès, contre le ver solitaire, en le mêlant avec de l'éther ou de l'huile de thérébentine, qui en masquent l'odeur.

LE FER. Ses préparations, ou oxydes et particulièrement le sulfate ou couperose verte, agissent dans les affections vermineuses, en raison de leurs vertus toniques et astringentes, propres à modérer la sécrétion muqueuse des intestins, et à corroborer leurs tissus relâchés. On prescrit ce minéral en limaille porphyrisée, ou à l'état d'oxyde, à la dose de cinq à dix grains, mêlés à la poudre de quinquinna, de tormentille, de canelle, de rhubarbe, de valériane; à l'assa-fœtida, au rob de brou de noix, etc., etc. Le fer est plutôt un médicament lactique qu'un médicament direct. Les eaux minérales ferrugineuses, tant recommandées dans les affections vermineuses, ne jouissent de la vertu vermifuge qu'en raison du fer qu'elles contiennent.

Le MERCURE et le SOUFRE ont été quelquefois administrés comme vermifuges, soit isolés, soit mêlés ensemble. On a donné le mercure à l'état d'oxyde noir ou d'æthiops, à l'état de muriate ou de calomélas, et même à l'état de muriate suroxygéné ou de sublimé, contre les ténias et les ascarides. Les accidens qui accompagnent ordinairement l'administration de ces médicamens minéraux, les ont rendus très-suspects dans le traitement des maladies vermineuses, qui sont ordinairement l'apanage de l'enfance et des constitutions apauvries. L'eau qui a bouilli sur le mercure, sans avoir fait perdre en apparence à ce métal la moindre partie de son poids, est cependant assez active pour expulser les lombricoïdes.

TISSOT et VAN SWIETEN ont reconnu l'avantage de l'administration du soufre seul ou combiné au mercure, dans le traitement des affections vermineuses.

L'EAU joue encore un rôle important, considérée comme vermifuge. Des naturalistes ayant remarqué que les vers humains, et particulièrement les ténias, plongés dans l'eau froide, y étaient aussitôt engourdis et comme asphixiés; ROSENTEIN jugea, d'après cette observation, que ces vers pouvaient être facilement détachés, en faisant boire aux malades une certaine quantité d'eau froide, en leur administrant ensuite un purgatif dont l'action put chasser les vers privés de sensibilité et de force. L'expérience de plusieurs célèbres praticiens prouve en faveur de cette méthode, toute extraordinaire qu'elle paraisse ; malheureusement elle n'est pas sans inconvénient, ni même sans danger : il faudrait, pour détruire entièrement les ténias par ce moyen, que l'impression du froid fût quelques temps permanente sur les surfaces de l'estomac et des intestins, ce qui n'est ni possible ni supposable dans aucun cas ; lors même que l'on prendrait successivement plusieurs verrées d'eau, à la plus basse température. On donne avec beaucoup plus d'avantage, l'eau froide chargée de sel marin, ou l'eau de mer frappée de glace.

Il serait aussi inutile que fastidieux de nommer ici toutes les substances des trois règnes, qui ont été employées à titre de vermifuge, soit en France, par les médecins et par les médicastres, soit dans les pays étrangers : la liste de ces substances est *sans fin :* on peut le dire ici sans exagération, elle renferme des médicamens de toutes les classes, de tous les genres, de tous les règnes : je renvoie les curieux aux ouvrages de PALLAS, de BLOCH, de GOEZE, de ROSENSTEIN, et surtout à l'excellent Traité du professeur BRÉRA.

INSECTES VERMINEUX.

Les incommodités qu'occasionnent les insectes qui s'attachent à la peau de l'homme, sont assez graves pour que l'on s'occupe sérieusement à y remédier : les poux, les puces, les punaises, les morpions, ces quatre ordres mendians, les plus vulgairement connus, affectent de la manière la plus désagréable, ceux qui par un excès de charité, comme les faquirs de l'Inde, ou qui par un excès de malpropreté, comme la plupart des individus de la classe indigente, laissent ces animaux vermineux s'engraisser paisiblement de leur propre substance. Les Arabes comprenaient ces insectes cutanées parmi les espèces vénimeuses : cette dénomination ne convient pas à ce genre, dont aucune espèce n'est réellement dangereuse, et ne produit de lésion dont on doive sérieusement s'inquiéter. Ce n'est que dans quelques affections très-rares, que le poux abandonne la surface de l'épiderme, son séjour ordinaire et habituel, pour se cacher sous cette membrane et y pulluler. Ce changement dans les habitudes de cet insecte n'est qu'une conséquence d'une affection primitive qui y dispose son instinct, un symptôme du mal et non une cause du mal. Du reste si l'on n'a pas la peau très-sensible, et que l'on puisse souffrir patiemment les piqûres de cette vermine importune ; si l'on peut obtenir le droit de se gratter indécemment la nuque et les omoplates ; si l'odorat peut supporter l'arome détestable de la punaise, et y trouver même de la suavité, ce qui n'est pas sans exemple ; si enfin on est curieux d'être averti des changemens de temps, d'une manière aussi certaine qu'avec un baromètre, par la vive démangeaison des aisselles et du pubis, qu'on laisse la vermine maîtresse des possessions que la nature lui a données et de tous ses privilèges, cette indifférence en s'accordant avec les vues de l'auteur des choses créées, est peut-être à sa plus grande gloire.

Le pou (*pediculus humanus*) est un insecte très-commun dans l'enfance ; il est rare qu'il s'attache à la peau de l'homme fait, et dans l'âge de vigueur, quand celui-ci est propre et soigneux. Les personnes blondes et d'un tempérament lymphatique y sont particulièrement sujettes. Ce tempérament dispose dans la vieillesse au *phtiriasis*, maladie hideuse sous l'influence de laquelle les poux s'engendrent et se multiplient d'une manière prodigieuse, et dont ont été victimes des personnages les plus célèbres, tels que Sylla, Antiochus, Hérode, Valère Maxime, Philippe II roi d'Espagne, etc., etc. On ne peut opposer à cette maladie dégoûtante, que les moyens généraux de la thérapeutique et de l'hygiène : les toniques, les astringens, les mercuriaux, les purgatifs, un régime fortifiant, les bains, etc.

Quand les poux s'engendrent sur un corps sain, il suffit pour les en chasser de tenir la peau très-propre, par l'usage des bains et du linge blanc. Le pou de tête, qui ne paraît être qu'une variété du *pou de dos*, est plus difficile à détruire et se régénère aussi plus facilement : on y réussit cependant, en peignant fréquemment les cheveux, et en les frottant d'huile, de beurre ou de graisse. C'est ainsi que je me suis préservé de cette vermine, pendant mes voyages. On peut employer aussi, sans beaucoup d'inconvénient, la poudre des graines du fusin ou bonnet de prêtre (*evonymus europæus*, L. *) ; celles du staphysaigre (*delphinium staphysagria*, L. **) ; celles de la cédaville ; celles de la branc-ursine (*heracleum sphondylium*, L. ***) ; le

---

* *E. floribus plerisque tetrandris tetrafidis, petalis oblongis ; pedunculis compressis multi floris, floris glabris.* Arbrisseau commun dans les haies, remarquable par la forme et la couleur de ses fruits.

** *D. nectar. tetraphyllis petalo brevioribus, foliis palmatis, lobis obtusis.* Plante herbacée bisannuelle de l'Europe méridionale.

*** *H. foliis pinnatis, foliolis quinis oblongis, pinnatifidis, acutis, dentatis.* Plante herbacée, bisannuelle, de la famille des ombellifères ; commune dans les prairies.

decoctum du lycopode (*lycopodium selago*, L. *).
La poudre des semences d'ache, de céleri, de coque
du levant, etc.

Il ne faut jamais employer dans ce traitement, le
suc ou la poudre des végétaux âcres; du veratum, du
colchique, etc., aucun oxyde mercuriel, ni aucun
caustique.

Est-il nécessaire de laisser les poux se propager sur
la tête des enfans? Si l'on en croit l'opinion vulgaire,
leur entière destruction peut avoir de fâcheuses suites;
mais cette opinion n'est réellement qu'un préjugé, et
n'est souvent qu'un prétexte à la négligence des mères
et des surveillantes. Les enfans de bonne maison sont
rarement pouilleux et ne s'en portent pas plus mal; les
enfans des pauvres sont souvent pouilleux et ne s'en
portent pas mieux. Je ne me souviens pas que le docteur Raymond ait placé la propagation du poux parmi
les maladies qu'il est dangereux de guérir.

Le morpion (*pediculus pubis*), est, après le pou,
l'ami le plus opiniâtre de la peau de l'homme, le plus
tenace et le plus difficile à détruire; il pullule avec
une prodigieuse facilité, et se propage avec l'activité
d'un miasme contagieux. Il semble se plaire particulièrement sur les hommes qui vivent en sociétés nombreuses, sur les ouvriers qui travaillent dans des ate-
liers, sur les soldats qui vivent en chambrée; il s'attache à toutes les parties couvertes de poils, et particulièrement au pubis et aux aisselles; il se cramponne si
fortement à la peau, qu'il est impossible de l'en séparer

---

* Espèce de mousse à tiges rameuses, couvertes de feuilles
imbriquées, terminées par des épis jaunâtres. Elle croît sur les
montagnes.

sans la faire saigner ; il cause des démangeaisons qui sont plus vives aux changemens de temps, et surtout avant les pluies d'orage. On détruit les morpions, en frottant la peau avec de l'onguent gris, ou seulement avec de la graisse ou de l'huile, ou bien en dirigeant à sa surface, de la fumée de tabac, avec un tube de verre ou avec un tuyau de pipe. Les lotions de tabac détruisent également, ces insectes, mais elles irritent beauoup. On a remarqué qu'en frottant la peau avec les feuilles ou la racine de persil, on favorise singulièrement la propagation des morpions.

La punaise, (*cimex lectuarius.*) La punaise des lits est désagréable par son odeur vireuse et singulièrement répugnante, par ses piqûres profondes, et par la rougeur érysipelateuse qu'elle imprime sur la peau et qu'elle laisse sur son passage. Cet insecte se propage comme le pou, sous l'influence de la malpropreté , et tant que cette cause existe. Ni les claies d'osier, ni les plantes à odeurs fortes, ne peuvent suffire à le détruire entièment : il faut pour ainsi dire tout renouveller dans un lieu infecté de punaises, arracher les papiers, recrépir et reblanchir les murs, démonter ou changer les boits de lits, abandonner l'appartement pour quelques-temps, et le tenir frais et très-propre. Tels sont les meilleurs moyens préservatifs et destructifs des punaises ; à ces moyens hygiéniques se réduisent tous les prétendus secrets ou remèdes *cimifuges*, dont personne n'a jamais eu beaucoup à se louer. On détruit un grand nombre de punaises, en plaçant sous les oreillers et les matelas des feuilles de haricots ; en passant sur ces feuilles, les pattes de ces insectes s'embarrassent dans les poils ou le *tomentum* qui les revêtent, et on les y trouve attachés. On les détruit encore en frottant les endroits des murs, des boiseries ou des meubles, avec de l'huile, de la graisse, de l'onguent gris, du suc de citron, un decoctum très-chargé de feuilles ou de brou de noix, de tabac, de raifort, de végétaux aromatiques, avec l'éther ; avec un solutum d'alun, de sulfate de fer, etc. J'ai détruit l'année dernière, les punaises qui s'étaient logées dans les jointures de mon bois de lit, en y versant de l'huile de thérébentine et en l'enflammant aussitôt ; mais cette méthode, fort expéditive, n'est ni prudente ni économique.

Que dirai-je enfin de la puce (*pulex calcitrans*) : cet insecte si merveilleux dans sa structure *, si léger dans ses bonds, si adroit et si prompt à esquiver les doigts vigilans qui veulent le saisir, et en même-temps si inquiétant et si indiscret, est familier à l'homme et aux animaux qu'il admet le plus fréquemment dans son domicile ; cependant j'ai quelques raisons de croire que la puce n'est point un insecte propre à l'homme, mais qu'il lui est transmis, par ces animaux mêmes, élevés pour ainsi dire avec lui : j'ai commencé à ce sujet diverses expériences, que je me propose de continuer pendant la saison des chaleurs. La puce ne nuit qu'en empêchant le sommeil, par ses piqûres réitérées, qui font naître sur la peau des petites ecchymoses, dont le grand nombre même cause peu d'irritation : aussi n'a - t - on proposé aucun moyen pour détruire cet insecte ; mais si l'on veut s'en préserver entièrement, il faut éloigner avec soin de sa demeure, les chiens, les chats et les femmes. **

---

* Voyez les ouvrages de FABRICIUS et de SWAMMERDAM.

** On consultera, avec intérêt, le Traité sur les insectes de la France, réputés venimeux, par AMOREUX.

FIN.

FIN DE LA TABLE.

~~~~~~

ERRATA POUR LE TOME PREMIER.

Page 491 , lig. 32, *tons moyens*, lisez *tons majeurs*.
Page 421 , lig. 20 , *acide nitrique*, lisez *acide acétique*.
Page 494 , ligne 16 , *mauron*, lisez *mouron*.

POUR LE TOME SECOND.

Page 81 , ligne 10, *le même effet purgatif*, lisez *le même effet
émétique*.
Page 597 , *CASTORUM*, lisez *CASTORÉUM*.
~~~~~~